现代中医基础与临床诊疗

主　编　左尚宝　李　义　张瑞锋　闫光波
　　　　闻金玲　王周远　闫允岱　王丽敏

中国海洋大学出版社
·青岛·

图书在版编目(CIP)数据

现代中医基础与临床诊疗/左尚宝等主编. —青岛：
中国海洋大学出版社，2020.8
ISBN 978-7-5670-2560-8

Ⅰ.①现… Ⅱ.①左… Ⅲ.①中医医学基础②中医临床 Ⅳ.①R2

中国版本图书馆 CIP 数据核字(2020)第 168106 号

出版发行	中国海洋大学出版社
社　　址	青岛市香港东路 23 号　　邮政编码　266071
出 版 人	杨立敏
网　　址	http://pub.ouc.edu.cn
电子信箱	369839221@qq.com
订购电话	0532－82032573(传真)
策划编辑	韩玉堂
责任编辑	赵　冲　韩玉堂　　电　话　0532－85902349
印　　制	北京虎彩文化传播有限公司
版　　次	2020 年 9 月第 1 版
印　　次	2020 年 9 月第 1 次印刷
成品尺寸	185 mm×260 mm
印　　张	24.75
字　　数	617 千
印　　数	1～1000
定　　价	139.00 元

如发现印装质量问题，请致电 18600843040，由印刷厂负责调换。

《现代中医基础与临床诊疗》编委会

主　　编　左尚宝　　邹平市人民医院
　　　　　　　李　义　　遵义医科大学附属医院
　　　　　　　张瑞锋　　莒县中医医院
　　　　　　　闫光波　　山东省昌乐县中医院
　　　　　　　闻金玲　　甘肃省庆阳市中医医院
　　　　　　　王周远　　河南省漯河市郾城区中医院
　　　　　　　闫允岱　　平阴县中医医院
　　　　　　　王丽敏　　蓬莱市中医医院

副主编　　苏　君　　河北省邯郸市广平县人民医院
　　　　　　　严威昌　　武威市凉州区中西医结合医院
　　　　　　　贾　诚　　中国人民解放军中部战区总医院
　　　　　　　王利华　　泰安市岱岳区马庄镇卫生院
　　　　　　　邢庆昌　　中国人民解放军总医院第八医学中心
　　　　　　　李　平　　铜仁市碧江区中医医院
　　　　　　　高　敏　　内蒙古医科大学附属医院
　　　　　　　布日古德　巴彦淖尔市医院
　　　　　　　闫永刚　　德州市武城县郝王庄中心卫生院
　　　　　　　岳峰杰　　晋中市中医院
　　　　　　　查青山　　中国人民解放军总医院第七医学中心
　　　　　　　蔡文富　　铜仁市碧江区中医医院
　　　　　　　张晓文　　中国人民解放军总医院京西医疗区
　　　　　　　韦汉容　　湖北六七二中西医结合骨科医院
　　　　　　　张晓丽　　武威市人民医院

编　　委　郝振华　　乌鲁木齐市中医医院
　　　　　　　时淑芳　　威海市文登区人民医院

前　言

中医学经受了历史长河变迁的洗刷,为人类的生存繁衍作出了重要贡献。在现代医学快速发展的今天,中医在我国医疗保健、科研、教学、学术创新等方面独具特色和优势,具有不可替代的作用。长期以来,祖国中医治疗方法,如针灸、拔罐、刮痧、火疗、推拿、药浴等,极大推动了我国医疗事业的发展。

本书主要介绍中医临床常用的中药和常见疾病的针灸推拿疗法及中医免疫风湿疾病的治疗。其中,中药部分主要介绍常见中药的性能、归经、功效、应用及临床配伍规律;针灸治疗部分主要介绍针灸、经络(概述)、十二经脉、腧穴、刺灸方法等,以及各种疾病的推拿治疗。

本书内容简明扼要,操作技术简便实用,突出"简、便、廉、验",可作为中医师、乡村医师及广大中医药爱好者的参考书,也可供医学院校师生学习借鉴。

尽管我们在编纂本书的过程中反复斟酌并博采众长,但因临床诊疗的复杂性及我们水平有限,书中难免会有疏漏和不足之处,敬请专家和读者给予批评指正。

编者
2020 年 4 月

目 录

第一章 中医临床常用药物 ... 1
第一节 中药的配伍 ... 1
第二节 用药剂量与用法 ... 1
第三节 用药禁忌 ... 3
第四节 中药的鉴定 ... 4
第五节 解表药 ... 8
第六节 清热药 ... 12
第七节 泻下药 ... 19
第八节 化湿药 ... 22
第九节 利水渗湿药 ... 25
第十节 温里药 ... 29
第十一节 理气药 ... 32
第十二节 消食药 ... 36
第十三节 驱虫药 ... 38
第十四节 止血药 ... 40
第十五节 活血化瘀药 ... 44
第十六节 安神药 ... 49
第十七节 平肝息风药 ... 52
第十八节 开窍药 ... 55
第十九节 补虚药 ... 57
第二十节 收涩药 ... 71
第二十一节 涌吐药 ... 74
第二十二节 攻毒杀虫止痒药 ... 75
第二十三节 拔毒化腐生肌药 ... 77
第二十四节 祛风湿药 ... 78

第二章 经络与腧穴 ... 83
第一节 经络 ... 83
第二节 十二经脉 ... 84

第三节　奇经八脉循行及主治病证 …………………………… 88
　　第四节　十二经别、十二经筋、十二皮部 …………………… 90
　　第五节　腧　穴 ………………………………………………… 90
　　第六节　常用腧穴 ……………………………………………… 93

第三章　临床常用针灸方法 ……………………………………… 101
　　第一节　刺　法 ………………………………………………… 101
　　第二节　毫针刺法 ……………………………………………… 102
　　第三节　灸　法 ………………………………………………… 107
　　第四节　拔罐法 ………………………………………………… 109
　　第五节　其他针刺疗法 ………………………………………… 111

第四章　针灸康复治疗 …………………………………………… 126
　　第一节　针灸康复的作用 ……………………………………… 126
　　第二节　针灸康复原则 ………………………………………… 127
　　第三节　特定穴的内容及其应用 ……………………………… 132
　　第四节　针灸康复配穴处方 …………………………………… 136
　　第五节　辨证论治 ……………………………………………… 141

第五章　心血管疾病针灸推拿治疗 ……………………………… 151
　　第一节　高血压病 ……………………………………………… 151
　　第二节　心律失常 ……………………………………………… 160

第六章　妇产科疾病针灸推拿治疗 ……………………………… 167
　　第一节　月经不调 ……………………………………………… 167
　　第二节　功能失调性月经紊乱 ………………………………… 169
　　第三节　痛　经 ………………………………………………… 171
　　第四节　子宫内膜异位症 ……………………………………… 174
　　第五节　闭　经 ………………………………………………… 176
　　第六节　经前期紧张综合征 …………………………………… 179
　　第七节　崩漏病 ………………………………………………… 181
　　第八节　围绝经期综合征 ……………………………………… 183
　　第九节　带下病 ………………………………………………… 185
　　第十节　妊娠恶阻 ……………………………………………… 191
　　第十一节　子　痫 ……………………………………………… 193
　　第十二节　胎位不正 …………………………………………… 194
　　第十三节　滞　产 ……………………………………………… 196
　　第十四节　胞衣不下 …………………………………………… 197
　　第十五节　产后恶露不绝 ……………………………………… 198

第十六节 产后恶露不下 ……………………………………………… 200

第十七节 产后血晕 …………………………………………………… 201

第十八节 缺 乳 ………………………………………………………… 203

第十九节 阴 挺 ………………………………………………………… 205

第二十节 不孕症 ……………………………………………………… 207

第七章 眼科和耳鼻喉科疾病针灸推拿治疗 …………………………… 212

第一节 青少年假性近视 ……………………………………………… 212

第二节 麻痹性斜视 …………………………………………………… 214

第三节 急性卡他性结膜炎 …………………………………………… 217

第四节 睑腺炎 ………………………………………………………… 220

第五节 视神经炎 ……………………………………………………… 222

第六节 视神经萎缩 …………………………………………………… 224

第七节 耳鸣、耳聋 …………………………………………………… 227

第八节 聤 耳 …………………………………………………………… 229

第九节 鼻 炎 …………………………………………………………… 230

第十节 鼻窦炎 ………………………………………………………… 233

第十一节 鼻出血 ……………………………………………………… 235

第八章 传染性疾病针灸推拿治疗 ………………………………………… 238

第一节 流行性腮腺炎 ………………………………………………… 238

第二节 流行性乙型脑炎 ……………………………………………… 240

第三节 急性病毒性肝炎 ……………………………………………… 243

第四节 慢性病毒性肝炎 ……………………………………………… 245

第五节 急性细菌性痢疾 ……………………………………………… 247

第六节 肺结核 ………………………………………………………… 250

第七节 疟 疾 …………………………………………………………… 252

第九章 外科疾病针灸推拿治疗 …………………………………………… 254

第一节 神经性皮炎 …………………………………………………… 254

第二节 痤 疮 …………………………………………………………… 255

第三节 黄褐斑 ………………………………………………………… 256

第四节 扁平疣 ………………………………………………………… 258

第五节 斑 秃 …………………………………………………………… 259

第六节 风 疹 …………………………………………………………… 260

第七节 丹 毒 …………………………………………………………… 262

第八节 蛇 丹 …………………………………………………………… 263

第九节 疔 疮 …………………………………………………………… 265

第十节　乳　痈 ··· 266

　　第十一节　肠　痈 ··· 267

　　第十二节　痔　疮 ··· 269

　　第十三节　粉　刺 ··· 270

　　第十四节　牛皮癣 ··· 271

第十章　中医儿科疾病 ··· 274

　　第一节　厌　食 ··· 274

　　第二节　小儿积滞（消化不良）·· 274

　　第三节　顿咳（百日咳）··· 275

　　第四节　小儿遗尿 ··· 276

第十一章　中医风湿免疫疾病 ·· 278

　　第一节　证　候 ··· 278

　　第二节　治　则 ··· 295

　　第三节　治　法 ··· 299

　　第四节　系统性红斑狼疮 ·· 303

　　第五节　类风湿关节炎 ··· 318

　　第六节　风湿热 ··· 326

　　第七节　多发性肌炎和皮肌炎 ··· 336

　　第八节　系统性硬化病 ··· 341

　　第九节　干燥综合征 ·· 348

　　第十节　强直性脊柱炎 ··· 355

　　第十一节　混合性结缔组织病 ·· 360

　　第十二节　白塞综合征 ··· 364

　　第十三节　成人斯蒂尔病 ·· 372

　　第十四节　银屑病关节炎 ·· 376

　　第十五节　结节性红斑 ··· 382

参考文献 ··· 387

第一章　中医临床常用药物

第一节　中药的配伍

一、含义

按病情需要和药性特点，将两种或两种以上药物配合使用，叫作配伍。

二、配伍的目的

①单味药的力量有限，难以治疗病情较重的患者，通过配伍能增强药物作用，提高临床疗效。②对于单用会产生毒副作用的药物，选择配伍可以抑制或消除其毒副作用。③对于病情比较复杂的患者，配伍用药可以达到既分清主次，又全面兼顾的目的。

三、药物的"七情"

单味药的应用（即单行）与六种配伍关系统称为"七情"。"七情"虽然包括了全部配伍关系，但两者又有区别，其区别在于配伍不包括"单行"，或者说"七情"等于配伍加上单行。

相须的药物"性能功效相类似"，且能明显增强疗效，李时珍将此称为"同类不可离"。相使的配伍虽然也能增强疗效，但两药的主要功效或性能不同，一般不是同类药物。相畏与相杀为消除或降低毒性的同一配伍药物的两种不同说法，相畏是有毒药相对于解毒药而言的，相杀则是解毒药相对于被解毒的毒性药而言的。相恶的配伍会使药物的某些作用降低，甚至丧失疗效，但有其可利用的方面，因此，历代并不将该配伍全部视为配伍禁忌。相反是药物合用能产生或增强毒副作用。

临床用药时，若病情单纯，病势轻浅，以针对性强的药物单用，符合"简、便、廉"的要求。对于产生协同作用，增强疗效的相须和相使配伍，临床用药时要充分利用。对于能减轻或消除毒性反应的相畏和相杀配伍，在应用毒药时必须考虑使用。对于有可能因拮抗而减弱原有功效的相恶，用药时应加以注意，严格区分其不宜合用或可以利用的具体情况。

第二节　用药剂量与用法

一、中药的用药剂量

1. 概念

中药的剂量，又称用量，主要是指一味药的干燥饮片在汤剂中的成人一日量。有时是指方剂中药与药之间的比较分量，即相对剂量。因此，教材中各药物的用量一项中，对鲜品药或入丸散时的用量另加注明。

确定中药用量大小的依据，主要有药物自身特性、应用目的和方式、患者的个体差异及自然环境等方面。

2. 在药物方面

在药物方面无毒药安全性较高，其用量变化幅度可稍大；有毒药应严格控制在安全量范围内。对于无毒药，还应考虑其质量、质地和性味。一般来说，优质药、花叶类质轻的药、药性较强和药味较浓的药，其用量可稍小；质次的药、质重的药、药性缓和及药味较淡的药，其用量可稍大。

3. 在应用方面

在应用方面要考虑配伍、剂型等应用形式及用药目的。单用与复方相比，单用可稍大；在复方中，同一药物作主要药时，其用量往往较作辅助药时为大。同一药物在不同剂型中，其用量亦有差异，如作汤剂时大于作丸散之量。中药一物多用，临床用药目的不同，其用量也随之变化（如槟榔、洋金花、牵牛子等）。

4. 在患者方面

在患者方面主要注意其年龄、性别、体质、病程、病势及职业、生活习惯等的差异。其一般原则是：青壮年大于老人和儿童（有具体折算方法），男性大于女性（尤其是月经期、妊娠期和产后用活血药等），体质强壮者大于虚弱者（尤其是攻邪药），新病者大于久病者，证情急重者大于轻缓者。

此外，还必须注意季节、气候、居处环境等自然条件，做到"因时制宜""因地制宜"。

二、中药的用法

中药的用法主要包括给药途径、应用形式、煎煮方法和服药方法四个方面。

机体的不同组织对药物的敏感性和吸收性能有差异，药物在不同组织中的分布、消除情况也不一样。因此，给药途径不同，会影响药物的吸收数量、速度和作用强度，有的药物必须以某种特定的给药途径才能发挥某种作用（如天花粉中期引产必须肌内注射给药、枳实升压必须静脉滴注、百部灭虱杀虫必须外用等）。所以，给药途径会影响药物的疗效。

1. 给药途径

中药的传统给药途径，以口服和皮肤给药为主，还有经吸入、舌下、黏膜表面、直肠等多种给药途径。现代主要增加了皮下、肌内、穴位和静脉注射给药。

临床决定给药途径时，一要考虑各种给药途径和剂型的特点，充分发挥其优势；二要注意病症与药物对给药途径的选择性，确定适合的剂型。

2. 中药的煎服法

正确煎煮中药，是保证汤剂质量和获得预期疗效的重要因素。这一环节中，应当注意煎药器具、煎药用水、加水多少、煎前浸泡、煎煮火候和时间、榨取药汁、煎煮次数及特殊药物的特殊煎法等。

（1）煎药方法：煎煮汤药是最为常用的一种制剂形式。煎药用水和火候都有一定要求。用水必须洁净。至于火候的控制，则主要取决于不同药物的性质和质地，通常发散药及其他芳香性药物都应避免久煎，应当用"武火"迅速煮沸数分钟后再改用"文火"略煮即可。而滋补类药物则大多可以久煎煮,使有效成分充分溶出,药力完全。具体的煎煮法如下。

1) 先煎(亦称先下),如生石膏、生石决明、生牡蛎、磁石、附子等矿石、贝壳及质重或具毒性的药物,入汤剂时要先煎,便于煎出有效成分,或降低毒性,更好地发挥疗效。

2) 后煎(亦称后下),如砂仁、肉桂、钩藤、青蒿、薄荷等一类气味芳香,含挥发性成分或煎煮时间不宜过长的药物,入汤剂时要后下,以保持药效,发挥作用。

3) 烊化:如阿胶、鸡血藤胶、鹿角胶等一类药物,要烊化兑服,以防煎煮时沉积焦煳而影响疗效。

4) 泡服:如神曲茶、午时茶、胖大海、甘草、菊花、大黄等,经沸水泡后即可饮之。

5) 冲服:如甘遂、牵牛子之类,因泻下的有效成分不溶于水,以及田七粉、肉桂末、川贝末、羚羊角粉等要冲服。

6) 包煎:如旋覆花、辛夷、车前子、蒲黄、海金沙等带绒毛,或粉末状,或细小的种子一类药物,可用纱布包好煎煮,使不致浮散,以便饮服。

(2) 服药方法:汤剂都宜于温服;发散风寒药最好是热服;呕吐或药物中毒,宜小量频服;用从治法时,也有热药冷服或凉药热服的。丸、散等固体药剂,除特别规定以外,一般都用温开水吞服。

(3) 服药时间:服药时间必须根据病情和药性而定。一般说来,滋补药宜在饭前服;驱虫和泻下药大都在空腹时服;健胃药和对胃肠刺激性较大的药物宜于饭后服;安眠的药物则应在睡前服。其他一般也宜在饭后服。

(4) 服药多少:一般患者每日服药 1 剂,分 2~3 次服;病情急重,身体壮实者,可每隔 4 h 服 1 次,昼夜服药,不拘于每日 1 剂;发汗剂、泻下剂,以得汗、得利为度,不必尽剂;呕吐患者宜小量频服。

(5) 服药冷热:一般汤药多宜温服。寒证用热药,宜热服;热证用寒药,宜凉服(不欲饮凉者亦可温服)。用从治法时,可考虑热药凉服,或凉药热服。

第三节 用药禁忌

用药禁忌一般包括配伍禁忌、妊娠用药禁忌和食忌,另外还有病证用药禁忌。因为药物皆有偏性,或寒或热,或升或降,或补或泻,或燥或润……用之得当,可以其偏性纠正病症的盛衰。若使用不当,其偏性反助病势,加重证情。如热证不宜用温热药,寒证不宜用寒凉药,虚证不宜用攻泻药,实证不宜用滋补药,燥证不宜用性燥伤阴耗液药,湿盛不宜用滋腻助湿药……这些由病证性质要求避免使用的药物,称为病证用药禁忌。其具体内容可详见各章节的药物。

在选药组方时应当避免合用的药物,称为配伍禁忌。配伍禁忌的内容,历代认识不尽一致。《神农本草经》(又称《本草经》或《本经》)强调"勿用相恶、相反者",将此两者均视为配伍禁忌。金元以来,则将这类禁忌的药物概括为"十八反"和"十九畏"。

"十八反"的本义是指《神农本草经》记载的 18 种具有相反配伍关系的药物。《蜀本草》在统计《本经》七情时称"相反者十八种",此后逐渐形成了十八反之说。事实上,《本经》的相反药物并不止18种,加之原十八反药物的分条,如芍药分为赤芍、白芍,瓜蒌分为瓜蒌仁、瓜蒌壳、瓜蒌根等,以及后世相反药物的增加,所以十八反已成为诸药相反的同义语。

"十九畏"是金元以后中医药学家概括出的19种配伍禁忌药。需要指出的是,"十九畏"中的"畏"并不是中药配伍关系中"相畏"的概念,而是指"相恶""相反"的配伍关系。"相畏"是指一种药物的毒性或不良反应能被另一种药物减轻或消除,是可以利用的配伍关系;而"十九畏"所列药物则是要避免配伍的。但也不是绝对的,其中"丁香畏郁金、牙硝畏三棱、官桂畏石脂、人参畏五灵脂",相对的两种药物皆为无毒之品,不存在解毒与被解毒的关系。古方中就有不少十九畏同用的方剂,如《千金要方》《外台秘要》《太平圣惠方》《和剂局方》《普济方》等;现代临床观察和实验研究中,既有关于十九畏药物同用后产生毒性反应的报道,也有其中有些药物同用不但无害反而增强疗效的报道。因此,十九畏中的药物哪些能同用或不能同用,尚有待实践、研究的进一步深入。但为了安全起见,十九畏中相畏的药物最好不同用。

对于十八反和十九畏的认识,虽然历来存在分歧,亦不乏有意使用者,但以遵信者居多,故一直视为配伍禁忌。为了统一认识,中医学者作了不少研究,但结论颇不一致。由于十八反和十九畏本身涉及的问题很多,实验研究尚处于初期阶段,至今还不能定论,还有待进一步深入研究。所以在没有取得充分的证据和应用经验以前,一般不应盲目使用和全面否定。

妊娠禁忌药是妇女在妊娠期间,除为了中断妊娠和引产外,禁忌使用的药物。避免引起堕胎是禁忌的重要原因。除此之外,凡对母体不利、对胎儿不利、对产程不利、对产后儿童生长发育不利等的药物,亦当禁忌。或者说,对母亲和胎儿不安全及不利于优生优育的药,都是妊娠禁忌药。

妊娠禁忌药又分为禁用药和慎用药。前者包括剧毒药、药性作用峻猛之药及堕胎作用较强的药;后者主要有活血化瘀药、行气药、攻下药、温里药中的部分药。

前人记载的妊娠禁忌药,是从用药安全的角度提出的,并不是为了寻找堕胎的有效药。以这类药物堕胎,很不安全,也不一定可靠。除有可能堕胎外,妊娠禁忌药还有其他多方面的原因。因此,不能将其等同于堕胎药。

食忌又称忌口,是服药时的饮食禁忌的简称。其主要内容包括两方面:一是指在一般情况下,患者应忌食生冷、辛热、油腻、腥膻、有刺激性的食物,以利于疾病的治疗;二是根据病情及用药特点,忌食与病情和病性不相宜的食物。虽然文献中所列的禁忌食物有不实之处,但食忌的科学性仍是极高的。

第四节　中药的鉴定

一、中药鉴定的依据

(1)《中华人民共和国药典》(简称《中国药典》)。
(2)《中华人民共和国卫生部药品标准》(简称《部颁药品标准》)。

二、中药鉴定的一般程序

1. 取样

所取样品应具有代表性、均匀性并留样保存。取样时应符合下列规定。

(1)抽取样品前,应注意品名、产地、规格等级及包件式样是否一致,检查包装的完整性、清洁程度以及有无水迹、霉变或其他物质污染等情况。

(2)从同批药材包件中抽取供检验用样品的原则:①总包件数不足 5 件的,逐件取样;②5~99 件,随机抽 5 件取样;③100~1 000 件,按 5%比例取样;④超过 1 000 件的,超过部分按 1%比例取样;⑤贵重药材,不论包件多少均逐件取样。

(3)粉末状或大小在 1 cm 以内的药材,每件一般在 2~3 个不同部位取样。每一包件取样量:①一般药材抽取 100~500 g;②粉末状药材抽取 25~50 g;③贵重药材抽取 5~10 g。

(4)抽取样品总量超过检验用量数倍时,按四分法再取样。

(5)最终抽取的供检验用样品量,一般不少于检验所需用量的 3 倍,1/3 供实验分析用,1/3 供复核用,其余 1/3 留样保存。

2. 鉴定

(1)中药品种(真伪)鉴定:包括原植(动)物鉴定、性状鉴定、显微鉴定和理化鉴定等。

(2)中药的质量(优劣)鉴定:检查样品中有无杂质及其数量是否超过规定的限量、有效成分或指标成分是否达标等。中药品质优良度主要通过杂质检查及水分、灰分、浸出物、有效成分的含量来确定。

(3)中药的杂质:①来源与规定相同,但其性状或部位与规定不符;②来源与规定不同的物质;③无机杂质,如泥沙、泥块、尘土等。

(4)杂质检查方法:①取规定量的样品,摊开,用肉眼或放大镜(5~10 倍)观察,将杂质拣出,如其中有可筛分的杂质,可通过适当的筛,将杂质分出;②将各类杂质分别称重,计算出在样品中的百分比。

3. 结果

检验完毕后,及时填写检验报告单,包括来源、处理意见及该检品鉴定的法定依据等内容。

三、中药鉴定的方法

(一)来源鉴定

来源鉴定又称"基原鉴定",应用植(动、矿)物的分类学知识,确定中药正确的学名。原植物的鉴定步骤:①观察植物形态;②核对文献;③核对标本。

(二)性状鉴定

通过眼观、手摸、鼻闻、口尝、水试、火试等十分简便的方法来鉴别药材的外观性状,具有简单、易行、迅速的特点。性状鉴定的内容包括形状、大小、颜色、表面、质地、断面、气、味、水试、火试等。

(三)显微鉴定

1. 显微标本片种类

①横切或纵切片;②解离组织片;③表面制片;④粉末制片;⑤花粉粒与孢子制片;⑥矿物药制片。

2. 切片方法

①徒手;②滑走;③石蜡;④冷冻。

3. 解离组织片制法

①氢氧化钾法:薄壁组织占大部分,木化组织少或分散存在的样品;②硝铬酸法及氯酸钾法:木化组织较多或集成群束的样品。

4. 水合氯醛透化片

可取粉末少许置载玻片上,滴加水合氯醛液加热透化2~3次,加稀甘油,封片。

5. 透化目的

①溶解淀粉粒、蛋白质、叶绿体、树脂、挥发油等;②使已收缩的细胞膨胀。加稀甘油目的:避免放冷后析出水合氯醛结晶。

6. 细胞内含物鉴定

(1)淀粉粒:醋酸甘油或蒸馏水装片,在偏光显微镜下,未糊化的淀粉粒显偏光现象,已糊化淀粉粒无偏光现象。

(2)糊粉粒:加碘试液显棕色或黄棕色;加硝酸汞试液显砖红色。

(3)脂肪油、挥发油或树脂:加苏丹Ⅲ试液显橘红色、红色或紫红色;加乙醇脂肪油不溶解,挥发油溶解。

(4)菊糖:水合氯醛液装片不加热立即观察。

(5)黏液:加钌红试液显红色。

(6)草酸钙结晶:加硫酸溶液,逐渐溶解,片刻后析出针状硫酸钙结晶。

(7)碳酸钙结晶(钟乳体):加稀盐酸溶解,同时有气泡发生。

(8)硅质:加硫酸不溶解。

7. 细胞壁性质检查

(1)木质化细胞壁:加间苯三酚试液和盐酸,显红色或紫红色。

(2)木栓化或角质化细胞壁:加苏丹Ⅲ试液,稍放置或微热,显橘红色至红色。

(3)纤维素细胞壁:加氯化锌碘试液,或先加碘试液再加硫酸溶液,显蓝色或紫色。

(4)硅质化细胞壁:加硫酸无变化。

8. 显微测量

先将目镜测微尺用载台测微尺标化,计算出每一小格的微米数,应用时将测得目的物的小格数,乘以每一小格的微米数,即得所欲测定物的大小。一般宜在高倍镜下进行,测量较大物体时可在低倍镜下进行。

(四)理化鉴定

1. 物理常数的测定

物理常数的测定包括相对密度、旋光度、折光率、硬度、黏稠度、沸点、凝固点、熔点等的测定。对挥发油类、油脂类、树脂类、液体类药(如蜂蜜等)和加工品类(如阿胶等)药材的真实性和纯度的鉴定,具有特别重要的意义。

2. 常规检查

(1)水分测定法:有烘干法、甲苯法、减压干燥法和气相色谱法共4种方法。①烘干法:适用于不含或少含挥发性成分的中药。②甲苯法:适用于含挥发性成分的中药。③减压干燥法:适用于含有挥发性成分的贵重中药。④气相色谱法:适用于含挥发性成分的中成药。

(2)灰分测定。包括:①总灰分;②酸不溶性灰分。酸不溶性灰分指总灰分中不能溶于稀盐酸(10%的盐酸)的灰分。测定酸不溶性灰分能准确地反映外来无机杂质的情况。

(3)膨胀度检查:按干燥品计算,每1g药品在水或其他规定的溶剂中,在一定的时间与温度条件下膨胀所占有的体积(mL)。主要用于含黏液质、胶质和半纤维素类中药。

(4)酸败度检查:油脂类或含油脂的种子类药材,贮藏过程中产生游离脂肪酸、过氧化物和低分子醛类、酮类等分解产物,出现异臭味。通过测定酸值、羰基值或过氧化值,以控制含油脂种子类药材的酸败程度。

(5)色度检查:含挥发油类成分的中药,在贮藏过程中常发生易氧化、聚合、缩合而致变质,经验鉴别称为"走油"。通过检查有色杂质的限量,了解和控制药材走油变质的程度。

(6)有害物质检查:①农药;②黄曲霉毒素;③重金属;④砷盐。

3.一般理化鉴别

一般理化鉴别包括:①呈色反应;②沉淀反应;③泡沫反应和溶血指数测定;④微量升华;⑤显微化学反应;⑥荧光分析。

4.色谱法

(1)薄层色谱法:是目前中药定性鉴别使用最多的色谱法之一。

(2)气相色谱法:适用于含挥发油及其他挥发性成分的药材及中成药的分析。

(3)高效液相色谱法:为中药含量测定方法的首选和主流。

(4)电泳色谱法:用于动物药、果实种子类及根茎类等含蛋白质及氨基酸类成分的药材的真伪鉴别。

5.光谱法

(1)紫外分光光度法。

(2)可见分光光度法。

(3)红外分光光度法。

(4)原子吸收分光光度法:测定重金属及有害元素、微量元素最常用的方法。

6.色谱一光谱联用分析法

如 GC-MS、HPLC-MS 等。

7.浸出物测定

对于有效成分尚不明确或尚无精确定量方法的中药,可根据已知成分的溶解性质,选用水或其他适当溶剂为溶媒,测定中药中可溶性物质的含量,以示中药的品质。

通常选用水、一定浓度的乙醇(或甲醇)、乙醚作浸出物测定。

8.含量测定

有效成分或指标性成分清楚的可进行针对性定量;有效成分不清楚而化学上大类成分清楚的可对总成分(如总黄酮、总生物碱、总皂苷、总蒽醌等)进行含量测定;含挥发油成分的可测定挥发油含量。

常用的测定方法有:①经典分析方法(滴定法、重量法);②分光光度法;③气相色谱法;④高效液相色谱法;⑤薄层扫描法;⑥薄层一分光光度法等。

(五)其他方法简介

1.DNA 分子遗传标记技术

比较物种间 DNA 分子的遗传多样性的差异来鉴别中药的基原,通过选择适当的 DNA 分子遗传标记方法,能在属、种、亚种、居群或个体水平上对研究对象进行准确的鉴别。

2. 中药指纹图谱

中药指纹图谱可分为中药化学(成分)指纹图谱和中药生物指纹图谱。目前在中药质量控制方面以中药化学(成分)指纹图谱中的色谱指纹图谱为首选方法,如高效液相色谱指纹图谱、气相色谱指纹图谱、薄层扫描指纹图谱和高效毛细管电泳指纹图谱等。

3. 高效毛细管电泳技术(HPCE)

高效毛细管电泳技术具有色谱和电泳两种分离机制,是依据样品中各组分之间的淌度和分配行为上的差异而实现分离的一类液相分离技术。

4. 组织化学色谱法

应用显微操作器取出细胞中的结晶、油滴,再用高效液相色谱、气相色谱及气-质联用分析,鉴定出化学成分。

5. 计算机技术

借助于计算机图像学、计算机三维重建和图像分析系统等手段,将中药组织形态学研究推向三维化、可视化、定量化。图像分析旨在将不同层次的二维图像用计算机进行处理,获取此图像的三维定量数据。

第五节 解表药

一、发散风寒药

1. 概述

性味多属辛温,以发散风寒为主要作用,主要用于外感风寒所致的风寒表证的一类药物称作发散风寒药,亦称辛温解表药。发散风寒药的性能有以下特点:在药性方面,多为温性之品,仅香薷、荆芥、防风为微温之品。在药味方面,根据辛能发散的药性理论,本类药物均为味辛之品。少数药物因其兼有其他功效而有其他性味。

本类药物以发散风寒为主要作用,主要用于外感风寒所致的发热、无汗或汗出不畅、头身疼痛、口不渴、舌苔薄白、脉浮紧等风寒表证。此外,部分药物分别能够祛风湿、止痹痛、宣肺平喘、利水消肿、透疹、消疮,故可用于治痹证及喘咳、水肿、麻疹、疮疡初起兼有风寒表证者。

2. 各药功用提要

(1)麻黄:麻黄为辛温解表之主药,具有发汗、平喘、利水三大功效,且效力显著,历来为医家所重视。其作用机制是:麻黄辛、微苦、温,质轻、归肺、膀胱经。本品辛散、苦降、温通散寒,主入肺经,能宣泄肺气,肺主皮毛,故能开泄腠理,透毛窍以发汗;辛散外宣,味苦泄降,善能开宣肺气,肺气得以宣肃,以达平喘;肺为水之上源,肺气宣畅,能通调水道,下输膀胱,以达利水消肿。故有发汗、平喘、利水之功。

使用麻黄应掌握以下要点。

麻黄善能宣泄肺气,开泄腠理,发汗之力最强,素有"发汗第一药"之称。主要用于风寒表实无汗证。常配桂枝组成发汗峻剂如麻黄汤。

古有"有汗不得用麻黄"一说，此麻黄系指麻黄汤而言，不应与单味麻黄相混。麻黄通过配伍可用于有汗之证，如麻杏甘石汤、越婢汤二方主症皆有汗出，但此汗出不是表虚自汗，乃因邪热所迫，故二方中皆配用大寒之石膏，既能清解邪热，又能减弱麻黄辛温发汗之力，独取其宣肺之能。

麻黄为辛温宣肺之品，其治咳喘最宜于风寒束肺，肺气壅遏之实喘，若用于治邪热壅肺之热喘，当配寒凉清肺之石膏，如麻杏甘石汤。且二药比例石膏应为麻黄的4～5倍，从而监制麻黄之温性而取其宣肺之用。至于虚喘则非麻黄之所宜。

麻黄利水主要是通过开宣肺气以通调水道下输膀胱，因此，临床主要用于外邪袭肺之风水证。

总而言之，麻黄以"宣肺"为其善长，其发汗、平喘、利水作用皆为宣肺之结果，故称麻黄为宣肺之要药。

(2) 桂枝：桂枝一药，临床应用极为广泛，然不管用于何种病症，不外取其辛散、温通之性。

桂枝在外，辛散发汗，配麻黄为发汗峻剂，用于治风寒表实无汗证；配白芍，解肌和营，用于治风寒表虚汗出之证。故有桂枝"无汗能发，有汗能止"之说。

桂枝在内，能温通一身之阳气，上通心阳以复脉，用于"心动悸、脉结代"；通胸阳以止痛，用于胸痹、心痛；中通脾阳以化饮，用于痰饮；下通肾阳以利水，用于阳虚水肿。并能温通经络止痹痛，用于治风寒湿痹；温通血脉以调经，用于治痛经、闭经。

古有"桂枝能调和营卫"之说，应该指出单用桂枝并无调和营卫作用，不能用于营卫不和之表虚有汗。调和营卫实指桂枝汤的作用，即辛散解肌之桂枝配伍酸敛营阴之白芍，一散一收，一动一静，共奏调和营卫，解肌发表之功，可用于风寒表虚自汗之证。

麻黄与桂枝均能发汗解表，用于治外感风寒、恶寒无汗、发热头痛、脉浮而紧的感冒重证，两者常相须为用。但麻黄善于宣肺气、开腠理、透毛窍而发汗解表，发汗力强，适用于外感风寒、恶寒无汗的表实证；并能宣肺平喘、利水消肿，又常用于治肺气壅遏不宣的咳嗽气喘及风水水肿。而桂枝则善于温通阳气，发汗之力较麻黄为缓，无论有汗无汗的表虚、表实证均为适宜；并能温通经脉、助阳化气，又常用于治寒凝血滞诸痛证、痰饮、蓄水证，以及心悸奔豚等证。

(3) 防风、荆芥：防风与荆芥均为辛温解表常用之品，长于祛风解表，药性和缓具有温而不燥的特点。故一般之风寒表证，麻疹初起等证常相须为用。区别在于：荆芥轻扬宣透，长于疏散表邪，无论风寒、风热皆可使用，且兼入血分，炒炭又能止血，用于治衄血、便血、崩漏等证；防风以其善于防治风病而命名，功长祛风。因祛风之药多燥，而本品甘缓不峻，故有"风药中之润剂"之称。可广泛用于各种风证。又有胜湿止痛之效，故亦为风湿痹痛常用之品。

(4) 紫苏、生姜与香薷：紫苏、生姜与香薷三药均能散寒解表，兼治脾胃。用于治风寒表证及脾胃不和之证。其中，紫苏散寒力较强，多用于外感风寒表实证，兼能行气宽中，故风寒感冒而兼气滞的胸闷、呕恶者，更为适宜，苏梗功能宽胸利气，顺气安胎，适用于胸腹气滞、痞闷作胀及胎动不安等证；生姜发汗力弱，风寒轻证用之，又长于止呕，可用于多种呕吐，因其性温，尤以畏寒呕吐为宜，人称"呕家圣药"，尚能温肺止咳以治风寒咳喘；香薷长于发汗解暑，化湿和中，并能利水消肿，善治夏日外感风寒，内伤于湿，阳气被阴邪所遏的恶寒、无汗、腹痛、吐泻之阴暑证。

生姜、生姜皮、生姜汁均来源于姜科植物姜的根茎。生姜功能发汗解表、温中止呕、温肺止咳;生姜皮功偏和脾行水消肿;生姜汁功同生姜,然偏于化痰止呕,便于临床应急服用。

香薷有"夏月麻黄"之称,是因香薷辛温芳香,长于发汗解表,和中化湿,兼能利水消肿。其发汗、利水之功颇似麻黄,然多用于夏月感寒饮冷之阴暑证,前人谓夏月之用香薷,犹冬月之用麻黄。故有"夏月麻黄"之称。

(5)白芷、羌活与藁本:白芷、羌活与藁本三药均为辛温香燥之品,功能发散风寒湿邪,并善止痛,常用于外感风寒或风湿而致头痛、身痛及风湿痹痛等证。其中:白芷芳香通窍,主入阳明,为足阳明经引经药,善治头面诸痛如前额痛、眉棱骨痛、牙痛等,并能消肿排脓,燥湿止带,用于治痈疮肿痛及寒湿带下之证;羌活气味雄烈,性善上行,为足太阳膀胱经引经药,长于祛风湿、止痹痛,常用于风寒湿痹及风湿头痛如裹者,尤宜于风寒湿痹见上半身疼痛者;藁本为足太阳膀胱经之专药,为治巅顶头痛之要药,又为头顶部疾病之引经药。

(6)辛夷与苍耳子:辛夷与苍耳子均能散风寒、通鼻窍,为治鼻渊之常用药。属风寒者配防风、白芷之类;风热者配薄荷、黄芩之类。其中:辛夷药用花蕾,气香轻浮,善通鼻窍,为治鼻渊之专药;苍耳子有小毒,尚有祛风湿、止痒之效,故风湿痹痛、风疹瘙痒、疥癣等证亦常用之。

苍耳草为苍耳的茎叶,有小毒,苦辛微寒之品,功能祛风清热、解毒。主要用于风湿痹痛及麻风、疔毒、皮肤瘙痒诸症。

(7)葱白、胡荽、柽柳:葱白一药,发表通阳,既可外散风寒表邪,又治寒邪入里,下痢脉微之证。胡荽与柽柳长于发表透疹,主治麻疹不透,多煎汤外洗。

3.使用注意

麻黄发汗力强,故表虚自汗、阴虚盗汗者慎用;又,麻黄善于宣肺平喘,肺虚证咳喘者慎用,以免耗散肺气。

桂枝辛温助热,容易伤阴动血,凡外感热病、阴虚火旺、血热妄行等证,均当忌用;又,桂枝能温通经脉,故孕妇及月经过多者当慎用。

荆芥、紫苏辛散轻扬,入汤剂不宜久煎。

生姜辛温,能伤阴助火,故阴虚内热者忌服。

香薷发汗之力较强,表虚有汗及阳暑证当忌用。

防风药性偏温,阴虚火旺、血虚发痉者慎用。

羌活气味雄烈,用量过多,易致呕吐,脾胃虚弱者不宜服;血虚痹痛,阴虚头痛者慎用。

白芷辛散温燥,阴虚血热者忌服。

细辛辛温行散,芳香透达,故阴虚阳亢头痛忌用;因其温肺化饮,故肺燥伤阴干咳者忌用。且细辛反藜芦,不宜同用。又,细辛有小毒,《本草别说》谓"细辛若单用末,不可过半钱匕,多则气闷塞,不通者死",故细辛用量不宜过大,煎服 2~5 g,入丸散则用 0.5~1 g,外用适量。

藁本、苍耳子对血虚头痛者不宜使用,且苍耳子有小毒,过量服用易中毒。

辛夷有毛,刺激咽喉,内服时宜用纱布包煎。

在炮制方面,麻黄发汗解表宜生用,止咳平喘多炙用。荆芥发表透疹消疮宜生用,止血宜炒用或制炭。

二、发散风热药

1.概述

发散风热药性味多属辛凉,发汗解表作用比较和缓,以发散风热为主要作用,主要适用于风热感冒、温病初起的一类药物称作发散风热药,亦称辛凉解表药。发散风热药的性能有以下特点:在药性方面,多为凉性或微寒之品,如薄荷、菊花、蔓荆子、柴胡、升麻、葛根;部分药物性寒,如牛蒡子、蝉蜕、桑叶、浮萍;个别药物性平偏凉,如木贼。在药味方面,根据辛能发散的药性理论,发散风热药大多为味辛之品,仅蝉蜕、桑叶、木贼味甘而无辛味。

本类药物以发散风热为主要作用。主要适用于外感风热或温病初起,发热、微恶风寒、咽干口渴、头痛目赤、舌苔薄黄、脉浮数等症。此外,部分药物分别还能明目、利咽、透疹、宣肺止咳等,也可用于治风热所致目赤多泪、咽喉肿痛、麻疹不透及风热咳嗽等证。

2.各药功用提要

(1)薄荷与牛蒡子:均能疏散风热,利咽透疹,为治外感风热及温病初起,麻疹透发不畅等证常用药,常相须为用如银翘散。其中:薄荷辛凉气香,轻清凉散,善能疏散上焦风热,清利头目,以治风热上攻之头痛、目赤等证,为疏散风热之要药。在内尚能舒理肝气以治肝郁胁痛之证。牛蒡子辛散苦泄,既能疏散风热,又能清热解毒,透发之中又有清泄之功,具有表里双解的作用,亦常用于治热毒疮疡、痄腮等证,如普济消毒饮。

(2)桑叶与菊花:均为清凉之品,共为肺肝经之药,功能疏散风热,清肝明目。凡外感风热,头痛头晕,目赤肿痛,常相须为用,如桑菊饮。其中:桑叶长于清肺止咳,风热、燥热之咳嗽常用;菊花清肝、平肝、明目力强,凡风火目赤或肝肾阴虚目昏目暗及肝阳上亢头痛、眩晕均为常用。外感风热多用黄菊花,清肝明目和平肝多用白菊花。野菊花多为野生,善于清热解毒,故疗疮肿毒多用之。

(3)柴胡、葛根与升麻:三药均能疏散风热,升举阳气,用于治外感风热及中气下陷之证。论其解热作用,当推柴胡为首。柴胡主入肝胆,为少阳经引经药,主解少阳半表半里之邪以治寒热往来之证,常配黄芩、半夏,如小柴胡汤。其不入中焦却能升举阳气以治中气下陷之证,是因柴胡善能升少阳胆经之气,胆气升则发生之气始升,升阳者以此尤为重要。柴胡尚能疏肝解郁,以治肝郁胁痛或月经不调等证。葛根主入脾胃经,善解阳明经肌表之证,可治表证发热项背强急之症,又能升脾胃清阳之气而生津止泻,用于消渴、泻痢等证。葛花药用花蕾,功能解酒醒脾。升麻长于升提脾胃之气,故中气下陷,久泻脱肛,子宫下垂等每与柴胡、黄芪同用以益气升阳,又能泄热解毒,用于热毒所致牙龈肿痛,咽喉肿痛及痈疮肿毒等证。此外,升麻与葛根尚有透疹之功,常用于麻疹初起,透发不畅。

(4)蝉蜕:为甘寒之品,入肺经能宣散肺经风热而解表、利咽、透疹,用于治外感风热及温病初起,发热、头痛、咽痛和麻疹透发不畅等证;入肝经能清肝明目、息风止痉,用于治肝经风热,目赤生翳,小儿惊风、夜啼及破伤风等证。

(5)蔓荆子:辛散升浮,长于升散头面部风热,又能止痛,故常用于外感风热头痛之证。

(6)淡豆豉:功能透表除烦,用于治外感表证如葱豉汤及热病心胸烦热、懊恼不眠,如栀子豉汤。本品为黑大豆加工发酵而成,因其加工方法不同,药性有别:以桑叶、鲜青蒿为辅料发酵而成,其性微寒,宜于风热表证;以苏叶、麻黄为辅料发酵而成,其性微温,宜于风寒表证。

(7)浮萍:功能解表透疹、祛风止痒、利水消肿,可用于外感风热,麻疹透发不畅,风疹瘙痒及水肿兼表证者。

3.使用注意

薄荷气香走散,易于挥发,故入煎剂宜后下。又,芳香辛散,发汗耗气,故体虚多汗者,薄荷不宜使用。

牛蒡子性寒,滑肠通便,气虚便溏者慎用,炒用其寒性略减。

蝉蜕在《别录》有"主妇人生子不下"的记载,故孕妇当慎用。

柴胡性能升散,古人有"柴胡劫肝阴之说",若肝阳上亢,肝风内动,阴虚火旺及气机上逆者忌用或慎用。

升麻性能升散,若麻疹已透,阴虚火旺,肝阳上亢、上盛下虚者均当慎用。

浮萍发汗之力较强,故表虚自汗者勿用。

在炮制方面:薄荷叶长于发汗,薄荷梗偏于理气。

桑叶蜜制能增强润肺止咳的作用,故肺燥咳嗽多用蜜制桑叶,其余多生用。

柴胡和解退热宜生用,疏肝解郁宜醋炙,骨蒸劳热当用鳖血拌炒。

升麻发表透疹解毒宜生用,升阳举陷固脱宜制用。

葛根退热生津宜生用,升阳止泻宜煨用。

豆豉以桑叶、青蒿发酵者多用于治风热感冒、热病胸中烦闷之证;以麻黄、紫苏发酵者,多用于治风寒感冒头痛。

第六节　清热药

凡以清泄里热为主要作用的药物,称为清热药。

清热药药性寒凉。具有清热泻火、燥湿、凉血、解毒、退虚热等作用,以达热清病愈之目的。

用于热病高热、热痢、热毒疮痈、热毒斑疹、目赤肿痛、咽喉肿痛以及阴虚内热等所呈现的里热证候。

此外,部分药物还能用于毒蛇咬伤、癌肿等证。根据清热药的主要性能,大致可分为清热泻火药、清热燥湿药、清热凉血药、清热解毒药及清虚热药五类。

使用注意:①本类药物属寒凉之品,易伤脾胃,影响运化,对脾胃虚弱者,宜适当辅以健胃的药物。②热病易致津伤,清热燥湿药又性多燥,易伤津液,对阴虚的患者,要注意辅以养阴之品,祛邪而不忘扶正。③对脾胃虚寒、胃纳不佳、肠滑易泻者要慎用。④对阴盛格阳、真寒假热之证,尤须明辨,不可妄投。⑤使用时应注意中病即止,避免克伐太过,损伤正气。

配伍应用清热药首先要辨清热证属气分还是血分,属实热还是虚热。热在气分,应配用清热泻火药;热在血分,当选清热凉血药。实热证有清热泻火、清营凉血、气血两清等的用药不同;虚热证用药则有清热凉血、养阴透热及滋阴清热凉血除蒸之别。同时,尚须审明兼证之有无,以便配伍用药,照顾主次。如热证兼有表邪者,当先解表后清里,或与解表药同用,以期表里双解;若里热积滞者,则应配伍泻下药。

一、清热泻火药

1. 概述

清热泻火药以清气分实热为主,清热泻火作用较强,主要适用于气分实热。具体用于治疗以下几种热证:①温热病邪入血分而高热、口渴、汗出、烦躁,甚则神昏谵语,脉象洪大等气分实热证。②由肺热、胃热、心热、肝热引起的各种症状。③由风热、风火等引起的眼病。

2. 各药功用提要

(1)石膏、知母：石膏的作用特点为辛甘大寒之品，主入气分，能清能散，以清为主。擅长清热泻火，使用石膏的重心在于一个"热"字，以大热、大渴、大汗、脉洪大为指针。为清气分实热的要药，主清肺胃气分实热，临证作为治疗外感热病的主药。除上之外，还可用于胃火上炎的牙龈肿痛、头痛以及口腔炎等证；对于邪热壅肺所致肺失肃降而出现的肺热实喘，常与麻黄、杏仁配伍。此外，石膏煅用有清热收湿、敛疮生肌之功，常研末外用于治疮疡溃烂，久不收口，以及湿疹浸淫、水火烫伤等症。

石膏治疗肺热喘咳常配伍麻黄，其意是：石膏辛甘大寒，清泄肺热之力强，麻黄辛苦温，宣肺以平喘，二药相制为用，既能宣肺，又能泄热，以达止咳平喘之功。

知母苦甘而寒，归肺、胃、肾经，清热泻火，滋阴润燥，用于热病烦渴、肺热燥咳、骨蒸潮热、消渴、肠燥便秘等证。

石膏与知母均具有清热泻火的作用，适用于肺胃气分实热证，二药相配能明显地增强清热泻火的治疗效果。但石膏为辛甘大寒之品，清热泻火的作用强于知母，重在清解，清热之中兼能解肌，临证以实证为宜；知母为苦寒质润之品，既清肺胃气分实热、又能清虚热，重在清润，清热之中并能滋阴润燥。

(2)寒水石、栀子：寒水石功效清热泻火，常用于温热病邪在气分，壮热烦渴、脉洪大者。外用可治丹毒、烫伤。

栀子具有泻火除烦，清热利湿，凉血止血的作用。其特点是：为苦寒清降之品，既入气分，又入血分；既清三焦之热而除烦，导湿热下行；又能凉血解毒，治热病出血。历代中医以栀子作为治疗皮肤发黄的主药，用于湿热郁结而致的黄疸等。

(3)芦根、天花粉：芦根与淡竹叶均为甘淡性寒之品，具有清热除烦、止呕的作用，清热之中并能利尿，导热从小便而出，多用于气分实热之轻证，如热病伤津、心烦口渴及胃热呕吐等证。其中：芦根甘寒多液，主入肺经，长于清肺滑痰，为治肺痈要药。淡竹叶甘寒而淡，主入心经，长于清心利尿，故多用于治心经有热或心移热于小肠而致的虚烦、小便短赤、口舌生疮等证。

天花粉为瓜蒌之根，长于清热生津，又能消肿排脓。能上清肺热润肺燥；中清胃热、生津液，故多用于热病伤津口渴、消渴及热毒疮痈等证。

芦根、天花粉均为甘寒之品，皆能清热生津、除烦止渴。同用于治热病伤津，烦热口渴及肺热咳嗽。但芦根清热之力为胜，又能清肺祛痰排脓、清胃止呕、清热利尿及透疹，用于肺痈吐脓、胃热呕逆、热淋涩痛及麻疹透发不畅。而天花粉则生津之力为优，阴虚内热、消渴多饮者天花粉多用。且天花粉又能清肺润燥，解毒消痈，可用于燥热伤肺，干咳少痰，痰中带血及痈肿疮疡。

(4)竹叶、淡竹叶：竹叶、淡竹叶皆为甘淡性寒之品，均能清热除烦、通利小便。同用于治热病伤津，烦热口渴；心火上炎，口舌生疮，以及心移热于小肠，小便短赤涩痛。但竹叶以清心除烦见长，而淡竹叶则长于清热利尿。且竹叶兼能生津，凉散上焦风热之邪，故热病伤津、外感风热之烦热口渴等证，竹叶多用；而热淋涩痛，水肿尿少，黄疸尿赤则淡竹叶多用。此外，竹叶卷而未放的幼叶，称竹叶卷心，更长于清心火，多用于温热病邪陷心包，神昏谵语。

(5)夏枯草、决明子：夏枯草其性寒凉，主入肝经，能清肝火，散郁结，降血压，临证为清肝火、散郁结之要药，主治多属肝经的病症。如肝火上炎，目赤肿痛，羞明流泪；肝阳上亢，头晕目眩,头痛头胀;痰火郁结所致的瘰疬、瘿瘤等证。此外,本品治目珠疼痛历史已久。

夏枯草、决明子均能清肝明目,降血压,皆可用于治肝火上炎、目赤肿痛及高血压病属于肝热阳亢者。但夏枯草清肝火之力较强,并长于散郁结,常用于肝郁化火,痰火凝聚,结于颈项而致的瘰疬、瘿瘤。而决明子则兼益肾阴,为明目佳品,凡肝火上炎、风热上攻、肝肾阴亏的眼科实证、虚证,均可使用,并能清热润肠通便,用于内热肠燥,大便秘结。

（6）密蒙花、谷精草、青葙子：密蒙花、谷精草、青葙子均为性凉之品,主入肝经,长于清肝明目,多用于肝热目赤肿痛等证,密蒙花兼能润肝退翳;谷精草兼散头面部风热;青葙子兼能平肝潜阳。

3.使用注意

石膏质重无毒,用量宜大（煎服,15~60 g）,入煎剂宜打碎先煎。且石膏内服宜生用,外用宜火煅研末;又,石膏性大寒,故脾胃虚寒及阴虚内热者忌用。

知母性寒质润,有滑肠之弊,故脾虚便溏者不宜用。

芦根、夏枯草性寒伤胃,故脾胃虚寒或脾胃虚弱不宜使用。

天花粉针剂为良好的中期引产药,故孕妇忌服天花粉。又,天花粉与瓜蒌同出一物,故天花粉亦反乌头,不宜同用。

栀子苦寒伤胃,脾虚便溏者不宜使用。

决明子用于通便不宜久煎,以免降低疗效,且气虚便溏者不宜应用。

青葙子有扩散瞳孔的作用,故青光眼患者忌用。

在炮制方面：石膏生用清热泻火、除烦止渴,煅用收敛生肌。

知母清热泻火宜生用,滋阴降火宜盐水炙用。

芦根鲜品清热生津、利尿之效较佳,干品则次之。

栀子皮（果皮）偏于达表而去肌肤之热,栀子仁（种子）偏于走里而清内热。栀子生用走气分而泻火,炒黑则入血分而止血。

二、清热燥湿药

1.概述

清热燥湿药具有清热燥湿、解毒的功效,其中黄连、黄芩、黄檗及龙胆草还具有较强的清热泻火作用。适用于湿热内蕴,或湿邪化热的湿热病症。如肠胃湿热而致的痢疾、泄泻;肝胆湿热而致的胁肋胀痛、黄疸、目赤、口苦;下焦湿热而致的小便短赤、带下及湿热而致的关节肿痛、湿疹、痈肿等,均可选用。

使用本类药物应当注意,清热燥湿药多苦寒伐胃,且苦燥伤阴,故用量不宜过大,凡脾胃虚寒,阴虚津亏者当慎用清热燥湿药。若需时,宜与健胃及养阴药同用,以求双全。此外,本类药物多兼泻火解毒之功,用于治火热证及痈肿疮毒等热毒炽盛病证时,宜与清热泻火药、清热解毒药配伍,以增强泻火解毒之功。

2.各药功用提要

（1）黄芩、黄连、黄檗：黄芩、黄连、黄檗同为苦寒之品,均具有清热燥湿,泻火解毒的作用。

黄连属大苦大寒之品,为清热燥湿,泻火解毒的要药。凡三焦湿热、实火上扰胸膈,下犯肠胃,内侵血脉,外壅肌肉等实热证,均可选用。使用黄连的重心在于一个"毒"字,在大热狂躁的基础上有热毒攻心,吐衄发斑等。

黄芩、黄连、黄檗均可用于：①湿热而致的黄疸、痢疾、带下、淋证等证。②热毒疮痈。其中：黄芩气味较薄，善清上焦湿热，以泻肺火、止血、安胎为其特长，故肺热咳嗽，内热亢盛，迫血妄行的出血证，胎气不安等证多用；黄连味厚气浓，善清中焦湿热，以清心除烦，清胃止呕，解热毒为其特长，故热盛火炽、壮热、烦躁，甚至神昏谵语，疮痈疔毒，胃火炽盛，消谷善饥，烦渴多饮的中消证等多用；黄檗苦寒下达，善清下焦湿热，以泻肾火为其特长，故下焦湿热、阴虚发热、骨蒸盗汗及足膝肿痛等证多用。黄檗与知母均可用于肾阴亏虚而相火亢盛的痿症。

所谓黄芩治上焦，是指本品长于清肺热，以治肺热咳嗽；黄连治中焦，是指本品善能止呕逆，以治胃热呕吐、呕逆之证；黄檗治下焦，是指本品主泻肾火，以治阴虚发热、骨蒸盗汗等证。

（2）龙胆草、苦参：龙胆草具有清泻肝胆实火、燥湿的作用，其作用特点应抓住三个方面：①为苦寒沉降之品；②主泻肝胆经实火，为治肝胆实火的要药；③善清下焦湿热，用于治下焦湿热诸证。

苦参功效清热燥湿，杀虫利尿。本品苦寒清燥，沉降下行，善除下焦湿热之邪，与黄檗、龙胆草类同；且外可杀虫止痒，内可清热利尿，使湿热从小便而出。常用于治湿热泻痢，黄疸尿赤；湿热下注，带下色黄，阴肿阴痒，湿疹疥癣；妊娠小便不利，热淋涩痛。

龙胆草、苦参均苦寒，皆能清热燥湿而善除下焦及肝胆湿热，用于治下焦湿热诸证及湿热黄疸等证。但龙胆草又善于泻肝胆实火，常用于肝火头痛，目赤耳聋，胁痛口苦；肝经热盛，热极生风，高热惊厥，手足抽搐等。而苦参则善于杀虫止痒，并能利尿治痢，常用于湿疹湿疮、疥癣瘙痒及湿热泻痢、热淋涩痛、妊娠小便不利等证。

（3）白鲜皮：白鲜皮功效清热燥湿，祛风解毒。本品苦能燥湿，性寒清热，内除脾胃湿热而退黄疸，外除肌肤湿热而祛风解毒，常用于治湿热疮毒，湿疹疥癣，黄疸尿赤，湿热痹痛，李时珍谓其"为诸黄风痹之要药"。

苦参、白鲜皮均为苦寒之品，具有清热燥湿，杀虫的作用，常用于治湿疹、皮肤瘙痒、疥癣、阴肿、阴痒、麻风等证，可配伍内服或外洗。

（4）秦皮：功效清热燥湿，解毒，止痢，止带，明目。本品苦寒清燥，涩能收敛，常用于热毒泻痢、湿热带下；因能清肝热，肝开窍于目，故能明目，而善治肝热目赤肿痛，目生翳膜。

3.使用注意

本节药物中，应注意苦参反藜芦，不宜同用。

在炮制方面：黄芩清热多生用，安胎多炒用，止血多炒炭用，清上焦热多酒炒用。黄芩又有枯芩、条芩之分，枯芩即生长年久的宿根，善清肺火；条芩为生长年少的子根，善清大肠之火，泻下焦湿热。

黄连炒用能降低寒性。又，黄连姜汁炙偏于清胃止呕，酒炙清上焦火，猪胆汁炒泻肝胆实火。

黄檗清热燥湿解毒多生用，泻火除蒸退热多盐水炙用，止血多炒炭用。

三、清热解毒药

1.概述

清热解毒药有解热毒、清火邪的作用。用于各种热毒证，如痈肿疔疮、丹毒、温毒发斑、痄腮、咽喉肿痛、热毒泻痢、虫蛇咬伤、癌肿、水火烫伤以及其他急性热病等。在临床用药时，应根据病症的不同选择相应的药物，同时做适当的配伍。本类药物性多寒凉，易伤脾胃，故应中病即止,不可连服。

2. 各药功用提要

(1)金银花、连翘等:金银花、连翘、蒲公英、紫花地丁、红藤、败酱草、鱼腥草性属寒凉,均具有清热解毒之功,适用于各种热毒壅盛的疮痈肿毒等证;应用时相互配用,以增强清热解毒的作用。其中:金银花、连翘为清热解毒通用药,连翘素有"疮家要药"之称。二药质轻透散,故又具透表解热的作用,用于风热感冒或温病初起,银翘相须为用,可治疗温病各阶段。其不同点是:金银花尚能凉血止痢,用于治疗泻痢便血(以银花炭为宜);连翘尚能散结消肿,用于治痰火郁结的瘰疬等。

蒲公英、紫花地丁清热解毒,又能消肿散结,其不同点是:蒲公英解郁散结力佳,长于治乳痈;紫花地丁凉血解毒力强,长于治疗毒。

红藤、败酱草、鱼腥草清热解毒之中并有活血祛瘀,排脓消痈的作用,临床多用于治疗内痈证。其中:红藤为治肠痈腹痛之要药;鱼腥草为治肺痈之要药,肺热咳嗽亦常用;败酱草尤多用于肠痈证。

(2)野菊花:野菊花功效清热解毒。本品苦泄辛散,微寒清热,功能清热解毒,泻火利咽止痛,为治痈疽疔疖、丹毒等阳性疮疡的常用药。亦可用于热毒上攻之咽喉肿痛、风火赤眼等证。白菊花、黄菊花、野菊花三种菊花临床应用相似,但又有不同。一般认为,外感风热,或温病初起,发热头痛多用黄菊花;风热上攻或肝火上炎之目赤肿痛、肝阳上亢之头痛眩晕等多用白菊花;热毒壅盛,痈疽疔布、丹毒、咽喉肿痛等多用野菊花。

(3)大青叶、板蓝根:大青叶、板蓝根均为苦寒之品,入气血分,具有清热解毒,凉血消斑的作用,临证对于热毒发斑、咽喉肿痛、口舌生疮、丹毒等证为宜。其中板蓝根擅长于清利咽喉,散结消肿,对于痄腮、咽喉肿痛、口舌生疮等证,作用更佳。

大青叶、板蓝根、青黛同出一源。其中:大青叶为大青的叶,凉血解毒、化斑力强;板蓝根为大青的根,清热利咽,散结力佳;青黛为大青叶的加工品,主入肝经,长于泻肝经实火。

(4)射干、山豆根:射干、山豆根、马勃均有清热毒、利咽喉的作用,最长于清利咽喉,为喉科要品,多用于热毒而致的咽喉肿痛等证。其中:射干尚能降逆祛痰平喘,用于治肺热咳嗽;山豆根泻火解毒力强,尤为喉科要药;马勃用于主治咽喉肿痛,咳嗽失声,吐血、衄血,外伤出血。

(5)白头翁、马齿苋等:白头翁、马齿苋、秦皮、鸦胆子四药,最长于凉血治痢,主要适用于湿热或热毒而致的热毒血痢,症见发热腹痛,里急后重,大便脓血等证。其中:白头翁为治痢要药;马齿苋又能凉血和利尿通淋;秦皮则能清肝明目;鸦胆子又善抗疟,外用能腐蚀赘疣,为治休息痢与疟疾之佳品。

(6)白花蛇舌草、重楼等:白花蛇舌草、蚤休、山慈姑、四季青、地锦草、白毛夏枯草均能清热解毒。其中:白花蛇舌草尚能利湿、消痈,现代用于多种癌症;蚤休尚能消肿止痛、息风定惊,对毒蛇咬伤视为佳品;山慈姑又能消痈散结;四季青并能凉血,敛疮,尤长于治疗烧烫伤;地锦草尚能止血活血,利湿;白毛夏枯草兼能祛痰止咳,凉血止血。

(7)土茯苓:土茯苓功效解毒除湿,通利关节。本品甘淡,解毒利湿,又能通利关节,解除汞毒,故对梅毒或因梅毒服汞剂中毒而致肢体拘挛者,功效尤佳,为治梅毒的要药。此外,亦可用于湿热所致的热淋、带下、疮毒等证。

3. 使用注意

本节药物在用法用量和使用方面应注意以下几点。

金银花、连翘药性寒凉,脾胃虚寒及气虚疮疡脓清者忌用。

蒲公英用量过大,可致缓泻。

紫花地丁、穿心莲、大青叶、板蓝根、青黛、贯众、山豆根、白花蛇舌草、绿豆等药寒凉败胃,故脾胃虚寒者忌用或慎用。

青黛内服1.5~3 g,本品难溶于水,一般作散剂冲服,或入丸剂服用,外用适量。

鱼腥草含挥发油,入汤剂不宜久煎。

射干对孕妇应忌用或慎用。

山豆根大苦大寒,过量应用易引起呕吐、腹泻、胸闷、心悸等不良反应,故用量不宜过大。白头翁、马齿苋对虚寒泻痢者忌服。

鸦胆子有小毒,内服10~15粒(治疟疾)或10~30粒(治痢),不宜入煎剂,以干龙眼肉或胶囊包裹吞服,亦可压去油制成丸剂、片剂服,外用适量。鸦胆子对胃肠道及肝肾均有损害,不宜多用久服,胃肠出血及肝肾病患者应忌用或慎用。

山慈姑有小毒,用量不宜过大,正虚体弱者慎用。

十八反中,乌头反白蔹,不宜同用。

在炮制方面:金银花清热解毒、疏散风热宜生用,凉血止痢宜炒炭,清热解暑宜制成露剂。

四、清热凉血药

1. 概述

清热凉血药具有清解营分、血分邪热的作用,主要用于血分实热证,如血热妄行、发斑发疹,或吐血、衄血、便血等多种出血,以及舌绛、烦躁、神昏谵语等,其中有的还能养阴生津(如生地、玄参),对于热入营血,伤阴耗液者最为适宜。若气血两燔,当与清热泻火药配伍,以气血两清;若血热毒盛者,宜与清热解毒药同用。

2. 各药功用提要

(1)犀角:犀角咸寒,主入营血分,长于清热凉血,解毒定惊,其凉血化斑力强,为清解血分热毒之要药。凡温热病热入营血分以及血热妄行的出血证,均为佳品。

(2)生地、玄参:生地、玄参其性寒凉,质润多液,长于清热凉血,养阴生津,适用于热入血分的实热证,阴虚内热的虚热证,二药实证、虚证均宜。临床用于温热病热入营血分,症见身热、发斑、舌绛等证,常与犀角、丹皮等配伍;热病伤阴或低热不退等,常相须为用,加配麦冬,如增液汤。其中:生地甘寒质润,清热凉血,滋阴作用较强,故为凉血滋阴之佳品;玄参苦咸寒质润,泻火解毒,软坚散结力佳。

(3)丹皮、赤芍:丹皮、赤芍苦寒气香,具有清热凉血,活血散瘀的作用,适用于热入血分的实热证以及血瘀气滞而致的妇女经闭、跌打损伤、疮疡肿毒等证。其中:丹皮长于清热凉血,本品味辛,其气芳香透散,故能清透血分伏火,用于治阴虚发热、夜热早凉、无汗骨蒸等证;赤芍则长于活血散瘀。

(4)紫草:紫草质轻滑利,能凉血活血,解毒透疹,最善于透解血分热毒,临床多用于治血热毒盛,麻疹及其他热病发斑疹而斑疹紫暗,色不红活或疹出不畅等。

(5)水牛角:水牛角功效清热、凉血、解毒。本品咸入血分,性寒清热。善清心、肝、胃三经之火而有凉血解毒之功,功用与犀角相似而药力较弱,可作为犀角的代用品。常用于温热病热入血分,壮热不退,神昏谵语;血热妄行,吐血、衄血等证。

3. 使用注意

本节药物中,应注意生地黄、玄参甘寒滋阴的性味特点。在用法用量和使用方面应注意以下几点。

生地黄、玄参性寒而滞,故脾虚湿滞或脾胃虚寒、食少、腹满、便溏不宜使用。

牡丹皮、赤芍凉血活血,故血虚有寒之经闭痛经等证以及月经过多、孕妇不宜使用。

玄参、赤芍均反藜芦,不宜同用。

紫草性寒而滑,有轻泻作用,脾虚便溏者忌服。

水牛角入汤剂宜锉碎先煎,或锉末冲服,脾胃虚寒者亦不宜用。

在炮制方面:鲜生地味甘苦性大寒,作用与干地黄相似,滋阴之力稍逊,但清热生津、凉血止血之力较强。

牡丹皮散热凉血宜生用,活血散瘀酒炒用,止血宜炒炭用。

五、清虚热药

1. 概述

清虚热药以清退虚热为主要作用,适用于阴虚内热病机所表现的发热、骨蒸潮热、手足心热等证,亦适用于温热病后期,邪热未尽,伤阴劫液,或发热、夜热早凉等证。

2. 各药功用提要

(1)青蒿:青蒿辛苦性寒,芳香透散,香不燥烈,寒不伤中,清中有透,散中有清,所以不论温邪、暑邪、阴虚发热或内伤阴虚、骨蒸劳热,凡热在阴分者,都可用之。

(2)银柴胡、地骨皮:银柴胡、地骨皮均为甘寒之品,具有凉血、退虚热的作用,为治劳骨蒸之佳品,适用于阴虚发热、骨蒸潮热、盗汗、低热不退等证。其中:银柴胡又为清疳热之要药,用于小儿虫积发热、腹大、消瘦等肝疳之证;地骨皮又善清泄肺热,常用于肺热咳嗽之证。

地骨皮与牡丹皮都能清虚热。然地骨皮为甘寒之品,为凉血退虚热的常用佳品,用于治有汗之骨蒸;牡丹皮为辛苦微寒之品,为常用的清热凉血药,因其味辛芳香透散,故善清透阴分伏热,以治无汗之骨蒸。

(3)胡黄连、白薇:胡黄连、白薇均能清退虚热,用于治虚热证。其中:胡黄连清湿热有似黄连之功而力弱,退虚热、除疳热与银柴胡相似;白薇既清实热,而又以退虚热为长。

胡黄连与黄连二者来源不同,前者为玄参科植物,后者为毛茛科植物。黄连为泻火燥湿的要药,而胡黄连则能退虚热,有类似黄连除湿热和解毒的功效。

3. 使用注意

青蒿:入汤剂不宜久煎。

薄荷、生石膏、生地、龙胆草、银柴胡都能清热,然薄荷主清表热;生石膏主清肺胃气分实热;生地主清血热;龙胆草主泻肝胆经实火;银柴胡主清虚热。

丹皮与桂枝功效的同中之异是:二者皆能通血脉中之壅滞。然丹皮辛苦性寒,善通血脉中之热滞;桂枝辛甘性温,善通血脉中之寒滞。

地骨皮、银柴胡、胡黄连均能退虚热,除骨蒸。同用可治阴虚发热、骨蒸潮热、盗汗等症。但地骨皮长于凉血止血,清肺降火,常用于肺热咳喘、血热妄行的吐衄尿血等出血证。而银柴胡、胡黄连皆能除疳热,又常用于小儿疳积发热。此外,胡黄连还能清湿热,也可用于治湿热泻痢,痔疮肿痛。

黄连、生地、淡竹叶功效的同中之异是：三药皆能清心。然黄连长于清心除烦；生地长于清心凉血；淡竹叶则长于清心利尿。

柴胡、银柴胡名称相似，两者虽均具有退热之功，但科属来源不同，功用有别。柴胡为伞形科多年生草本植物，柴胡和狭叶柴胡的根或全草入药；而银柴胡为石竹科多年生草本植物，银柴胡的根入药。柴胡功能疏散退热，疏肝解郁，升阳举陷。常用于：少阳病寒热往来，感冒发热；肝郁气滞，月经不调，胸胁疼痛；气虚下陷，久泻脱肛。此外，柴胡还可退热截疟，又为治疗疟疾寒热的常用药。而银柴胡则功能清虚热，除疳热，常用于阴虚发热、盗汗、骨蒸潮热，以及小儿疳积发热。

黄连、胡黄连名称相似，均味苦性寒，皆能清湿热。同可用于治湿热泻痢，在没有黄连的情况下常用胡黄连代替。但黄连大苦大寒，清热燥湿力强，可治湿热诸证。且黄连清热泻火解毒的力量强，长于清心胃而除烦止呕、解热毒，兼清肝火。

第七节　泻下药

凡以促进排便，引起腹泻或滑利大肠，解除里实证为主要作用的药物，称为泻下药。

泻下药能通利大便，排除积滞、水饮及其他有害物质，有的能使实热下泄。

泻下药适用于大便秘结、肠道积滞、实热内结及水肿停饮等里实证为主。

此外，部分药还能用于壮热、谵语、吐血、咯血、症瘕、积聚或疔痈疮毒、虫积等证。近代可用于某些急腹症。

根据药物作用与适应证的不同，分为攻下药、润下药和峻下逐水药三类。其中攻下药多为苦寒，泻下作用较强；润下药多为种子、种仁类药物，富含油脂，味甘质润，泻下作用和缓；峻下逐水药，多具毒性，对胃肠有较强的刺激作用，泻下作用峻猛。

使用注意：①里实兼表邪者，当先解表后攻里，或泻下药与解表药同用，表里双解，以免表邪陷里。②里实而正虚者，应与补益药同用，攻补兼施，使攻下而不伤正。③泻下作用峻者，易伤正气，凡久病体虚，脾胃虚弱，妇女胎前产后及月经期应慎用或忌用。④此类药易伤胃气，一般中病即止。

一、攻下药

1. 概述

攻下药一般药性苦寒，有较强的通便泻火作用。主要用于实热积滞、燥屎坚结、大便秘结者。亦可取其清热泻火之功，用于外感热病所致的高热神昏、谵语发狂；或火热上炎所致的头痛、目赤、咽痛、牙龈肿痛、吐血、衄血等症。不论有无便秘，均可取其苦寒降泄之性，以除实热，导热下行，起到"釜底抽薪"之效果。本类药物主要归胃、大肠经。

在配伍方面，治大便秘结及实热积滞者，配行气药，以加强泻下及消除胀满作用。若治冷积便秘，须配用温里药；治热病高热及火热所致的病症，与清热药配伍同用；治痢疾、饮食积滞、肠寄生虫病，可分别与清热药、消食药、驱虫药配伍同用；治急腹症，常与清热解毒药、活血祛瘀药配伍同用。近代临床常应用攻下药为主，如大黄、芒硝等，配伍适当的药物，用于治疗胆囊炎、胆石症、急性胰腺炎、肠梗阻等急腹症，均取得较好的疗效。其治法用药，均依据于"六腑以通为用""不通则痛""通则不痛"之理论。对急腹症患者，通过应用攻下药之后，可收到泻下"通腑止痛"、祛除实热病邪之效果。

2.各药功用提要

(1)大黄：大黄具有苦寒重浊，性猛善走，直降下行之特点。故有"将军"之称。功能攻积导滞、泻火解毒、活血消瘀，为苦寒攻下之要药。主要用于肠道积滞、热结便秘，以及阳明腑实证和热结旁流等；亦可用于治热在血分，火热上炎而致上部出血（如吐血、咯血、衄血）、头痛、目赤、咽喉肿痛、牙痛等，取其苦寒沉降，引热下行，"上病下取""釜底抽薪"之意；还可用于湿热黄疸，泻湿热从大便而出；又可用于瘀血证，如妇女瘀血经闭、产后恶露不下、癥瘕积聚及跌打损伤等。

近代临床单用大黄粉治疗上消化道出血，有较好的疗效。由于本品又能泻火解毒，故亦治热毒疮疡、烧伤等证。同时，大黄还具有较好的活血祛瘀作用，以酒制大黄尤佳，适用于妇女产后瘀阻腹痛、血瘀经闭、跌打损伤、瘀血肿痛等瘀血证。此外，大黄苦寒降泄，配伍清泄湿热药物，亦治湿热之黄疸、淋证。

大黄常用炮制品有生大黄、酒制大黄、大黄炭。生大黄泻下力较强，欲攻下者宜生用；酒制大黄泻下力较弱，活血祛瘀作用较好，用于瘀血证；大黄炭长于止血，用于出血证。

大黄与芒硝配伍治热结便秘之意义：大黄善于推荡积滞，攻下热结，奏效迅速；芒硝能使肠中水分增多，润燥软坚。二药相合，可加强泻热通便、荡涤肠腑、推陈致新的作用。

大黄用于治冷积便秘的意义：治冷积便秘，若单用温补脾阳，则已成之冷积不去；而纯用苦寒攻下，又恐中阳更伤。故在温补脾阳之时，配以苦寒之大黄，取其降泄之性，荡涤泻下，推陈致新。如是，则已成之冷积可下。

大黄入汤剂以泻下通便宜后下，久煎泻下效力减弱。

热泻初起，也可用大黄之由：热泻初起，便而不畅，泻而不清，肠内有腐败物质和炎症病变。此时用大黄，把肠内有形的腐败积存物排出，有利于抑制细菌的繁殖和控制炎症。这就是所谓的"通因通用"之法。

(2)芒硝：功效泻下，软坚，清热。芒硝归胃、大肠二经。芒硝咸苦寒，其性降泄，有较强的泻热通便、润下软坚、荡涤胃肠作用，是治疗胃肠实热积滞、大便燥结常用之品。芒硝外用，又有良好的清热消肿作用，多用于治疗咽喉肿痛、口舌生疮、目赤肿痛及痈疮肿痛等。芒硝内服用法是：冲入药汁内或开水溶化后服用。

大黄与芒硝，均为作用较强的泻下药，且都有较强的泻下通便作用，主治实热积滞，大便秘结；二药外用又能清热消肿，治痈疮肿毒。但大黄苦寒，又能清热泻火、止血、解毒，兼能活血祛瘀、清泄湿热，故又治温热病高热神昏，热结便秘；血热妄行之出血证；火邪上炎所致之病证；瘀血证及湿热黄疸、淋证等。而芒硝咸苦寒，泻热通便之中，又长于润燥软坚，适用于实热积滞，大便燥结之证；芒硝外用亦治咽喉肿痛、口疮、目赤等证。

芒硝常与大黄相须为用，大黄偏于攻下，芒硝偏于软坚润燥，二药合用，攻润相济，共奏泻下润燥，通腑泄热之功效。

芒硝因加工不同，有朴硝（皮硝）、芒硝、玄明粉之分，三者功效基本相同。但朴硝杂质较多，泻下猛烈，以外用为主，治痈疮肿痛、乳痈初起等；芒硝质地较纯，泻下力较强，主要用于实热积滞、大便燥结之证；玄明粉质纯，泻下作用较缓，多用于口腔及眼部疾患。此外，以芒硝置西瓜中制成的西瓜霜，其质纯净，主治咽喉部、眼部及口腔疾患，不作泻下药使用。

（3）芦荟、番泻叶：芦荟、番泻叶都有攻积导滞、通下大便、清热泻下之功。然芦荟长于凉肝消疳；番泻叶专于泻热导滞。

3.使用注意

本节药物中，大黄苦寒，易伤胃气，脾胃虚弱者慎用；其性沉降，且能活血祛瘀，故孕妇、月经期、哺乳期应忌用。芒硝其性降泄，泻下力强，故孕妇及哺乳期忌用或慎用。

二、润下药

1.概述

本类药多为植物种子或种仁，以富含油脂，其性润滑为特点。在药性方面，皆为平性，不寒不热。在药味方面，皆有甘味，唯郁李仁又具辛、苦二味。主归大肠经。润下药主以润肠通便之功，适用于年老、体弱、久病、产后所致津枯、阴虚、血虚便秘者。在配伍应用方面，若热盛伤津而便秘者，配清热养阴药；因血虚而便秘者，配补血药；若兼气滞者，可与行气药同用。

2.各药功用提要

火麻仁、郁李仁均归大肠经，有润肠通便之功。然火麻仁味甘入脾，兼能滋养补虚；郁李仁味苦入小肠，兼能利水消肿。

火麻仁与郁李仁功效的异同点是：二药质润多脂，均有润肠通便作用；火麻仁兼能滋养补虚，而郁李仁则有行大肠气滞和利水消肿之功。

具有润肠通便作用的药物，除本节收载的以外，常用的还有瓜蒌仁、柏子仁、杏仁、桃仁、决明子、蜂蜜、当归、肉苁蓉、胡桃肉等。

3.使用注意

本节药物中，火麻仁、郁李仁入煎剂作润肠通便使用时，宜生用，用时打碎入煎。郁李仁孕妇慎用。

三、峻下逐水药

1.概述

本类药均为有毒之品，多数为苦味药物，泻下作用峻烈，能引起水泻，使体内潴留的水液从大便排出。部分药物兼有利尿作用。适用于水肿、胸腹积水及痰饮喘满等正气未衰之证。

近代用于晚期血吸虫病的腹腔积液、肝硬化腹腔积液及结核性胸膜炎之胸腔积液等，在改善症状方面，效果较好。

本类药有毒而力峻，易于损伤正气，在配伍方面，属于邪实而正虚者，要注意固护正气，与补虚药配合应用，可采取先补后攻，或攻补兼施方法施治。峻下逐水药均为有毒而力峻的药物，易于损伤正气，临床应用当"中病则止"，不可久服。体虚者慎用，孕妇忌用。在应用本类药物时，要注意具体药物的炮制要求、用法用量及禁忌、使用注意，以确保用药安全、有效。

2.各药功用提要

（1）甘遂、京大戟、芫花：甘遂苦寒有毒，有泄水逐饮、消肿散结之功。其性奔勇直决，能泻肾经及隧道之水湿，直达水气所在之处，为下水之圣药。尤长于泻胸腹之积水。适用于身面浮肿、大腹水肿及胸胁积液等实证，单用有效；亦可用于风痰癫痫。

外用能消肿散结，治阳性痈肿。

甘遂、京大戟、芫花均能泻水逐饮。但大戟逐水作用与甘遂相似而力较逊,并长于泻脏腑痰饮水湿;芫花性温,以泻上部胸胁水饮见长,并能祛痰止咳。外用杀虫疗疮。其中峻下之力,甘遂最强,京大戟次之,芫花又次之;毒性,芫花大于甘遂和京大戟。京大戟与红大戟功用略同,但京大戟泻下逐水力强,而红大戟消肿散结力胜。京大戟内服外用均能消肿散结,故又用于痈肿疮毒、瘰疬痰核等。芫花外用又能杀虫疗疮,故又治头疮、白秃、顽癣及冻疮等。

(2)巴豆:巴豆辛热有毒,药性猛烈,能峻下寒积、开通闭塞,张元素喻其有"斩关夺门之功。"适用于里寒冷积便秘、大腹水肿、喉痹等症。此外,本品外用有蚀腐肉、疗疮毒作用,可用于治痈肿成脓未溃及疥癣恶疮等。

巴豆与大黄均为攻下通便之品。但巴豆性热,用于治冷积便秘;大黄性寒,主要用于治热结便秘。

(3)牵牛子、商陆、千金子:牵牛子、商陆、千金子均有泻下利水,退肿之功。常用于水肿、胸腹积水、痰饮积聚、喘满等实证。然牵牛子苦寒,泻下之力颇强。既能泻水,又能利尿,使水湿从二便排出,又有去积杀虫之功。商陆苦寒,能通利大小便;长于利水,功专决水导壅,又能消肿散结。千金子辛温,长于利水,泻下逐水作用甚为峻烈,又能破血消癥。

3. 使用注意

本节药物,甘遂、京大戟、芫花三药,作内服均须醋制后使用,以减低毒性,宜入丸散使用;虚弱者、孕妇忌用;反甘草。商陆、牵牛子,孕妇均忌用。巴豆内服须制成巴豆霜使用,以减低毒性,并入丸散服用;孕妇及体弱者忌用;不宜与牵牛子同用。

大黄:入汤剂应后下,急下宜生用开水泡服,缓下宜炒用煎服,活血消瘀宜酒制;大黄炭则多用于出血证;凡年老体虚,无实热积滞瘀结,均宜慎用。

芒硝:内服,冲入药汁内或开水溶化后服,不入煎剂;外用适量。

番泻叶:缓下 1.5～3 g,攻下 5～10 g,宜开水泡服;入煎剂,须后下;用量稍大可有恶心、呕吐、腹痛等不良反应。

甘遂:本品有效成分不溶于水,宜入丸散,每次 0.5～1 g;早上空腹服,得快利为度;生品只宜外用,适量;为了能及时处理不良反应,可备冷粥或冷米汤,服下可止。

巴豆:大多制成巴豆霜用,以减低毒性;内服 0.1～0.3 g,多入丸散;外用适量;服巴豆时,不宜食热粥、饮热水等热物,以免加剧泻下;服巴豆后如泻下不止者,用黄连黄檗煎汤冷服,或食冷粥以缓解。畏牵牛子。

第八节 化湿药

一、含义

凡气味芳香,以化湿醒脾为主要作用的药物,称为化湿药,又称芳香化湿药。本节所指"湿"主要是指湿邪停滞于中焦而致运化失职所引起的一系列症候。

二、作用

化湿药具有芳香化湿,醒脾和胃。

三、适应证

化湿药主要用于湿阻中焦(脾胃)而致的病证,如脘腹痞满、呕吐反酸、食少便溏、舌苔白腻等症。此外,湿温、暑温等证亦可选用。

四、配伍

使用化湿药时,应根据不同证候,做适当的配伍。如脾胃虚弱者,配补脾健胃药;湿阻气滞、脘腹胀甚者,配行气药;寒湿中阻者,配温里药;若里湿化热者,配清热燥湿药等。

五、使用方法

(2)本类药多辛温香燥,易致伤阴,故阴虚津亏者慎用。
(2)因其气味芳香,易于挥发,故入汤剂不宜久煎。

六、各药功用提要

(一)苍术、厚朴

苍术芳香辛散,苦温性燥,功长燥湿以健脾,为燥湿健脾之要药,在外尚可祛风湿,发汗。使用苍术的重心在一个"湿"字,凡湿邪为病,不论上下表里,皆可配伍应用。如配厚朴、陈皮等用于湿阻中焦之脘腹满闷,食少便溏,舌苔白腻;配独活、防风等用于风寒湿痹,关节疼痛;配白芷、藁本等用于外感风寒湿邪之头痛、身疼无汗等症。此外,尚可疗雀目。

厚朴苦辛温、气芳香,主入脾胃肺大肠经。苦能下气以平喘,辛以行气而消胀,芳香醒脾,苦温燥湿,所以厚朴具有行气、燥湿、消积、平喘的作用。其尤善除胃肠之气滞,燥脾家之湿浊,故为消除胀满之要药。临床凡有形之积(食、湿、痰),无形之滞(气、寒),均可配用。如湿滞配苍术,则燥湿以健脾;气滞配木香,则行气而止痛;食滞配枳实,则消痞除满;痰滞配半夏,则燥湿化痰;寒滞配干姜,则温中行气;热滞配大黄,则泻热导滞;肺气壅滞之喘咳,配麻黄、杏仁,则下气而平喘。总之,其治病离不开"湿"与"滞"的范围。

厚朴花,药用花蕾,功似厚朴而力弱,具有芳香化湿,行气宽胸的作用,可用于湿浊、气滞所致之脘腹胀满、疼痛等证。

苍术与厚朴,两者均属辛苦温燥之品,均可燥湿,以治湿阻中焦所致的脘腹胀满,呕吐泄泻等。苍术为燥湿健脾之要药,又可祛风湿,散表邪,明目治夜盲、目昏涩;厚朴燥湿之力虽不及苍术,但又能消积平喘,并善行气,而治食积气滞之脘腹胀满,腹泻呕吐及咳喘多痰等。

(二)藿香、佩兰

藿香功效化湿、解暑、止呕。本品性微温,气芳香,入脾胃能内调中焦化湿浊而止呕,用于湿浊内阻,中气不运所致脘腹痞闷,恶心呕吐,食欲缺乏,体倦乏力之湿滞中焦证,本品为芳化湿浊、止呕之要药。辛散温通,入肺能外散风寒而发表解暑,治暑月外感风寒,内伤生冷而致的恶寒发热、头痛脘闷、呕恶吐泻者,本品既可解暑,又可化湿,故可用于暑湿证及暑温初起等的治疗。

佩兰功效化湿、解暑。本品味辛清香,性平和,辛香宣透入肺能发表解暑,入脾胃则芳香化湿。其化湿和中之功与藿香相似,治湿阻中焦之证,及外感暑湿等证,每相须为用。

藿香与佩兰皆为芳香之品,功能化湿、解暑,因暑多挟湿,故为暑令常用之品。对湿困脾胃、暑湿中阻等证皆有良效。其中:藿香辛散走表不峻烈,微温化湿不燥烈;既能辛温发汗以解表,又可化湿和中以止呕,为芳香化湿、和中止呕之要药;佩兰性平清香,善能化浊,为治湿浊困脾,口中甜腻,苔垢多涎之"脾瘅"要药。

(三)砂仁、砂仁壳

砂仁功效化湿行气,温中止呕止泻,安胎。本品辛散温通,芳香理气,具性温而不太燥,行气而不破气,调中而不伤脾的特点。并能醒脾消食,开胃止呕。专用于湿阻或气滞所致脾胃不和、脘腹胀痛、呕吐、泄泻等证,尤寒湿气滞者更宜。又能理气安胎,对妊娠气滞之胎动不安用之亦效。砂仁壳性味功效与砂仁相似,而温性略减,药力薄弱,适用于脾胃气滞,脘腹胀痛,呕恶食少等症。

(四)白豆蔻、草豆蔻、草果

白豆蔻功效化湿行气,温中止呕。本品辛温香燥,其气清爽,上行肺以宣散理气,中入脾胃以化湿浊除寒,为温中燥湿行气止呕药。用于治湿滞中焦,胃寒气滞之呕吐、脘腹胀满、不思饮食等,颇为适宜。

砂仁与白豆蔻辛温气香,均能化湿醒脾、行气、温中,常并用于湿阻中焦之脘腹胀疼,呕恶泄泻等证。其中:砂仁芳香气浊,功偏中下二焦,长于温脾止泻,多用于寒湿气滞之泄泻;白豆蔻气清芳香,功偏中上二焦,长于温胃止呕,多用于湿浊中阻之呕恶。此外,砂仁尚可用于妊娠中虚气滞而致呕吐胎动不安,取其行气和中而达止呕、安胎之效。砂仁壳功似砂仁而力弱。

草豆蔻功效燥湿行气,温中止呕。本品辛温而芳香,入脾胃经。能燥湿温中,行气止呕,功似白豆蔻、砂仁。但本品温燥性强,故以燥湿散寒为主,行气调中为辅,宜于脾胃寒湿偏胜兼气滞之证。亦可做白豆蔻代用品。

草果功效燥湿散寒,除痰截疟。本品辛温燥烈,而味臭浊,善化脾胃湿浊,祛痰截疟。故今多用于寒湿郁伏脾胃之疟疾。因脾为生痰之源,湿去脾健,则痰无以生,痰除湿去,则不成疟,故善截疟。另外,也可用于湿浊内蕴之瘟疫。

草豆蔻与草果温燥之性较大,均以燥湿、散寒为主,用于寒湿阻滞脾胃之脘腹胀满、疼痛、呕吐、泄泻等证。然草豆蔻长于温胃止呕;草果又能祛痰截症。

七、使用注意

在本节药物中,要注意掌握药物的用法和用量。

首先本节药物,其气芳香,内含挥发油,入汤剂不宜久煎,当后下,以防煎煮时间长,有效成分挥发,降低药效,故均宜短煎。

其次,有部分药物如砂仁、白豆蔻、草豆蔻、草果等各药,均来源于姜科植物,性味多辛温燥散,故用量不宜大,一般为 3~6 g,且不宜长期服用,以防耗气伤阴,凡阴虚有热者禁用。

第九节 利水渗湿药

凡以通利小便,渗除水湿为主要功效的药物,称为利水渗湿药。

利水渗湿药的主要作用为通利水道、渗泄水湿,从而使尿量增加,小便通畅。

本类药物味多甘淡,主要用于水湿停蓄体内所致各种病症,如水肿、小便不利、淋浊、黄疸、湿温、泄泻、痰饮、湿疮等证。

应用利水渗湿药,须视不同病证,选用有关药物作适当配伍。如水肿骤起有表证者,配宣肺发汗药;水肿日久,脾肾阳虚者,配温补脾肾药;湿热合邪者,配清热药;寒湿相并者,配祛寒药;热伤血络而尿血者,配凉血止血药;至于泄泻、痰饮、湿温、黄疸等,则应分别与健脾、芳香化湿,或清热燥湿药配伍。此外,气行则水行,气滞则水停,故利水渗湿药还常与行气药配伍。

使用注意:①利水渗湿药有伤阴之弊,故阴虚、津液不足者慎用。②某些滑利药如滑石等,孕妇慎用。

根据本节药物的作用特点,大致可分为利水消肿药、利尿通淋药及利湿退黄药三类。三者虽各有所长,但联系密切。均是通过通利水道、渗泄水湿的作用而达消肿、通淋、退黄之效。故临证使用不能截然划分,常相互配用。

一、利水消肿药

1. 概述

利水消肿药多甘淡微寒,入肺、脾、肾、膀胱经。淡能渗泄,偏于利水渗湿,服药后能使小便通畅,尿量增多,故具有利尿消肿作用。用于水湿内停之水肿,小便不利,以及泄泻、痰饮等证。临证时则宜根据不同病症之病因病机,选择适当配伍。

2. 各药功用提要

(1)茯苓、茯苓皮、茯神:茯苓功效利水渗湿,健脾安神。本品味甘淡平,入心、脾、肾经。药用菌核,主产云南,又称云苓。其临床应用极为广泛,概其要点如下:①利水不伤正气,凡水肿、小便不利,不论寒、热、虚、实皆可应用,实为利水渗湿之要药,因其又有健脾之功,故尤宜于脾虚水肿。②既能利湿,又可健脾,标本兼顾,故能杜绝生湿生痰之源,常用于治水湿内停而成痰饮之证,有"痰饮必用茯苓"之说。常与桂枝、白术配伍,如苓桂术甘汤,取其温化之义。其渗湿健脾之功还可用于脾虚泄泻之证。③茯苓还具安神作用,以朱砂拌用疗效更佳,常用于心悸、失眠等证。总之,茯苓性质平和,补而不峻,利而不猛,既能补脾扶正,又能利水祛邪,是平补淡渗之佳品。

茯苓用于治痰饮及脾虚水肿常配桂枝,其意义是:痰饮、水肿之证多因脾不健运,水湿内停所致,茯苓既能利湿,又可健脾,标本兼顾,为治痰饮、水肿之要药。然痰、湿为阴邪,非温不化,《金匮》有云:"病痰饮者,当以温药和之。"因此,常配温运脾阳之桂枝,以温阳利水,温化痰饮。

茯苓皮:性味同茯苓,功专行皮肤水湿,多用于治皮肤水肿。

茯神:性味同茯苓,有宁心安神之功,专用于心神不安,惊悸健忘等症。

(2)薏苡仁、猪苓、泽泻:薏苡仁功效利水渗湿,健脾,除痹,清热排脓。本品甘补淡渗,功似茯苓,故可用于水肿、小便不利、脚气及脾虚泄泻等,多与茯苓、白术配伍;又因其性偏凉,能清利湿热,亦可用于湿热淋证,用于治砂石热淋;该药不仅能渗湿,又能舒筋脉,缓和挛急,用于治湿痹拘挛,有除痹舒筋之功,因其性寒,热痹尤宜;且本品在上又能清肺热,在下利肠胃之湿,用于治肺痈、肠痈,以清热排脓,消痈肿。

若用其清热利湿宜生用,用其健脾止泻,则宜炒用。

茯苓与薏苡仁:两药都有渗湿健脾之功,用于治小便不利、水肿及脾虚湿盛诸证。但茯苓又能宁心安神,可用于治心神不宁等症;而薏苡仁性偏寒凉,善清利湿热,又能清热排脓,除痹舒筋,通利关节,故又可用于治肺痈、肠痈、风湿痹证、筋脉拘急、关节屈伸不利等证。两药作用均较缓和,且是具有补益作用的利尿药,故用量均偏大,根据需要,服用时间可稍长。

猪苓:功效利水渗湿。本品专入下焦肾与膀胱,以渗湿见长,其利水渗湿之功优于茯苓,且性偏凉,善渗利下焦湿热,但无补益之功。主要用于水湿停滞所致小便不利、水肿、泄泻,及湿热淋浊、带下等病证。

泽泻:功效利水渗湿、泄热。本品长于泻肾经之火,渗膀胱经之湿,为通利小便,去湿热之品。适用于水湿内停所致的水肿、小便不利兼有热者,或湿热淋证,以及痰饮眩晕或肾经火盛等证。

茯苓与猪苓:两药均为利水渗湿之品,用于治小便不利、水肿等证。但茯苓既能利水渗湿,又能健脾安神,故可用于治脾虚湿盛诸证,以及心神不宁等,性平,作用和缓,是一味具有补益性之渗湿药,且无寒热之偏,因此,可用于治各种水湿停滞所致水肿、小便不利。而猪苓无补益之功,单纯渗利,且作用强,又能利湿清热,故以水湿为病之偏热者,用之最宜。惟淡渗之品,能耗阴液,所以无湿者不宜用。

本节药物中,以菌核入药则是茯苓和猪苓。其中茯苓为多孔菌科真菌茯苓的干燥菌核。若菌核抱有松木者,称"茯神",所抱之木,称"茯神木",菌核的外皮,称茯苓皮,切下近外皮之淡红色部分,称赤茯苓,其内部白色部分,称白茯苓,即茯苓。临床经验认为白茯苓甘补之性较强,补脾宁心作用优;赤茯苓利水渗湿而少补性;茯苓皮功专利水;茯神,补心宁神作用突出,尤宜于心神不安者;茯神木安神作用更佳。

猪苓与泽泻,两药专主渗泄下焦湿热,其利尿作用,泽泻强于猪苓,且泽泻性寒,又能泻肾火,故善用于治下焦湿热病证,以及痰饮眩晕等。

(3)冬瓜皮、葫芦等:冬瓜皮、葫芦、赤小豆、玉米须、泽漆五药皆有利水消肿作用,用于治水肿之证。其中冬瓜皮与葫芦利水作用较弱,多入复方使用;赤小豆尚能解毒排脓,以治热毒痈疮之证。

泽漆有较强的利水消肿作用,降泄下行力猛,能清肺,利大、小肠,专司水湿痰饮之疾,主要用于大腹水肿,肺热痰饮咳喘及瘰疬病证;玉米须又有降血压、降血糖和清热利胆作用。以上诸药性味均甘平,作用和缓,故用量偏大。

冬瓜子为甘寒之品,功能清肺化痰,排脓。用于肺热咳嗽、肺痈、肠痈之证。

(4)蝼蛄:蝼蛄功效利水消肿。本品寒降,善清利,具有较强的利水消肿、通淋作用,故可用于治水肿、小便不利、石淋等证。

3.使用注意

在本节药物中,大部分药物由于药性和缓,且无毒,故用药量均偏大,如茯苓、薏苡仁的用量为 10～30 g,又如冬瓜皮、玉米须、葫芦等药,用量亦偏大,甚则超过 30 g。蝼蛄用量为 2～5 只,研粉服 1～2 只。

二、利尿通淋药

1. 概述

利尿通淋药多苦寒,入膀胱、肾经。善通利湿热,故有利尿通淋作用。主要适用于湿热蕴结于下焦所致的多种淋证,如热淋、石淋、血淋、膏淋等证,症见小便不利,短赤涩痛,热淋,血淋,石淋,或小便混浊等。临床常与清热泻火药同用。若阴虚内热小便短赤者,当与养阴清热药配伍;若血淋,常与凉血止血药同用,脾肾虚损者,又当补脾益肾。

2. 各药功用提要

(1) 车前子、关木通、通草:车前子功效利水通淋,渗湿止泻,清肝明目,清肺化痰。本品甘寒滑利,并能清肝明目、清肺止咳,用于肝热目赤及肺热咳嗽。车前子尚可用于湿盛之水泻,意在取其利水湿,分清浊而止泻之功,即利小便以实大便之"分利"止泻法;另外,治疗高血压病,用本品煎汤代茶饮。车前草功似车前子,尚能清热解毒,多用于治热毒痈肿,内服或用鲜草捣烂外敷。

关木通功效利尿通淋,通经下乳。本品苦寒通降,长于清心经之火,利小肠之湿,善治心火上炎所致口舌生疮、咽痛;心烦不眠及心火下移之热淋、血淋。此外,尚能通经下乳,用于乳汁稀少和血瘀经闭之证及湿热阻络之关节肿痛等。

通草功似木通,具有清热利水,通乳作用。然木通苦寒,泄降力强,主清心火,入血分,通利血脉而下乳;通草甘淡,泄降力缓,主清肺热,入气分,通气上达而下乳。正如《本草正义》所云:"性与木通相似,但无其苦,则泄降之力缓而无峻厉之弊,虽然通利,不甚伤阴,湿热不甚者宜之。"

《本草纲目》载:"有细细孔,两头皆通,故名通草,即今之木通也;今之通草,乃古之通脱木也。"告之后人:今之木通,古书称为"通脱木"。当知区别,不可混淆。

(2) 滑石、瞿麦、萹蓄:滑石功能利尿通淋,清解暑热,祛湿敛疮。本品甘淡渗湿,寒能清热,滑能通淋,入膀胱经,能泻膀胱之热结,而通利水道,是治湿热淋证之常用药,故可用于治湿热下注之小便不利、热淋、石淋等;且味甘又能和胃气,寒化暑热,而有清热解暑之功,是治暑湿之常用药,可于用于治暑热烦渴,小便短赤不利等;外用收湿敛疮,以治皮肤湿疹、痱子等。

车前子与滑石:二药均入下焦,清利湿热,而利尿通淋,用于治湿热淋证,小便短赤涩痛等。但车前子治热淋、血淋尤多用,且善分清别浊,以治水泻。又能清肺肝,用于治肝热目赤及肺热咳嗽;而滑石治热淋、石淋为要药,又能清热解暑,善治暑热烦渴,小便不利。外用又能收湿清热,可治湿疹、痱子等。

瞿麦功效利尿通淋,活血通经。本品苦寒泄降,能清心与小肠火,导热下行,而有利尿通淋之功,为治淋要药。尤以热淋、血淋最为适宜。此外,又能活血通经,用于治血热瘀阻之月经不调及经闭等证。

关木通与瞿麦,二药均能清心火与小肠火,导膀胱湿热下行,而能利尿通淋,且又能入血分,通经活血,故可用于治热淋、血淋及血热瘀阻之月经不调、经闭等。但木通又善通经下乳,利血脉,通关节,以治乳汁短少和湿热痹痛;而瞿麦活血化瘀力强,故尿血热重于湿者,及血淋尤多用。

萹蓄功效利尿通淋,杀虫止痒。本品苦寒下行,专入膀胱经。长于清利膀胱湿热而利尿通淋,且又善燥湿杀虫止痒,适用于湿热淋证、湿疮湿疹、虫积腹痛。

(3)地肤子、海金沙、灯芯草等:地肤子功效清热利湿,止痒。本品苦寒,质轻,性清利而疏散,能外散皮肤之风,祛湿止痒,内清膀胱湿热,利水通淋。适用于风湿侵袭皮肤所致的皮肤瘙痒、湿疹、风疹及湿热蕴结膀胱所致的小便不利,热痛赤涩等。

海金沙:功效利尿通淋。本品甘寒,其性下降,专清小肠、膀胱二经血分湿热,利尿通淋,尤善止尿道疼痛,为各种淋证、小便淋漓涩痛之要药。

石韦:功效利水通淋,清肺止咳。本品苦甘,微寒,入肺、膀胱经。上能清肺,下利膀胱,肺为水之上源,源清而流自洁,故有利水通淋之功,用于治湿热淋证。寒凉入血分,能凉血止血,故多用于血淋及血热妄行之各种出血证。又能清泄肺热,以治肺热痰多咳嗽。

冬葵子:功效利水通淋,下乳润肠。本品甘寒滑利通窍,能利水通淋,滑肠通便,下乳,故可用于治水肿、淋病、乳汁不下、大便秘结。总以滑利二便为用。

灯芯草:功效利尿通淋,清心除烦。本品甘淡微寒,能利尿通淋,入心经,又能清心热而除烦,故可用于治小便不利、淋漓涩痛及心烦不眠等证。

(4)萆薢:萆薢功能利湿去浊,祛风除湿。本品苦平,入肝、胃、膀胱经。长于利湿而分清去浊,祛风而舒筋通络。为治小便混浊,或如米泔之膏淋要药。且善治腰膝痹痛,筋脉屈伸不利之风湿痹证。

3.使用注意

本节药物中,车前子、海金沙、滑石入汤剂,要注意宜用布包入煎。对于关木通,据临床报道,用60 g水煎服,有致急性肾衰竭者,故用量不宜大。

4.分类

目前使用的木通药材,主要有关木通、川木通、淮木通和白木通四类。其中使用最广的关木通为马兜铃科木通马兜铃的木质茎;其次为川木通,毛茛科小木通、绣球藤等的木质茎;淮木通为大叶马兜铃、淮通马兜铃的木质茎;白木通仅在少数地区自产自销。而历代本草所载的木通,则为木通科木通,目前很少见用。

三、利湿退黄药

1.概述

利湿退黄药,性味多苦寒,入脾、胃、肝、胆经。功能清利肝胆,除湿退黄,主要用于湿热黄疸之证,如目黄、身黄、尿黄、小便不利、食少体倦、大便不爽、舌苔黄腻等。若黄疸属热偏胜者,可配清热药;湿胜者,可与化湿药同用;若湿胜小便不利,则与利尿药同用;若热重大便秘结者,可与清热泻下药同用;如湿胜偏寒者,可配温里药。

2.各药功用提要

(1)茵陈蒿:茵陈蒿苦泄下降,微寒能清,芳香能透,功专清利湿热而退黄疸,为治黄疸之要药。其治黄疸,无论是湿热之阳黄证,抑或寒湿之阴黄证均用为主药。治阳黄,症见身热、发黄、黄色鲜明,尿黄短赤,大便不畅,舌苔黄腻。可配大黄、栀子如茵陈蒿汤;治阴黄,症见怕冷、发黄、黄色晦暗、胸腹痞胀、大便溏泄、舌苔白腻,可配附子、干姜等,如茵陈四逆汤。此外,临床亦常用于急慢性黄疸型传染性肝炎、肝硬化、胆囊炎等病,因其作用和缓,故用量偏大。

(2)金钱草:金钱草功能除湿退黄,利尿通淋,解毒消肿。本品是过路黄的全草,味甘淡咸,既能渗湿利尿,又能软坚。性微寒能清热,入肝、胆经,能清利肝胆而退黄;入肾、膀胱经,能利尿通淋化结石。故可用于治黄疸、砂淋、石淋,尿涩作痛等症。是治疗尿路结石,肝胆结石必用之品。此外,本品亦可用于治恶疮肿毒、毒蛇咬伤等,又有解毒消肿作用。

(3)虎杖:虎杖功能利胆退黄,清热解毒,活血祛瘀,祛痰止咳。本品苦寒,善泄中焦瘀滞,降泄肝胆湿热,利胆退黄,可用于治湿热黄疸;又是清热利湿之良药,用于治淋浊带下;入肺苦降泄热,又能化痰止咳,用于治肺热咳嗽;入血分活血散瘀止痛,用于治血瘀经闭,外伤瘀痛等;此外,尚有清热解毒作用,用于治烧烫伤、痈肿疮毒、毒蛇咬伤等,内服、外用均可取得较好疗效。

金钱草与虎杖,二药均有利湿退黄、利尿、清热解毒之功,用于治湿热黄疸、淋浊、痈疮肿毒及毒蛇咬伤等证。但金钱草善通淋,排结石,是治石淋之要药;而虎杖清热解毒力强,尤能活血祛瘀,清肺热止咳,故治热毒疮痈,水火烫伤和肺热咳嗽多用。

(4)地耳草、垂盆草:地耳草与垂盆草,均有利湿退黄,清热解毒之功。用于治湿热黄疸、痈肿疮毒、毒蛇咬伤等证。此外,地耳草清热解毒力强,且可用于治肺痈、肠痈;又能活血消肿,以治跌打损伤,瘀肿疼痛。两药均作用和缓,用量一般偏大,鲜品加倍。

3.使用注意

本节药物在使用中,要注意用量。治疗黄疸时,各药的用量均在 10～30 g 左右,根据需要,用量可增至 50 g,否则药力不佳。金钱草治石淋,用量 30～60 g,煎汤代茶饮。车前子、海金沙:入汤剂宜包煎。滑石:甘寒滑利,孕妇慎用。木通:3～6 g,孕妇慎用。

治湿的方法与药物很多,如祛风湿药、芳香化湿药、清热燥湿药、峻下逐水药、利水渗湿药。但其作用机理与适应证各不相同,用当区别:祛风湿药主要是祛除在肌表、肌肉、经络之风湿,适应于风湿痹证;芳香化湿药气味芳香,主入中焦,功能化湿醒脾,主要用于湿阻中焦之证;清热燥湿药为苦寒之品,功能清热燥湿,主要用于湿热病证,如泻痢、黄疸、带下等;峻下逐水药药性峻猛,功能泻下逐水,能引起剧烈腹泻,使体内潴留的水液从大便排除,主要用于胸腹积水,痰饮喘满之证;利水渗湿药功能通利水道、渗泄水湿,使尿量增加,小便通畅,主要用于水肿、小便不利,淋证等。

4.鉴别

金钱草品种较复杂,各地所用颇不一致,用时须加注意,常用的金钱草多为报春花科过路黄。

第十节 温里药

一、含义

凡以温散里寒为主要作用的药物,称为温里药。

二、作用及特点

温里药作用为温里散寒、益火助阳。性能有以下特点:在药性方面,多为热性或温性;在药味方面,多具辛味,以其辛能散;在归经方面,多归脾、胃以及心、肾、肝经。

三、适应证

温里药适用于寒邪内侵、脾胃阳气被困及虚寒内生所致的里寒证,如脘腹冷痛、呕吐泻痢或畏寒肢冷、面色苍白、小便清长,甚则四肢逆冷、脉微欲绝等症。

此外,部分药还能用于阳虚水肿、风寒湿痹、寒饮咳喘、寒疝腹痛、阴冷阳痿、宫寒不孕等证。

四、配伍

在配伍方面,若外寒内侵、表寒未解者,须配辛温解表药;寒凝经脉、气滞血瘀者,须配行气活血药;寒湿内阻者,宜配芳香化湿或温燥祛湿药;脾肾阳虚者,宜配温补脾肾药;气虚欲脱者,宜配大补元气药。

五、各药功用提要

(一)附子、乌头

附子辛热燥烈、有毒之品,主归心、脾、肾三经。走而不守,无处不到,能上助心阳以通脉,中温脾阳以健运,下补肾阳以益火,温经散寒以止痛,祛表里之寒湿,然重在峻补下焦之元阳,挽救散失之元阳,为回阳救逆之要药。

附子常用于因大汗、大吐或大下而致的亡阳证。症见四肢厥逆、脉微欲绝,常与干姜相须为用,若阳衰气脱,症见冷汗淋漓、气促喘急,宜与人参(用红参)同用,以回阳固脱。附子能温一身之阳气,凡阳虚者均可用,然尤常用于肾脾阳虚之证。如肾阳衰弱之腰酸脚弱、畏寒肢冷、阳痿尿频,脾肾阳虚之水肿、脘腹冷痛、大便溏泄皆常配伍应用。用于痹痛,尤以寒湿偏盛者效佳。用于治亡阳证时,常配干姜用;治肾阳不足、命门火衰之阳痿宫冷、腰膝冷痛、夜尿频多,常配肉桂、山茱萸用;治脾肾阳虚、寒湿内盛之脘腹冷痛、大便溏泄,常配党参、白术、干姜用;治脾肾阳虚所致阴寒水肿,常配白术、茯苓;治脾肾不足、寒湿内阻之阴黄证,常配茵陈、白术用。

附子、乌头均为毛茛科植物乌头的根,其子根为附子,块根(母根)为乌头。附子、乌头二者功用相近,然乌头祛风湿、散寒止痛作用较附子为胜,而补阳之力不及附子。附子、乌头有毒,内服不慎可导致中毒。中毒时主要表现为心率变缓、传导阻滞、室性期前收缩或室性心动过速、室性纤维颤动,严重时可出现抽搐、昏迷,甚至死亡。故内服必须制用。

乌头又有川乌、草乌之别,川乌主产四川,系栽培;草乌为野生,全国各地均产。二者性味、功效相同,唯毒性草乌为胜。

(二)干姜

干姜辛热而燥,功能温中回阳,善温中焦脾胃之阳,主温脾阳,为脾胃寒证及亡阳厥逆之常用。用于中焦虚寒证,症见脘腹冷痛、呕吐泄泻,常与党参、白术等同用,取其温肺化饮之功,对于寒饮伏肺之咳嗽气喘也有良效。

附子与干姜性味均辛热,但附子味兼甘,其性有毒,两药都能温中散寒、回阳救逆,但干姜回阳救逆之功逊于附子,并能温肺化饮;附子为回阳救逆第一要药,并能助阳补火、散寒止痛。"附子无姜不热"之意,是指附子、干姜配伍应用能增强回阳救逆作用,同时并能减弱附子的毒性。

干姜炒炭后即名炮姜,炮姜性苦涩而温,功效虽与干姜相似,但温里作用大减而长于温经止血,多用于虚寒性出血。

干姜与生姜两药性味均为辛温(热),同有温胃散寒、温肺化饮之效,均可用于治胃寒呕吐、肺寒痰饮咳嗽痰多清稀者。干姜温热性较大,性走里而偏守,温中散寒、温肺化饮之力较强,为治脾胃受寒或脾胃虚寒所致脘腹冷痛、寒呕、冷泻以及寒邪犯肺所致痰饮咳喘之要药。此外,干姜长于回阳通脉,用于治心肾阳虚、阴寒内盛之亡阳证。生姜温性较小,性走表而偏散,长于发汗解表,用于治风寒表证。其治胃寒呕吐、肺寒咳嗽也以外寒侵胃犯肺者为宜。

生姜、生姜皮、干姜、炮姜四药同出一物。生姜为姜之鲜品,长于发散风寒,又能温中止呕、温肺止咳;生姜皮为生姜之外皮,功能和脾行水;干姜为姜之干品,长于温中回阳,兼可温肺化饮;炮姜由干姜炒黑而成,温中作用较干姜弱,长于温经止血。

(三)肉桂

肉桂辛甘大热,为气厚纯阳之品,为治命门火衰、下元虚冷之要药,常与附子同用。又善通血脉而散寒止痛,临证凡属寒凝血脉之证均可应用。如血分有寒之瘀滞经闭,腹痛及阴疽等证,每多用之。若下元虚冷,虚阳上浮,见上热下寒者,又可用之引火归原。

峻补气血方中,加入肉桂少量之意在于鼓舞气血,促使阳生阴长。

肉桂、附子均为大辛大热之品,能峻补元阳,然大汗亡阳虚脱证多用附子不用肉桂是因为:此证乃属阳气暴脱,危在旦夕,必须迅速挽回正在暴脱的阳气。而附子辛烈气雄走而不守,无所不至,既峻补元阳,又能迅速追回失散之元阳;然肉桂虽补命火,但作用较缓慢,又为血分之药,力量不够专一,不能迅速追回已失元阳,故亡阳之证,多用附子而不用肉桂。肉桂配附子之意在于:峻补命火、温肾壮阳。

肉桂与桂枝,药性味均辛甘温,均有散寒止痛、温经通脉的作用,用于治寒凝血滞之胸痹、闭经、痛经、风寒湿痹证。但肉桂甘温之性较大,主温里散寒,并能补火助阳,主要用于治里寒证,如肾阳衰虚之阳痿宫冷、腰膝冷痛、夜尿频多及肾不纳气之虚喘证等;并治脾胃虚寒或寒邪内侵之脘腹冷痛、呕吐,治脾肾虚寒之腹痛呕吐、四肢厥逆、大便溏泄以及寒疝腹痛等;其甘热助阳之功并能鼓舞气血生长而可用于气血虚衰之证及疮疡脓成不溃或久溃不敛者。桂枝气味轻薄,善祛散外寒,有发汗解表之功,主治风寒表证,因其有助卫阳之功而治风寒表虚证尤宜。其性甘温升浮,有助阳化气之功,亦可用于痰饮、蓄水证;并助心阳而治心悸。

肉桂与附子、干姜三药性味均辛热,均能温中散寒止痛,用于治脾胃虚寒之脘腹冷痛、大便溏泄等。肉桂、附子味甘而温热性较大,并能助阳补火,散寒止痛而用于治肾阳虚证、脾肾阳虚证及寒湿痹痛证。肉桂还能温经通脉以治寒凝瘀滞之闭经、痛经、阴疽及肝寒气滞之寒疝腹痛;附子、干姜并能回阳,用于治亡阳证。但附子回阳救逆功胜,干姜回阳力较弱,姜、附每相须为用,相得而益彰。干姜还能温肺化饮以治肺寒痰饮咳喘;温中散寒之中长于止呕。

(四)吴茱萸

吴茱萸辛散苦降,性热而燥,为厥阴肝经之主药,主归肝、脾、胃、肾经。有小毒。善疏肝温肝暖脾胃而降逆止痛,又长于燥湿。凡肝经寒气上逆、肝寒犯胃、肝胃不和、肝经寒凝气滞的呕吐涎沫、巅顶头痛、脘腹冷痛、呕吐吞酸、疝痛及寒湿脚气疼痛,皆为常用。如治中焦虚寒,肝经寒气上逆之巅顶头痛、呕吐涎沫,常与党参、生姜同用。

吴茱萸与干姜均有温中散寒的作用,故寒郁中焦、脘腹冷痛,二药每常同用。但吴茱萸散寒止痛之中,以温肝散寒止痛为主,并善温中止呕、助阳止泻。干姜散寒止痛之中,以温中散寒止痛为主,亦能止呕,但也属温中散寒以止呕,并能回阳通脉、温肺化饮。

吴茱萸性虽大热,配伍黄连同用,是取其引经、疏肝下气止呕的作用,以治肝郁化火、肝胃不和的呕吐吞酸。

吴茱萸、藁本善治巅顶头痛,其不同在于,藁本入太阳膀胱经,偏治外感风寒及头风所致的巅顶头痛;而吴茱萸主入厥阴肝经,主治肝经寒气上逆、呕吐涎沫之巅顶头痛。

吴茱萸性辛热燥烈,易耗气动火,故不宜多用、久服。又有小毒,内服多经制用。

(五)高良姜、丁香、花椒、小茴香

高良姜、丁香、花椒、小茴香均为辛温(热)之品,具有温中散寒之功,均可用于脾胃寒证。然四药的区别在于:高良姜善温中散寒,止痛止呕,以中寒脘腹冷痛及胃寒呕吐多用;丁香长于温中降逆,为治胃寒呕吐呃逆之要药,兼能温肾助阳,肾阳不足之阳痿、脚弱可用;花椒善祛阴寒之邪,为治脾胃虚寒的常用药,又有杀虫止痛之功;小茴香尤能温散下焦之寒、疏肝理气而止痛,对于寒疝腹痛,睾丸坠胀痛等证多用,又能理气和胃。

高良姜、干姜均辛热而归脾胃经,为温中散寒之品,善治中焦寒证,然不同之处在于:高良姜擅长于暖胃散寒、善治胃寒冷痛及呕吐噫气;干姜长于暖脾散寒,善治脾寒腹痛泄泻。

丁香以花蕾入药,也称公丁香。其成熟果实又叫母丁香。母丁香的性味、功效与公丁香相似而力较弱。

八角茴香与小茴香来源不同,但性味、功用与小茴香相近,药力较逊,常作食物调味使用。

(六)荜茇、荜澄茄、胡椒

荜茇、荜澄茄、胡椒均为胡椒科植物的果实。均能温中止痛,对中寒之脘腹冷痛、呃逆呕吐或泄泻均可用。然三药中以荜茇温散力胜。荜茇、胡椒又能温散大肠之寒,故对胃肠寒冷之证皆宜。

六、使用注意

本节药辛热而燥,易伤津耗液,凡属热证、阴虚证及孕妇应忌用或慎用。应注意附子、吴茱萸有毒;生附子毒性尤大,用之不当可致中毒甚至死亡,故内服须经炮制。附子经炮制主要为了减小其毒性,此外也加强其回阳救逆、助阳补火之功;入汤剂宜久煎。吴茱萸经炮制,主要目的在于缓其燥烈之性,以减小其耗气动火之弊,故用量一般不宜过大。入煎剂,肉桂、吴茱萸、小茴香、丁香的用量,一般都在6g以下;研末冲服时,肉桂每次1~2g。肉桂入汤剂,一般不宜煎时过长,宜后下,以免降低疗效。在使用注意上,根据十八反,附子不宜与半夏、瓜蒌、贝母、白蔹、白及配伍用;根据十九畏,肉桂畏赤石脂,丁香畏郁金。其他如附子孕妇忌服、吴茱萸不宜多服久服等均宜注意。

第十一节 理气药

一、含义

凡以疏畅气机,消除气滞或气逆为主要作用的药物,称为理气药,又叫行气药。其中作用强者为破气药。

二、作用

理气药具有调气健脾,行气止痛,顺气降逆,疏肝解郁或破气散结等作用。

三、适应证

理气药主要适用于气机不畅所致的气滞、气郁等证。

理气药在药性方面,多具温性或微温,少数药物具寒性或微寒性,如川楝子、青木香、枳实;在药味方面,多数药物具辛苦味;在归经方面,本类药物以归脾、胃、肝、肺经为多,因气机不畅,主要与肺、肝、脾、胃等脏腑功能失调有关。由于各种原因影响上述脏腑气机的运行,导致肺失宣降,出现胸闷不畅,咳嗽气喘等证;肝气郁滞,出现胁肋疼痛,胸闷不舒,疝气疼痛,乳房胀痛或结块及月经不调等证;脾胃气滞,升降失司,出现脘腹胀满疼痛,嗳气泛酸,恶心呕吐,便秘或腹泻等证。

四、配伍

在配伍方面,脾胃气滞常配伍消食导滞、补中益气、清热除湿、苦温燥湿药治疗;肝气郁滞常配伍养血柔肝、温肝散寒、活血祛瘀药治疗;肺气壅滞宜配伍相应的宣肺解表、祛痰化饮药治疗。

五、各药功用提要

(一)橘柑类

橘皮药性平和,应用广泛,为理气健脾,燥湿化痰之要药。凡属脾肺气滞、痰湿为患所致的各种症状,无论寒热虚实,通过适当配伍,可随其所配以达补泻升降之目的。

《本草纲目》中称橘皮为"同补药则补,同泻药则泻,同升药则升,同降药则降。"如:配党参、白术则使之补而不滞,提高疗效;配半夏、茯苓则助其化痰之功效;配苍术、厚朴则增其行气燥湿之功;配防风、白芍、白术则能止痛、止泻;配生姜、竹茹则能和胃降逆。说明其应用广泛而灵活。

陈皮为六陈之一,自古以来要求应用橘皮陈久者为好,故名陈皮。其所以要用陈久者是因为新鲜橘皮味较辛辣,气躁而烈,经放置后的陈皮,性较缓和,温而不燥,又可增强化湿之功。

橘皮、橘络、橘叶、橘核为同出一源,均有行气的功效,其中橘络为果皮与内果皮之间的筋络,功能宣通经络,行气化痰而常用于痰滞经络,咳嗽胸胁作痛之症。橘叶为橘树的叶片,功能疏肝行气,消肿散结,主要用于胁肋作痛、乳痈、乳房结块及症瘕等证。橘核为橘的果核,功能似橘叶。

化橘红辛温燥,理气宽中,燥湿化痰之功与陈皮相似,但其燥性胜于陈皮而健脾之功弱于陈皮。

青皮辛散温通,苦泄下行,主归肝经而能疏肝理气、散结止痛。理气之中,长于疏肝,且辛散苦泄力大、温通力强,有破气散结之功,故可治肝气郁滞诸证。又本品辛行苦降温通,善于消积化滞、和降胃气、行气止痛,故为治食积腹痛之良药,与消食药同用可增强消食导滞作用。若气滞较甚、腹痛剧烈者,每与枳实相须为用,或配大黄以攻下泻积。

陈皮与青皮同为橘树之果皮。其中陈皮为成熟果皮,青皮为幼果或未成熟果皮。陈皮作用缓和,主入肺、脾经,为理气健脾,燥湿化痰之要药。青皮善入肝经,其性峻烈,功能疏肝破气,散结消滞,临床常用于肝气郁滞所致的胁肋疼痛,乳房胀痛,疝气疼痛以及积食气滞引起的胃脘痞满胀痛等症。

橘核、荔枝核均为果核,主入肝经,功能行气散结止痛,多用于疝气、睾丸肿痛及乳房结块等症。

枳实、佛手:枳实性味苦辛微寒。主归脾、胃、大肠经,功能破气除痞、化痰消积。主治食积证、胃肠热结气滞证、痰滞胸脘痞满、胸痹结胸。大剂量枳实配补气药、升阳药可用于治胃扩张、胃下垂、子宫脱垂、脱肛等脏器下垂病症。

枳实辛行苦泄力强,理气之中,长于破气、消积、除痞,适用于食积气滞实证、脘腹痞满胀痛者。又本品性微寒,故尤宜用于食积化热或胃肠热结气滞之证,如热结便秘、腹痞胀痛,但其泻热通便力弱,故常配苦寒攻下之大黄、芒硝等用。本品兼入大肠,有通肠导滞作用,故亦常用于湿热泻痢、里急后重者,常配黄芩、黄连用。又本品善行气化痰以消痞、破气除满而止痛,常用于治痰阻气滞所致胸脘痞满、胸痹结胸等病证。如治胸阳不振、痰阻气滞之胸痹证,多配伍桂枝、瓜蒌用;治痰热结胸,多配黄连、瓜蒌、半夏用;治心下痞满(胸脘痞满)、食欲缺乏,多配半夏曲、厚朴用。

枳实、枳壳同出一源,其中未成熟果实者为枳实,其行气力强,破泄力大,为破气消积、化痰除痞之要药,凡积滞内停,气机受阻,无论气、血、痰、湿皆可配用;已成熟果皮者为枳壳,其功效应用与枳实同,但作用缓和,为行气宽中除胀之品。

佛手作用平和,功能理气和中、疏肝、化痰,故临床常用于脾胃气滞所致的脘腹胀痛,胃痛纳呆;肺滞痰聚所致的咳嗽痰多;肝郁气滞所致的胁痛胸闷等证。

佛手与陈皮均有理气、化痰之功,然佛手化痰作用不如陈皮,且散发力弱,故外感咳嗽多用陈皮,内伤咳嗽多用佛手。疏肝理气作用佛手强于陈皮。

归纳以上橘柑类药物,其性能有相似之处,如陈皮、青皮、枳壳、枳实、佛手、香橼等,多为芳香辛苦而温,主入脾胃,兼入肝、肺经。都具有理气健脾,和中化痰的作用,有的尚能疏肝解郁。其作用强度与成熟的程度有关,成熟的果皮或果实作用较缓和,如陈皮、枳壳;未成熟的果皮或果实作用较峻烈,如青皮、枳实。

(二)木香、香附、沉香、乌药

木香和青木香,虽同名然为两种不同的植物药材。木香为菊科多年生草本植物云木香、川木香的根,产于印度、缅甸等地为佳品,因多从广州进口,故又称广木香。青木香为马兜铃科多年缠绕花木植物马兜铃的根,古时称之为兜铃根,至明代《本草蒙签》方称为青木香。

木香主归脾、胃经,其味辛苦,辛能行气,苦能通泄,其性温能通行气机,故能行脾胃之气滞而治脾胃气滞证。又本品归大肠经,味辛苦能行大肠之气滞,通泄大肠而止痛,故可用于治泻痢里急后重及食滞腹胀痛、便秘或泻而不爽。本品归脾经,气味辛香而能行气醒脾以化湿,入胆经,味苦疏泄肝胆之气郁而止痛退黄,故可用于治脾失健运、肝失疏泄、湿热郁蒸、气机郁滞所致腹痛胁痛、黄疸者。木香行气作用温和,作用部位广泛,总管一身上下内外诸气,但以中焦脾胃为主,为行气止痛之代表药。故临床常用于食积不化之脘腹胀痛,湿热壅滞大肠之泻痢腹痛等脾胃大肠气滞诸证,以及肝胃不和之胁肋胀痛等。

青木香行气止痛之功与木香同,但力弱而性偏寒。此外,尚能解毒消肿而用于毒蛇咬伤等症。

木香、陈皮、砂仁均常少佐于补益方剂中,以达补而不滞之目的。

橘皮、枳实、木香三药均能行气消胀止痛,用于治脾胃气滞脘腹胀痛。

三药之中,枳实行气力较大,有破气除痞之功,并能消积导滞,用于治食积脘腹痞满胀痛及胃肠热结便秘、泻痢里急后重等;还能化痰除痞,治痰滞胸脘痞满、胸痹结胸;此外,还可用于治胃下垂、子宫下垂、脱肛等。橘皮行气力缓,有健脾和中作用,脾虚气滞者亦常用之;还能燥湿化痰,用于治湿痰、寒痰咳嗽证。木香行气止痛力较强,为治气滞腹痛之要药;其行气导滞治泻痢里急后重之功胜于枳实;此外,还善治脾失运化、肝胆湿热郁蒸、气机阻滞之腹痛胁痛、黄疸。

香附性味辛微苦微甘平,主归肝、脾、三焦经。功能疏肝理气、调经止痛,故前人称之为"气病之总司,妇科之主帅",主治肝气郁滞之胁痛、腹痛,肝气犯胃之胃脘痛,肝郁月经不调、痛经、乳房胀痛等。醋制香附能增强其疏肝止痛之力,提高临床上治疗肝郁痛证的效果。本品辛行苦泄,主入肝经而能疏理肝气、解除郁滞,恢复肝气升发透泄功能,肝气得以疏泄、气机通畅则诸痛可除。

香附、川楝子二药均入肝经,功能疏肝解郁,行气止痛。主要用于肝气郁滞引起的胁肋作痛,脘腹疼痛以及疝气疼痛等证。其中川楝子又名金铃子,其药性偏寒,能疏肝泄热,解郁止痛,并可杀虫,故常用于肝郁胁痛而偏热者,尚可用于虫积腹痛,具有止痛、杀虫双重作用。川楝子有毒,内服过量可致中毒。中毒的主要表现为肝脏损害、中毒性肝炎、胃及小肠炎症、内脏出血、血压下降、呼吸循环衰竭、甚至死亡。

沉香为沉水香之含有黑色树脂的木材,是较贵重之药,以其质重,置水则沉者好,故名沉水香。

沉香、乌药均为辛温之品,除主入脾胃经外,尚入肾经,功能行气止痛,温肾散寒,常用于寒郁气滞引起的胸闷、腹胀及脾胃虚寒所致的脘腹疼痛、呕吐呃逆等证。虽二药均可入肾经以温肾散寒,但其临床应用有所区别:沉香味苦质重,沉降下行,为治肾气虚寒,气逆喘促之要药,常用于下元虚冷,肾不纳气之虚喘以及痰饮咳喘,上盛下虚之证,前者可与附子、肉桂等配伍,后者常与苏子、半夏等同用;乌药善行下焦之气,温肾散寒以除膀胱之冷气,常用于肾阳不足,膀胱虚寒所致的小便频数、遗尿等证,常和益智仁、山药同用,如缩泉丸。

沉香与木香两药均能行气止痛,治脾胃气滞之脘腹胀痛。沉香温散之力较强,寒凝气滞之胸腹胀痛多用;又能温中止呕以治胃寒呕吐、呃逆;还能纳气平喘,治肾虚气浮之虚喘。木香善通行大肠之滞气,为治湿热泻痢里急后重之要药;还能行气健脾、疏泄肝胆而治湿热郁蒸、气机阻滞之腹痛、胁痛、黄疸。

(三)绿萼梅、玫瑰花

绿萼梅、玫瑰花二药作用平和,功能疏肝解郁,理气和胃,常用于肝胃气机郁滞所致的胁肋胀痛,胃脘疼痛等证。其中绿萼梅尚可用于痰气交阻所致的梅核气;玫瑰花尚能和血散瘀,用于月经不调,损伤瘀痛等证。

(四)柿蒂、薤白、檀香

柿蒂与丁香可降胃气而致呕吐、呃逆之证。不同的是:柿蒂性平苦降,为胃失和降所致的呃逆证常用佳品;丁香为辛温之品,功能温中散寒,而为治疗胃寒呕吐、呃逆之要药,常配人参、生姜同用,如丁香柿蒂汤。

薤白辛温以温寒邪,苦温以燥痰湿,故能宣通胸中之阳,以散阴寒之结,为治疗胸痹之要药,上升胸痹,下泄气滞。临床常用于寒邪痰浊停留胸中,阳气不得畅通的胸痹疼痛、痰饮胁痛等证,多配瓜蒌、半夏、枳实用,瘀血阻滞之胸痹,多配丹参、川芎;兼可下气行滞,以治痢疾里急后重。

檀香功能理气调中,散寒止痛。常用于寒凝气滞所致的胸腹疼痛及胃寒作痛、呕吐清水等证。近年用本品治疗冠心病具有气滞血瘀之证者,每与延胡索、丹参等配伍,对缓解心绞痛有一定疗效。

行气药除本节所述以外,在其他节中亦可见到,如紫苏有行气宽中作用,薄荷、柴胡均有疏肝理气的功效,牵牛子有行气利水之效,厚朴、砂仁、白蔻仁均有行气化湿的作用,莱菔子、槟榔、大腹皮、川芎、郁金、乳香、没药、延胡索、三棱、莪术等皆有行气的作用。

六、使用注意

本类药物辛燥者居多,易于耗气伤阴,故气虚及阴亏者须慎用。

本类药物中,应注意川楝子有小毒,不宜过量服用或持续服用。

青木香过量服用会引起恶心、呕吐等肠胃反应,故须慎其用量。

在药物性能上,应注意青皮辛温燥烈,青皮、枳实行气力强,属破气药,脾胃气虚者慎用,枳实孕妇慎用。

在用法上,沉香、檀香因其有效成分容易在煎煮中挥发而丧失,故不宜久煎,只宜后下。有些药物入药时有经特殊炮制者,如青皮、香附经醋炙,则加强疏肝止痛作用;枳实、乌药经麸炒,其药性较平和;木香生用行气力强而多用于止痛,煨用行气力缓而多用于止泻;川楝子炒用可降低其寒性;青皮、香附、川楝子、荔枝核等入煎时必须打碎,才能提高其疗效。

第十二节　消食药

一、含义

凡以消化饮食积滞为主要作用的药物,称为消食药。

二、作用

消食药具有消食化积,开胃和中。在药性方面,多为平性;在药味方面,消食药均具甘味,但非大甘之品,只淡薄之甘味。在归经方面,均归脾、胃经以治疗食滞证,少数药兼归肝经、肺经、小肠、膀胱经。

三、适应证

消食药适用于食积不化所致的脘腹胀满、嗳气吞酸、恶心呕吐、大便失常,以及脾胃虚弱、消化不良等证。

四、配伍

若宿食停积、脾胃气滞,则配理气药用,以行气导滞;若兼脾胃气虚,则配健脾益胃药用,以标本兼顾,消补并用;若素体脾胃虚寒,则配温里药用,以温运脾阳、散寒消食;若兼湿阻,则配化湿药用,以芳香化湿、醒脾消食;若食积化热,则配苦寒攻下药用,以泻热化积。

五、各药功用提要

(一)山楂、莱菔子

山楂性味酸甘微温。主归脾、胃、肝经。功能消食化积、行气散瘀。主治肉食积滞证、泻痢腹痛、疝气痛、瘀阻胸腹痛、痛经。现代临床中,常单用山楂制剂治疗冠心病、细菌性痢疾、高血压病、高脂血症。

山楂有消积化滞之功,尤善助肉食之消化,故最宜治疗肉食积滞证。因本品性温而能通利气血而止痛,味甘而能缓急止痛,故可用于治泻痢腹痛、疝气痛及瘀阻胸腹痛、痛经等证。

莱菔子功效消食除胀、降气化痰。主治食积气滞证、咳喘痰多、胸闷食少等。因莱菔子味辛能行散,味甘能缓急止痛,故消食化积之中尤善行气消胀,较适宜于食积气滞较明显而见脘腹胀满、腹痛者。又本品能消食开胃而绝生痰之源,又能化痰止咳以治咳痰之标,能降气平喘以平喘息之象,故最适宜于食滞咳喘痰多之山楂、莱菔子二药,均有较好的消食化积之功。对食积胀满、嗳腐吞酸或腹痛泄泻每多应用。然山楂尤为消油腻肉食积滞之要药,其性微温,又善入血分而活血化瘀,对于产后瘀阻腹痛,恶露不尽也常用;而莱菔子又长降气祛痰,对于痰涎壅盛、气喘咳嗽之实证,常与苏子、白芥子等同用。

此外,近年临床以生山楂治高血压病、冠心病及高脂血症有一定疗效。现代研究认为山楂内服能增加胃中消化酶的分泌、促进消化;又山楂含脂肪酶,可促进脂肪的分解;其次,山楂所含之多种有机酸能提高蛋白酶的活性,使肉食易被消化,故消食之中,尤善治肉食积滞。

(二)鸡内金

鸡内金,即鸡肫里黄皮,其消食积能力强,可消各种食积。为运脾消食之良药,用于治小儿脾虚疳积也有效;又有固精止遗之功,与固涩药同用,对遗尿、遗精等证亦有疗效。此外,鸡内金尚有化坚消石之功,对治结石证,每与金钱草等同用。

(三)神曲、麦芽、谷芽

神曲功能消食和胃。主治饮食积滞证。因兼有和中止泻之功,故尤善治食积肠鸣腹泻者;此外,因其略能解表,故尤宜用于外感兼食滞者。凡丸散剂中有金石、贝壳类药物者,可用神曲糊丸以助消化。

麦芽功能消食健胃、回乳消胀。主治米面薯芋食滞证、乳房胀痛以及肝气郁滞或肝胃不和之胁痛、脘腹痛。尚用于断乳。

谷芽功效消食健胃。专入脾胃,消食之功似麦芽而力较缓,用于治米面薯芋食滞证及脾虚食少者。

(四)药物比较

麦芽、谷芽、神曲三药均有消食化积、和中的作用。同治食积不化、消化不良等证。然三药的区别在于:麦芽善消米、面、薯、芋积滞,又有回乳之功;谷芽善消谷食积滞,作用较麦芽和缓,每与麦芽同用以增强疗效;神曲善消面食积滞,为消食开胃之佳品。

山楂与麦芽:两药味甘,同具消食健胃作用,用于治饮食积滞证。山楂味酸为主,消伐之性较大,其性温通,并能行气止痛,故食积气滞者用之,效力强于麦芽,且善于消化油腻肉食积滞,为治肉食积滞之要药。其行气止痛之功,还可用于治泻痢腹痛、疝气痛等;并能活血散瘀,用于治产后瘀滞腹痛、痛经、瘀滞胸胁痛。麦芽性平和,消伐之性较缓,来源于谷物发芽生成,禀谷气助脾以资运化,善开发胃气以传化物,诚消食健胃之良药,长于消化淀粉性食物,用于治米面薯芋食滞证,脾虚食少者亦常用之配补脾药以开胃进食;此外,麦芽尚有回乳消胀、疏肝解郁之功,可用于断乳乳房胀痛、肝郁胁痛、肝胃气痛。

山楂、麦芽、莱菔子:三药均能消食化滞,用于治饮食积滞证。但山楂还能行气散瘀,有较好的止痛作用,可用于治泻痢腹痛、疝气痛、瘀阻胸腹痛、痛经等。麦芽还能回乳消胀、疏肝解郁,可用于治断乳乳房胀痛证、肝郁胁痛、肝胃不和脘腹痛等。莱菔子还能降气化痰,可用于治咳喘痰多、胸闷食少等。

神曲、麦芽、莱菔子:三药均能消食化滞,用于治食滞证。但神曲因其有和中止泻作用,故治食滞证症见肠鸣腹泻者,用之更宜。因其兼有解表之功,故又善治外感食滞者。麦芽因其善于促进淀粉性食物的消化,故长于治疗米面薯芋食滞证;又因其药性平和,故脾虚食少者也常用之。莱菔子因其消食之中尤善行气消胀,用于治食积气滞脘腹胀痛明显者更宜。

山楂与鸡内金:两药均具甘味,同能消食化积,用于治饮食积滞证,每相须为用以提高疗效。但山楂味酸而化肉食积滞之功胜,且性微温,能温通脾胃升降之气而奏行气止痛之效,用于食积气滞之脘腹胀满疼痛,则山楂独居其功;其行气之功并治泻痢腹痛、疝气痛。此外,山楂并善活血散瘀而用于治产后瘀阻腹痛、痛经以及瘀滞胸胁痛。鸡内金性平和,消食化积之中;又能健运脾胃,既治米面薯芋肉食积滞,又疗小儿疳积,消食而无伤正之弊者,则鸡内金自树其效。此外,鸡内金并能涩精止遗、通淋化石,用于治肾虚遗精、遗尿及砂石淋证、胆结石。

六、使用注意

(1)本类药能克伐正气,中病即止。

(2)常须配伍理气药同用。

(3)消食后应当健脾。本类药物应用中,在用法用量上及使用注意方面应注意:麦芽能抑制乳汁分泌,故有回乳消胀之功,授乳期妇女不宜使用;又不宜与人参同用,以免影响人参的功用。本类药物因药性多较平和,故一般用量可稍大,山楂、麦芽、谷芽的常用剂量为煎服每次10~15 g,大剂量可用至30 g;麦芽用于回乳消胀,鸡内金用于消食化积,散剂服比煎剂效果好,故多为研末服,每次1.5~3 g。在炮制方面,山楂生用功偏消食散瘀,炒焦用功偏止泻止痢。生麦芽功偏消食健胃,炒用多用于回乳消胀,须用大剂量,一般用至每次120 g。生谷芽长于和中,炒用偏于消食。生莱菔子研服吐风痰,炒用消食下气化痰。南山楂、莱菔子宜打碎入煎。

第十三节 驱虫药

一、含义

凡以驱除或杀灭寄生虫为其主要作用的药物,称为驱虫药。

二、作用

驱虫药具有抑制、麻痹以至于杀死虫体,从而驱逐出体外。

三、适应证

驱虫药主要适用于肠道寄生虫病,如蛔虫病、绦虫病、蛲虫病、钩虫病等。此外,部分药物还可用于阴道滴虫、血吸虫等。驱虫药大多具有一定的毒性,对寄生虫体有毒杀或麻痹作用。在药味方面,因苦则能下,故本类药物多为苦味。在归经方面,因本类药物主要驱杀肠道内寄生虫,所以主要归脾经、胃经和大肠经。

四、配伍

在配伍方面,当视兼证的不同而进行适当的配伍:如大便秘结者,特别是应用无泻下作用的驱虫药时,当配伍泻下药物;兼有积滞者,配伍消积导滞药物;脾胃虚弱者,配伍健脾和胃之品;体质虚弱者,当与补虚药物同用,或先补虚后驱虫,或攻补兼施。

五、各药功用提要

(一)使君子、苦楝皮

使君子有驱虫之效,善驱蛔虫和蛲虫,宜用于治蛔虫证和蛲虫证。轻者单用即可,重者多与苦楝皮相须为用,以增强疗效。本品甘温,又可扶脾胃、消积滞,有消积除疳之效,亦用于治小儿疳疾。

使君子大量服用能引起呃逆、眩晕、呕吐等反应;与热茶同服,也可引起呃逆。症轻者,一般在停药后即可缓解;症重者,必要时可对症用药。

苦楝皮为苦寒、有毒之品,杀虫力较强。主要驱杀蛔虫和蛲虫,治疗蛔虫证和蛲虫证,可单用或与使君子、槟榔等配伍应用。本品苦寒之性,又能除湿热、杀虫止痒,有疗癣之效,常单用研末外涂,治疗皮肤疥癣、湿疮瘙痒。

使君子、苦楝皮均以驱杀蛔虫为主。其中使君子,味气香不苦,长于杀虫消积,尤宜于小儿蛔虫病和小儿疳积,前者症轻,单用使君子炒香嚼服有效;苦楝根皮苦寒有毒,主要用于蛔虫,也可用于钩虫、蛲虫,其杀虫力较使君子强而可靠,又能清热燥湿,尚可用于疥疮、头癣等证。

(二)槟榔、大腹皮

槟榔,驱杀绦虫、蛔虫、蛲虫、钩虫等多种寄生虫,故可用于治多种寄生虫病,然对绦虫疗效最佳,每与南瓜子相须取效。本品味辛,入胃经和大肠经,善行肠胃之气滞,收消积导滞之效,常与木香、大黄等行气、导滞之品配伍,用于治食积气滞或泻痢后重等证。槟榔又可行气利水,治疗水肿及脚气肿痛病证。

槟榔、大腹皮同出一源,均能行气宽中,利水消肿,常用于食积气滞,腹胀便秘,泻痢后重及水肿、脚气肿痛等症。其中,槟榔具有杀虫之功,常用于虫积腹痛;大腹皮利水消肿之力强而无杀虫之功。

(三)鹤草芽、雷丸、南瓜子

鹤草芽、雷丸、南瓜子三药均以驱杀绦虫为主。其中鹤草芽主要用于绦虫,故为驱杀绦虫的要药,同时兼有泻下作用,有助于驱除虫体;雷丸苦寒有小毒,作用单纯,经配伍亦可用于驱杀钩虫、蛔虫;南瓜子尚可用于蛔虫,驱杀绦虫时,常配伍槟榔,以起协同作用。

(四)榧子、芜荑、贯众

榧子、芜荑、贯众均可用于多种肠道寄生虫病,其中,榧子味甘性平,杀虫而不损伤胃气,且有缓泻作用,可促使虫体排出,为驱虫要药,芜荑近年临床配伍鹤虱、槟榔、苦楝皮、使君子等药物用于驱除诸虫,同时尚可用于小儿疳积,面黄形瘦而经常泄泻者,可以白术、山药、鸡内金、木香等健运脾胃之品配用;贯众除配伍其他杀虫药用于多种肠寄生虫病外,尚能清热解毒,常用于风热感冒,温热斑疹,痄腮等,因能凉血止血,宜用于血热妄行证,治崩漏功效尤良。

六、使用注意

(1)部分驱虫药有毒,故在服法、用量、禁忌等方面要充分注意,以免中毒。

(2)驱虫药一般应在空腹时服用,使药力易作用于虫体,以达驱虫之效。

(3)对于驱虫药有效剂量以及某些毒性较大的药,如苦楝根皮等的常用量,要切实掌握,以免损伤正气。

(4)在发热或腹痛时,暂时不宜使用驱虫药。

(5)孕妇、老弱患者应慎用。

本节药物中,应注意苦楝皮、鹤草芽有毒,使君子、南瓜子、榧子甘缓润燥,以及槟榔、鹤虱味辛行散,消积导滞之性能特点。

在用法、用量和使用注意方面:使君子入煎剂用量 $10\sim15$ g,炒香嚼服用量为 $6\sim9$ g,每日1次,晨起空腹服用,3日为1个疗程;过量服用或与热茶同服可致呃逆、呕吐、腹泻,故用量不宜过大,并忌饮茶。

苦楝皮有毒,不宜过量或持续服用;其有效成分难溶于水,应文火久煎。

槟榔用于治绦虫证、姜片虫证时,用量应大,可用 $60\sim120$ g;一般入煎剂用量为 $6\sim15$ g。南瓜子用量为每次 $60\sim120$ g,不入煎剂,多研粉冷开水调服。

雷丸不能入煎剂,只入丸散,一般每次用量为 $6\sim15$ g,用之驱绦虫则每次用 $12\sim18$ g,每日服3次,冷开水调服,连用3日为1个疗程。

鹤草芽亦不入煎剂,宜研粉吞服,每次 $30\sim45$ g,小儿每千克体质量 $0.7\sim0.8$ g,每日1次,空腹服用。

榧子可润肠通便,故便溏者不宜用;煎服用量 $15\sim30$ g,炒香嚼服每次用 15 g。

第十四节 止血药

凡以制止人体内外出血为主要作用的药物,称为止血药。

止血药可有效地制止各种不同原因引起的出血。部分药物兼能活血、消肿、止痛、生肌等。主要适用于人体内外各种出血证,如咯血、衄血、吐血、尿血、便血、崩漏、紫癜及创伤出血等。此外,部分药物还能用于跌打损伤,以及瘀血阻滞的病证。

凡出血之证,如不及时有效地制止,往往使血液耗损,并可能因失血过多而造成机体衰弱,若大出血不止者,更会导致气随血脱,危及生机。故止血药的应用,不论在治疗一般出血,创伤或战伤急救中,都具有重要的意义。

根据止血药的药性特点、结合临床应用,将本节药物分成收敛止血药、凉血止血药、化瘀止血药、温经止血药四类。在使用止血药时，必须熟悉止血药的分类，针对出血原因和具体症候，从整体出发，选用相应的止血药。并选择适当的药物进行配伍，以增强疗效。如血热妄行出血，应选用凉血止血药，并配伍清热凉血药；瘀血阻滞出血证，当选用化瘀止血药，并配伍行气活血药；凡外伤及虚损不足之出血证，当选用收敛止血药，适当配伍化瘀药；若虚寒出血，当用温经止血药，配伍温阳益气之品，以加强止血作用；若出血过多而致气虚欲脱者，单用止血药则缓不济急，应急与大补元气之品，以益气固脱为要。此外，对吐血、衄血，因多属气火上逆所致，所以常佐以降气之品；对崩漏、便血之下血，因多属脾气下陷冲任不固所致，所以常佐以升举之品。前贤谓"下血必升举，吐衄必降气"，即是此理。

使用注意：①止血药多为治标之品，必须根据出血的不同原因和症状，选择适宜的药物进行配伍，以治其本。②若瘀血未尽，宜选用化瘀止血或适当配伍活血药，以避免留瘀之弊。③大失血有虚脱现象时，当先补气固脱。④应用凉血止血药、收敛止血药时，因凉血止血药易凉遏而留瘀，收敛止血药易收涩恋邪而留瘀，所以凡出血兼有瘀血者不宜单独使用。

一、凉血止血药

1. 概述

凉血止血药药性均寒凉，或苦寒或甘寒，均入血分，主归心、肝经。适用于血热型出血，具有清血分之热而凉血止血之功。出血证属热者占多，止血药中，凉血止血药数量最多。

配伍应用除前述根据实热虚热之不同，分别配清热泻火，清热凉血或滋阴降火，滋阴潜阳药外，若血热夹瘀者，宜配化瘀止血药，或少佐化瘀行气之品。急性出血较甚者，亦可配收敛止血药以加强止血之效。本类药原则上不宜用于虚寒性出血证，但某些药物（如侧柏叶）通过配伍亦可用之。

2. 各药功用提要

（1）大蓟、小蓟、白茅根：大蓟与小蓟能凉血止血，散瘀解毒消痈。均能主治血热之出血，如吐血、咯血、衄血、便血、尿血、崩漏等；以及热毒痈肿，常相须而用。此外，两药均具清肝降压之功，可治肝炎、高血压。

白茅根，功能凉血止血，清热利尿。主治血热出血，如咳血、吐血、衄血、尿血，又治热淋，水肿。

大蓟、小蓟、白茅根皆长于凉血止血，用于热证出血，因三药均兼有利尿作用，故对尿血尤为多用。其中：大蓟、小蓟皆可解毒消痈，大蓟且能破血散瘀，常用于疮痈肿毒，可使之消散，白茅根为甘寒多液之品，兼可清热利尿，导热从小便而出，故临床除用于尿血外，尚可用于热淋、水肿、湿热黄疸、消渴证等。

（2）地榆、槐花：地榆、槐花皆具凉血止血之功，常相须为用，可用于各种热证出血，但尤善于治疗下部血热所致的便血、痔血等。不同之处为：地榆性寒苦降，味酸收敛，可解毒敛疮，为治疗烫伤之要药，对烫伤、湿疹、皮肤溃烂等证均可应用；槐花以苦寒泻火，凉血养阴为其所长，兼能降血压，常用于高血压病。槐角又名槐实，性味功效与槐花相似，其止血之力较弱，而清热润肠之功则胜于槐花。

（3）侧柏叶、苎麻根：侧柏叶功能凉血止血，化痰止咳。治血热出血证；配伍炮姜、艾叶等温经止血药亦可用于虚寒性出血。又治肺热咳嗽有痰。

苎麻根功能凉血止血，安胎，解毒。除治血热出血外，又能治胎动不安，胎漏下血。为止血安胎常用药。

3. 使用注意

本节药中,槐花,止血宜炒炭用;清热泻火、清肝明目宜生用。侧柏叶,止血多炒炭用,化痰止咳宜生用。

二、化瘀止血药

1. 概述

凡能止血又兼化瘀作用的药物,称为化瘀止血药。本类药物,药性散,能消散瘀血,适用于瘀血内阻、血不循经之出血证,此类出血,瘀血不去则血不归经而出血不止,所以化瘀可以止血,又因本类药物本身既具有止血作用,又具有化瘀作用,有止血而不留瘀之特点,本类药物随症配伍可用于各种出血证,如血热出血配凉血止血药同用,虚寒性出血配伍温经止血药同用;与收敛止血药同用,可以加强止血作用,又能防止收敛止血的留瘀之弊。除了用于出血证外,还可用于跌打损伤、妇女瘀滞经闭,以及心腹瘀痛等证。

2. 各药功用提要

(1) 三七:三七又名田三七,主产于云南、广西。具有止血、化瘀、止痛三大功效,为化瘀止血的要药,广泛用于人体内外各种出血证,无论内服、外用均有良效。"止血不留瘀"为其特长,故对出血兼瘀滞者尤为适宜。本品活血、消肿止痛作用尤为显著,故对跌打损伤,瘀滞肿痛等证皆为适宜,为伤科要药。近年常用于冠心病、心绞痛、癌肿疼痛等,具有较好的疗效。

菊叶三七、景天三七虽植物来源不同,但二药均能散瘀止血,用于多种出血兼瘀滞之证。其中:菊叶三七又能解毒消肿,而用于疮痈肿毒;景天三七又能养血安神,用于失眠、心悸、精神不安等证。

(2) 茜草、蒲黄:茜草性味苦寒,功能凉血化瘀止血、通经,对血热夹瘀的出血证尤宜。又治血瘀经闭、跌打损伤、风湿痹痛等。

蒲黄功能化瘀止血、利尿,又兼化瘀止痛之功;主治内外出血证、瘀滞痛证及血淋。治瘀滞痛证常与五灵脂相须而用,治血淋、尿血,常配生地、小蓟同用。

茜草、蒲黄、花蕊石皆能化瘀止血,具有止血不留瘀的优点。其中:茜草药性寒凉,尚可凉血止血而用于血热妄行之出血证;蒲黄炒炭缓其凉性,增其涩性,功专收敛止血,善止体内外各种出血,又兼利尿作用,适用于血淋、尿血等证;花蕊石研末外敷,尚可治创伤出血。

3. 使用注意

本节中三七多研末服,每次 1~1.5 g,宜生用,不宜炒炭;茜草止血宜炒炭用,活血通经宜生用或酒炒用;蒲黄止血多炒用,散瘀多生用;入煎剂宜布包;孕妇忌服。

三、收敛止血药

1. 概述

本类药物多具涩味,"涩附于酸,具收敛固涩之性",故此类药物都具有不同程度的收敛之性,主要用于外伤出血,虚损不足之出血或出血无瘀滞之证。一般多炒炭入药。但出血初期,实热方盛,或有明显瘀血阻滞者,不宜使用收敛止血药。

2. 各药功用提要

(1) 白及:白及功能收敛止血,消肿生肌。主治内外诸出血证。本品质黏而涩,为收敛止血要药,常与三七配伍同用,既可加强止血之效,又可避免留瘀之弊。治肺损咯血,阴虚配阿胶、枇杷叶；气虚配人参、黄芪；治胃出血，常配乌贼骨；对肺结核空洞出血，既能止血，又能抑菌生肌，又治痈肿、烫伤及手足皲裂、肛裂等，能消肿散结，又能生肌敛疮。

白及与三七：均为止血要药，止血作用佳；其区别为：白及性涩质黏功能收敛止血，三七则性温而散，能化瘀止血，白及止血易留瘀，三七则止血而不留瘀；白及又能消肿生肌，治疮疡已溃或未溃，及烫伤、手足皲裂等，三七则又能化瘀止痛，为伤科要药，治跌打损伤，瘀肿疼痛。

(2)仙鹤草：仙鹤草功能收敛止血，补虚消积，止痢杀虫。主治多种出血证，无论属寒属热均可，又治泻痢，脱力劳伤，小儿疳积等。

仙鹤草、紫珠、白及均有收敛止血的作用，但各有特长。紫珠止血兼能解毒疗疮，可用于多种内外出血证，尤其对肺、胃出血之证疗效较佳，还可用于手术出血及外伤出血及烧伤、疮痈肿毒等证；仙鹤草为收敛止血之代表药，其收敛止血作用较强，广泛应用于各种出血之证，兼有解毒治痢的作用，对血痢久痢不愈者及滴虫性阴道炎亦可用之；白及质黏而涩，为收敛止血良药，主用于肺、胃出血证，兼有消肿生肌之功，有促进病灶愈合的作用，且能治疗疮疡，无论内服外用均有良效，其止血作用较仙鹤草强，又能消肿生肌，可治痈肿、烫伤、手足皲裂等。

(3)棕榈炭、血余炭、藕节：棕榈炭、血余炭、藕节三药均有收敛止血之功，可用于多种出血证。其中，棕榈炭收敛之性较强，适用于出血而无瘀滞者，若出血初期，邪热炽盛，内挟瘀滞者，则非所宜；血余炭止血又能化瘀，同时兼能补血利尿，常用于崩漏、尿血、小便不利等证；藕节亦有止血不留瘀的特点，药力平和，可用于多种出血证。

止血药中有些应炒炭应用，这是因为炒炭后可加强止血效果，提高疗效。其原理是炭性收敛，有增强收敛和吸附止血的作用，所以古有"烧灰诸黑药皆能止血"的说法。但不能一概而论，有的止血药宜生用，如侧柏叶、小蓟、地榆等炒炭用反而影响止血效果，故应根据具体药物而定。

3.使用注意

本节中白及宜生用，不宜炒炭，反乌头；棕榈宜陈久者入药为良，炒炭用，性收涩易留瘀，凡有瘀血之出血证忌用。

四、温经止血药

1.概述

凡药性温热，能温内脏，益脾阳，固冲脉而统摄血液，达到温经止血之效的药物，称温经止血药。本类药药性偏温，能暖气血而温经脉，主要适用于脾不统血，冲脉失固之虚寒性出血证。其出血多日久而色暗淡，以便血、崩漏、紫癜为多见。在应用时，若属脾不统血者，宜配伍益气健脾药，以益气健脾温阳而达温经止血之效；若肾虚冲脉失固之出血，宜配伍益肾暖宫补摄之品，以益肾温阳固冲止血。本类药物因性温热，凡热盛火旺之出血证，原则上应忌用。

2.各药功用提要

(1)艾叶：艾叶功能温经止血，散寒调经，安胎。专入三阴经，能暖气血而温经脉，逐寒湿而止冷痛，为妇科常用之品，炒炭后，止血力增强，常用于虚寒性出血，对妇女崩漏下注尤为适宜。又可治寒性咳喘，本品有散寒止咳，祛痰平喘之功。亦可外用于治湿疮、疥癣，有燥湿止痒之效。若捣烂制绒，为艾灸的必用之品，有温经散寒，宣通血脉，调整机能等作用。

艾叶的配伍应用：治虚寒性崩漏，配阿胶、地黄等；治胎漏下血、胎动不安，配川断、桑寄生；治痛经、月经不调、宫冷不孕，配当归、香附、肉桂。此外，艾叶若配入大队凉血止血药中，也可用于血热型出血,起防其寒凉太过而留瘀的作用,且可加强止血之效。

(2)炮姜:炮姜性味苦涩温。归脾、肝经。功能温经止血,温中止痛、止泻。主治脾不统血之虚寒性出血;又治中焦虚寒之腹痛、腹泻。

艾叶与炮姜均能温经止血,治虚寒性出血,但艾叶主下焦虚寒,能暖宫止血安胎,治崩漏下血、胎动不安、胎漏下血;又能散寒调经,治虚寒或寒客胞宫之月经不调、痛经、宫冷不孕等。而炮姜主中焦虚寒,脾不统血之吐血、便血;又能温中止痛,治虚寒腹痛、腹泻。此外,艾叶又能止咳祛痰平喘,治寒性咳喘。

炮姜当与干姜比较,两药均能温脾止痛止泻,但炮姜功善温经止血;干姜则温阳、回阳,又能温肺化饮。

(3)灶心土:灶心土专入脾胃经,温中和胃,善能摄血、止呕、止泻,常用于脾胃虚寒不能统血所致的出血证及脾胃虚寒所致呕吐、泄泻之证。

3.使用注意

本节中艾叶温经止血宜炒炭用,余则生用,治咳喘入煎剂宜后下,因其止咳平喘的有效成分在挥发油中,久煎易失效。炮姜入药有未成炭,表面棕褐色者,其功效偏于温中散寒,主要用于虚寒性腹痛腹泻;而炒成炭者则功效专于温经止血,宜用于出血证。

具有止血作用的药物,不仅见于本节,其他如荆芥炭、栀子炭、大黄炭、黄芩炭等亦具止血之功。

第十五节 活血化瘀药

凡以通利血脉,促进血行,消散瘀血为主要作用的药物,称为活血祛瘀药,或称活血化瘀药,简称活血药。其中活血逐瘀作用较强者,又称为破血药。按其作用特点和主治之不同,分为活血止痛、活血调经、活血疗伤、破血消症四类。药性特点为味多辛、苦,主归肝、心经,入血分。

活血化瘀药作用即活血祛瘀。具体有:①活血通经,针对月经不调,经脉瘀滞等,如桃仁、红花;②活血止痛,针对瘀滞疼痛等,如乳没、延胡索;③活血利痹,针对风湿肢体痹痛等,如川芎,姜黄;④活血通脉,针对心脉闭阻、血脉闭阻等,如丹参、川芎;⑤活血消症,针对症瘕痞块等,如三棱、莪术。

活血化瘀药适用于血行不畅,瘀血阻滞引起的诸瘀血证。瘀血证是临床各种常见证,其主要症状有:①疼痛固定不移或麻木;②身体外部或内部发现肿块,或外伤引起的血肿;③内出血时夹有紫暗色血块;④皮肤、黏膜或舌质出现瘀斑。此外,近代临床常用于治疗心血管系统的疾病,血栓闭塞性脉管炎,脑血栓形成及某些血液病出血等。

应用本节药物时,应根据各类药物的不同特点加以选择应用,还需针对形成瘀血的不同病因病情,随症配伍,以标本兼顾,如寒凝血瘀者,配温里散寒药;热搏血分,热瘀互结者,配清热凉血、泻火、解毒之品;风湿痹阻,经脉不通者,配祛风湿药;症瘕积聚之证,配软坚散结药;久瘀体虚或因虚而瘀者,配补益药。应用活血化瘀药治血瘀证时,更常与理气药配伍同用,因"气为血帅""气滞血亦滞""气行则血行",配伍同用可起到提高活血化瘀之效。

本节药物易耗血动血,所以对妇女月经过多及其他出血证而无瘀血现象者当忌用;阴血亏虚者慎用,孕妇慎用或忌用,以免引起出血,损伤胎儿、流产或耗伤阴血之弊。

一、活血止痛药

1. 概述

凡以活血止痛为主要作用的药物,称活血止痛药。本类药物大多具辛行、辛散之性,活血每兼行气,有良好的止痛作用,主治气血瘀滞所致的痛证,如头痛,胸胁痛,心腹痛,痛经,产后腹痛,痹痛及跌打损伤瘀痛等。亦可用于瘀血证,如症积,血瘀月经不调,经闭等。

本节药物在应用时,应根据疼痛的不同部位和病情,选择相应的药物,并作适当配伍,如肝郁血瘀者,选兼理气疏肝之品,如川芎、郁金等,并配伍其他疏肝理气药;伤科损伤瘀肿疼痛者,选兼活血消肿之品,如乳香、没药等,并配活血疗伤之品,如土鳖虫、自然铜等;外科痈肿疮疡,选兼活血消肿、生肌之品,如乳香、没药等,配清热解毒、活血消痈之品,如银花、连翘、皂角刺、桃仁等;妇女经产诸痛,选兼活血调经之品,如川芎等,配疏肝养血活血调经之品,如丹参、当归、红花等。

2. 各药功用提要

(1)川芎:川芎因主产于四川,故称为川芎。本品性味辛温,归肝、胆、心包经。能活血化瘀,又兼行气、祛风止痛之功,其特点为辛温香窜,入气血分,活血之中兼能行气,为"血中之气药",且走而不守,能上行头目,下达血海,内通胸胁,旁行四肢,具有活血行气、祛风止痛的作用,凡血瘀气滞引起的月经不调、痛经、闭经、难产、产后瘀阻腹痛、胁肋作痛、肢体麻木以及跌打损伤,疮痈肿痛等症均常用之。

川芎祛风同时善于止痛,但发表力弱,止痛力强,为治疗头痛之常用药。前人认为"头痛必用川芎",此提法欠妥当,一般来说,川芎能祛风止痛,同时又能上达头目,对外感风寒头痛、风湿头痛最为适宜,通过适当配伍,亦可用于风热头痛、血虚头痛、气虚头痛、血瘀头痛等;又能"旁通络脉",治风湿痹痛以及伤科跌扑损伤等,故又称"血中风药"。而川芎是一味辛温燥烈之品,又秉升散之性,凡属热盛、阴虚血热、阳亢头痛则非所宜。

(2)延胡索、郁金:延胡索本品辛苦温,能活血行气止痛,治一切气血瘀滞之痛证,称其"行血中气滞,气中血滞""专治一身上下诸痛"。为止痛良药,无论气痛、血痛、寒痛、热痛,皆可随症配伍用之,尤其对内脏诸痛最为擅长。

郁金:性味辛苦寒,归肝、胆、心经。功能活血行气止痛,治气滞血瘀之胸、胁、腹痛。常配木香同用,或配柴胡、丹参、香附;若妇女经、月经不调属肝郁有热、气滞血瘀者,配柴胡、山栀同用;治胸胁损伤、胸闷疼痛,配丹参、延胡、杏仁以疏肝宣肺、活血止痛;又能解郁开窍、清心,治痰蒙心窍、热病昏迷,配菖蒲、山栀等;杂病癫痫、癫狂,配白矾;又能利胆退黄,治肝胆湿热之黄疸、胆石症等;又能凉血,顺气降火,而治气火上逆之出血证。郁金有川郁金与广郁金之分,川郁金主产于浙江温州,色暗灰,又称黑郁金、温郁金,功效偏于活血化瘀;广郁金主产于四川,色鲜黄,又名黄郁金,功效偏于行气解郁。

郁金、姜黄均为姜科植物,功能活血祛瘀,行气止痛。其中,郁金入气血分,入气分以行气解郁,入血分以凉血消瘀,用于气血郁滞所致诸证,尤以兼血热瘀滞者更为适宜,因其芳香宣达,能宣窍,解郁,对于神昏、癫狂属于痰浊蒙蔽心窍者,亦常用之;姜黄辛苦而温,能外散风寒、祛寒湿,内行气血,长于行肢臂而活血以利痹而止痛,常用于风湿痹痛,关节不利等,对风湿痹痛尤为适宜。

(3)乳香、没药、五灵脂:乳香、没药均为植物树皮部渗出的油胶树脂,功用近似,常相须为用。两药气皆芳香,善行走窜,长于活血散瘀,行气通络。血活气行则疼痛自止,故为止痛良药,凡临床内、妇、外、伤诸科见有瘀滞疼痛之症,如痛经、经闭、胃脘疼痛、风湿痹痛、跌打伤痛、肠痈等证均为常用之品。其中消肿生肌之功,又常用于疮疡溃破久不收口等证。但乳香偏于行气、伸筋;没药偏于散血化瘀。

五灵脂性味苦咸甘温,归肝经。功能活血止痛,化瘀止血。主治瘀血阻滞诸心腹疼痛、痛经、经闭、产后腹痛及骨折肿痛,又治出血夹瘀者,常配蒲黄相须而用。此外,还可治蛇虫咬伤。

五灵脂、延胡索同为活血止痛之佳品。其中,延胡索入气血分,为血中之气药,广泛用于一身上下内外诸痛证,是一味优良的止痛药。醋制后其止痛作用加强,近年临床常用本品配合活血行气药,治疗冠心病,能缓解心绞痛,并可用于心律失常;五灵脂专入心肝血分,能活血化瘀止痛,而为治疗血滞诸痛之要药,用于淤血阻滞所致的痛经、经闭、产后瘀阻腹痛以及胸痛、脘腹疼痛等证。

3. 使用注意

川芎辛温升散,凡阴虚火旺、多汗及月经过多者,应慎用。

乳香、没药入药多炒用,因其气浊味苦,易致恶心呕吐,故内服不宜量大多服,胃弱者慎用。

五灵脂入煎剂宜布包,五灵脂畏人参(十九畏),一般不宜同用。

川芎入药部位为根茎。延胡索入药部位为块茎;入药多醋炙用,醋制可大大提高其有效成分的溶解度而加强止痛药效。

二、活血调经药

1. 概述

凡具有活血祛瘀之功,又善调畅血脉而调理月经的药物,称活血调经药。主治妇女月经不调、痛经、经闭及产后瘀滞腹痛之证;也可用于瘀血痛证,癥瘕积聚及跌打损伤、疮痈肿毒等证。本类药在用于妇女经产诸证时,常配伍疏肝理气药同用,肝失疏泄,肝郁气滞,则气血失于调畅而月经失调,所以活血调经药常配疏肝理气药同用。本类大多数药物对孕妇或月经过多,出血无瘀者当慎用或忌用。

2. 各药功用提要

(1)丹参:丹参因其色紫,形如参,又名紫丹参。归心、肝经。功能活血调经、凉血消痈、安神。长于活血化瘀,凡瘀血阻滞的病证均可选用。其性味苦寒,活血又可凉血,善清血中之热,对血分有热又有瘀滞者尤为适宜。常用于治疗瘀血阻滞之月经不调、产后腹痛,为妇科要药,常配伍当归、桃红等;又为活血化瘀要药,主治血瘀心胸、脘腹疼痛,血瘀气滞所致的心腹、胃脘疼痛,配伍檀香、砂仁等药;肝郁血瘀,胸胁疼痛,配伍郁金、赤芍、香附等药。本品又用于风湿痹痛诸证。

《本草纲目》指出"丹参《妇人明理论》云:四物汤治女人病,……惟一味丹参散,主治与之相同。"从而有"一味丹参散,功同四物汤"的说法。也就是说,一味丹参的功效与四物汤相似。从组成来看完全不同,功效差别亦大,主治不尽相同,四物汤为川芎、白芍、当归、熟地四药组成,药性偏温,既能补血,又能行血,作用全面,为补血活血的代表方。丹参苦寒,功能活血祛瘀、凉血消痈、清心安神,并无直接的补血养血之功,即使用于调经,亦是活血祛瘀以促进血行,从而达到祛瘀生新之目的,其补血养营之功远远不如四物汤。

(2)桃仁、红花、番红花:桃仁与红花,两者均能活血祛瘀,调经通脉,常用于痛经,血滞经闭、产后瘀阻腹痛,症瘕积聚,跌打损伤瘀痛以及关节疼痛等证,二药相须为用,尚可配伍川芎、当归、赤芍等药,其中桃仁性平质润,用于肠燥便秘之证;其活血作用较强,称破血药,又善泄血分之壅滞,可治肺痈、肠痈。红花活血通经之功较优,妇科尤为多用,且活血作用较桃仁缓和,用量少则和血调血,用量大则破血;辛散温通,适用于各种瘀血阻滞病证。

红花与番红花,两者功效相似,均能活血通经,祛瘀止痛。但红花辛温,番红花甘微寒。其活血化瘀通经作用番红花较红花力强,又兼凉血解毒之功,尤宜于温热病发斑,热郁血瘀,斑色不红活者。其药源不同,红花为菊科红花的花;番红花为鸢尾科番红花的花柱头。

(3)益母草、泽兰:益母草、泽兰与其他药相比,除能活血祛瘀、调经外,尚能利水,为女科经产之要药,常用于妇女血脉阻滞之月经不调、经行不畅、小腹胀痛、经闭、产后瘀阻腹痛、恶露不尽等证;其利水消肿之功,益母草多用于水肿、小便不利之证,尤多用于妇科经产诸证,故有益母之名,且能清热解毒,治疮痈肿毒,皮肤痒疹。泽兰则多用于产后小便淋漓腹痛,身固浮肿之证,其治跌打损伤较益母草为优。茺蔚子为益母草之果实,功用与益母草相似,兼有凉肝明目的作用,用于肝热目赤肿痛之证。

(4)牛膝:牛膝功能活血祛瘀,补肝肾、强筋骨,凡瘀血阻滞各证及风湿痹痛、腰膝酸痛兼肝肾不足者,均常用之。其"性善下行",临床常作为身体下部疾病的引经药,如牛膝通血脉、利关节而治关节酸痛,尤以下半身腰膝关节酸痛为其专长;又善引血下行,以降上炎之血,对上部火热证,血热妄行之证,如吐血、衄血、齿痛、口舌生疮及头痛眩晕等证,随症配伍,均有良效。

牛膝有川牛膝、怀牛膝之分,怀牛膝主产于河南,为四大怀药之一,川牛膝主产于四川。两者作用相似,其中怀牛膝补肝肾作用较好,川牛膝活血祛瘀功效较好。

(5)鸡血藤:鸡血藤既能行血,又能补血,其行血而不伤血,补血而不滞血,对妇科月经不调,痛经、经闭等证,无论虚证、实证,皆可应用。并兼能舒筋活络,故对风湿痹痛,手足麻木,肢体瘫痪亦可为常用之品。

3.使用注意

丹参反藜芦。红花、桃仁、益母草、牛膝等孕妇忌用或慎用。桃仁有滑肠作用,便溏者慎用;且有毒,不可过量,易致头眩心悸,甚至呼吸衰竭。牛膝性沉降滑利,肾虚滑精等不宜用;活血通经、利尿通淋、引火下行宜生用;补肝肾强筋骨宜制用。

三、活血疗伤药

1.概述

凡能活血消肿止痛,续筋接骨疗伤的药物,称为活血疗伤药。主要适用于跌打损伤,瘀肿疼痛,骨折筋损,金创出血等伤科疾患。部分药物具有止血生肌敛疮的作用。本类药物也可用于其他血瘀证。用于治疗骨折筋损之证时,因肝主筋、肾主骨,还常配伍补肝肾强筋骨之品同用,以促进骨折损伤的愈合复原。本类药物用于治损伤瘀肿疼痛,还常配活血止痛药同用;外伤出血时,又可与止血药同用。

2.各药功用提要

(1)土鳖虫:土鳖虫性咸寒,有小毒,归肝经。功能破血逐瘀,续筋接骨。主治跌打损伤,筋伤骨折、瘀肿疼痛,为伤科常用之品。又治血瘀经闭,产后瘀滞腹痛,常配大黄、桃仁等以下瘀血;若干血成劳,经闭腹满,则更加水蛭、虻虫等以逐瘀通经。又治症积,常配柴胡、鳖甲等以化瘀消症。

(2)自然铜、苏木、骨碎补:自然铜散瘀止痛,接骨疗伤,主治跌打损伤,为伤科接骨续筋要药;又可治瘿瘤等证。

苏木活血疗伤、祛瘀通经,主治跌打损伤及妇科血瘀经闭,产后瘀滞腹痛和内伤科心腹瘀痛。

骨碎补功能活血续伤、补肾强骨,主治跌扑损伤、筋骨受损及肾虚腰痛脚弱,耳鸣耳聋,肾虚牙痛、肾虚久泻等。以温补肾阳,强筋骨为特点。

(3)马钱子、血竭、儿茶:马钱子性味苦寒,有大毒,归肝、脾经。功能散结消肿,通络止痛。为伤科消肿定痛要药,主治跌打损伤,又治痈疽肿毒及风湿顽痹,有较强的开通经络,透达关节而止痛的功效。

血竭与儿茶,两者均能活血疗伤,止血生肌,常相须而用,亦常配乳香、没药同用。主治跌打损伤、瘀滞心腹疼痛及外伤出血,疮疡不敛等。儿茶内服还有清肺化痰之功。

3.使用注意

马钱子有大毒,内服宜制,多入丸散,每日服 0.3~0.6 g,不可过量,以免引起中毒、惊厥、昏迷之变。

土鳖虫研末服以黄酒送服为佳。自然铜,宜火煅,醋淬后,研末或水煎服;阴虚火旺,血虚无瘀者,应慎用。对孕妇,马钱子、土鳖虫应忌用。

四、破血消症药

1.概述

凡活血化瘀作用较强,能破血逐瘀而消症瘕积聚的药物,称破血消症药。此类药物以虫类药占多,主治瘀血程度较重的症瘕积聚为其特点,药性多峻猛,且大多有毒,适应证除症瘕积聚外,亦可治血瘀经闭,跌打损伤瘀肿疼痛;血脉瘀阻,经络不通之偏瘫等。近代也多用于肿瘤、心血管疾病。本类药物在应用时,常配行气破气药,以加强祛瘀消症之效,亦可配攻下药,以加强攻逐瘀血,使体内的宿瘀排出体外。本类药因其药性强烈而大多有毒,所以易耗血、动血、耗气、伤阴;因此,凡出血证,阴血虚、气虚体弱者,以及孕妇当忌用或慎用。

2.各药功用提要

(1)莪术、三棱:莪术与三棱,性味均辛苦温或平(三棱),均能破血破气、消积止痛,常相须而用,主治症瘕积聚、气血瘀滞之心腹瘀痛、经闭、痛经及食积腹痛。不同之处为三棱偏于破血;莪术偏于破气。

莪术的配伍应用,除与三棱相须而用外,治经闭、痛经,常配当归、红花活血通经之品;治胁下癖块、疟母,常配柴胡、鳖甲等疏肝软坚之品;治胸痹心痛,常配川芎、丹参等,若体虚而瘀或久瘀而气虚者,常配黄芪、党参等益气化瘀。若治食积脘腹胀痛,常配槟榔、青皮、山楂等行气消食导滞之品。

莪术与郁金、姜黄,三者药物来源相似,块根作郁金;植物姜黄的根茎用作中药姜黄;莪术、温郁金的根茎作莪术。故功效亦有共同之处,均能活血行气止痛。

(2)水蛭、虻虫、斑蝥、土鳖虫:水蛭、虻虫、斑蝥与土鳖虫,此四药均为虫类破血逐瘀药,药性较峻而有毒,均能主治症瘕积聚及血瘀经闭。不同点为土鳖虫毒性小,性较平和,功兼续筋接骨,又为伤科所常用;虻虫性刚而猛,以破血消症为擅长,服后即泻,药过即止;水蛭作用缓慢持久,善破坚积,为伤科接骨要药。而斑蝥辛温有大毒,能攻毒散结,以毒攻毒,除治症积外又能治痈疽恶疮、顽癣、瘰疬及癌肿。

3. 使用注意

莪术用于化瘀止痛,宜醋制,可加强化瘀止痛之效,对孕妇及月经过多者忌用。

水蛭,以入丸散或研末服为宜,因其所含水蛭素,过热及稀盐酸易破坏。

斑蝥因其辛温有大毒,内服需以糯米同炒以缓其性,多入丸散,用量0.03～0.06 g;应严格掌握剂量,不可过量,过量可引起恶心、呕吐、腹泻、尿血及心、肝、肾损害,体弱及孕妇忌服;外用可刺激皮肤黏膜,引起充血、糜烂、发泡,不宜大面积使用。

第十六节 安神药

凡以安神定志为主要作用的药物,称为安神药。安神药分为重镇安神药和养心安神药两类。

安神药作用是镇静安神。"心藏神""肝藏魂",人的精神、意识、思维活动与心、肝两脏的关系最为密切,故本节药物主入心经与肝经,且多以矿石、化石或植物种子等质重之品入药。其中重镇安神药多为矿石、化石类药物,有质重沉降之性,收重镇安神之效;养心安神药多为植物类药物,多有质润滋养之性,可收养心安神之效。

安神药适用于心火亢盛、心气虚、阴虚阳亢等多种原因所致的心神不宁、心悸失眠、惊风癫狂等症。

依神志失常之病因、病机不同,可进行适当的配伍应用,如心火亢盛者,须与清泻心火药物配伍;痰火扰心者,当与化痰、清热药物配伍;肝阳上亢者,常与平抑肝阳药物配伍;血虚阴亏者,又与补血、养阴药物配伍;气虚者,还与补气药物配伍等等。

使用注意:①用于安眠时宜睡前服;②其中矿物药必须酌配健脾养胃之品,且不宜久服;③对于惊风,须以平肝、化痰息风开窍为主,本节药物只能起辅助作用;④部分药有毒,不可过服久服。

一、重镇安神药

1. 概述

重镇安神药多属矿物类药,具有重镇安神之功,适用于心肝火盛、阳气躁动所致的心神不安、烦躁失眠、惊痫癫狂等实证。部分药物入肝,兼有平肝潜阳之效。本节药物多为矿石或化石入药,有质重沉降之性能特点。在药性方面,多偏寒凉或性平。在归经方面,多入心经与肝经。

2. 各药功用提要

(1)朱砂、磁石:朱砂、磁石均为重镇安神药,可同用于治惊悸失眠。二者区别在于:朱砂专入心经,味甘,性寒,有毒;善清心火、镇心神,为镇心、安神、定惊之主药,但无补益之能,凡心火亢盛的心神不安、惊悸失眠及癫痫等证,均为常用。常与黄连配伍,以增强清泻心火之力;用于治惊风、癫痫之患,常与麝香、牛黄等开窍、息风药物同用;又能清热解毒,与雄黄、大戟或冰片、硼砂等药配伍,用于热毒疮疡、咽喉肿痛等。磁石咸寒质重,入心肝肾经,长于养肾益阴、潜阳安神、聪耳明目、纳气平喘,故眩晕目暗、耳鸣耳聋、肾虚作喘,皆可应用。常与石决明、牡蛎等平抑肝阳药物配伍,治疗肝阳上亢头晕目眩之证;与枸杞子、女贞子等补肝肾明目之品配伍,治疗目暗不明;与熟地黄、山茱萸等补肾之品配伍,治疗耳鸣、耳聋;与五味子、蛤蚧等补肺益肾之品同用,治疗肾虚喘促之证。

朱砂作丸剂外衣之意:是取其防腐及增强安神之功的作用。

(2) 龙骨、琥珀:龙骨甘涩质重沉降,入心经,有镇安心神作用,又为甘平之品,偏性不大,故可用于治各种神志失常之患。如与朱砂、酸枣仁等配伍,治疗心神不宁、心悸失眠;与牛黄、胆南星等化痰、息风止痉之品配伍,治疗惊痫抽搐、癫狂等证。质重入肝,尚有平肝潜阳之效,亦与代赭石、牡蛎等平抑肝阳药同用,治疗肝阳上亢头晕目眩之证。龙骨味涩,能敛能涩,煅用后可增强其收敛固涩之效,广泛用于治遗精、遗尿、崩漏、带下、自汗、盗汗等滑脱诸证。另外,煅龙骨研末外用,有吸湿敛疮、生肌之效,还用于治湿疮痒疹,疮疡久溃不敛等证。常与牡蛎同用。

琥珀甘平质重,入心经可镇心安神;走血分又活血散瘀;行膀胱则利尿通淋,故凡心悸失眠、惊风癫痫、血瘀肿痛、经闭、痛经、心腹刺痛、癥瘕积聚等,皆可应用。还有活血散瘀的功效,可用于治瘀血阻滞之患。其入膀胱经,有利尿通淋的功效,用于治淋证、癃闭、小便不利等证。

(3) 药物比较:琥珀、丹参均能活血安神,二者区别在于:琥珀重镇安神,安神之功为胜,兼能利尿通淋;丹参养血安神,活血之力优,又能凉血消痈。

龙骨与磁石均为重镇安神药,有质重沉降、入心经与肝经之特性。都有镇惊安神与平肝潜阳之功效,治疗心神不宁、惊悸、癫痫,以及肝阳上亢头晕目眩之患。但磁石味咸、性寒,又有益肾阴之长,多宜用于治肾虚肝旺、肝火上炎扰动心神或惊恐气乱之心神不宁、惊悸失眠;龙骨味甘、性平,为安神之要药,可用于治各种神志失常之患。磁石还有补肝肾,聪耳明目之效,治疗肝肾亏虚、耳鸣、耳聋、目暗不明之证;亦可益肾纳气平喘,治疗肾虚喘促。

龙骨为古代多种大型哺乳动物的骨骼化石入药,若这些动物的牙齿化石入药,则为龙齿。龙齿的性能、功效、应用、用量、用法等与龙骨相似,然更长于镇惊安神,多用于治心悸、失眠、惊痫、癫狂等证。

3. 使用注意

朱砂性寒、有毒,不可过量或持续服用;龙骨入肝、味涩;朱砂、琥珀多入丸、散,冲服或温开水送服。朱砂用量为每次 0.3~1 g,琥珀用量为每次 1.5~3 g。琥珀不入煎剂,朱砂有时可拌他药同入煎剂。朱砂有毒,火煅后则析出水银,有剧毒,故忌之。龙骨、磁石入煎剂时应打碎、先煎,用量均为 15~30 g。两者用之镇惊安神或平肝潜阳时,均宜生用;龙骨用之收敛固涩时,宜煅用;磁石用之聪耳明目或纳气平喘时,宜醋淬后用,以增强疗效。

二、养心安神药

1. 概述

本节药物均为植物药,多以种仁入药,有甘润滋养之长,可补养阴血,具养心安神的作用,称养心安神药,主要用于治阴血不足、心神失养或心脾两虚、心肾不交等导致的心神不宁、虚烦不眠、多梦健忘等证。每与养血、补气、益阴的药物配伍应用。在药性方面,本类药物多为平性,各药无明显寒、热之偏,故可多方配伍应用。在药味方面,多具甘味,而有补养之功。在归经方面,本节全部药物均入心经,部分药物亦入肝经和肾经。

2.各药功用提要

(1)合欢皮、合欢花:合欢皮、合欢花二者同出一源。前者用其树皮,后者用其花,均能解郁安神,常用于治忿怒忧郁之失眠、虚眠不安,故前人谓其"令人欢乐无忧"。合欢皮兼能活血消肿,可治骨折及肺痈等证。

合欢皮味甘,性平;入心经与肝经,为疏肝解郁、悦心安神之品,有安神解郁之效,适宜于情志不遂、忿怒忧郁而致心神不宁、烦躁失眠等证。其入心、肝血分,尚有活血消肿之效,亦治疗跌打损伤、骨折血瘀肿痛及痈肿疮毒诸患。合欢树的花或花蕾入药为合欢花,合欢花有与合欢皮相似的性能与功效,然而更长于舒肝解郁安神;活血消肿之功则逊于合欢皮。

(2)酸枣仁、柏子仁:酸枣仁功效养心益肝,安神,敛汗。本品性平,味甘、酸;入心经、肝经与胆经。

酸枣仁味甘能补,能补益心、肝之阴血而安神,故多与柏子仁相须用于阴血虚之心神不宁、虚烦不眠;与当归、龙眼肉等补血之品配伍,最适宜于心、肝血虚之心悸、失眠。"汗为心之液",酸枣仁入心经,又具酸味,所以亦有敛汗之效,多与五味子、山茱萸、黄芪等配伍,用于治体虚自汗、盗汗。

柏子仁功效养心安神,润肠通便。柏子仁味甘,性平;入心经、肾经与大肠经。本品甘平质润,亦有滋养之长,入心经补养阴血,收养心安神之效,常与酸枣仁同用,治疗阴血虚之心神不宁。既入心经又入肾经,最适宜于心阴虚或心肾不交之心悸、失眠、多梦。本品为种仁入药,富含油脂,入大肠经又有润肠通便之功效,还治疗老年人、虚人之肠燥便秘。

酸枣仁、柏子仁均能养心安神,治心虚失眠,常相须为用。二者区别在于:酸枣仁养心阴、益肝血而宁心安神,凡心肝血虚之心悸失眠或肝虚有热的虚烦不眠,每多用之,兼能敛汗,体虚多汗也常用;柏子仁善补心血而养心安神,心血不足之心悸怔忡最为常用,又能润肠通便,肠燥便秘多用。然安神之功酸枣仁为胜。

(3)远志、连翘:远志辛散苦泄温通,既善通心肾安神志,又长化痰浊开心窍,故为宁心安神之佳品,凡心肾不交或痰湿内阻所致的惊悸失眠、健忘恍惚均可应用。本品入肺祛痰止咳,还治疗咳嗽、痰多黏稠之患。苦泄温通,疏通气血之壅滞而有消散痈肿之效,治疗痈疽疮毒、乳房肿痛等证。

远志、连翘均能消痈肿,然适应证有所不同,其区别在于:远志适用于痰湿内阻,经络壅滞、气血不畅之痈疽肿毒;连翘则适用于热毒蕴结所致的疮毒痈肿。

(4)夜交藤:夜交藤味甘,性平;入心、肝经。有补养阴血,有养心安神之功,适用于阴血虚少之心神不宁、心悸、失眠。夜交藤除安神外,又有养血祛风,通络止痛之效,用于治血虚身痛、风湿痹痛等证。如煎汤外洗,还可用于治皮肤痒疹,收祛风止痒之效。

3.使用注意

本节药物,在使用注意方面,朱砂用时忌火煅;每次量0.3～1 g,多入丸散或研末冲服;内服不宜久用,免致汞中毒,肝肾功能不正常者慎用。

龙骨入汤剂宜先煎,量用15～30 g;收敛固涩煅用,其他生用。

琥珀不入煎剂,研末冲服,每次量1.5～3 g。如有便溏及痰多者,应慎用柏子仁;有胃炎及胃溃疡者,须慎用远志。

第十七节　平肝息风药

凡以平息肝风或潜阳镇静为主要作用的药物,称为平肝息风药。

平肝息风药作用是平抑肝阳、息风止痉。

平肝息风药适用于肝风内动所致的惊风抽搐及肝阳上亢所致的头晕目眩等症。此外,部分药还可用于肝火目赤、惊悸失眠、疮毒瘰疬、风湿痹痛等证。"介类潜阳,虫类搜风",质重沉降可镇肝潜阳。本节药物皆入肝经,来源多为贝壳、昆虫等动物药和矿物药。治疗肝阳上亢病证,常以平抑肝阳药配伍滋养肾阴之品,益阴以制阳。治疗肝风内动病证,如属肝阳化风者,应将息风止痉药与平抑肝阳药同用。

根据其作用重心的不同分为平抑肝阳药和息风止痉药二类。

热极生风者,须配伍清热泻火药;阴血亏虚者,当配伍补养阴血之品;若兼窍闭神昏者,可配伍开窍醒神之品;有心神不宁者,配伍安神药;有痰者,配伍祛痰药;肝火盛者,配伍清泻肝火药物。应用本类药物时,须注意其性偏寒凉或性偏温燥之不同,如脾虚慢惊病证,不宜寒凉之品;阴虚血亏者,当忌温燥之品。

使用注意:①脾虚慢惊,非寒凉药所用;阴虚血亏者,温燥药慎用;②矿石介类药,用量宜重,汤剂宜久煎。

一、平抑肝阳药

1. 概述

凡能平抑肝阳或平潜肝阳,主要用于治肝阳上亢病症的药物,称平抑肝阳药,适用于肝阳上亢之头晕目眩及肝火上攻之目赤、头昏或浮阳上扰烦躁不眠等证,多为介类药。本类药药性多偏寒凉,有质重沉降之特性;介类药多具咸味,植物、矿石类药多具苦味;均以入肝经为主。另外,本节某些药物还有清肝热、安心神等作用。所以平抑肝阳药物在临床上主要用于治疗肝阳上亢头晕目眩。

2. 各药功用提要

(1)石决明、珍珠母:石决明功效平肝潜阳,清肝明目,其味咸,为镇肝、凉肝之要药,有平肝阳、清肝热之长。平肝潜阳而治疗肝阳上亢头晕目眩之证,多与龙骨、牡蛎、生地等平肝、养阴药物配伍。清肝明目而治疗肝火上炎之目赤翳障、视物昏花及肝火上攻之头晕、头痛等证,多与夏枯草、菊花、决明子等清泻肝火药同用。

珍珠母:功效平肝潜阳,清肝明目,镇惊安神。本品味咸,性寒,入肝经与心经。

石决明、珍珠母均能平肝潜阳、清肝明目,用于治肝阳眩晕、肝热目赤、肝虚目暗等证。二者又能安神定惊,还可用于治肝阳上扰之烦躁失眠。

珍珠母、玳瑁二药均能定惊,二者区别在于:珍珠母镇心定惊、惊悸、癫痫、惊风等证适用;

玳瑁平肝定惊,又兼清热解毒,适用于热病烦躁神昏、中风、惊痫、惊厥等证。

(2)牡蛎、龙骨:牡蛎功效平肝潜阳,软坚散结,收敛固涩。味咸、涩,性微寒。治疗肝阳上亢头晕目眩之证,常与龙骨、石决明等相须伍用。味咸有软坚之长,收软坚散结之效,用于治痰核、瘰疬、癥瘕积聚等证,多与贝母、玄参、鳖甲、莪术等同用。牡蛎还具涩味,有与龙骨相似的收敛固涩作用,煅用疗效更佳,故临床常用煅牡蛎与煅龙骨相须,治疗遗精、遗尿、崩漏、带下、自汗、盗汗等滑脱证。另外,煅牡蛎收敛固涩之效尚能制酸止痛,每与乌贼骨、浙贝母配伍,用于治胃痛泛酸之患。牡蛎咸寒,平肝兼能益阴,又善软坚散结、收敛固涩,为治阴虚阳亢眩晕、痰火郁结之瘰疬及各种虚弱滑脱证所常用。对于阴虚阳亢之烦躁失眠及热病伤阴、肝火内动的四肢抽搐也可用。

牡蛎与龙骨均有质重沉降、入肝之性能,均有平肝潜阳之效,常相须用于肝阳上亢头晕目眩之证。两者亦都具涩味,有收敛固涩作用,亦常用煅龙骨与煅牡蛎相须,用于治遗精、遗尿、崩漏、带下、自汗、盗汗等滑脱证。

(3)代赭石、紫贝齿:代赭石苦寒沉降,质重下行,能平肝潜阳,常与石决明、牛膝等配伍。善降逆气,有重镇降逆之功,收止呕、止呃、止噫、止喘之效,常与旋覆花、半夏配伍,用之治疗呕吐、呃逆、噫气等证;单用与胡桃肉、五味子等配伍,用于治喘息证。苦寒清热,还有凉血止血之效,治疗血热吐衄、崩漏下血之患。煅用效更佳。

代赭石、旋覆花二药均能平降肺胃二经逆气以止呕噫、定喘息。二者区别在于:代赭石又能平肝潜阳、凉血止血;旋覆花又能消痰行水。

紫贝齿功能镇惊安神、清肝明目。珍珠母与紫贝齿均为介类药物,均味咸,性偏寒凉,入肝经,为沉降之品,故有相似的功效及临床应用。二药均有平肝潜阳的功效而用于治肝阳上亢头晕目眩。都能清泻肝火而明目退翳,治疗目赤肿痛、目生翳障、视物昏花之患。都能重镇安神而用于治惊悸、失眠、心神不宁等证。然珍珠母性寒,紫贝齿性平,故珍珠母偏性较大,平肝阳、清肝火、安心神之力均较紫贝齿强。此外,珍珠母外用尚有吸湿敛疮之效,治疗湿疮痒疹。

代赭石与磁石:磁石为安神药,入心经,有镇惊安神之效,主治惊悸、失眠、心神不宁。又入肝肾,益肝肾之阴而聪耳明目,治疗肝肾阴虚之耳鸣、耳聋、目暗不明。亦有益肾纳气定喘之效,治疗肾虚喘促。代赭石为平抑肝阳药,为平肝潜阳之佳品,主治肝阳眩晕;入心肝血分,凉血止血,可治血热吐血、衄血、崩漏下血等证;代赭石质重,善降逆气,降胃气而止呕、止呃、止噫,降肺气而止喘,故又常用于治呕吐、呃逆、噫气及气逆喘息之患。

(4)罗布麻、刺蒺藜:罗布麻、刺蒺藜均为植物类平肝潜阳药。二者区别在于:罗布麻平肝又能泄热降压,肝阳上亢或肝热型高血压适用,兼能利水;刺蒺藜平肝又能疏肝,祛风明目。

3.使用注意

本节药物中应注意矿石和介类入汤剂的用量一般为15～30 g,入煎剂时须打碎、先煎。牡蛎、代赭石用之平肝潜阳、软坚散结时当生用,用之收敛固涩时当煅用。代赭石降下之性显著,有堕胎之虑,为孕妇慎用药,其所含成分中有微量砷,故不宜长期服用,以防蓄积中毒。

二、息风止痉药

1.概述

凡以平息肝风为主要作用,用于治疗肝风内动、惊痫、破伤风之痉挛抽搐的药物,称息风止痉药。此类药多为虫类药,药性多偏寒凉;作用较强的息风止痉药,药味多具辛味和咸味,作用较和缓的息风止痉药,多具甘味;以入肝经为主。

2.各药功用提要

(1)羚羊角、牛黄:羚羊角咸寒质重,主入肝经、兼入心经,既长于清肝火,又解血分之热毒,最善平肝息风。凡肝风内动、惊痫抽搐、肝火亢盛之头晕目赤或高热神昏、热毒发斑,用之均有良效。尤为肝风内动、惊痫抽搐的要药,常与钩藤、菊花等同用;治高热神昏、热毒发斑,常与犀角同用;治肝火上攻目赤、头痛,常与龙胆草、决明子等清泻肝火药物配伍;治肝阳上亢头晕目眩之证,常与石决明、牡蛎等平抑肝阳药配伍。羚羊角清热力强,还有清热解毒之效,多与石膏、寒水石等清热泻火药配伍,用于温热病热邪炽盛、热毒发斑之患。

牛黄功效息风止痉,化痰开窍,清热解毒,入肝经与心经。牛黄苦凉,清热力强,有清心凉肝,息风止痉,定惊安神之功。多与全蝎、钩藤、朱砂等清热、息风、安神之品配伍,用于治温热病及小儿惊风之壮热神昏、惊厥抽搐;治痰热蒙蔽心窍之热入心包、中风、惊风癫痫等证,常与麝香、黄连等清热、开窍、醒神药物同用。牛黄亦有很强的清热解毒作用,更宜于热毒壅盛郁结之咽喉肿痛、溃烂及痈疽疔毒等证。

羚羊角与牛黄均能清热解毒、息风止痉,二者区别在于:羚羊角又能清肝明目;牛黄则又能清心化痰开窍。

(2)钩藤、天麻:钩藤功效息风止痉,清热平肝。本品味甘,性微寒,入肝,有息肝风、清肝热、平肝阳等多种作用,且味甘、微寒,作用和缓,故本品有和缓的息风止痉作用,经配伍可治疗多种病因之肝风内动,痉挛抽搐病证。如钩藤与羚羊角配伍,用于治热极生风、高热神昏、痉挛抽搐;与天麻等配伍,治疗小儿惊风痉挛抽搐。钩藤清肝热、平肝阳之功,常与夏枯草、栀子等清泻肝火药配伍,用于治肝火上攻之头痛、头晕;与天麻、石决明等平抑肝阳药配伍,用于治肝阳上亢之头痛、眩晕。另外,钩藤还有凉肝止痉的作用,可用于治肝热小儿夜啼,每与蝉蜕、薄荷同用取效。

天麻:功效息风止痉,平抑肝阳,祛风通络。专入肝经,为甘平之品,有甘润不烈之长,具平和的息风止痉作用,故可用于治各种病因之肝风内动,惊痫抽搐。无论寒热虚实,皆可配伍应用。天麻亦有和缓的平抑肝阳作用,不仅治疗肝阳上亢之眩晕、头痛良效,且可治多种原因之眩晕、头痛,故称天麻为止眩晕之良药。天麻还能祛外风、通经络、止痉挛抽搐,亦用于治风中经络之肢体麻木、痉挛抽搐等证;或风寒湿痹关节疼痛、屈伸不利等证。

天麻、钩藤均能平肝潜阳、息风止痉,同可用于治肝阳眩晕、惊痫抽搐。二者区别在于:天麻甘平质润,专入肝经,为治肝风内动的常用药,用于治惊风抽搐,不论寒热虚实皆可配用,素有"定风草"之称。其平肝潜阳力佳,又为治眩晕之要药,常可用于肝阳眩晕及风痰上扰之眩晕。兼能祛风湿、止麻痛,风湿痹痛、中风肢麻、半身不遂可用;钩藤甘而微寒,息风止痉力为胜,又清肝热,尤以热甚动风用之为好,尚有良好的降压作用,对高血压而属肝热阳亢者疗效较佳。

(3)全蝎、蜈蚣、地龙、白僵蚕:全蝎、蜈蚣为虫类有毒之品,辛散走窜,能深入经络搜风,有良好的息风止痉,通络止痛之功。治急慢惊风、中风面瘫、破伤风、风湿痹痛重症及顽固性偏头痛等证,二药每每相须为用。又有较强的解毒散结之效,对疮疡肿毒、瘰疬等证,也有良效。然而全蝎性平,蜈蚣性温。故蜈蚣偏性较大,作用较猛,解毒散结之功优于全蝎;而全蝎偏性不大,作用较和缓,蜈蚣更长于息风止痉。

地龙、白僵蚕为虫类息风止痉之品,药力较缓且无毒,均可用于治惊痫抽搐。二者区别在于:地龙咸寒降泄、下行走窜,长于清热息风,高热惊搐宜用;又善通络治痹症及半身不遂,用于治痹症尤以热痹更宜;且能平喘利尿,对肺热之痰鸣喘息、热结尿闭等证,亦有良效。白僵蚕辛咸性平,既能平息内风以解痉,又能祛除外风以止痛,且可化痰散结,故凡惊痫抽搐、风热头痛、喉痛、风虫牙痛以及瘰疬痰核均可应用,又有祛风止痒之功,风疹瘙痒可用。

白僵蚕、蝉衣均入肺肝二经,均能祛风解痉,对肝肺二经风热之头痛、咽肿及惊痫抽搐均可配用。二者区别在于:白僵蚕又能止痛、化痰、解毒散结;蝉衣又善透疹退翳明目。

3. 使用注意

本节药物中,在用量、用法和使用注意方面应掌握以下几点。

羚羊角入煎剂时,应单煎 2 h 以上,取汁服,用量 1~3 g;若磨汁或研粉送服,每次用量 0.3~0.6 g。

牛黄不入煎剂,只入丸散,每次用量 0.2~0.5 g,孕妇忌用。

石决明、牡蛎、珍珠、代赭石,入煎剂应打碎先煎。

钩藤入煎剂须轻煎、后下,一般不超过 20 min,以防有效成分钩藤碱破坏,用量 10~15 g。

全蝎、蜈蚣有毒,用量不宜过大,一般入煎剂 2~5 g,入散剂每次 0.6~1 g,孕妇及血虚生风者忌用或慎用。

天麻、地龙、僵蚕既可入煎剂,亦可研末送服,每次 1~1.5 g。

第十八节 开窍药

一、含义

凡具辛香走窜之性,以开窍、醒神为主要作用的药物,称为开窍药。

二、作用

开窍药具有通关开窍,以达苏醒神志。开窍药的性能有以下特点:因温则能通,故本节药物多具温热之性;因辛则能行,芳香走窜,故本节药物均具有味辛、气芳香之特性,可收通关启闭之功。又因心藏神、主神明,脾恶湿、喜芳香,所以本节药物多入心经和脾经,而收醒神回苏之效。

三、适应证

开窍药主要适用于热陷心包或痰浊阻蔽所致的神昏谵语及惊痫、中风等病出现卒然昏厥之证。

神志昏迷有虚、实之分。实证即闭证,多见口噤、手握、脉象有力等症,治宜开窍醒神。其中闭证又有寒闭与热闭之异,寒闭多见面青、身凉、苔白、脉迟等症,治当温开;热闭多见面赤、身热、苔黄、脉数等症,治当凉开;虚证即脱证,多见冷汗、肢凉、脉微欲绝等症,治宜回阳救逆,益气固脱,并禁用开窍药。

四、配伍

应用时应根据病机的不同而予以必要的配伍。如凉开者,配伍清热解毒药;温开者,配伍祛寒行气药。若兼惊厥抽搐者,当与息风止痉药物合用。

五、各药功用提要

(1)麝香、冰片:麝香功效开窍醒神,活血通经,止痛,催产。其味辛,性温,气极香;入心、脾二经。麝香有辛行、温通、芳香走窜之长,可开启闭塞之心窍,开窍醒神之力极强,为醒神回苏之要药。故本品最宜用于治闭证神昏,无论热闭、寒闭用之皆效。常与冰片、牛黄等性偏寒凉清热之品配伍,治疗热闭神昏;与苏合香等性温祛寒之品配伍,治疗寒闭神昏。

本品尚可行血中之瘀滞,开经络之壅遏,收活血散结、通经止痛之效。治疗瘀血阻滞之经闭、症瘕、跌打损伤血瘀肿痛及风寒湿痹疼痛等证。亦有活血散结、消肿止痛之功,亦用于治疮疡肿毒、咽喉肿痛之证。还能活血通经,催生下胎,治疗难产、死胎及胞衣不下之患。

冰片功效开窍醒神,清热止痛。其味辛、苦,性微寒;入心、脾、肺经。冰片亦有辛香走窜之性,具有开窍醒神之效,其作用似麝香而力逊,故常与麝香相须,用于治闭证神昏。但冰片味苦,性微寒,所以更宜用于治热闭神昏之证,常与牛黄、麝香配伍同用。本品还能清热止痛、解毒消肿,治疗目赤肿痛、喉痹、口疮及热毒疮疡肿痛、溃后不敛等证。

冰片来源有三:其一为龙脑香科常绿乔木植物龙脑香树脂的加工结晶品,为"龙脑冰片",亦称"梅片",质量最佳。其二为菊科多年生草本植物艾纳香叶的升华物加工劈削而成,为"艾片",质量次之。其三为用松节油、樟脑等经化学方法合成者,称"机制冰片",质量又次之。

麝香、冰片均为辛散、芳香走窜之品,善通诸窍而开窍醒神,两药常相须为用。然麝香为醒神回苏之药,其开窍之力较冰片为强,药性虽温,但配伍清热药后则为"凉开"之剂,在开窍醒神剂中,多配本品。既能治寒闭证,又治热闭证的药物当选麝香。

麝香、冰片的不同点:麝香辛温香窜,又具活血消肿止痛之功,故对疮疡肿毒、跌打损伤、痹痛、症瘕等,不论内服与外用,均有良效;冰片辛苦性凉,外用有清热止痛之效,常用于疮疡、咽喉肿痛、口舌生疮及目疾等证,故为眼科、喉科常用之品。

麝香呈颗粒状的优质者,习称当门子;冰片的本草名为龙脑香,别名又称梅片、梅花冰片。

麝香与牛黄均能开窍醒神,亦常相须用于治热闭神昏。麝香虽性温,但气极香,开窍醒神力强,故既可用于治寒闭神昏,亦可用于治热闭神昏。而牛黄苦凉清热,又兼有化痰之效,除用于治热闭神昏外,更宜用于治痰热蒙蔽心窍之闭证神昏。麝香另具活血通经,止痛,催产之效。治疗血瘀经闭、症瘕,跌打损伤血瘀肿痛及风湿痹痛,疮疡肿毒、咽喉肿痛,难产、死胎、胞衣不下等患。牛黄另有息风止痉之效,用于治温热病、小儿惊风等热极生风病证,又有较强的清热解毒作用,适宜咽喉肿痛溃烂及痈疽疔毒等患。

(2)石菖蒲、苏合香:石菖蒲味辛、性温、气香,入心经而开通心窍,但芳香之性不浓烈,故开窍醒神之力不足,而具开窍宁神之效。本品气香化湿,又味苦燥湿,所以又兼化痰湿、辟秽浊之功。故石菖蒲常用于治湿浊蒙蔽清窍所致的神志混乱。它不仅有芳香开窍、宁心安神作用,还具有良好的豁痰、化湿、辟浊之效,用于治上证,可标本兼顾。

苏合香功效开窍醒神,辟秽止痛。其味辛,性温,气香,入心、脾二经。本品特点是:本品辛温,其气香烈走窜,其开窍辟秽(开通心窍、化浊辟秽之义),开郁去浊的功效卓著,凡中风痰厥、猝然昏倒属寒邪、痰浊内闭者均可用之;胸腹冷痛满闷之证,取其开窍去浊之功,亦可间接达到良好的止痛作用。

(3) 蟾酥、樟脑：蟾酥功效开窍醒神，止痛，解毒。其味辛，性温，有毒，入心经。蟾酥有辛温行散之性，嗅之催嚏，能开窍醒神、辟秽，多用于治夏伤暑湿秽浊不正之气或饮食不洁引起之痧胀腹痛、吐泻，甚则神昏之证。本品有毒，能攻毒消肿止痛，常用于治恶疮、瘰疬、咽喉肿痛及各种牙痛。

蟾酥为蟾蜍耳后腺及皮肤腺分泌的白色浆液加工干燥而成，若以蟾蜍的皮入药则称蟾皮。蟾皮味辛，性凉，有小毒，具有清热解毒，利水消胀之功效。主要用于治痈疽疮毒、瘰疬、肿瘤、疳积腹胀等证。

樟脑功效内服开窍辟秽；外用除湿杀虫，温散止痛。其味辛，性热，有毒，入心经、脾经。本品辛香走窜，内服有开窍醒神、辟秽化浊之功，且其性温热行散，又有温散止痛之效，故用之治疗感受疫疠秽浊之气或夏伤暑湿浊邪引起的痧胀腹痛、吐泻、神昏。本品外用既能除湿，又能攻毒杀虫，多用于治疥癣湿疮、瘙痒溃烂等证，可收消肿、止痒之效。其辛热行散止痛之功，还用于治牙痛及跌打损伤疼痛。

六、使用注意

本类药物辛香走窜，易耗正气，故需注意：①脱证忌服；②为救急、治标之品，只宜暂用，不宜久服；③内服多入丸散剂。

本节药物中，应注意麝香、苏合香性温，冰片性偏寒凉；麝香气极香，走窜、开窍力极强；石菖蒲芳香、苦燥、善祛湿浊；蟾酥、樟脑有毒等性能特点。在用法、用量和使用注意方面，麝香、冰片、苏合香、蟾酥、樟脑等五药，均为味辛、气香、挥发性较强之品，故都不宜入煎剂，只入丸剂和散剂。内服用量：麝香每次 0.3~1 g；冰片每次 0.03~0.1 g；苏合香每次 0.3~1 g；蟾蜍每次 0.1~0.2 g。外用适量，勿过量应用。蟾酥外用不可入目。麝香、冰片走窜力强，蟾酥、樟脑有毒，均损胎元，为孕妇忌用。

第十九节　补虚药

凡以补益正气，扶助虚弱，提高抗病能力为主要作用的药物，称之为补虚药，亦称补益药或补养药。

补虚药的作用一是用于病后正气虚弱，扶助正气，改善虚弱症状，促进机体早日康复；二是用于邪盛正虚或正气虚弱而病邪未尽的病证，配合祛邪药以扶正祛邪，从而战胜疾病，促进疾病的治愈。

补虚药适用于人体气血阴阳不足而致的病证。其中气虚证可见少气懒言，神疲乏力，脉虚无力等症；血虚证可见头晕目眩，面色无华，心悸失眠等症；阴虚证可见口燥咽干，潮热盗汗，舌红少苔等症；阳虚证可见腰膝冷痛，阳痿尿频，四肢不温等症。此外，对痰饮、喘咳、水肿、扑损、痢疾、疮疡、阴疽、淋浊、风湿痹痛等因虚而致或正气虚弱而有表证者，亦可选用。

首先应根据虚证的不同类型选用相应的补虚药进行配伍。如气虚证的脾气虚弱，常以党参、黄芪、白术等补益脾气药配伍。

其次,则应充分重视人体气血阴阳相互依存和在病证中相互影响的关系。一般说来,阳虚者多兼有气虚,而气虚者也易致阳虚;补气药和补阳药多性温属阳,能补益人体阳气,振奋衰减的机能,消除或改善因阳气衰弱而引起的形衰乏力,畏寒肢冷等症。故对阳气衰弱的病证,补气药与补阳药往往配伍同用。同样,阴虚者每兼见血虚,而血虚者也易致阴虚;补血药和补阴药多性寒凉或温和,属阴,能补充人体阴血,消除或改善因阴血亏虚而引起的病证。故补血药与补阴药也往往配伍同用。又因气与血、阴与阳的互根,故气血两虚、阴阳两虚或气阴两虚等证,也颇常见。因此,气血兼顾,阴阳并补,或气阴同补,亦是常见的配伍方法。

此外,对邪盛正衰或正气虚弱而病邪未尽的证候,又当配伍相应的祛邪药,使邪去而正复。还应注意顾护脾胃,适当配伍健脾消食药,以促进运化,使补虚药能充分发挥作用。

根据药物作用和适应证的不同,分为补气药、补阳药、补血药和补阴药四类。

使用注意:①本类药为正虚而设,凡身体、脏腑功能正常者,不宜滥用;②有实邪的病证不宜用,否则会"闭门留寇",加重病情,但在病邪未除而正气已虚之时,可适当加入补药以"扶正祛邪";③辨别寒热真假,如属"大实有羸状"的假虚证,误用补虚药,势必造成"闭门留寇";如属"至虚有盛候"的假实证,当补反攻,会造成虚者更;④脾胃虚弱不易受补者,宜配伍健脾胃药以助运化吸收;⑤本类药除用汤剂外,亦可入丸、散、膏剂,一般入汤剂宜文火久煎,以增强疗效。

一、补气药

1. 概述

具有补气功效,用以治疗气虚证的药物,叫做补气药,或称益气药。本类药具有甘温平和,甘而不腻,温而不燥的特点,能增强机体的活动能力,特别是脾肺二脏的功能。所以最适用于脾气虚或肺气虚的病证。症如脾气虚则食少便溏,神疲乏力等;肺气虚则少气懒言,语言低微,动则汗出等。亦可用于气虚兼表邪,或兼挟里证。

此类药物有以下特点:在药性方面,多数为微温或平,仅西洋参为寒性。在药味方面,多为味甘之品,尤其是甘草、党参、大枣、蜂蜜、饴糖诸药,均有浓烈的甜味。少数兼苦味,如白术、西洋参。在归经方面,主要归脾、肺二经。人参、甘草因能补心气,又归心经。山药尚能益肾固肾,故还可归肾经。皆是无毒之品。

2. 配伍

①气虚而兼血虚、津亏、阳虚者,应分别配伍补血、养阴、助阳之药;②因气能摄血、固津,故补气药又常用于气不摄血及虚汗、小便不禁、腹泻便溏等,但尚须配伍止血、敛汗等相应的收涩药;③邪实而正气虚者,补气药可分别与解表、清热、泻下等药同用,以收祛邪不伤正,扶正不留邪之效。使用应注意,对不同的气虚证,应准确选用相适宜的补气药。又因补气药多为味甘壅中、助湿、碍气之品,湿盛中满者应慎用,必要时当辅以理气除湿之药。

3. 各药功用提要

(1)人参、党参:人参甘微苦,性平和。其中红参、高丽参微温,生晒参、西洋参微寒。主入脾肺与心经。有大补元气,补益脾肺,生津,安神之功。临床主要用于因大失血、大吐泻及一切疾病元气虚极而出现的体虚欲脱,脉微欲绝之危重症,取其大补元气,**挽救虚脱**的功效。可单用本品煎服,如独参汤,或嚼服有良效。以本品注射剂或煎剂,治疗心源性休克,或其他垂危疾患属气脱者颇有效果。若兼见汗出肢冷等亡阳现象者,可加附子同用,以增强益气回阳救逆之效。脾气不足,肺气亏虚之证,亦为常用之品。亦用于热病气津两伤之口渴和消渴(多选用白参)以及气虚血亏而致的心神不安,失眠多梦,惊悸健忘等症。正气虚而邪气留恋不去者,得人参补益正气,则邪气自不能容,故又可扶正祛邪。

人参的配伍应用较多,其中人参配伍附子,可益气回阳,主治阳气衰微的四肢逆冷;配伍白术,可益气健脾,主治脾气不足的倦怠乏力,食少便溏;配伍石膏、知母,可清热益气生津,主治热病气津两伤,身热汗多,口渴脉虚;配伍生地、丹参、酸枣仁,可益气养血,补心安神,主治气血亏虚的心悸、失眠、神志不安等,均为重要而常用的方法。

人参之属野生者名"山参";栽培者称"园参";鲜参洗净后干燥者称"生晒参";蒸制后干燥者称"红参"。

党参功效益气,生津,养血。党参归脾、肺经,性味甘、平,不腻不燥。其补气之功,多用于脾气不足的体虚倦怠,食少便溏;肺气亏虚的咳嗽气促,语声低弱为主。亦有益气生津、益气生血和扶正祛邪之效,可用于气津两伤的气短、口渴,气血两亏的面色萎黄、头晕心悸,以及气虚外感、正虚邪实之证。

党参与人参补脾肺之气及生津、养血、扶正祛邪等功效与人参基本类似而力较弱,无救脱之功,故气虚证轻而缓者多以党参补中益气;气虚欲脱的危急重证,则应用人参大补元气以固脱。

(2)黄芪:黄芪具有甘而不腻,温而不燥,气味平和的特点。能补气升阳,益卫固表,托疮生肌,利水退肿,为补气之要药。临床主要用于脾肺气虚或中气下陷及气虚所致诸证。症如食少便溏、气短乏力、久泻脱肛、子宫下垂、便血、崩漏、自汗、盗汗、痈疽或溃久不敛,浮肿尿少,肢麻或半身不遂等。现代用本品配党参治疗慢性肾炎的蛋白尿有一定效果。黄芪又能补肺气,益卫固表,对肺气虚弱的咳嗽气短及表虚卫阳不固的自汗,且易外感等证,疗效甚为显著而常用。它又利水消肿,对气虚水湿失运,而见肢体面目浮肿,小便不利者,颇为有效。因其补气而又能托毒外泄,排脓生肌,对气血虚弱,无力托毒外出,疮疡内陷不起,脓成不溃,或虽溃而脓出清稀,久不收口者,用之亦疗效佳良。此外,黄芪还能补气以生血、生津、摄血、行滞,故又可用于气虚血亏,消渴,便血,崩漏,肢体麻木,半身不遂,痹痛等病证。若疮疡初起,红肿热痛的阳热实证,则不可误用。

黄芪与某些药物的配伍意义:与人参或党参同用,可增强补气之功,治气虚体弱;与白术等配伍,能补气健脾,益卫固表,治食少便溏或泄泻,气虚自汗;与当归配伍,能补气生血,治气虚血亏,如当归补血汤;与附子配伍,能补气助阳,治气虚阳衰、畏寒多汗;与人参、升麻配伍,能补气升阳,治中气下陷,久泻脱肛,子宫下垂等,如补中益气汤;与人参、龙眼肉等配伍,能补气摄血,治便血、崩漏,如归脾汤;与当归、人参、肉桂等配伍,能托疮生肌,治气血不足所致的痈疽不溃或溃久不收,故有"疮家圣药"之称;与茯苓、白术、防己等配伍,能益气利水以退肿,治浮肿尿少;与桂枝、白芍等配伍,能益气活血通痹,治气虚血滞而致的肢体麻木,关节疼痛;与当归、川芎、红花等配伍,能益气活血通络,治气虚血滞之中风后遗症半身不遂;与花粉、生地、麦冬等配伍,能益气生津治消渴;与防风配伍,意在扶正祛邪,固表不碍邪,祛邪不伤正,相恶而又相使,治表虚自汗症。

黄芪"有汗能止,无汗能发",为补气之要药,通过其补气,可达止汗与发汗的效果。补气可以益卫实表,止气虚自汗,这就是所谓的"有汗能止"之意;黄芪补气,气足则能生津,使汗有资源。在气虚无力托邪外解之时,配伍黄芪于解表剂中,则能补养气血以益汗源,鼓舞正气而达发汗解表之目的。故前人曰:"发汗不出者,服此又能发汗。"再造散中用黄芪,即是用于治血虚与血滞。

血虚与血滞都可用黄芪,其理由为:黄芪用于治血虚与血滞,都是取其补气之功。通过补气,则气足能生血,阳生阴长,所谓"血不能自生,须得生阳气之药,血自旺矣。"如当归补血汤,黄芪五倍于当归作为主药,用于血虚发热;通过补气,则气足能推动血行,即所谓"气为血帅""气行则血行"。如补阳还五汤中四两黄芪为主药,配伍川芎、赤芍等活血药,用于气虚血滞。

黄芪能利尿,又能止遗,其补益肺气。肺气足,则水之上源能通调水道、下输膀胱而利尿;若膀胱气虚,失其约束而致遗尿,通过补气,气旺则能固浮止遗。

黄芪既能敛疮生肌,又能促溃排脓,黄芪能补益脾气,脾气旺,则生化之源充足,能生血长肌而敛疮口,可用于体虚久溃而不收口者;因气虚无力,不能溃烂排脓的阴证、虚证疮疡,通过补气生血,则可促进托毒外溃排脓,故为"疮家之圣药"。连翘亦有"疮家要药"之称,但连翘泻火解毒,消痈散结,用于治热毒蕴结所致的各种疮毒痈肿之阳证、实证。

黄芪均为补气之主药。然人参大补元气为优,为内伤气虚之主药,兼能生津止渴;黄芪升阳固表为优,固表托疮为主药,气弱兼阳虚者佳。

(3)白术:白术味苦甘性温,甘温能补中焦阳气以助健运,苦温能燥湿。故有补气健脾,燥湿利水,止汗,安胎之功效,为补脾燥湿之要药,尤长于补益脾阳。主要用于脾气虚弱,运化失常所致的食少便溏、脘腹胀满、倦怠无力等证。同时,也用于脾虚不运,水湿停留之痰饮,水湿外溢之水肿,以及脾虚肌表不固之自汗。此外,尚可用于妊娠脾气虚弱,胎气不安之证。补脾健胃用土炒白术,健脾止泻用焦白术,燥湿利水、固表止汗用生白术(即漂白术)。

白术与苍术均能燥湿健脾,主治湿盛脾虚证。其不同:白术补气健脾作用较强,兼能止汗,安胎,主治中焦气虚和胎动不安。李士材曰:"脾虚弱的虚证,多用白术。"苍术燥湿化浊作用较强,并能祛风发汗,主治湿阻脾胃证。李士材曰:"湿盛的实证,多用苍术。"白术与苍术在性味、功用方面的异同:①白术性味苦、甘、温,为补气药;苍术辛、苦、温,为芳香化湿药。②均有健脾、燥湿之功,但白术以健脾为主,多用于脾失健运而兼湿阻之虚证;苍术以燥湿为主,多用于湿阻中焦之实证。③白术尚能利尿、止汗、安胎,以用于脾虚水停的小便不利、肌表不固的汗多及脾气虚弱的胎元不固者为主;苍术还可祛风湿、发汗解表、明目,以用于风湿痹证、外感风寒挟湿之表证及夜盲症等为主。

白术、黄芪都能补气、利水、止汗。但在此三同之中亦有所差异:①黄芪之补气为脾、肺双补;白术仅补气健脾,无补肺气作用。②黄芪补脾,长于补气升阳,中气下陷,脱肛及脏气下垂者多用;白术长于健脾除湿,脾虚失运,兼见水湿内停者多用。③黄芪甘温,补气之力较强,虽能利水,但主治气虚所致之水肿、小便不利;白术苦、甘、温燥,其治水湿内停之证,虽亦以气虚证为主,但湿盛而正虚不明显者,并无留邪之弊。④黄芪益卫固表,止汗之力优于白术;故治表虚自汗,白术常为黄芪之辅助。

白术配伍人参、干姜,能益气温中健脾,治疗脾胃虚寒,腹满泄泻;配伍枳实,可消补兼施,治疗脾虚而有积滞,脘腹痞满。这两种配伍方法,拓宽了白术的适应范围,很值得重视。

(4)甘草:甘草味甘平和,有补脾益气、清热解毒、祛痰止咳、缓急止痛、调和药性之功。临床主要用于脾胃虚弱,中气不足,常与党参、白术同用,既增强参术补气之功,又使其作用缓慢而持久;与他药配伍,可治疗多种虚证;单用或与银花、连翘等同用,治痈疽疮疡、咽喉肿痛及药物与食物中毒;与白芍等同用,常用于脘腹或四肢挛急疼痛;本品味甘甚浓,能缓和药性,调和百药,常用以缓和某些药物的峻烈之性。生甘草清热解毒,宜用于热毒疮疡及咽喉肿痛;炙甘草长于益气补中,缓急止痛,宜用于脾气虚证和脘腹肢体挛急疼痛。

(5)西洋参、太子参:西洋参功效补气养阴,清火生津。西洋参功善补气,性偏寒凉,又能养阴,清火生津。故气虚而阴津耗伤有火者,用之甚宜。《医学衷中参西录》说:"凡欲用人参而不受人参之温补者,皆可以此代之。"现代主要用于热病气阴两伤的烦倦、口渴,及阴虚火旺的喘咳痰血之证。

西洋参与白术均为补气药,但两者在性味上却各有特点,即西洋参苦寒而清,白术苦温而燥,应用时必须加以注意。

西洋参、太子参(又名孩儿参、童参)均有类似人参的补气功效。然西洋参补气之功几与人参相似,惟养阴生津之功较人参强。故《医学衷中参西录》曰:"西洋参性凉而补,凡欲用人参而不受人参之温者,皆可以此代之。"而太子参补气之力较弱,是补气药中一味清补之品,其补气益阴生津之力,均远逊于西洋参。

(6)山药、大枣、白扁豆:山药功效益气养阴,补脾肺肾,固精止带。山药甘平,既补脾胃之气,又益脾胃之阴,且性兼涩。故脾胃虚弱证,凡脾虚食少,体倦便溏,及妇女脾虚带下,儿童消化不良的泄泻等,皆可应用。用于肺肾虚弱证方面,山药既补脾肺之气,又益肺肾之阴,并能固涩肾精,故凡肺虚或肺肾两虚的久咳久喘,肾虚不固的遗精,尿频,以及妇女带下清稀、绵绵不止等,均为常用。因其能益气养阴,并能固肾,亦可用于治消渴证。以上山药治疗脾胃虚弱和肺肾虚弱证方面的功效特点,应注意掌握。

大枣功效补中益气,养血安神,缓和药性。大枣甘温,能补中益气,温养脾胃,并可养血安神。以用于脾胃虚弱,食少便溏,倦怠乏力,血虚萎黄,及妇女脏躁、神志不安等证为主。又与生姜配伍,入解表剂可调和营卫,入补益剂可调和脾胃。大枣还能缓和药性,入药性较强烈的方剂中,可减少其不良反应。如十枣汤中用之,即系用以缓和甘遂、大戟、芫花之烈性与毒性,并保护正气,使脾胃不因甘遂、大戟、芫花之泻水逐饮而受损伤。

白扁豆:功效健脾,化湿,消暑。白扁豆甘能补中,微温健脾化湿,用于脾虚湿盛,运化失常的泄泻及脾虚而湿浊下注的带下,有一定疗效。本品既可健脾化湿和中,又兼能消暑,故可治暑湿吐泻。

扁豆衣性效似白扁豆而健脾之力略逊,但无壅滞之弊,偏于消暑化湿。扁豆花亦能消暑化湿,多用于暑湿泄泻及带下。

(7)蜂蜜、饴糖:蜂蜜功效补中缓急,润燥,解毒。蜂蜜甘平润养,既能益气补中,缓急止痛,又能润肺滑肠。可用于中虚脘腹疼痛、肺虚燥咳及肠燥便秘。又能解毒,缓和药性,常用以解除乌头、附子等的毒副作用;滋补丸剂、膏剂,以及某些中药之采用蜜炙,都与其能补养与缓和药性有关,而非仅取其矫味及黏性。

饴糖功效补中缓急,润肺止咳。饴糖味甘,能补能缓,其性温和,故能治脾胃虚寒,脘腹挛急性疼痛。又能补肺润燥而止咳,故还可治肺虚燥咳或干咳少痰之证。

大枣、饴糖、蜂蜜均为味甘之品,能补中益气。然大枣还能养血安神,缓和药性;饴糖尚可缓急止痛,润肺止咳;蜂蜜亦能缓急,且能润肺止咳,滑肠通便。

4. 使用注意

人参用于急重证,用量宜大(15~30 g 煎服);人参反藜芦与五灵脂,属十九畏所列的配伍禁忌,服人参时不宜吃萝卜或喝茶,否则会影响其补气之力。

黄芪性善升浮,阴虚阳亢者慎用。因其固表止汗,表实邪盛者亦不相宜。

甘草、大枣、蜂蜜、饴糖,皆为大甘之品,助湿壅气,湿盛中满者忌用;甘草大剂量久服,易导致浮肿,也当注意;又,甘草反大戟、甘遂、芫花、海藻,配伍时当避免。

在炮制方面:炙黄芪长于补益中气,故补气升阳炙用,固表、利水等当生用。

白术燥湿利水宜生用,补气健脾宜炒用,健脾止泻宜炒焦用。山药生用长于养阴,炒山药长于止泻,故补阴生津时用生品,脾虚腹泻炒用。

白扁豆健脾止泻炒用,治暑湿及解毒宜生用。

二、补阳药

1. 概述

补阳药具有温补人体阳气,以用于治阳虚诸证,尤以治疗肾阳虚衰为主要功效的药物,叫作补阳药。本类药物性多温(部分性燥),具有补肾阳、益精髓、强筋骨的功效。主要适用于肾阳不足,心脾阳虚证。症如:畏寒肢冷,腰膝酸软,阳痿早泄,宫冷不孕,尿频遗尿,心悸气短,神疲,腹泻等。

补阳药在药性方面,多数为温性,只有少数为热、微温或平。但一般多温而不燥;在药味方面,多甘味,其中部分药物,如海狗肾、蛤蚧、阳起石、鹿茸、紫河车等,因均以入肾温补肾阳为主,故又为咸或兼咸之味。少数兼以辛、苦味。在归经方面,皆归肾经。部分可归肝经、肺经、脾经。除仙茅有毒外,补阳药皆是无毒之品。

2. 配伍

补阳药配伍主要有以下几种。

(1)阳虚而兼精髓不足,或筋骨不健者,应选择具有补肾阳、益精血、强筋骨的补阳药,并分别配伍能温里、益精血、补肝肾、强筋骨之药。其中对肾阳虚而精髓不足者,配伍益精血的药物尤为重要。

(2)肾阳虚而气化不行的水泛为肿,应选择能促进津液蒸腾汽化的温补肾阳药,并配伍能温运脾气、宣肃肺气、利水消肿之药。

(3)肾阳虚,以致脾失温运,而见脾肾两虚的腹部冷痛、泄泻等,当选用能温补脾肾的补阳药,如补骨脂、仙茅、益智仁等,并配以温脾止泻药。

(4)肾阳虚,以致肺失宣降,而见肺肾两虚的喘促咳逆,当选用能温肾纳气平喘的补阳药,如核桃仁、蛤蚧、紫河车等,并配伍补气、益肺肾、定喘嗽之药。

(5)下元虚冷,以致冲任失调,而见崩漏带下或妊娠胎动等,当选用能补肝肾、暖下元的补阳药,如鹿茸、续断、杜仲等,并配伍能调冲任,固崩止带及安胎之药。

(6)因肝肾不足,而见遗精、尿频、视力减退等,当选用能补肾固精、养肝明目的补阳药,如菟丝子、沙苑子等,并配伍固精、缩尿、明目之药。此外,心肾阳虚的心悸、脉微等,尚须与益气温阳救逆之药配合应用;邪实而又阳虚者,当于相应的祛邪药中酌配适宜的补阳药,祛邪兼顾扶正。

使用补阳药应注意,应随不同的阳虚证而选用适宜的补阳药。又因补阳药性多温燥,易助火伤阴,故阴虚火旺者不宜使用。

3. 各药功用提要

(1)鹿茸、鹿角:鹿茸甘咸性温而质柔,主归肝肾之经。肝藏血主筋,肾藏精主骨,故有补肾阳、益精血、强筋骨之功。本品为角余,督脉所发,精气所充,纯阳气雄,气味俱厚,为血肉有情之品,既可振奋肾阳,又可益精补血。尤以补督脉、壮元阳、益肝肾、固精气、填精髓、强筋骨、补气血、通血脉为见长,为生精补血、强壮之要药。临床可用于肾阳不足,精血亏虚之畏寒肢冷、阳痿早泄、宫冷不孕、小便频数、腰膝酸软、头晕、神疲;精血不足,筋骨无力或小儿发育不良、骨软行迟,囟门不合;妇女冲任虚寒,带脉不固、崩漏不止、带下过多;疮疡久溃不敛、阴疽内陷不起等。

鹿角、鹿角胶、鹿角霜与鹿茸同出一源,均有不同程度的补肾阳之功。其区别:鹿角性味功效与鹿茸相似,但药力薄弱,可作为鹿茸的代用品;鹿角胶甘咸微温,有补肾阳、益精血和较好的止血作用;鹿角霜性味功用近于鹿角,效力次之,但有收敛作用。内服对遗精、崩漏、带下等有一定疗效,外用对创伤出血、疮疡多黄水或久不愈合,有较好的收敛止血敛疮的功效。

(2)巴戟天、淫羊藿、仙茅、胡芦巴:巴戟天功效补肾阳,强筋骨,祛风湿。巴戟天甘辛微温,甘温补益,能温肾壮阳益精而强筋骨,又兼辛温,能祛风湿而除痹痛。故肾阳虚弱的阳痿、不孕、月经不调、少腹冷痛,及肝肾不足的筋骨痿软、腰膝疼痛,或风湿久痹,步履艰难等,皆可应用。

淫羊藿(仙灵脾)功效温肾壮阳,强筋骨,祛风湿。淫羊藿辛、甘性温,归肝、肾经。甘温能助阳益精,强健筋骨;辛温能祛风除湿,散寒通痹。可用于肾阳虚的阳痿、不孕,肝肾不足的筋骨痹痛、风湿拘挛麻木等证。现代用于肾阳虚的喘咳及妇女更年期的高血压等,亦均获得较好疗效。

仙茅功效温肾壮阳,强筋骨,祛寒湿。仙茅性热,能温肾阳,补命门,止阳虚不摄的小便频数,为治肾阳不足、命门火衰的阳痿精冷、尿频遗尿之品。因其能补命门之火以温煦脾阳而止冷泻,故又能治脾肾阳虚的脘腹冷痛、泄泻。既可温肾阳,暖腰膝,强筋骨,又能辛散寒湿,祛除痹痛,故肾虚腰膝冷痛,寒湿久痹,筋骨痿软,亦常应用。

胡芦巴功效温肾,祛寒,止痛。胡芦巴苦温,能温肾阳,暖下元,逐寒湿,止疼痛。主要用于肾阳不足,寒湿凝滞下焦的疝痛,经寒腹痛及寒湿脚气等。

巴戟天、淫羊藿(仙灵脾)、仙茅、葫芦巴均以补肾助阳,强壮筋骨为主要作用,又能祛风除湿。适用于肾虚阳痿、筋骨痿软及风寒湿痹等证,常相互配用,以增强温补肾阳之功。其不同点:巴戟天质较柔润,微温不燥,甘补不滞,尚有益精之功,适用于阳虚有寒湿之证;淫羊藿温燥之性较强,散风湿,通湿痹作用较突出,常与巴戟天同用于治阳痿不孕;仙茅辛热性烈,有毒,虽为温补肾阳之峻剂,但一般不作补药常服;葫芦巴善治沉寒积冷之疼痛。

(3)肉苁蓉、锁阳、杜仲、续断:肉苁蓉功效补肾阳,益精血,润肠通便。肉苁蓉甘温,能补肾阳,益精血,起阳痿,暖腰膝,补而不腻,温而不燥,故主治肾阳不足,精血亏虚的阳痿、不孕、腰膝酸软、筋骨无力等证。既能温补精血,而又咸能润下,故亦主治肠燥便秘,对老人肾、阳不足,精血亏虚者尤宜。

锁阳功效补肾阳,益精血,润肠通便。锁阳甘温,与肉苁蓉功效相似。既可治疗肾阳虚衰的阳痿、不孕、腰膝酸软,又能用于精血津液亏耗的肠燥便秘。

肉苁蓉、锁阳均有补肾助阳,润肠通便之功。适用于阳痿不孕,腰膝冷痛,筋骨无力及肠燥津枯便秘等证,并可互相代用。其不同点:肉苁蓉又名大芸,其主要特点为甘咸温润,补而不腻,温而不燥,为滋肾壮阳,补益精血之要药,并长于润肠;锁阳甘温质润,但较肉苁蓉温燥,长于助阳,润肠作用较肉苁蓉为差。

杜仲功效补肝肾,强筋骨,安胎。杜仲甘温,归肝、肾经,凡肝肾不足、腰膝酸痛、下肢痿软、妊娠胎动不安,或习惯性流产等用之有较好疗效,为临床常用要药。此外,肾虚阳痿、尿频等,亦可应用。据现代研究,杜仲有降血压作用,故临床又常用于治高血压症,对肾虚型尤宜。

续断功效补肝肾,强筋骨,止血安胎,疗伤续折。续断苦、甘、辛,微温;归肝、肾经,补而不滞,行而不泄,为补益肝肾,宣通筋脉之要药。凡肝肾不足、腰痛脚弱,风湿痹痛,胎动欲坠,崩漏经多,及跌扑损伤,骨折肿痛等血脉郁滞不宣之证,均可用之。

续断功用近似杜仲,但两者在应用中亦各有偏重。杜仲以补肝肾为重,故一般治肝肾不足的腰膝酸痛、下肢痿软、胎动不安等,以用杜仲为优,且可降血压;续断则味兼苦辛,补中有行,以调血脉、续筋骨为重,故通常治跌扑损伤,骨折肿痛,以用续断为优,又能止崩漏。

(4)菟丝子、沙苑子、韭子:菟丝子功效补肾固精,养肝明目,止泻,安胎。菟丝子甘温,归肝、肾、脾经。因其甘温质润,不燥不滞,既能补肾阳肾阴,又可固精缩尿,养肝明目,安胎,止泻,故为补肝、肾、脾经之良药。其应用则以治肾虚腰痛、阳痿遗精、尿频、带下,肝肾亏虚的目昏目暗、视力减退、胎动不安,脾肾虚泻及肾虚消渴等证为主。

沙苑子功效补肾固精,养肝明目。沙苑子甘温,能补肾阳,益肾阴,固精缩尿,为治肾虚阳痿、遗精早泄,小便遗沥,白带过多及腰痛等证之品。因其甘温不燥,阴阳并补,又能柔润养肝,故对肝肾不足的眩晕目昏尤为常用。

韭子功效温补肝肾,壮阳固精。韭子辛甘性温,既能温肾壮阳,固精缩尿,又能补肝肾,强壮筋骨。故可用于肾阳虚的阳痿遗精,遗尿尿频,白带过多,及肝肾不足的腰膝酸软冷痛等证。

菟丝子、沙苑子、韭子均为植物的种子,性偏温,主归肝肾经,有补肾固精之功效。临床每多用于肝肾不足之腰膝酸痛,阳痿遗精,遗尿尿频,白带过多等证。其不同点:菟丝子性平柔润,不温不燥,有补而不峻,温而不燥,滋而不腻之特点,为一味平补肝肾阴阳之要药;沙苑子(即潼蒺藜,又名沙苑蒺藜)又能养肝明目,可用于肝肾不足的目暗不明,头昏眼花;韭子性偏温燥,功专壮肾阳,暖腰膝,用于肾阳虚衰、肝肾不足所致的阳痿,腰膝酸软冷痛。

苏梗、砂仁、黄芩、白术、桑寄生、杜仲、续断、菟丝子均能安胎。其区别:苏梗顺气安胎,砂仁行气和中以安胎,黄芩清热安胎,白术补气健脾安胎,桑寄生、杜仲、续断、菟丝子补益肝肾以安胎。

(5)益智仁、补骨脂:益智仁功效暖肾固精缩尿,温脾止泻摄唾。益智仁能温补肾阳,且性兼收涩,故能暖肾固精缩尿,以用于肾气虚寒,遗精滑精,遗尿尿频等证为主。温补脾肾而性固涩,故能止泻摄唾,为治脾寒泄泻,腹中冷痛,口多涎唾的要药。

补骨脂:功效补肾助阳,固精缩尿,暖脾止泻,纳气平喘。补骨脂性温助阳,既能温补命门,补肾强腰,又可固精缩尿。故肾阳不足,命门火衰的膝腰冷痛、阳痿、遗精、尿频等,皆可应用。因能温补命门,补火生土,暖脾止泻,故脾肾阳虚泄泻亦可应用。因能补肾阳而纳气平喘,又可用于肾不纳气的虚喘。此外,还可治白癜风。

补骨脂、益智仁均有温补脾肾之阳,固精缩尿之功效。适用于肾阳不足所致的阳痿、腰膝冷痛、遗精遗尿、小便频数,以及脾肾阳虚所致的泄泻,多相须为用。其区别:补骨脂长于温肾阳而暖脾土,常用于肾阳不足的阳痿腰痛及五更泄泻;益智仁长于温脾固涩,醒脾摄唾,止泻,常用于脾胃虚寒之腹中冷痛,食少多唾,及遗精、遗尿、尿有余沥、夜尿增多等。

(6)紫河车、脐带:功效温肾补精,益气养血。甘咸,温而不燥,为血肉有情之品,能温肾阳,益精血,对肾气不足,精血亏虚不孕,阳痿遗精,腰酸耳鸣等,用之甚效。又能补肺气,定喘嗽,以治肺肾两虚的喘嗽为主。亦可用于气血不足，萎黄消瘦，产后乳少等。此外，还可治癫痫及某些过敏性疾病或免疫缺陷病症。

脐带性效似紫河车而较多用于肺肾两虚的喘咳、盗汗等证。

(7)冬虫夏草、蛤蚧、核桃仁：冬虫夏草功效益肾壮阳，补肺平喘，止血化痰。冬虫夏草甘平，益肾补肺，助阳益精而平喘嗽。故可用于治肾虚腰痛，阳痿遗精，肺虚或肺肾两虚之久咳虚喘，劳嗽痰血，及病后体虚，自汗畏寒等证。

蛤蚧功效助肾阳，益精血，补肺气，定喘嗽。蛤蚧咸平，能峻补肺肾之气而纳气平喘，为治虚喘劳嗽之要药。主治肺肾两虚，肾不纳气的虚喘久嗽。因其能助肾阳，益精血，亦治肾阳不足，精血亏虚的阳痿等证。

核桃仁(胡桃肉)功效补肾，温肺，润肠。核桃仁甘温，有温补肺肾而兼润肺敛肺之效，故能纳气平喘，用于治肺肾两虚的喘咳。能补肾强腰，故可治肾虚腰痛。因质润，富含油脂，能润燥滑肠，故可治肠燥便秘，对老人或病后津伤的虚秘尤宜。此外，尚有益肾排石之功，可用于石淋。冬虫夏草、蛤蚧、核桃仁皆为甘温之品，主归肾肺二经，有温肾补肺，止咳定喘之功。适用于肾肺两虚而致的喘咳劳嗽。其区别：冬虫夏草甘温不燥，既补肾阳，又益肺阴，以平补阴阳为作用特点，且可止血化痰，为滋养肺肾之要药；蛤蚧禀属纯阴，其性主守，能温肾阳，补肺气，定喘咳，益精血，为肺肾双补之要药；胡桃肉甘温油润，富有油脂，温润相济，能补肾阳，温肺气，润肠燥，尤长于补肾温肺而定喘。

比较麻黄、石膏、杏仁、苏子、葶苈子、桑白皮、蛤蚧、胡桃肉功效与适应证的同中之异：八味药均能止咳平喘，但麻黄开宣肺气，散风寒而平喘，适用于风寒外束，肺气壅遏之喘咳；石膏清泄肺热而平喘，用于肺热气喘；杏仁苦泄降气，止咳平喘，可随配伍不同而用于多种咳喘证；苏子降气消痰，止咳平喘，适用于痰壅气逆，咳嗽气喘；葶苈子泻肺、消痰以平喘，用于痰涎壅滞，咳嗽喘促的实证；桑白皮清肺消痰而降气平喘，用于肺热咳喘、痰多之证；蛤蚧补肺肾，定喘咳，对肾不纳气之喘，尤为有效，适用于肺虚咳嗽、肾虚作喘、虚劳喘咳；胡桃肉温肺肾而定喘咳，宜于虚寒喘咳证。

(8)海狗肾、黄狗肾、阳起石、海马：海狗肾功效暖肾壮阳，益精补髓。海狗肾味咸性热，壮阳补精的作用均较强，主要用于肾阳衰惫的阳痿精冷，腰膝酸软及精少不育之证。

黄狗肾咸温，功效近似海狗肾而力稍弱。凡肾阳虚的阳痿阴冷、腰酸尿频等，均较常用。之所以较常用，与海狗肾药源紧缺而价格昂贵有密切关系。

阳起石功效温肾壮阳。阳起石咸温，有温肾壮阳，除下元积冷之效。主要用于肾阳虚的阳痿，宫冷，腰膝冷痹等。

黄狗肾、阳起石均能温肾壮阳，主药用于肾虚阳痿证。其区别：黄狗肾为血肉有情之品，有温肾阳、补精髓之功；阳起石药性峻烈，功专温肾壮阳。

海马功效补肾壮阳，活血散结，消肿止痛。海马性味甘咸而温，有良好的补肾壮阳益精之功，故可治肾阳虚衰的阳痿精少，宫寒不孕，腰膝酸软，尿频等证。又能活血散结，消肿止痛，用于治症瘕积聚，跌扑损伤等证，疗效亦可靠，且以对年久阳虚的症瘕积聚尤宜。此外，肾虚作喘亦可应用；并可外治阴疽疮肿、损伤出血等。

4. 使用注意

鹿茸研细末，一日用量1~3 g，3次分服(或入丸、散，随方配制)；服用宜从小量开始，缓缓增加，取"大虚缓补"之义。如骤用大量，易致阳升风动，头晕目赤，或助火动血，而致鼻衄。凡阴虚阳亢,血分有热,胃火盛或肺有痰热,以及外感热病者,均应忌服。

仙茅亦因性热有毒,阴虚火旺者不宜用。

紫河车宜研末装胶囊吞服,每次1.5～3 g,每日2～3次。如用鲜品煨食,每次半个或一个,每周2～3次。

核桃仁定喘嗽宜连皮用,润肠燥宜去皮用,排结石宜食油炸酥,捣如膏状服用。

淫羊藿、仙茅、海狗肾、黄狗肾、蛤蚧、海马等,一般都宜浸酒或研末及熬膏入丸、散服。通常鹿角胶宜烊化服,阳起石只入丸、散,而冬虫夏草多同鸭、鸡等血肉有情之品蒸食或炖食,作为调补。

在炮制方面:杜仲宜炒用;巴戟天、补骨脂、益智仁、菟丝子、沙苑子、胡芦巴等,多用盐水炙用或炒用。

三、补血药

1. 概述

凡能补肝养心或益脾,而以滋生血液,治疗血虚证为主要功效的药物,称为补血药。本类药味甘厚而多滋腻,多归心、肝、脾三经。均具有补养心血、肝血的作用,有的还能补脾益气以生血。主要用于心肝血虚,或久病、失血后所致的血虚证。症如面色萎黄,唇爪苍白,头昏眼花,心悸失眠及月经不调等。

此类药物,在药性方面,多数为温或微温,亦有少数为平或微寒。在药味方面,多为甘味,有的因兼具其他功效,而又有相应的兼味。多归心、肝、脾经,有的还兼入肺经或肾经者。补血药皆是无毒之品。

2. 配伍

(1)无论是血虚或因于气虚而生血不足,或血虚而兼见气虚者,都应当配伍补气药,使气旺以生血。

(2)血虚而兼见阴虚者,要配伍补阴药,或选用补血而又兼能补阴的阿胶、熟地黄之类,以补血而兼益阴。

(3)脾胃运化功能衰弱,化生血液不足而致血虚者,应配伍健运脾胃药,以化生血液。

(4)因其他慢性消耗性疾病,致营血耗损而血虚者,应配伍相应的祛邪药,治病祛邪与补血扶正并重,方能取得好的效果。

使用注意:补血药甘温滋腻,有碍消化,故凡湿阻中满,食少便溏者忌用;脾胃虚弱者,当与健脾助消化药同用。

3. 各药功用提要

(1)当归、熟地:当归甘温质润,辛香善行。既能补血,又能活血,兼能行气,为"血中之气药"。有补血活血,调经止痛,润肠通便之功,长于补血活血以调经,为血病之要药。故凡血虚血滞,血分有寒而致诸证皆可应用。与熟地、白芍等配伍,补血以治血虚;与黄芪、人参等配伍,治气血两虚,以益气生血。与生姜、羊肉等同用以治血虚血寒之腹痛;与熟地、川芎等同用以治血虚寒滞之月经不调、经闭,或配香附、桃仁、红花,治月经不调、痛经之因于气滞血瘀者;与桃仁、红花等同用于治跌打损伤;与丹参、桂枝等同用于治冠心病、心绞痛和血栓闭塞性脉管炎;与羌活、桂枝、秦艽等同用,祛风湿关节痹痛或肌肤麻木;与银花、连翘、赤芍等同用以治痈疽疮疡初期;与人参、黄芪、熟地黄等配伍,治疮疡已溃,气血亏虚者;与何首乌、肉苁蓉等同用,补血润肠治血虚肠燥便秘。

当归为血病之要药,是因为本品以甘温辛香,温而不燥,补而不滞,活而不伤正为特点。有补血、活血、止血、润肠之功,且归心肝脾三经。心主血,肝藏血,脾统血,而一切血证与这三脏有密切关系,故能主治一切血证。

主产于甘肃东南部岷县(秦州)的当归质量最佳,一直被视为道地药材,故又称之为"秦归"。补血用当归身,破血用当归尾,补血活血用全当归,活血通络用当归须。酒制偏于行血活血。

熟地具有色黑如漆,味甜如饴,甘而微温,味厚柔润,腻膈难化之特点。不仅能养血滋阴,且可补精益髓,为养血滋阴、补益肝肾之要药。凡肝血亏虚,肾精不足所致的妇女崩漏,月经不调,骨蒸潮热,盗汗遗精,腰膝酸软,耳聋目眩,须发早白及消渴等证,皆用为主药。近代已常用于阴虚型慢性肾炎、高血压、糖尿病及神经衰弱等证。熟地黄治血虚与阴虚潮热骨蒸,在配伍上,血虚者常配当归、白芍等以补血滋阴;阴虚潮热骨蒸者,常配山药、丹皮等以滋阴降火。

熟地黄、生地黄、鲜地黄同出一物,只因加工不同而分之。其区别:鲜地黄即新采挖的地黄,味甘苦、性寒多液,其凉血、生津效果为佳,而偏于养胃阴治胃燥口渴等;生地黄即晒干者,长于养阴生津。其清热凉血之力随较鲜地黄为次,但实为清心凉血、养阴生津之常用药;熟地即由生地加工蒸熟而成,味甘微温,功善补血养阴,偏于滋肝肾之阴而治血虚阴虚证。

(2)白芍:白芍苦酸微寒,有养血敛阴、柔肝止痛、平抑肝阳之功效,归肝、脾经。为临床上用于治血分病和阴分病的常用药。常用于阴血不足,月经不调,痛经、腹痛,腹泻,痢疾,胸胁疼痛及营卫不和之自汗、盗汗,亦用于头痛、眩晕等。例如,白芍与当归配伍,能养血调经;与甘草配伍,能缓急止痛;与桂枝配伍,能调和营卫;与代赭石配伍,能平抑肝阳。与生地黄、牡蛎等配伍,能敛阴止汗。

白芍之所以平抑肝阳,是因为白芍酸苦微寒,归肝经。苦寒能泄降肝火,酸寒能收敛肝阴,使肝能藏血敛阴。如此则肝体得养,肝阳不致上亢。

白芍与赤芍,在功效上赤芍长于清热凉血、活血、散瘀和清泻肝火;白芍则长于敛阴、养血、平肝。在应用上,赤芍主治血热、血瘀、肝火所致诸证,如热入营血的斑疹吐衄,血热瘀滞的经闭症瘕、痈肿疮毒,肝火上炎的目赤翳障等;白芍则主治血虚阴亏,肝阳偏亢诸证,如血虚或阴虚有热的月经不调,虚汗不止,肝阳偏亢的眩晕耳鸣,烦躁易怒等,两者自有差异。又白芍、赤芍皆能止痛,但赤芍主治者为血热瘀滞所致之痛;白芍主治者则为血虚或阴虚肝旺所致之痛。

白芍与当归皆能补血,且常同用于血虚之证,但它们却同中有异:当归性温,主治血虚有寒之证,白芍微寒,主治血虚有热之证。又两者均能止痛,但当归补血活血,专治血虚有瘀滞或有寒之痛,不似白芍养血敛阴,柔肝缓急止痛。

(3)何首乌、夜交藤:何首乌味苦甘涩,性微温。具有微温不燥,亦不滋腻,其性平和的特点。功能补肝肾、益精血、通便、解毒,为一味平补肝肾精血的良药。凡肝肾精血亏损所致的头昏眼花,耳鸣重听,失眠健忘,心悸怔忡,腰酸遗精,须发早白,梦遗滑精等证,皆为常用之药。现代用于高脂血症、高血压、冠心病而有肝肾精血不足见证者,亦有相当效果。

生首乌味甘、苦而性平,有通便、解毒、截疟之功,故可用于虚人、老人便秘,以及疮毒。此外,血燥生风,皮肤瘙痒,疮疹等,配伍相应药物内服或煎汤外洗,亦有一定疗效。

夜交藤为何首乌的藤,故又名首乌藤,功能养心安神,通络祛风。可用于失眠多汗,血虚肢体酸痛等证。

(4)阿胶、龙眼肉：阿胶以甘平质黏为特点，有补血止血、滋阴润肺之功。甘润能补肝血、滋肾水、润肺燥，质黏善于凝固血液而止血。故为补血的良药，止血的要药。凡阴虚血少，虚火妄动而致面色萎黄、眩晕、心悸、虚烦失眠、肺燥咳嗽、吐血、咯血、尿血、崩漏、胎动不安等证皆可应用。用于止血，若属实热或挟瘀者，不宜早用，否则有留瘀之弊。

阿胶与熟地均能补血养阴。其区别：阿胶长于补肺阴，又能止血安胎，为补血止血之良药；熟地善于补血，又能填精髓，为补血滋阴要药。

龙眼肉又名桂圆肉，甘温归心脾经。有补心脾，益气血之功。用于心脾两虚所致的惊悸、怔忡、失眠、健忘等证。

4. 使用注意

白芍亦有生用、炒用、酒炒用的不同，通常欲其平肝、敛阴多生用，养血调经则多炒用或酒炒用。何首乌，用于截疟、润肠、解毒宜生用，补益精血则制用。阿胶性滋腻，有碍消化，胃弱便溏者慎用；入汤剂宜烊化兑服，止血常以蛤粉炒成珠用，则可以同煎。

四、补阴药

1. 概述

凡能补阴、滋液、润燥，而以治疗阴虚液亏之证为主要功效的药物，称为补阴药。本类药以甘寒柔润为特点，多归脾胃肝肾经。具有滋养阴液，生津润燥之功效。主要用于肺胃肝肾及阴虚津少之证。如肺阴虚多见干咳少痰、咯血、口燥咽干等证；胃阴虚多见舌红少苔、津少口渴，或见呕哕嘈杂、大便燥结等证；肝阴虚多见眩晕目涩、少寐多梦，或有震颤等证；肾阴虚多见腰膝酸软、手足心热、眩晕耳鸣、遗精，或潮热盗汗等证。在药性方面，多数均为寒凉性。在药味方面，多数均为甘味。在归经方面，以补肺阴与胃阴为主，或是以补肝、肾之阴为主。皆是无毒之品。

2. 配伍

(1)热邪伤阴而邪热未尽者，应配伍清热药。

(2)阴虚内热者，应配伍退热除蒸药。

(3)阴虚阳亢者，应配伍平肝潜阳药。

(4)阴虚风动者，应配伍息风药。

(5)阴血俱虚者，应并用补血药。

(6)肾阴虚突出者，应根据阴阳互根之理，在使用滋补肾阴药时，适当辅以补阳药，使阴有所化，并藉阳药之通运，以制阴药的滋腻，使之补而不滞。

(7)兼见脾运弱而湿浊内生，出现腹胀便溏者，还应适当辅以健脾、理气、渗湿之品，以助运化。

3. 各药功用提要

(1)沙参、百合：北沙参以甘寒质润为特点，有润肺止咳、益胃生津之功效，并长于润肺止咳。故善治阴虚肺燥，干咳少痰，或劳嗽咯血及胃热津伤等证。

南沙参味甘而性微寒，亦能清润肺之燥热而化痰止咳，并能益气养胃生津。对肺阴虚的燥热干咳，痰少而黏，不易咯出者；胃津亏耗，气亦不足的咽干口燥，舌红少津，或食少不饥者，皆可应用。

南沙参与北沙参都有清胃养阴之功。其区别：南沙参体轻质松，功虽与北沙参相似，但滋阴清热力弱,而清肺化痰作用较北沙参为佳。

麻黄、黄芩、干姜、贝母、人参、沙参、五味子都入肺经,但麻黄辛温,能开宣肺气,散风寒而平咳喘;黄芩苦寒,清肺热以治肺热咳嗽气喘;干姜辛热,温散肺寒而化痰饮;贝母性寒,能清肺化痰而止咳;人参味甘,能大补元气,益肺气以治肺气亏虚证;沙参甘凉,能清肺热、补肺阴;五味子酸温,五味俱全,以酸为主,长于收敛肺气而治咳嗽。

百合功效养阴润肺止咳,清心安神。可用于肺阴虚的燥热咳嗽及劳嗽久咳,痰中带血等证;又能清心安神,可用于热病余热未清,虚烦惊悸,失眠多梦等证,且常与知母、生地黄配伍,以增强养阴清心安神之力。

百合与沙参均能润肺止咳。用于肺燥或肺热咳嗽及阴虚久咳,干咳少痰,或痰中带血等证。其区别:沙参侧重润肺止咳,善治阴虚肺燥、干咳少痰;百合润肺止咳,又清心安神,多用于阴虚喘咳,及阴虚热扰之百合病。

(2)麦冬、天冬、石斛、玉竹:麦冬功效养阴润肺,益胃生津,清心除烦。无论是阴虚有热,或温热病邪伤及其阴,皆为常用要药。但究其所长,则以养胃生津更为突出,凡胃阴虚或热伤胃阴的口渴咽干,大便燥结,清润之功,确属上品。其次则为治肺阴不足而有燥热的干咳少痰或痰黏。再次,则为对阴虚有热的心烦不寐,或热邪扰及心营,身热烦躁,舌绛而干等证。

天冬功效养阴润燥,清火,生津。甘寒养阴,清肺润燥,故治阴虚肺热的燥咳或劳嗽咳血;又能滋肾阴,清降虚火,生津润燥,故治肾阴不足,阴虚火旺的潮热盗汗、遗精,内热消渴,肠燥便秘。

麦冬、天冬常相须合用。其不同点:麦冬微寒,兼入心胃经,故长于清心热以除烦,养胃阴而生津;天门冬性大寒,兼入肾经,故其清火润燥之力较麦冬强,且长于滋肾阴,为肺肾阴虚要药。

石斛功效养阴清热,益胃生津。故可治热病伤津,低热烦渴,口燥咽干,舌红苔少等证;善养胃阴,生津液,故治胃阴不足,口渴咽干,食少呕逆,胃脘嘈杂,隐痛或灼痛,舌光少苔等证;又能补肾养肝明目与强筋骨,故还可用于治肾虚目暗,视力减退及肾虚痿痹,腰脚软弱等证。

玉竹功效养阴润燥,生津止渴。故用于治阴虚肺燥的干咳少痰;或用于治热病伤津,烦热口渴及消渴。又养阴而不恋邪,故可用于阴虚外感风热之证。

石斛、玉竹的共同特点是:作用平和,补而不腻。用于阴虚津亏证,常相伍而用。其不同点:石斛归胃肾二经,有甘寒质润、气味轻清的特点,善养胃阴、生津液、滋肾水、清虚热,为养胃生津,滋阴除热之良药,最宜于热病后期,阴液耗伤及胃阴不足之证;玉竹归肺胃二经,以甘平质润、润而不腻为特点。其功偏于滋养肺胃之阴,故对肺胃阴伤及阴虚外感发热者较为适宜。

(3)黄精、枸杞子、女贞子:黄精功效滋肾润肺,补脾益气。故可治阴虚肺燥的干咳少痰。既补脾阴,又益脾气,故可治脾胃虚弱之证,无论是脾胃气虚的食少体倦,或脾胃阴虚的口干食少,均可应用。其滋肾阴的作用,颇类熟地,故又用于肾虚精亏的腰膝酸软,头晕,须发早白及消渴等。

黄精、百合味甘性平,均能润肺止咳。用于肺虚燥咳证。其区别:黄精又可滋阴,补益脾气;百合又能清心安神,尤善治百合病。

枸杞子补肝肾,益精血,明目,止渴,故为治肾虚遗精,肝肾阴虚,视力模糊及消渴等的常用药。女贞子补肝肾之阴,治肝肾阴虚的目暗不明,视力减退,须发早白,腰酸耳鸣及阴虚发热等证。

枸杞子、女贞子常相须合用于肝肾虚而致头晕目眩,腰膝酸软,耳鸣失眠,目暗不明等证。其不同点:枸杞子味甘性平,为一味平补阴阳之品,用于治肾虚证,无论阴虚、阳虚都可用之,尤为滋补肝肾、名目之良药;女贞子甘苦性凉,能补益肝肾、清热明目,补中有清,补而不腻是其作用特点,宜于肾阴虚之头昏耳鸣,须发早白等证。

(4) 墨旱莲、桑葚、黑芝麻:墨旱莲功效补肝肾之阴,凉血止血。治肝肾阴虚的眩晕,腰膝酸软,遗精耳鸣,须发早白;又能滋阴凉血止血,治阴虚血热的咯血、衄血、便血、尿血、崩漏等。

桑葚功效滋阴补血,生津,润肠。可治阴血亏虚的眩晕耳鸣,视物昏花,失眠,遗精及须发早白。又能生津止渴,润燥滑肠,对津伤口渴、内热消渴及肠燥便秘等,亦有相当疗效。

桑叶、桑枝、桑皮、桑葚同出一物,然桑叶长于疏风清热,清肝明目;桑枝长于祛风通络;桑白皮长于泻肺平喘,利水消肿;桑葚子长于滋阴补血,生津润肠。

黑芝麻功效补肝肾,益精血,润肠燥。可用于肝肾精血不足的头晕眼花,须发早白,又能养血润肠,可用于血虚津亏的肠燥便秘。

桑葚、墨旱莲、黑芝麻常相须合用于阴亏血虚之头晕目眩、耳鸣失眠,须发早白等证。其区别:桑葚又能生津、润肠;墨旱莲又名旱莲草,又可凉血止血;黑芝麻功用与桑葚相似。

(5) 龟甲、鳖甲:龟甲功效滋阴潜阳,益肾健骨,固经止血,养血补心。其效用主要有四:①既能滋补肝肾之阴而退内热,又可潜降肝阳而息内风,为滋阴潜阳要药。对阴虚内热之骨蒸盗汗,阴虚阳亢之头晕目眩,阴虚风动之手足蠕动等证,皆为常用。②既能益肾健骨,又可补血滋阴。对肾虚之腰膝痿软,小儿囟门不合,齿迟行迟,亦为必用。③既能滋补肾阴以固冲任,又可清热与止血。对阴虚血热,冲任不固之崩漏,月经过多,用之甚效。④能养血补心,可用于心虚的惊悸、失眠、健忘等。

龟甲与鹿茸皆能补肾健骨和止血,但其具体性用却有所不同。首先,两者虽均能补肾健骨,治筋骨痿弱,小儿囟门过期不合,齿迟行迟等证,但龟甲甘咸而寒,乃滋肾潜阳息风之品,鹿茸则甘咸而温,系温肾壮阳益精之品,所治证候实质上有阴阳之别。其次,龟甲、鹿茸皆可止血,治崩漏经多之证,但鹿茸所治者,乃阳虚不摄,冲任虚寒所致,龟甲所治者,乃阴虚血热,冲任不固所致。可见,两者所治,有一阴一阳,一寒一热之殊,实际性用,迥然不同。

鳖甲功效滋阴潜阳,软坚散结。鳖甲咸寒,归肝、肾经。善能滋阴清热,潜阳息风,对阴虚发热之夜热早凉或劳热骨蒸,阴虚阳亢之头晕目眩,及热病伤阴之虚风内动,皆为要药。又能软坚散结,对症瘕积聚、疟母等,尤为必用。

龟甲、鳖甲咸寒归肝肾经,均为滋阴潜阳之要药。常用于阴虚阳亢所致头晕、耳鸣、耳聋等证。其区别:龟甲味厚纯阴,长于滋阴潜阳,补肾健骨,又能养血补心,最宜于阴虚火旺,肝阳上亢,以及肝肾阴虚,筋骨痿软等证;鳖甲禀性至阴,善入厥阴血分,长于滋阴退热,软坚散结,最宜于阴虚骨蒸潮热及症瘕痞块。

4. 使用注意

因补阴药大多甘寒滋腻,凡脾胃运化力弱,痰湿内阻,腹满便溏者不宜用,或配伍健脾理气、运化湿浊之品慎用。百合清心宜生用,润肺蜜炙用。龟甲、鳖甲入药,用量 10~30 g,打碎先煎;以砂炒或醋炙用。沙参反藜芦。

第二十节 收涩药

凡以收敛固涩为主要作用的药物，称为收涩药，又称固涩药，亦叫做收敛药。

本类药大多味酸而涩，涩可固脱，主入肺、脾、肾、大肠经，用于各种情况的滑脱不禁之病症。分别具有敛汗、止泻、固精、缩尿、止带、止血、止嗽等作用。有的药兼有补肝肾，健脾祛湿，生津止渴，温中行气，和胃制酸，安蛔止痛以及解毒疗疮等作用。根据药物的不同作用，可分为固表止汗药、敛肺涩肠药、固精缩尿止带药三大类。

收涩药适用于久病体虚、正气不固所致的滑脱不禁证。症如：自汗、盗汗、久泻、久痢、遗精、滑精、遗尿、尿频、久咳虚喘以及崩漏带下不止等。

运用收涩药治疗滑脱病证，只是治病之标，敛其耗散，固其滑脱，防其因滑脱不禁而致正气衰竭，变生他证。由于滑脱病症的根本原因在于正气不固，脏腑虚弱所致，故运用收涩药治疗滑脱病证时，须与相应的补虚药配伍同用，以标本兼顾。如治气虚自汗、阴虚盗汗者，则分别配伍补气药、补阴药；脾肾阳虚久泻、久痢者，配伍温补脾肾药；肾虚遗精、滑精、遗尿、尿频者，配伍补肾药；冲任不固，崩漏下血者，配伍补肝肾，固冲任药；久咳虚喘者，配伍补肺益肾纳气药等等。总之，视具体症候，寻求根本，适当配伍，标本兼治，才能收到较好的疗效。收涩药有敛邪之弊，凡表邪未解，或内有湿滞，以及郁热未清，均不宜用，误用有"闭门留寇"之弊；若大汗亡阳、大出血等极虚欲脱之危重症，非收涩药所能奏效，应用急救，或求本治疗；使用收涩药，常配伍补益药同用，标本兼顾。

一、固表止汗药

1.概述

本类药都有固表敛汗之功，适用于自汗、盗汗等腠理不固之证。若气虚自汗，可与黄芪、白术等配伍；阴虚盗汗，可与当归、生地、黄檗等同用；产后虚汗，可与党参、黄芪等补虚药同用。此类药在药性方面，多为平性或性凉。在药味方面，皆为甘味。在归经方面，多入肺、心二经。皆是无毒之品，其性缓，能行肌表，调节卫分，顾护腠理。凡实邪所致出汗者，非本类药物所宜。

2.各药功用提要

(1)麻黄根：麻黄根功效敛肺止汗。本品为临床止汗专品，自汗、盗汗证均宜。麻黄根研细末外用，亦具止汗之功。

麻黄与麻黄根，二药同出一源，但功能迥异。前者以其地上草质茎入药，主宣散外邪为用；后者以其根及根茎入药，主敛肺止汗为用，须加区别。

(2)浮小麦、糯稻根：浮小麦功效敛汗、益气、除热。自汗、盗汗证均宜。尤适用于气阴不足之虚汗证。

麻黄根、浮小麦、糯稻根均能敛汗止虚汗，用于各种汗证，常配伍使用。其区别：麻黄根入肺走表以收敛止汗，无扶正之功，各种汗证均可用以治标；浮小麦甘凉入心，以益气、除热、止汗为特长，有扶正祛邪之意；糯稻根偏于用于治病后汗证和虚热不退之证。

浮小麦与小麦，二药亦同出一源，前者为小麦未成熟的颖果，主以敛汗而治虚汗证；后者为小麦成熟的颖果，主养心除烦而治心神不安及脏躁病，各有所主，须加区别应用。

二、敛肺涩肠药

1. 概述

凡是具有敛肺止咳喘和涩肠止泻痢作用的药物称为敛肺涩肠药。前者适用于肺虚久咳及肺肾虚之虚喘,后者主要用于久泻、久痢病证。敛肺涩肠药的性能有以下特点:药性多为温性或平性,唯五倍子性寒。药味多为酸、涩,唯肉豆蔻味辛,五味子、赤石脂兼具甘味。多归肺、大肠经。

五味子又归心、肾经;乌梅又归肝经。在配伍方面,治久咳虚喘,配补肺益气或补肾纳气药同用。治久泻、痢,配伍温补脾肾药;兼气虚下陷者,配补气升提药;兼脾胃气虚,配补益脾胃药。本类药酸涩收敛,属敛肺止咳之品,对痰多壅肺、外邪束肺所致的咳喘不宜用;属于涩肠止泻之品,对泻痢初起,伤食腹泻者不宜用。

2. 各药功用提要

(1)五味子、乌梅:五味子五味具备,以酸为主而性温。味酸收敛,温润不燥,能上敛肺气,下敛肾水,又能涩精止泻,生津敛汗,宁心安神。临床主要用于肺虚久咳及肺肾不足之喘咳和肾虚不固之遗精、滑精、久泻不止、脾肾虚寒之五更泻,还可用于津伤口渴,自汗盗汗,心悸失眠等症。此外,本品研末内服,对慢性肝炎转氨酶升高者有降低作用。

乌梅酸涩善收,上敛肺气,下固肠脱;本品极酸,酸能生津、安蛔,为生津安蛔之要药。故凡肺虚久咳,脾虚久咳、久痢,崩漏,便血,烦渴及蛔虫引起的呕吐、腹痛等皆可应用。此外,乌梅内擦牙龈,可治牙关紧闭;乌梅炭外敷,可消外疡胬肉。

乌梅与五味子,二药均有敛肺止咳、涩肠止泻、生津止渴作用。但五味子又能滋肾、固精、敛汗、益气及宁心安神;而乌梅又具安蛔止痛、止血及消疮毒之功。

(2)五倍子、肉豆蔻:五倍子功效敛肺降火,涩肠止泻,固精止遗,敛汗止血。本品酸涩,具有多方面收敛固涩功用。一是能敛肺止咳,且性寒,止咳之中又具清热降火之功,主治肺虚久咳及肺热痰嗽;二是能涩肠止泻,主治久泻、久痢;三是能固精止遗,治遗精、滑精;四是能敛汗止汗,主治自汗、盗汗;五是能收敛止血,主治崩漏、便血、痔血。此外,五倍子外用,又具解毒、消肿、收湿、敛疮、止血作用,可用于疮疖肿毒、湿疮流水、溃疡不敛、肛脱不收、子宫下垂等。可研末外敷或煎汤熏洗。

五倍子与五味子二药味酸收敛,均具有敛肺止咳、敛汗止汗、涩精止遗、涩肠止泻的作用。均可用于肺虚久咳、自汗盗汗、遗精滑精、久泻不止等病证。但五倍子则又有清热降火及收敛止血之功,又治肺热痰嗽、崩漏下血、便血、痔血;五倍子外用又能解毒、消肿、收湿、敛疮、止血,又治疮疖肿毒、湿疮流水、溃疡不敛、子宫下垂、肛脱不收等。而五味子则又能滋肾、益气、生津及宁心安神,又治肺肾虚喘、津伤口渴、消渴及心悸、失眠、多梦等证。

肉豆蔻又名肉果、玉果,味辛性温;辛香而涩,温和而降。具涩中兼行之特点。有涩肠止泻,温中行气之功。适用于正气渐衰,或脾肾虚寒之久泻、五更泻,以及脾胃虚寒、气滞作胀的脘腹胀痛、食少、呕吐等证。煨熟去油可增强温中止泻之功。

(3)诃子、罂粟壳:诃子、罂粟壳味酸涩而性平,归肺与大肠经,均有敛肺止咳、涩肠止泻之功。用于肺虚久咳、久泻久痢、脱肛等证。其区别:诃子尚有下气、利咽之功,为肺虚久咳之要药;敛肺开音宜生用,涩肠止泻宜煨用。罂粟壳还有良好的止痛作用,可止内外诸痛;止咳宜蜜炙,止泻止痛宜醋炒。

(4)药物比较:椿皮、石榴皮、赤石脂、禹余粮、五倍子味酸而涩,能涩肠止泻,固崩止带。适用于久泻久痢,崩漏带下等证。其区别:椿皮又名樗根皮、樗白皮,苦涩性寒,以收涩为主而又有清热燥湿之功;石榴皮酸涩性温,又能安蛔;赤石脂涩温,对黏膜有收敛和吸附被覆作用,为涩肠止泻要药;禹余粮质重下降,功与赤石脂相似,既能涩肠止泻,又能收敛止血;五倍子酸涩性寒,收敛作用很强,能敛肺涩肠,止汗、止血、止遗。

乌梅、诃子、罂粟壳、五倍子均有敛肺止咳之功,可用于治肺虚久咳证。然乌梅又可安蛔止痢;诃子可疗久咳失声;罂粟壳又能止内外诸痛;五倍子可治各种出血。

3.使用注意

肉豆蔻是辛香温燥涩肠止泻之品,主虚寒久泻,入汤剂3~10 g,丸散剂1.5~3 g;裹煨去油;湿热泻痢者忌用。

凡表邪未解,内有实热,咳嗽初起等,均不宜使用五味子;凡外有表邪,内有实热积滞者,不宜使用乌梅;赤石脂畏官桂,孕妇要慎用。

三、固精缩尿止带药

1.概述

凡是具有固涩下焦,固精气,摄小便,止带下作用的药物称为固精缩尿止带药。适用于遗精、滑精、小便频数、遗尿、小便白浊及带下诸证。

固精缩尿止带药的性能有以下特点:药性多为平性或微温,部分药物药性微温,且多温而不燥。药味多为酸涩或甘涩,唯海螵蛸、桑螵蛸亦具有咸味。主入肝、肾、膀胱经,少数还入大肠经、脾经和心经。本类药皆为无毒之品。

2.各药功用提要

(1)山茱萸:山茱萸味酸微温,以质润不燥,补涩,具备标本兼顾,既能补肝肾之阴,又能温补肾阳为特点,为一味平补阴阳的要药。主治肝肾亏虚之头晕目眩、腰膝酸软、阳痿等证;本品补肾益精之中又能固精止遗,善治肾虚不固之遗精、遗尿;取本品补肝肾、固冲任之功,又主妇女肝肾亏损,冲任不固的崩漏下血及月经过多证;取其敛汗固脱作用,可用于体虚欲脱,大汗不止。此外,山茱萸亦可用于治肝肾亏虚之消渴证。

(2)桑螵蛸、海螵蛸、覆盆子、金樱子:桑螵蛸功效固精缩尿,补肾助阳。归肝、肾二经,能补肾固精缩尿,适用于肝肾不足,不能固摄所致的遗精、滑精、遗尿、尿频、白浊等证;取其补肾助阳之功,亦可用于肾虚阳痿病证。

覆盆子、金樱子与桑螵蛸,三药均能固精缩尿,主治遗精、滑精、遗尿等肾虚不固之证。但覆盆子又能益肝肾明目,可用于肝肾亏虚,目暗不明;桑螵蛸则又能补肾助阳,又治肾虚阳痿;金樱子主收涩无补虚之功,且能涩肠止泻,可治久泻、久痢等。

海螵蛸又称乌贼骨,既能固精止带,主治肾虚遗精、带下,又能收敛止血;既可内服又可外用,治崩漏、吐血、便血及外伤出血。外用还能收湿敛疮,可治湿疹、湿疮、溃久不敛等。此外,海螵蛸又擅长于制酸止痛,胃痛泛酸者多用。

桑螵蛸与海螵蛸,两药均有固精缩尿作用,用于治遗精、滑精、遗尿、尿频等证。但桑螵蛸固涩之中又能补肾助阳,亦治肾虚阳痿,尤用于肾阳虚而见上述之证。而海螵蛸固涩力较强,并能收敛止带、收敛止血、收湿敛疮及制酸止痛,故亦常用于带下、崩漏下血、便血、胃痛泛酸及外科湿疮等证。

(3)莲子（须）、芡实、茯苓：莲子与芡实，二药为睡莲科药物，性味甘涩平，主归脾、肾二经。二药均能益肾固精、补脾止泻、止带，补中兼涩，主治肾虚遗精、遗尿；脾虚食少、泄泻；脾肾虚带下。

但莲子又能入心经以养心，亦治虚烦、心悸、失眠。而芡实益脾肾固涩之中，又能除湿止带，为虚实带下证常用药。

莲须固肾涩精，主治遗精、滑精、带下、尿频；莲房止血化瘀，主治崩漏、尿血、产后瘀阻；莲子心清心安神，交通心肾，涩精止血，主治热入心包、神昏谵语及失眠、遗精、血热吐血；荷叶清暑利湿，升阳止血，主治暑热病证、脾虚泄泻及出血；荷梗通气宽胸，和胃安胎，主治外感暑湿、胸闷不畅、妊娠呕吐、胎动不安等。

茯苓、薏米、山药、扁豆、莲子、芡实均能补脾止泻。但茯苓、薏米渗湿健脾以止泻；山药补脾气，益脾阴以止泻；扁豆健脾化湿以治泻；莲子、芡实补脾固涩以治脾虚久泻。

3. 使用注意

本类药酸涩收敛，属于外邪内侵，湿热下注所致的遗精、尿频等不宜使用。桑螵蛸助阳固涩，故阴虚多火，膀胱有热而致遗精、小便频数者忌用。

第二十一节　涌吐药

一、含义

凡以促使呕吐为主要作用的药物，称为涌吐药，又称催吐药。在药性方面，皆为寒性药物。在药味方面，多为苦味，而常山又具辛味，胆矾具酸涩辛药味。在归经方面，常山入肺、心、肝经；瓜蒂归胃经；胆矾入肝、胆经，各有所归。且涌吐药皆是有毒之品。

二、作用

涌吐药主要是使停留在咽喉、胸膈、胃脘等部位的痰涎、宿食、毒物等从呕吐而出。

三、适应证

①误食毒物，停留胃中，未被吸收；②宿食停滞不化，尚未入肠，脘部胀痛；③痰涎壅盛，阻碍呼吸及癫痫发狂等证。

四、使用注意

本类药作用强烈，大都具有毒性，且呕吐是剧烈的动作，可以影响内脏，如使用不当，能令患者产生不良后果。故涌吐药只适用于气壮邪实之证，如体质虚弱或老人、小儿、妇女胎前产后，以及素患失血、头眩、心悸、劳嗽喘咳等证，均当忌用。同时，还当注意用量、用法和解救。一般服用涌吐药，可用小量渐增的方法，以防中毒或涌吐太过；且服药后多饮热开水，以助药力，或用鸡翎扫喉探引以助吐。如呕吐不止，当及时解救。吐后当休息，不宜马上进食，俟肠胃功能恢复，再饮流质或食易消化的食物，以养胃气。

五、各药功用提要

(1) 瓜蒂：瓜蒂性寒甚苦，专能引吐，长于涌吐热痰、宿食，外用研末吹鼻，可引去湿热。临证常用于痰热郁于胸中，而为癫痫发狂、喉痹喘息、烦躁不眠，或宿食停留于胃，而致胸脘胀痛等证，均可用之催吐。此外，本品内服，也有行水湿、退黄疸之功。

(2) 常山：常山辛开苦泄，寒能清热，有毒。上行吐胸中痰饮，下行去胁下痰饮，且能截疟。可治胸中痰饮积聚，但现今较为少用。酒炒用，可减少致吐作用，治疟疾有良效。蜀漆即常山的嫩枝叶，其涌吐之力较常山为强。

(3) 藜芦、胆矾：藜芦辛苦性寒，且有毒。擅长涌吐风痰，常用于中风、癫痫、喉痹证见痰涎涌盛者。又能杀虫止痒，用于疥癣秃疮等。

瓜蒂、胆矾、常山：三药皆有毒，均有涌吐作用，但瓜蒂主涌吐痰食，治痰热郁于胸中及宿食停滞；胆矾主涌吐风痰及误食毒物，治风痰壅塞、喉痹、癫痫惊狂及误食毒物；常山主涌吐痰涎，治胸中痰饮之证。此外，三药除涌吐功用外，瓜蒂又能祛湿退黄，治湿热黄疸；胆矾又能解毒收湿，祛腐蚀疮，外用于治风眼赤烂、口疮、牙疳及肿毒不溃和胬肉；常山又能祛痰截疟，主治疟疾病。

六、用法用量

常山涌吐宜生用，截疟宜酒制用；治疟疾宜在寒热发作前半天或 2 h 前服用，用量不宜过大。瓜蒂治湿热黄疸，除内服外，可研末吹鼻，以引去湿热退黄疸。胆矾用法，以温开水化服，剂量 0.3～0.6 g。

第二十二节 攻毒杀虫止痒药

一、含义

凡以解毒疗疮，攻毒杀虫，燥湿止痒为主要作用的药物，称为攻毒杀虫止痒药。本类药物多为温热药性，但蜂房性平，白矾为寒。药味多具辛味，而硫黄、白矾又具酸味，蜂房味甘。归经较为繁杂。本类药多具有不同程度的毒性，除供外用外，部分药物还可内服。本类药的共同特点：三多一小，性强烈。三多，即多数有毒，多作外用和多种应用形式；一小，是谓用量较小；性强烈，是指毒性强而作用峻烈。

二、作用

攻毒杀虫止痒药具有解毒消肿，祛腐排脓，生肌敛疮，杀虫止痒等功效。

三、适应证

适用于疥癣、湿疹、痈疮疔毒、麻风、梅毒、毒蛇咬伤等症。

四、使用方法

此类药多研末外撒；或用香油及茶水调敷；或制成软膏涂抹；或作为药捻、栓剂栓塞；或煎汤洗渍及热敷等等,因病因药而异。本类药物作内服使用时,除无毒副作用的药物外,宜作丸剂使用。本类药物多具有毒性,外用内服均应严格控制剂量和用法,不宜过量或持续使用,以防发生中毒。制剂时,应严格遵守炮制及制剂法度,以减轻其毒性和不良反应,确保临床用药安全。

五、各药功用提要

(1)雄黄、硫黄:雄黄为温散有毒之品,长于祛风燥湿,解毒杀虫,归心、肝、胃三经。有毒。具有良好解毒作用,是治疗痈肿疔毒,湿疹疥癣常用药,尤为治蛇伤之要药,并有防腐防疫之功。常用于疥癣、疮痈肿毒、虫蛇咬伤,亦用于癫痫、哮喘、疟疾、破伤风等证。硫黄为纯阳有毒之品,外用杀虫止痒,内服壮阳通便。内服善补命火而助肾阳,配伍在补肾药中,可治肾虚阳痿和宫寒不孕,如半硫丸、黑锡丹;外用长于燥湿杀虫止痒,尤常用于治疥癣,为疥疮之要药,如硫黄软膏。此外,可作为熏剂,用以防虫、防霉。硫黄与雄黄,皆为有毒之品,外用均能解毒杀虫,主治疥癣、恶疮、湿疹等证。但雄黄解毒效力强,外用又治痈肿疔疮及虫蛇咬伤;内服能杀虫、燥湿祛痰、截疟,亦治虫积腹痛、哮喘、疟疾及惊痫等。而硫黄外用杀虫止痒力强,多用于疥癣、湿疹及皮肤瘙痒等;内服又能补火助阳通便,亦治寒喘、阳痿、虚寒便秘等。

(2)白矾、蛇床子:白矾又称明矾,煅后失去结晶水者称为枯矾。本品无毒,可外用、内服。外用功效解毒、杀虫、止痒,常用于湿疹、湿疮、疥癣及皮肤瘙痒等;内服功效清化痰涎、收敛止血、涩肠止泻,主治久泻、久痢、便血、崩漏、创伤出血,以及风痰所致的昏厥、癫痫、癫狂等证。此外,还可用于脱肛、子宫下垂、湿热黄疸等。

蛇床子功效杀虫止痒,温肾壮阳。常用于阴部湿痒、湿疹、疥癣及滴虫性阴道炎,可内服或外用;本品又具温肾壮阳之功,可用于肾阳衰微,下焦虚寒之阳痿、不孕之证;此外,蛇床子又能散寒祛风燥湿,内服亦治寒湿带下、湿痹腰痛等。

(3)土荆皮、蜂房、大蒜:土荆皮功效杀虫止痒,是治疗体癣、手足癣、头癣等各种癣病外用之专品。可单用浸酒涂擦或研末用醋调敷。亦可制成10%～50%土槿皮酊,或与水杨酸、苯甲酸等配制成复方土槿皮酊外用。蜂房功效攻毒杀虫,祛风止痛。可用于痈疽、瘰疬、癣疮;同时,本品善于祛风,既能祛风止痛,又能祛风止痒,故又可用于风湿痹痛、瘾疹瘙痒及牙痛等。大蒜功效解毒杀虫,消肿,止痢。外用能解毒杀虫消肿,主治痈肿疔毒、疥癣;内服又有较好解毒、杀虫、止痢之功,可用于泄泻、痢疾、肺痨、百日咳,以及钩虫病、蛲虫病等。此外,常食用大蒜,能健脾温胃,增强食欲,治胃脘冷痛、饮食不消、食欲减退等。

六、使用注意

雄黄毒性较强,内服宜慎,不可过量久服,孕妇忌用。雄黄切忌火煅,烧锻后即可分解为三氧化二砷(As_2O_3),即砒霜,有剧毒。雄黄加工炮制方法是:研成细粉或水飞。雄黄宜入丸散服,每次 0.15～0.3 g。硫黄有毒,作内服使用,须与豆腐同煮,至豆腐呈绿色为度,取出漂净,阴干备用。硫黄不宜与朴硝同用,孕妇忌用。

白矾可内服外用,研末外用宜用枯矾,化水熏洗宜用白矾。蛇床子不宜用于阴虚火旺或下焦有湿热的病证。

第二十三节　拔毒化腐生肌药

一、含义

凡以拔毒化腐，生肌敛疮为主要作用的药物，称为拔毒化腐生肌药。本类药物药性或为温热，或为寒凉，炉甘石性平。药味多为辛味，其中硼砂味甘咸，炉甘石味甘。归经较为繁杂。本类药多具毒性，如升药、轻粉、砒石为大毒，铅丹亦有毒，唯炉甘石、硼砂为无毒。本类药以外用为主。

二、作用

拔毒化腐生肌药具拔毒化腐，生肌敛疮作用。

三、适应证

适用于痈疽疮疡溃后脓出不畅，或溃后腐肉不去，伤口难以生肌愈合之证。此外，某些药兼能解毒明目退翳，治目赤肿痛，目生翳膜等。

四、各药功用提要

(1) 升药、轻粉：升药又称升丹、三仙丹、黄升丹。功效拔毒化腐排脓。本品有大毒，归肺、脾二经，是外科要药，主要用于痈疽溃后，脓出不畅，或腐肉不去，新肉难生。常配伍石膏研细末外用。

轻粉：外用功效攻毒、杀虫、敛疮。主治疥癣、梅毒、疮疡溃烂等证。此外，本品内服能通利二便，逐水退肿，主治水肿便秘实证。宜入丸剂使用。

轻粉与升药，均为水银制剂类药物。升药长于拔毒化腐排脓，主治痈疽溃后，脓出不畅，或腐肉不去，新肉难生之证。轻粉外用长于攻毒杀虫敛疮，主治疥癣、梅毒、疮疡溃烂等证；内服能通利二便，逐水退肿，亦治水肿便秘实证。

(2) 砒石、炉甘石：砒石又名信石、人言、砒霜、白砒、红砒，味辛大热，有大毒。外用蚀疮去腐，内服劫痰平喘。因其毒性太大，多作外用：以枣肉包裹砒石，煅炭研末，即信枣散，外敷治走马牙疳及小儿牙龈腐烂；内含砒石的枯痔散，外用于治痔疮；用由砒石、明矾、雄黄等中药制成的药条"三品一条枪"插入患处，治瘰疬和某些肿瘤，如现代运用中西医结合的方法，经过改进，用以治疗某些早期宫颈癌和白血病收到了满意的疗效。

炉甘石味甘性平，有明目祛翳、收湿生肌之功效。故多作眼科外用药，亦用于溃疡不敛，皮肤湿疮。本品专供外用，不作内服。

(3) 硼砂、铅丹：硼砂又称月石、西月石、蓬砂。甘咸性凉，外用清热解毒，内服清肺化痰。为眼科、喉科要药。外用可治口舌生疮，咽喉肿痛、目赤翳障，如冰硼散；少量内服可治痰黄黏稠等，宜入丸剂使用。

炉甘石与硼砂，均能解毒、防腐。均为无毒之品，刺激性小，为眼科所常用。但炉甘石性平力缓，解毒力小，专供外用，功主明目退翳，收湿生肌敛疮，主治目赤翳障、烂弦风眼，溃疡不敛，皮肤湿疮等。而硼砂性凉，清热解毒作用强，外用主治咽痛、口疮、目赤、翳障；内服能清热化痰，用于治痰热之证等。

铅丹又称广丹、东丹、朱丹、黄丹等。铅丹外用解毒止痒,收敛生肌;内服截疟。又能收湿杀虫止痒,主治疮疡溃烂,皮肤湿疮等证。此外,本品内服能镇惊坠痰和祛痰截疟,亦治癫痫及疟疾等。宜入丸剂使用。

五、使用注意

本类药常见外用方法有:研末外撒;或研末后香油调敷;或制成膏药敷贴;或制成眼药点眼及用开水溶化后洗眼疾等,因病因药而异。本类某些药物又有内服治疗作用,但临床少用,若使用亦不入汤剂,宜入丸剂使用。

本类药多具大毒(剧毒),应用时应严格控制剂量和用法。外用亦不宜过量和持续使用;制剂时,应严格遵守炮制及制剂法度,以减轻其毒性和不良反应,确保临床用药安全。

本类药物中,升药毒性大,不可内服,外用不用纯品,常配煅石膏研末,依病情之不同,按适当比例配制成外用药使用,不可大量持续使用;外疡腐肉已去,或脓液已尽者,不宜用。

轻粉毒性大,外用可适量研末配伍他药调涂或制成药膏外用,但外用亦不可过量和久用;本品内服要慎用,入丸剂,服后要及时漱口,以免口腔糜烂及损伤牙齿,孕妇忌服;轻粉每次用量 0.1～0.2 g。

砒石毒性大,外用适量,研末撒敷或入膏药中贴用,外用亦不宜过量,以防局部吸收中毒;本品内服宜慎用,须掌握好用法用量,入丸剂,不可过量和持续服用,不能做酒剂服,孕妇忌服,每次用量 0.002～0.004 g。

铅丹有毒,外用宜入膏剂使用;内服入丸剂用,每次用量 0.3～0.6 g,不可持续服用,以防蓄积中毒。

炉甘石专供外用,水飞点眼。

硼砂多作外用,内服 1.5～3 g,宜慎用;外用宜煅用,内服化痰可生用,入丸剂使用。

第二十四节 祛风湿药

凡以祛除肌肉、经络、筋骨间的风湿,解除痹痛为主要作用的药物,称为祛风湿药。

祛风湿药主要具有祛风除湿,通痹止痛的作用。部分药物还具有舒筋活络,强壮筋骨的作用。

祛风湿药主要适用于风湿痹痛、筋脉拘急或麻木不仁、半身不遂、腰膝酸痛、下肢痿弱等症。

辛温解表药中部分药物如防风、羌活、藁本等,亦有祛风湿、止痹痛作用,可用于风寒湿痹。它们与祛风湿药不同的是其主要作用为发散风寒,用于风寒兼湿的表证。

使用本类药物时,应根据痹证的类型做适当的选择和相应的配伍。如风邪偏胜的行痹,宜选择善于祛风的祛风湿药,佐以活血养血之品;湿邪偏胜的着痹,宜选择温燥的祛风湿药,佐以燥湿、利湿、健脾药;寒邪偏胜的痛痹,宜选散寒止痛的祛风湿药,佐以通阳温经散瘀之品;郁久化热,关节红肿者,选用寒凉的祛风湿药,佐以凉血清热药。

部分药物辛散、温燥,易伤阴耗血,故阴亏血虚者宜慎用。痹证多属慢性疾病,为服用方便,可做酒剂或丸剂服用。酒剂还能增强祛风湿药的功效。

此外,临证使用祛风湿药每与理血药配伍,前人有"治风先治血,血行风自灭"之说,这是因为痹症的形成,多因风寒湿邪入侵肌肉、筋脉、关节致气血凝滞不通所致。因此,在痹症初期和中期,常配伍活血通络之品如川芎、牛膝等,使邪不易稽留,从而增强疗效。又风药多燥,故又常与养血和营之品如当归、白芍等配用。痹症后期,多兼气血不足,因而在选用强壮祛风湿药时常配补养气血之品,以扶正祛邪。祛风湿药根据其性味和功效的不同,分为祛风湿散寒药、祛风湿清热药、祛风湿强筋骨药三类。

一、祛风湿散寒药

1. 概述

祛风湿散寒药多辛、苦、温,入肝、脾、肾经。辛以祛风,苦以燥湿,温以胜寒。具有祛风胜湿,散寒止痛,舒筋通络等作用,偏治风湿行痹游走疼痛、着痹肌肉肢体沉重麻木及寒痹疼痛等。

2. 各药功效提要

(1)独活、羌活:独活辛散苦降,气香而温。功长祛风除湿,蠲痹止痛,且药性缓和,故对于风寒湿痹不论何种邪气偏胜均能应用,其外走膀胱经,内入肾经,因此,风湿痹症,不论新久,皆可适宜。临床上凡风寒湿痹,每以独活为主药组方治疗。如治少阴风湿腰痛独活苍术汤;治风湿日久,正虚邪恋之独活寄生汤等。因此,独活可谓是治风寒湿痹之代表药。然其性下行,故对腰以下之痹痛尤为适宜。此外,独活尚有解表之功,可用于风寒表证。

独活与羌活均能祛风湿、解表。然独活为足少阴经引经药,作用和缓,长于祛风湿,性善下行,尤宜风湿在下者,但解表之力不及羌活;羌活为足太阳经引经药,辛温燥烈,偏于发散,性善上行,尤宜于风湿在上者。故有"羌活善治在上在表之游风,独活善治在下在里之伏风"之说。若一身尽痛,则羌活、独活同用。

(2)威灵仙、川乌:威灵仙辛散善走,性温通利,能通行十二经,以通利经络,止痛为擅长。故其治痹症以风邪偏盛之行痹,寒邪偏盛之痛痹或肢体麻木、屈伸不利甚至瘫痪者为宜,味咸又能软坚消骨鲠,加醋煎汁,缓缓吞咽可治鱼骨鲠喉,故亦是治疗诸骨鲠咽之要药。

川乌、草乌:均属毛茛科,两者均有毒。功能祛风除湿,散寒止痛。本品辛温燥烈,既可散在表之风邪,又可逐在里之寒湿,具有较强的散寒止痛作用。用于治风寒湿痹痛,诸寒疼痛、跌打损伤、麻醉止痛等,功效卓著。但因其性毒烈(草乌更甚),故宜慎用。又,反半夏、瓜蒌、白蔹、白及、贝母。

(3)蕲蛇:蕲蛇又名白花蛇,此药甘咸性温,性善走窜,祛风通络作用强大可靠。前人云其能"透骨搜风"。它既善搜外风以通络,又能息内风以止痉。故治风不分内外,临床可用于风湿痹痛、筋脉拘挛;口眼歪斜、半身不遂;麻风、顽癣,破伤风,小儿急慢惊风等多种风病,可谓治风病要药。

蕲蛇与金钱白花蛇:两者在性味、归经、功效与应用方面均相似,但蕲蛇之作用较之和缓,而金钱白花蛇作用较强,故用量宜轻。

蕲蛇与乌梢蛇:都能祛风通络,定惊止痉。用于治风痹、惊搐、歪斜拘急、疠风恶疮等。但蕲蛇味咸性温,系有毒之品,善走脏腑,达皮毛,长于搜脏腑筋骨之风邪而力猛,为顽痹风瘫、破伤风之要药;乌梢蛇味甘气厚而无毒,功效逊于蕲蛇,以祛肌肉皮肤之风为优,是治疗顽麻不仁,瘰疬疥癣之良品。

(4)雷公藤:雷公藤具有祛风除湿、活血通络、消肿止痛、杀虫解毒之功,长于治风湿、类风湿关节肿痛及坐骨神经痛等,可单用内服或外敷,改善功能活动,减轻疼痛,其功卓著。用于疔疮肿毒、皮肤瘙痒等,能以毒攻毒,杀虫消肿。本品因其毒性大,故内服宜慎。

(5)木瓜、蚕沙:木瓜功效舒筋活络,除湿和胃。本品酸温气香,酸能入肝而舒筋活络,温香入脾,能化湿和胃。脾主四肢,又主肌肉,性恶湿,而喜香燥。若湿浸肌肉,则为湿痹,伤及足胫,则为脚气,该药能温通肌腠之湿滞,故可用于治风湿痹痛,筋脉拘挛,脚气肿痛。亦为久风顽痹,筋脉拘急之要药。若湿浊中阻,升降失常所致呕吐泄泻,腹痛转筋,而酸温理脾和胃,止吐痢而敛气津,且酸能走筋而舒挛急,因此,又为治一切转筋腿痛之要药。

木瓜与蚕沙,均可祛风除湿,化湿和胃,用于治风湿痹痛及湿浊中阻,吐泻转筋之证。其中,木瓜味酸入肝,能敛肝阴,缓肝之急,有较好的舒筋络作用,为舒筋缓急之要药,又善能化湿,故为湿痹、脚气、筋脉拘挛所常用,对筋脉拘挛者尤为要药。蚕沙辛温,性偏温燥,功偏祛风止痛,多用于治风寒瘀阻,肢节疼痛之痹证,用此祛风寒、利关节而止痛,煎汤外洗尚可用于皮肤湿疹。

(6)伸筋草、寻骨风、路路通等:伸筋草、老鹳草、海风藤均长于祛风通络,治风湿痹证,关节疼痛、伸屈不利、肌肤不仁等症。各药作用均较和缓,无毒性,且药源丰富,是民间常用之品。其中老鹳草治痹痛多制成膏内服,疗效显著,又能止泻治痢,故湿热泻痢,亦可选用。

寻骨风、松节:均有较好的祛风湿止痛之功,治风湿痹痛,肢体麻木,外伤瘀痛等。寻骨风则长于止痛,多用于治风湿痹痛及脘腹诸痛。松节止痛力不及寻骨风,但其性偏温燥,以治寒湿痹痛为宜。

路路通:有祛风通络、利水、下乳之功,尤能舒筋络之拘挛,故用于治湿痹拘挛、水肿、小便不利等证。此外,对气血壅滞而致乳汁不通、乳房胀痛之症,本品有良好的通经下乳作用。

3.使用注意

祛风湿散寒药中,要掌握某些药物的用量用法和使用注意。

川乌、草乌均有大毒,故宜炮制后用,煎煮时间宜长,一般先煎0.5~1 h,以制其毒性,用量不可过大,以防中毒。亦不宜与半夏、瓜蒌、贝母、白及、白蔹等药同用,孕妇忌用。

雷公藤亦是大毒之品,治疗风湿痹痛等证,应严格掌握内服剂量,一般多以外用为主,由于对皮肤刺激较大,外敷时间长,易引起发泡,故外敷时间不超过半小时为宜;有心、肝、肾疾患者慎用,孕妇忌用。

蕲蛇、金钱白花蛇、乌梢蛇等药,多用丸、散、膏或酒剂,一般不入汤剂。威灵仙治疗鱼骨鲠咽,一般用量30~50 g,煎后频服,以取速效。

二、祛风湿清热药

1.概述

祛风湿清热药,多辛苦寒,归肝、脾、肾经。辛散祛风,苦能燥湿,寒能清热,故本类药物具有祛风湿清热作用,用于治风湿痹痛,以风湿热痹、关节红肿热痛等症更为适宜。

2.各药功效提要

(1)秦艽、防己:秦艽功效祛风湿止痹痛,退虚热,清湿热。归肝、胆、胃经。既能外散风湿,舒筋活络,又能内泄湿热,凉血退蒸。本品药性平和,前人称之为"风药中之润剂,散药中之补剂",故各种风湿痹痛,均可选用。但其性寒,善清热,故以热痹为宜。此外,又能退虚热,除骨蒸,用于治骨蒸潮热,小儿疳积发热等。入肝、胆经,又能清利湿热退黄,故又能治湿热黄疸。

防己功效祛风湿,止痛,利水消肿。本品苦寒降泄,利水清热,辛能散,祛风湿,又善泄下焦湿热,为祛风通络利水止痛药。适用于湿热痹痛,小便不利,脚气肿痛,以及湿热疮毒等。然长于利湿,又清热,故以湿痹、热痹为宜。

防己与秦艽皆为性寒之品,功能祛风湿、清热。可用于风湿痹痛,尤以关节红肿之热痹为宜。其中,防己又善清湿热,利水道,用于湿热所致的水肿,小便不利之证。防己有木防己与汉防己之分,二药功相近似,然木防己长于祛风湿,止痹痛;汉防己(粉防己)长于利水消肿。秦艽质润和缓,素有"风药中之润剂""三痹通用之品"之称。故用于治痹证,不论新久、不问寒热、虚实皆可配用。其舒筋络之功可用于风中经络,半身不遂之证。此外,尚能退虚热、利湿退黄,用于虚劳骨蒸潮热及湿热黄疸等证。

防己与防风均有祛风湿、止痹痛作用,用于治风湿痹痛。然防己性寒,以治热痹为宜并能利水消肿;防风为风药中之润剂,并善祛风解表。

(2)豨莶草、臭梧桐、桑枝等:豨莶草功效祛风湿,通经活,清热解毒。本品辛散苦燥,祛筋骨间风湿而通痹止痛。生用偏寒,善化湿热,又能清热解毒,用于治疮疡肿毒,湿疮,湿疹等。制后治风湿痹痛,然力弱,需久服方效。

臭梧桐、海桐皮、络石藤、穿山龙、丝瓜络:各药均有祛风通络之功,用于治风湿痹痛,四肢拘急等症。但因各药性均偏寒凉,故又以治热痹为宜;臭梧桐,又能降血压,亦可用于治高血压病;海桐皮不仅能止痛,又能杀虫止痒,善治下肢关节痹痛及湿疹疥癣;络石藤善凉血消肿,用于治痈疡。

桑枝:功效祛风通络,利关节。本品味苦性平,通行善走,长于行上肢肩臂,尤能通利四肢小关节,用于治风湿痹痛,四肢拘挛,寒、热证均可选用。但最适宜于热痹上肢肩臂疼痛者。

豨莶草、臭梧桐、络石藤、桑枝四药,皆有祛风湿、通经络、止痹痛之功,用于风湿痹痛,筋脉拘急、肢体麻木甚至半身不遂等证。其中:豨莶草与臭梧桐还有降血压作用,近代用于高血压病。豨莶草又能清热解毒用于治痈肿疮毒;络石藤性凉清热,治热痹尤宜,又可用于喉痹、痈肿,取其凉血消肿之能;桑枝善通达四肢而利关节,尤宜于上肢痹痛或肢臂麻木,萎废不用等证。

3.使用注意

祛风湿清热药中,应注意防己的不同科属来源及其功效之异同。防己常用品有两种:一种为汉防己,来源于防己科多年生藤本植物粉防己的根;另一种为木防己,为马兜铃科藤本植物广防己的根。两者均入药,均有祛风湿止痛、利水之功。不同点:汉防己功偏利水消肿,用于水肿、小便不利、脚气浮肿等症;木防己功偏祛风湿止痛,多用于治风湿热痹之关节肿痛。本品大苦大寒,易伤胃气,体弱阴虚,胃纳不佳者慎用。桑枝药力和缓,故用量偏大,一般均在 30 g 左右,才能取得更好疗效。臭梧桐有良好降压效果,宜用丸、散剂,如煎服,则降压功效不显。

三、祛风湿强筋骨药

1.概述

祛风湿强筋骨药,多甘苦温,归肝、肾经。具有祛风湿补肝肾,强筋骨作用,主要用于风湿日久累及肝肾所致的腰膝酸痛,软弱无力等风湿痹证。亦可用于肾虚腰痛、骨痿及中风后遗半身不遂等证。

2.各药功用提要

(1)五加皮:五加皮功效祛风湿,强筋骨,利尿。本品辛苦而温,辛散苦燥,外能散风除湿,通络止痛,内能温补肝肾,强筋骨,为祛风湿、疗痹痛、强筋起痿之要药。该药既能祛邪,又能补正,祛邪不伤正,补正不留邪。故可用于治风湿痹痛,筋骨拘急,腰膝酸痛,软弱无力等症。且能温肾化湿,利水消肿,又常用于治皮肤水肿,以及皮肤湿痒等,内服、外用均可。尤其肝肾虚而兼风湿者更宜之。

(2)桑寄生:桑寄生功效祛风湿,益肝肾,强筋骨,安胎。本品苦甘性平,归肝、肾经。性平,不寒不热,祛风湿中,尤长于补肝肾,强筋骨,兼能养血益阴。故对风湿痹痛日久,损及肝肾,筋骨不利,腰膝酸痛者,用之最宜。以其能入肝肾,以养血益精,固冲任而安胎,故亦是胎动不安之常用药。因此,胎动、胎漏,由于肝肾亏,精血不足者,以及妊娠腰痛亦常应用,多与阿胶、续断配用。

(3)狗脊、千年健:狗脊功效祛风湿,补肝肾,强腰膝。本品苦甘性温,能补能行,温而不燥,走而不泄,尤善祛脊背之风湿而强腰膝,故可用于治风湿痹痛、腰痛脊强、不能俯仰、足膝软弱等症,而对肝肾不足,兼有风寒湿邪者,尤为适宜。又有固涩作用,对肾气不固之小便频数、遗尿、遗精及妇女白带等,亦有温养固摄作用。但对下焦有热所致者,不宜用。

千年健功效祛风湿,强筋骨,止痹痛。本品辛散苦燥,善下行,既能祛风湿,又能益肝肾强筋骨,故多用于治风湿腰膝冷痛、下肢拘挛麻木等症,多与海桐皮配伍,颇益于老年人。

五加皮、桑寄生、狗脊、千年健皆为强壮性祛风湿药,功能祛风湿、强筋骨,多用于风湿痹痛日久损及肝肾者,或肝肾不足、腰膝酸软等证。其中五加皮尚有利水之功,用于水肿之证。桑寄生长于补肝肾,故对肝肾不足,腰膝酸痛者尤为适宜;此外,尚能安胎,用于肝肾虚损,冲任不固之胎漏、胎动不安,取其补肝肾,养血而安胎。狗脊尤善祛脊背之风湿而强腰膝,故对肝肾不足,兼有风寒湿邪者,尤为适宜。千年健性善下行,既能祛风湿,又能益肝肾强筋骨,故多用于治风湿腰膝冷痛、下肢拘挛麻木等症。

3.使用注意

祛风湿强筋骨药中,要注意五加皮的品种。

临床常用的五加皮有两种:一种是南五加皮,主要来源于五加科落叶小灌木细柱五加的根皮。另一种是北五加皮,为萝藦科植物杠柳的根皮,习称香加皮。不论南五加皮或香加皮,均有祛风湿、强筋骨、利尿作用,用于治风湿痹痛,筋骨痿弱无力及小便不利、水肿等症。但南五加皮无毒,补肝肾,强筋骨、祛风湿作用好;香加皮有毒,强心、利尿、止痛作用强,由于本品有毒,不可过服、久服,易蓄积中毒,用量过大时,可使心脏中毒,呼吸抑制,甚至死亡。

第二章 经络与腧穴

第一节 经　　络

经络是经脉和络脉的总称。经者,径也,有路径的意思,是经络系统中直行的主干,分布在人体较深部位。络者,网络也,络脉是经脉别出的分支,分布在人体较浅部位。络脉纵横交错,网络全身,无处不到。经络是运行气血、联络脏腑肢节、沟通人体内外、贯穿全身上下的通路。经络内属于脏腑,外络于肢节,把人体的五脏六腑、四肢百骸、五官九窍、皮肉筋脉等组织器官连接成一个统一的有机整体,使人体各部的功能活动保持相对的协调和平衡。

一、经络系统的组成

经络系统由经脉和络脉组成,内连脏腑,外连筋肉、皮肤。经脉分为正经和奇经两类。正经有十二,即手三阴经、手三阳经、足三阴经、足三阳经,是运行气血的主要通路。十二经脉有固定的起止部位和穴位,有一定的循行路线和交接顺序,在肢体的分布和走向有一定规律,同脏腑有直接的络属关系。由于十二经脉是经络系统的主体,故又称之为"十二正经"。奇经是相对正经而言,因其有八条经脉,即任脉、督脉、冲脉、带脉、阴维脉、阳维脉、阴跷脉、阳跷脉,故而称之为奇经八脉。奇经八脉具有统率、联络和调节十二经脉气血的作用。另外,经脉中尚有十二经别、十二经筋和十二皮部。络脉又分为十五别络、孙络、浮络。十五别络：是从十二正经及奇经八脉中的任、督二脉各分出一支别络,再加上脾经的一条大络,称之为十五别络或十五络脉。它具有加强表里两经在体表的联系和渗灌气血的作用。浮络：浮现于体表的浅表部位的络脉。孙络：是络脉中最为细小的分支。

二、经络的功能

（一）沟通表里,贯穿上下,联络全身

人体的五脏六腑、四肢百骸、五官九窍、皮肉筋骨等组织器官是在经络系统的沟通联系下,成为一个有机的整体,使机体各部分之间保持着相互协调、相互制约的平衡关系。

（二）通行气血、濡养脏腑组织

经络是运行气血的通路,气血通过经络的运行,通达全身,营养脏腑组织器官,抗御外邪、保卫机体,这都有赖于经络的传输。

（三）反映病理变化

在生理上运行气血,在病理上传递病邪,内脏有病可以通过经络的传导反映于体表。

三、经络的临床应用

（一）诊断疾病的依据

经络有一定的循行部位和络属脏腑,根据病变的部位,结合经络循行及所关联的脏腑,即

可做出诊断。

(二)指导疾病的治疗

主要是指导针灸、推拿、火罐、穴位贴敷等疗法的循经取穴和中药的归经选择。

(三)用于疾病的预防

调理经络可以预防疾病，如常灸足三里、气海、关元等穴可以强身健体，提高机体的抗病能力。

第二节 十二经脉

十二经脉，即手三阴经、手三阳经、足三阳经、足三阴经共十二条经脉，是经络学说的主体，在整个经络系统中起着重要的作用。

一、十二经脉的命名、分布和走行交接规律

(一)十二经脉的命名

十二经脉的命名是结合阴阳、脏腑、手足三个方面而定的，它们分别隶属于十二脏腑。十二经脉是用其所属脏腑的名称，结合循行于肢体（包括手足）的内外、前中后的不同部位，根据阴阳学说的内容赋予了不同的名称。因为五脏属阴，所以凡是和五脏相连的经脉叫作阴经，阴经循行在四肢的内侧。六腑属阳，凡是和六腑相连的经脉叫作阳经，阳经循行在四肢的外侧。根据阴阳衍化理论，阴阳又可分为三阴三阳，即：太阴、厥阴、少阴和太阳、少阳、阳明。五脏之中的心、肺、心包都位于胸膈以上、属三阴经。它们的经脉分布在上肢内侧，属阴，为手三阴经。大肠、小肠、三焦属三阳经，它们的经脉分布在上肢外侧，属阳，为手三阳经。脾、肝、肾位于胸膈以下，属三阴经，它们的经脉分布在下肢内侧，属阴，为足三阴经。胃、胆、膀胱的经脉分布在下肢外侧，属阳，为足三阳经。按照各经所属脏腑，结合循行于四肢的部位，就决定了十二经脉的名称。

(二)十二经脉在体表的分布规律

十二经脉在体表的分布走行有着一定的规律：阳经分布于四肢的外侧面、头面和躯干，上肢的外侧为手三阳经；下肢外侧为足三阳经。阴经分布于四肢的内侧面和胸腹。上肢的内侧为手三阴经；下肢的内侧为足三阴经。手足三阳经在肢体的分布规律是：阳明经在前，少阳经在中，太阳经在后。手足三阴经在肢体的分布规律是：太阴经在前，厥阴经在中，少阴经在后。但是足三阴经在下肢内踝上八寸以下是足厥阴经在前，足太阴经在中，足少阴经在后，行至内踝上八寸以上时则是足太阴在前，厥阴经在中，足少阴经在后。在头面部，阳明经循行于面部、额部；太阳经循行于面颊、头项及头后部；少阳经循行于侧头部。在躯干部，手三阳经循行于肩胛部；足阳明经循行于胸腹部；足太阳经循行于腰背部；足少阳经循行于人体侧面。手三阴经循行于胸部且均从腋下走出，足三阴经均循行于腹部。

(三)十二经脉的走向和交接规律

手三阴经起于胸中，从胸走向手指末端，交手三阳经；手三阳经从手指末端走向头面部，交

足三阳经；足三阳经从头面部向下走行，经过躯干、下肢，走向足趾末端交足三阴经；足三阴经从足趾沿小腿、大腿，走向腹部、胸部，交手三阴经。

二、十二经脉的表里属络关系

十二经脉通过经别和别络互相沟通，组合成六对表里相合的关系。手太阴肺经和手阳明大肠经互为表里；手厥阴心包经和手少阳三焦经互为表里；手少阴心经和手太阳小肠经互为表里；足太阴脾经和足阳明胃经互为表里；足厥阴肝经和足少阳胆经互为表里；足少阴肾经和足太阳膀胱经互为表里。

互为表里的阴经与阳经在体内与脏腑有属络关系，阴经属脏络腑，阳经属腑络脏。即手太阴肺经属于肺联络大肠；手阳明大肠经属于大肠联络肺；手厥阴心包经属于心包联络三焦；手少阳三焦经属于三焦联络心包；手少阴心经属于心联络小肠；手太阳小肠经属于小肠联络心；足太阴脾经属于脾联络胃；足阳明胃经属于胃联络脾；足厥阴肝经属于肝联络胆；足少阳胆经属于胆联络肝；足少阴肾经属于肾联络膀胱；足太阳膀胱经属于膀胱联络肾。互为表里的经脉，在生理上相互联系，在病理上相互影响。

三、十二经脉的流注次序

十二经脉中的气血运行是循环流注的。从手太阴肺经开始，依次流注，最后传至足厥阴肝经，再重新传至手太阴肺经，如此，则阴阳相通，首尾相贯，循环往复，以致无穷，而生命不息。

四、十二经脉循行及主治病证

（一）手太阴肺经

1. 循行

手太阴肺经起于中焦，向下联络大肠，再上行穿过膈肌，入属于肺脏；从肺系（指肺与喉咙相联系的脉络）横出腋下，沿上臂内侧行于手少阴和手厥阴之前，下行到肘窝中，沿着前臂掌面桡侧入寸口（桡动脉搏动处），过鱼际，沿鱼际的边缘，出拇指的桡侧端。其支脉：从列缺穴处分出，走向食指桡侧端，与手阳明大肠经相交接。

2. 主治

胸、肺、喉部疾患及经脉循行部位的病变。

（二）手阳明大肠经

1. 循行

手阳明大肠经起于食指桡侧端（商阳），沿食指桡侧，通过第1、2掌骨之间，向上进入拇长伸肌腱与拇短伸肌腱之间的凹陷中，沿前臂背面桡侧缘，至肘部外侧，再沿上臂外侧上行至肩端（肩髃），沿肩峰前缘，向上会于督脉大椎穴，后进入缺盆，联络肺脏，通过横膈，属于大肠。其支脉：从锁骨上窝上行于颈部（扶突），经过面颊，进入下牙龈，出来回绕口唇，左右交叉于水沟，左脉向右，右脉向左，分布在鼻旁（迎香），与足阳明胃经相交接。

2. 主治

头面、五官疾患和经脉循行部位的病变。

（三）足阳明胃经

1. 循行

足阳明胃经起于鼻翼两侧（迎香），上行到鼻根部，与足太阳膀胱经相交会，向下沿着鼻柱的外侧(承泣),入上齿龈,回出环绕口唇,向下交会于颏唇沟内承浆,再向后沿下颌骨后缘到大迎穴处,沿着下颌角颊车,上行耳前,经过上关,沿发际至额前。

其支脉:从大迎前下走人迎,沿着喉咙向下后行至大椎穴,折向前行入缺盆,向下通过横膈,属胃,络于脾脏。其直行之脉、从缺盆出体表,沿乳中线下行,挟脐两旁(旁开2寸),入小腹两侧腹股沟处。

其支脉:从胃下口幽门处分出,沿腹里向下到气冲处与前脉会合,再由此向下至髀关,直抵伏兔部,下至膝膑,沿着胫骨前嵴外侧,下经足背,进入足第2趾外侧端(厉兑)。其支脉:从膝下3寸(足三里)处分出,下行足中趾外侧。其支脉:从足背上(冲阳)分出,进入足大趾内侧端(隐白),与足太阴脾经相交接。

2. 主治

胃肠病、神志病和头、面、眼、鼻、口、齿疾患,以及经脉循行部位的病变。

(四)足太阴脾经

1. 循行

足太阴脾经起于足大趾末端(隐白穴),沿着大趾内侧赤白肉际,过大趾本节后半圆骨,上行至内踝前缘,再上腿肚,沿小腿内侧正中线上行,于内踝上八寸处,交出足厥阴经之前,经膝、股部内侧前缘进入腹中,属脾,络胃,过横膈上行,挟食管两旁,连系舌根,分散于舌下。其支脉:从胃别出,向上通过膈肌,注入心中,与手少阴心经相交接。

2. 主治

主治胃脘痛、腹胀、呕吐、嗳气、便溏、黄疸。身体沉重无力、舌根强痛、膝股部内侧肿胀、厥冷等病证。

(五)手少阴心经

1. 循行

手少阴心经起于心中,出属于"心系"(心与其他脏器相连系的部位),向下穿过横膈,下络小肠。其支脉:从"心系"分出向上,挟着食管上行,系于目系(指眼球与脑相联系的脉络)。其直行之脉:从心系出来,退回上行于肺部,横出于腋窝(极泉),沿上臂内侧后缘、肱二头肌内侧沟,至肘窝内侧,沿前臂内侧后缘、尺侧腕屈肌腱之侧,到掌后豌豆骨部,入掌,经小指桡侧至末端(少冲),与手太阳小肠经相交接。

2. 主治

心、胸、神志病证及本经循行部位的病变。

(六)手太阳小肠经

1. 循行

手太阳小肠经起于手小指外侧端(少泽),沿手背尺侧至腕部,出于尺骨茎突,直上前臂外侧尺骨后缘,经尺骨鹰嘴与肱骨内上髁之间,循上臂外侧后缘出肩关节,绕行肩胛部,交肩上(大椎穴),入缺盆络于心脏,沿食管过横膈,过胃属小肠。其支脉:从缺盆出来,沿颈部上行至面颊,至目外眦,转入耳中(听宫)。其支脉:从面颊部分出,上行目眶下,至目内眦(睛明),与足太阳膀胱经相交接。

2. 主治

头项、五官病证、热病、神志疾患及本经部位的病变。

(七)足太阳膀胱经

1. 循行

足太阳膀胱经起于目内眦,上额左右交会于巅顶(百会)。其支脉:从头顶部分出,到颞颥部。其直行之脉:从头顶入里联络于脑,回行分别下行到项后,沿肩胛部内侧,夹脊柱,到达腰部,从脊旁肌肉进入体腔联络肾脏,属于膀胱。其支脉:从腰部分出,向下通过臀部,进入腘窝内。其支脉:从项部分出下行,通过肩胛骨内缘直下,经过臀部下行,沿大腿后外侧与腰部下来的支脉会合于腘窝中。然后下行穿过腓肠肌,出于外踝后,沿足背外侧缘至小趾外侧端(至阴穴),与足少阴经肾经相交接。

2. 主治

头、项、目、背、腰、下肢部病证及神志病,背部第一侧线的背俞穴及第二侧线相平的腧穴,主治与其相关的脏腑病证和有关的组织器官病证。

(八)足少阴肾经

1. 循行

足少阴肾经起于足小趾下,斜走足心(涌泉),出于舟骨粗隆下,沿内踝后,进入足跟,再向上行于腿肚内侧后缘,至腘内侧,上经大腿内侧后缘,穿过脊柱,属于肾脏,联络膀胱。其直行之脉:从肾向上通过肝和横膈,进入肺中,沿着喉咙,挟于舌根两侧。

2. 主治

妇科、前阴、肾、肺、咽喉病症。如月经不调、阴挺、遗精、小便不利、水肿、便秘、泄泻,以及经脉循行部位的病变。

(九)手厥阴心包经

1. 循行

手厥阴心包经起于胸中,出属心包络,向下通过膈肌,从胸至腹,依次络于上、中、下三焦。其支脉:从胸中分出,沿胸出于胁部,至腋下3寸处(天池),上行抵腋窝中,沿上臂内侧中线,行于手太阴和手少阴之间,进入肘中,向下行于前臂掌长肌腱与桡侧腕屈肌腱之间,进入掌中,沿着中指桡侧,出中指桡侧端(中冲穴)。其支脉:从掌中(劳宫穴)分出,沿着环指尺侧到指端,与手少阳三焦经相交接。

2. 主治

心、胸、胃、神志病证。如心痛、心悸、胃痛、呕吐、胸痛、癫狂、昏迷及经脉循行部位的病变。

(十)手少阳三焦经

1. 循行

手少阳三焦经起于环指(无名指)尺侧端(关冲),向上出于手背第4、第5掌骨之间,沿着腕背,出于前臂伸侧尺、桡骨之间,向上通过肘尖,上臂外侧三角肌后缘,上达肩部,交出于足少阳经的后面,向前进入缺盆,分布于胸中,联络心包,向下通过横膈,从胸至腹,属于上、中、下三焦。其支脉:从胸中分出,上行出缺盆,至肩部,左右交会于大椎,上行到项,沿耳后直上,出耳上到额角,再屈而下行至面颊,到达目眶下。其支脉:从耳后入耳中,出走耳前,与前脉交叉于面颊部,到达外眦角(瞳子髎),与足少阳胆经相交接。

2. 主治

侧头、耳、目、咽喉、胸胁部病证和热病。如偏头痛、胁肋痛、耳鸣、耳聋、目痛、咽喉痛及经脉循行部位的病变。

(十一)足少阳胆经

1. 循行

足少阳胆经起于瞳子髎(目外眦),向上到额角返回下行至耳后,沿颈部向后交会大椎穴再向前入缺盆部入胸过膈,联络肝脏,属胆,沿胁肋部,出于腹股沟,经外阴毛际,横行入髋关节(环跳)。其支脉:从耳后入耳中,出走耳前,到瞳子髎处后向下经颊部会合前脉于缺盆部。下行腋部侧胸部,经季肋和前脉会于髋关节后,再向下沿大腿外侧,行于足阳明和足太阴经之间,经腓骨前直下到外踝前,进入足第4趾外侧端(足窍阴)。其支脉:从足临泣处分出,沿第1、2跖骨之间,至大趾端(大敦穴),与足厥阴肝经相交接。

2. 主治

侧头、目、耳、咽喉病、神志病、热病及经脉循行部位的其他病证。

(十二)足厥阴肝经

1. 循行

足厥阴肝经起于足大趾上丛毛部(大敦),经内踝前向上至内踝上八寸外处交出于足太阴经之后,上行沿股内侧,进入阴毛中,绕阴器,上达小腹,挟胃旁,属肝络胆,过膈,分布于胁肋,沿喉咙后面,向上入鼻咽部,连接于"目系"(眼球连系于脑的部位),上出于前额,与督脉会合于巅顶。其支脉,从目系分出,下行颊里、环绕唇内。

2. 主治

肝病、妇科、前阴病及经脉循行部位的其他病证。

第三节 奇经八脉循行及主治病证

一、督脉

(一)循行

督脉起于小腹内(胞中),下出于会阴部,向后行于脊柱的内部,上达项后风府,进入颅内,络脑,上行巅顶,沿前额下行至鼻柱,止于上唇系带处(龈交穴)。

(二)主治

脊柱强痛,角弓反张等病证。

二、任脉

(一)循行

任脉起于小腹内(胞中),下出于会阴部,向上行前行至阴毛部,沿腹部和胸部正中线直上,向上经过关元经咽喉部,至下颌,环绕口唇,沿面颊,分行至目眶下。

(二)主治

疝气,带下,腹中结块等病证。

三、冲脉

(一)循行

冲脉起于小腹内(胞中),下出于会阴部,从气街部起与足少阴经相并,夹脐上行,散入胸中,上达咽喉,环绕口唇。

(二)主治

腹部气逆而拘急等病证。

四、带脉

(一)循行

带脉起于季胁,斜向下行至带脉穴、五枢穴、维道穴,横行腰腹,绕身一周。

(二)主治

腹满,腰部觉冷如坐水中等病证。

五、阴维脉

(一)循行

阴维脉起于小腿内侧,足三阴经交会之处,沿下肢内侧上行,至腹部,与足太阴脾经同行,到胁部,与足厥阴经相结合,然后上行至咽喉,合于任脉。

(二)主治

心痛,忧郁等病证。

六、阳维脉

(一)循行

阳维脉起于足跟外侧,向上经过外踝,沿足少阳胆经并行,沿下肢外侧上行至髋部,经胁肋后侧,从腋后上肩,至前额,再到项后,合于督脉。

(二)主治

恶寒发热,腰痛等症。

七、阴跷脉

(一)循行

阴跷脉起于内踝下照海穴,经过内踝后,沿下肢内侧上行,经阴部,沿腹、胸进入缺盆,再上行,出人迎穴之前,经鼻旁,到目内眦,与手足太阳经阳跷脉会合。

(二)主治

多眠、癃闭,足内翻等病证。

八、阳跷脉

(一)循行

阳跷脉循行起于外踝下的申脉穴,经外踝后上行腓骨后缘,经股部外侧,再沿髋、胁、肩、颈的外侧,上夹口角,到达目内眦,与手足太阳经、阴跷脉会合,再上行经额,与足少阳胆经会于风池。

（二）主治

目痛从内眦始，不眠，足外翻等病证。

第四节　十二经别、十二经筋、十二皮部

一、十二经别

十二经别是十二正经离、入、出、合的别行部分，是正经别行深入体腔的支脉。

十二经别的分布规律：十二经别多从四肢肘膝关节以上的正经别出（离），经过躯干深入体腔与相关的脏腑联系（入），再浅出体表上行头项部（出），在头项部阳经合于本经经脉，阴经的经别合于其表里的阳经经脉（合），由此将十二经别汇合成六组，称为"六合"。

十二经别的作用：加强了十二经脉的内外联系及在体内的脏腑之间表里关系，补充了十二经脉在体内外循行的不足。由于十二经别通过表里相合的"六合"作用，使得十二经脉中的阴经与头部发生了联系，从而扩大了手足三阴经穴位的主治范围。此外，又由于其加强了十二经脉对头面的联系，故而也突出了头面部经脉和穴位的重要性及其主治作用。

二、十二经筋

十二经筋是十二经脉之气濡养筋肉骨节的体系，是十二经脉的外周连属部分。

十二经筋的分布规律：十二经筋均起于四肢末端，上行于头面胸腹部。每遇骨节部位则结于或聚于此，遇胸腹壁或入胸腹腔则散于或布于该部而成片，但与脏腑无属络关系。十二经筋的作用：约束骨骼，完成运动关节和保护关节的功能。

三、十二皮部

十二皮部是十二经脉功能活动反映于体表的部位，也是络脉之气散布之所在。十二皮部的分布规律：以十二经脉体表的分布范围为依据，将皮肤划分为十二个区域。十二皮部的作用：由于十二皮部居于人体最外层，又与经络气血相通，故是机体的外屏障，起着保卫机体、抵御外邪和反映病证的作用。

第五节　腧　穴

一、腧穴的概念

腧穴是脏腑经络之气输注出入的位置。既是疾病的反映点，也是针灸治疗的刺激点。在古代文献中有"节""会""气府""骨空""气穴""砭灸处""孔穴""穴位"等之称。

二、腧穴和脏腑之间的关系

腧穴和经络都归属于脏腑,受五脏六腑的统辖。腧穴各归属于某一条经脉,而每一条经脉又各隶属于某一脏腑。所以腧穴、经络与脏腑之间有着归属的关系。脏腑有病,可以反映于相应的腧穴,而在体表的穴位上施以针灸,则能治疗腧穴所属脏腑的一些疾病病证。

三、腧穴的分类

(一)经穴

经穴又称"十四经穴",是指归属于十二经脉和任脉、督脉上的腧穴。经穴有固定的名称、位置和归经,因其分布在十四经脉循行线上,所以与经络的关系非常密切。既能反映十四经脉及其所属脏腑的病证,又能治疗本经的病证,是腧穴的主要部分,经穴共计361个。

(二)奇穴

奇穴是指有一定的名称,又有明确的位置,但尚未列入十四经系统的腧穴(包括近代发现认可的腧穴),也称"经外奇穴"。奇穴的分布有些在十四经循行线上,有些不在十四经循行线上,但和经络系统的联系非常密切,某些奇穴是多个穴位的组合,如十宣、八风、八邪等。

奇穴的主治范围比较单一,一般只对某些病证有特殊疗效,如四缝穴主治小儿疳积、阑尾穴主治阑尾炎等。

(三)阿是穴

阿是穴是指既无固定的名称,亦无固定的位置,而是以压痛点或其他阳性反应点作为针灸施术部位。又称为"天应穴""不定穴""压痛点"等。阿是穴多位于病变部位或附近,也可出现在与病变部位距离较远的特殊位置。

四、腧穴的治疗作用

(一)近治作用

这是所有腧穴主治作用所具有的共同特点,一切腧穴均可以治疗其所在部位局部及其邻近的组织、器官的病证,如眼区的睛明能治疗眼部疾患。

(二)远治作用

这是十四经腧穴主治作用的基本规律,在十四经穴中,尤其是十二经脉当中位于四肢肘、膝关节以下的腧穴,不仅能治疗局部病证,而且还能治疗本条经脉循行所过之处的远端部位的脏腑、组织器官的病证,如手阳明大肠经的合谷穴,既能治疗手及上肢的局部病证,又能治疗本经经脉循行所过之处的头面五官部位的病证。

(三)特殊作用

某些腧穴针对机体的不同状态,有着双向良性调节作用,如腹泻时针灸天枢可止泻,便秘时针灸天枢则可以通便。有些穴位的治疗作用还具有相对的特异性,如灸至阴可以转胎,治疗胎位不正。

五、腧穴的定位方法

(一)骨度分寸法

骨度分寸法是将人体不同部位的骨骼尺寸用作定取腧穴的折算长度,不论男女、老少、高矮、胖瘦均可按这一标准测量,这种腧穴的定位方法称为骨度分寸法。常用的骨度分寸如下：前发际中点至后发际中点12寸,天突穴至胸剑联合9寸,胸剑联合至脐中8寸,脐中至耻骨联合上缘中点5寸,第7颈椎以下至尾椎为21个椎体,肘横纹至腕横纹12寸,腋下横纹至肘横纹9寸,膝中至外踝高点16寸,股骨大转子至膝中19寸。

(二)自然标志取穴法

根据人体自然标志而定取穴位的方法称自然标志定位法,分固定标志和活动标志两类。固定标志是指不受人体活动影响的、固定不移的标志,包括五官、指甲、骨骼的凸起(内外踝尖)等,如拇指指甲角旁0.1寸处取少商。活动标志是需要采取相应的动作姿势才会出现的标志,包括皮肤的皱襞、肌肉部的凹陷、肌腱的显露以及某些关节间隙等,如取耳门、听宫、听会等穴当开口时有空隙,故需要张口取穴。

(三)手指同身寸法

手指同身寸法是以患者的手指为标准来定取穴位的方法。因每个人手指的长度和宽度与其他部位有一定的比例,所以应该用患者本人的手指来测量定穴,临床上,为了诊疗的方便,医生也可用自己的手指来测量定穴,但根据患者的高矮胖瘦进行必要的增减。具体操作方法不一,各有一定的适应范围,以患者的中指中节屈曲时内侧两端纹头之间作为一寸的长度,来衡量其他部位,这种方法为中指同身寸法,适用于四肢部取穴的直寸和背部取穴的横寸；以患者拇指指关节的横度作为一寸长度,来量取其他部位,为拇指同身寸法,适用于四肢部的直寸取穴；让患者将食指、中指、无名指和小指并拢,以中指中节背侧横纹处为准,四指横量作为3寸,此种方法称为横指同身寸法,又名"一夫法"。

(四)简便取穴法

简便取穴法是临床上常用的一种简便易行的取穴方法,如垂手时中指端所落之处取风市穴；两手虎口自然垂直交叉,在食指端到达处取列缺；微握拳,中指尖端压在手心上的第一横纹上,在第2、3掌骨之间取劳宫穴。

六、特定穴

特定穴是指十四经中具有特殊的治疗作用,按照它们不同的功能主治特点分别给予特定称号的腧穴。包括在四肢肘膝以下的五腧穴、原穴、络穴、郄穴、八脉交会穴、下合穴及在胸腹腰背部的背俞穴、募穴和分布于四肢躯干的八会穴以及全身经脉的交会穴。

(一)五腧穴

五腧穴是指十二经脉分布在四肢肘、膝关节以下的冠以"井、荥、输、经、合"的五个重要腧穴,简称"五腧"。五腧穴的分布次序是从四肢末端向肘膝方向排列的,气血在经脉中流注是由小到大由浅入深、由远到近的。经气之源为"井",经气所溜为"荥",经气灌注为"输",经气所过为"经",经气所汇为"合"。说明经气运行过程中每穴所具有的特殊作用。《难经·六十八难》指出"井"主心下满,"荥"主身热,"输"主体重节痛,"经"主喘咳寒热,"合"主逆气而泄。这一理论一直指导着针灸临床,如"井"穴可用于治疗神志昏迷,"荥"穴用于治疗热病,"输"穴用于治疗关节痛,"经"穴治疗咽喉病证,"合"穴可用于胃肠疾病等。

(二)原穴

原穴是脏腑经络中原气经过和留止的部位,大部分原穴分布在四肢腕踝关节附近。主治五脏六腑的疾病,十二经脉在四肢各有一个原穴,又名"十二原"。六阴经的原穴即五腧穴中的

"输穴";六阳经的原穴则在五腧穴之外另有原穴。

(三)络穴

络穴大部分分布在四肢腕踝关节附近。络脉从经脉分出的部位各有一个穴位,称之为络穴。大多位于表里两经相接近之处,具有联络表里两经的作用。十四经各有一个络穴,加上脾之大络,共十五络穴。原穴、络穴可单独应用,亦可配合应用,称为"主客配穴法"。

(四)俞穴

俞穴是脏腑经气输注于背腰部的腧穴,又叫"背俞穴"。能够治疗其相应的内脏病证,和与内脏相关的五官九窍、皮肉筋脉等组织器官的病证。

(五)募穴

募穴是脏腑经气汇聚于胸腹部的腧穴。募穴的主治性能和俞穴有共同之处。募穴和俞穴相配合使用称为"俞募配穴法",是临床上很常用的一种治疗配穴方法。

(六)八会穴

八会穴是人体全身脏、腑、气、血、筋、脉、骨、髓的精气聚会之处的八个腧穴,分布于躯干和四肢部。八会穴与所属的八个脏器组织的生理功能关系密切,因此八会穴可治疗与这八者有关的病变。

(七)郄穴

郄穴是经脉之气血汇集深入的部位。十二经脉,阴、阳维脉,阴、阳跷脉各有一个郄穴,共十六郄穴。分布于四肢的肘膝关节以下。多治疗本经循行及所属脏腑的急性病证。阴经郄穴多治疗血证,阳经郄穴多治疗急性疼痛。

(八)下合穴

下合穴指手足三阳六腑之气下合于足三阳经的六个腧穴,分布于下肢膝关节附近。是治疗六腑病证的主要穴位。

(九)八脉交会穴

八脉交会穴是指奇经八脉与十二经脉之气相交会的八个腧穴,与八脉有会通关系,分布于腕踝关节的上下,能够治疗正经病证和奇经病证。

(十)交会穴

交会穴是指两经以上的经脉相交或会合处的腧穴,多分布于躯干部。交会穴可以治疗本经和所交会经脉的病证。

第六节 常用腧穴

一、手太阴肺经常用腧穴

(一)尺泽(LU5)

(1)定位:微屈肘,在肘横纹上,肱二头肌腱的桡侧凹陷中。

(2)主治:咳嗽,咯血,潮热,气喘,咽喉肿痛,胸部胀满,小儿惊风,无脉证,肘臂挛痛,急性吐泻。

(3)刺灸法:直刺0.5～0.8寸,或点刺出血;可灸。

(4)备注:手太阴肺经之"合"穴。

(二)孔最(LU6)

(1)定位:前臂掌面桡侧,当太渊穴与尺泽穴的连线上,腕横纹上七寸处。

(2)主治:咳嗽,气喘,咯血,咽喉肿痛,肘臂挛痛,痔疾。

(3)刺灸法:直刺0.5～1寸;可灸。

(4)备注:手太阴肺经之"郄"穴。

(三)列缺(LU7)

(1)定位:在前臂桡侧缘,桡骨茎突上方,腕横纹上1.5寸。侧掌取穴。

简便取穴法:两手虎口垂直相交,一手食指压在另一手的桡骨茎突上,当食指尖端到达的凹陷中。

(2)主治:咳嗽,气喘,咽喉肿痛,半身不遂,牙痛,口眼歪斜,偏正头痛,惊痫,项强。

(3)刺灸法:向肘部斜刺0.2～0.3寸;可灸。

(4)备注:手太阴肺经之"络"穴。

(四)太渊(LU9)

(1)定位:掌侧腕横纹上,桡动脉桡侧凹陷中。

(2)主治:咳嗽,咯血,气喘,咽喉肿痛,心悸,无脉证。

(3)刺灸法:直刺0.2～0.3寸;可灸。

(4)备注:手太阴肺经之"输"穴。

(五)鱼际(LU10)

(1)定位:仰掌,在第1掌指关节后凹陷处,约第1掌骨中点桡侧,赤白肉际处。

(2)主治:咳嗽,咯血,咽干,喉痹,失喑,身热,乳痈,肘挛掌心热。

(3)刺灸法:直刺0.5～0.8寸;可灸。

(4)备注:手太阴肺经之"荥"穴。

(六)少商(LU11)

(1)定位:拇指末节桡侧,距甲角0.1寸。

(2)主治:心下满,中风昏迷,中暑呕吐,热病,小儿惊风,癫狂。喉痹,咳嗽,气喘,鼻衄,指腕挛急。

(3)刺灸法:直刺0.1～0.2寸,或用三棱针点刺出血;可灸。

(4)备注:手太阴肺经之"井"穴。

二、手厥阴心包经常用腧穴

(一)曲泽(PC3)

(1)定位:在肘横纹中,肱二头肌腱尺侧缘。伸臂仰掌微屈肘取穴。

(2)主治:胃痛,急性吐泻,高热,心痛,心悸,肘臂痛。

(3)刺灸法:直刺1～1.5寸;可灸。

(4)备注:手厥阴心包经之"合"穴。

(二)间使(PC5)

(1)定位:在前臂掌侧,曲泽与大陵的连线上,腕横纹上3寸,掌长肌腱与桡侧腕屈肌肌腱之间。

(2)主治:心痛,心悸,癫狂痫证,热病,烦躁,胃痛,呕吐,肘臂挛痛。

(3)刺灸法:直刺0.5~1寸;可灸。

(4)备注:手厥阴心包经之"经"穴。

(三)内关(PC6)

(1)定位:在前臂掌侧,曲泽与大陵的连线上,腕横纹上2寸,掌长肌腱与桡侧腕屈肌肌腱之间。

(2)主治:心痛,心悸,失眠,癫狂痫证,郁证,胸痛,胃痛,呕吐,呃逆,眩晕,哮喘,偏头痛,热病,产后血晕,肘臂挛痛,对心率的双向调整作用。

(3)刺灸法:直刺0.5~1寸;可灸。

(4)备注:手厥阴心包经之"络"穴。八脉交会穴之一,通于阴维脉。

(四)中冲(PC9)

(1)定位:在手中指末节尖端中央。

(2)主治:神志疾病:中风昏迷,中暑,昏厥,小儿惊风;舌下肿痛,舌强不语,热病。

(3)刺灸法:浅刺0.1寸,或用三棱针点刺出血;可灸。

(4)备注:手厥阴心包经之"井"穴。

三、手少阴心经常用腧穴

(一)极泉(HT1)

(1)定位:上臂外展,在腋窝顶点,腋动脉搏动处。

(2)主治:心痛,胁痛,瘰疬,目黄,肘臂挛痛。

(3)刺灸法:直刺0.5~1寸;可灸。

(二)少海(HT3)

(1)定位:屈肘成直角,在肘横纹内侧端与肱骨内上髁连线的中点处。

(2)主治:心痛、癫、狂、痫,失眠,癔症,瘰疬,手臂麻木。

(3)刺灸法:直刺0.3~0.5寸;可灸。

(4)备注:手少阴经之"合"穴。

(三)神门(HT7)

(1)定位:腕横纹尺侧端,尺侧腕屈肌腱的桡侧凹陷处。

(2)主治:心痛,心悸,怔忡,健忘,失眠,癫、狂、痫,癔症,胸胁痛,掌中热。

(3)刺灸法:直刺0.3~0.5寸;可灸。

(4)备注:手少阴经之"输"穴,"原"穴。

(四)少冲(HT9)

(1)定位:小指末节桡侧距指甲角旁0.1寸。

(2)主治:癫、狂、痫,中风昏迷,心悸,心痛,胸胁痛,肩背痛,热病。

(3)刺灸法:斜刺0.1寸,或用三棱针点刺出血。

(4)备注:手少阴经之"井"穴。

四、手阳明大肠经常用腧穴

(一)商阳(LI1)
(1)定位:在手食指桡侧,距指甲角旁0.1寸。
(2)主治:咽喉肿痛,喘咳,肩痛,热病汗不出,神志疾病,昏厥,中风昏迷。
(3)刺灸法:直刺0.1寸,或点刺出血;可灸。
(4)备注:手阳明大肠经之"井"穴。

(二)合谷(LI4)
(1)定位:第1、2掌骨之间,第2掌骨桡侧中点处。
(2)主治:双向调整作用:治疗无汗,多汗;鼻出血,牙痛,鼻渊,耳聋,痄腮,咽喉肿痛,失声,牙关紧闭,头痛,眩晕,目赤肿痛,胃痛,腹痛;通经活络:口眼歪斜,臂痛,半身不遂;滞产,经闭。镇痛安神,小儿惊风;疏风解表,发热恶寒,咳嗽面肿,瘾疹,疟疾。
(3)刺灸法:直刺0.5~0.8寸;可灸。
(4)备注:手阳明大肠经之"原"穴。

(三)曲池(LI11)
(1)定位:在肘横纹外侧端,屈肘,尺泽穴与肱骨外上髁连线之中点。
(2)主治:热病,咽喉肿痛,风疹;手臂肿痛,上肢不遂,手肘无力,齿痛,月经不调,高血压,疮疥,丹毒,腹痛吐泻,痢疾。
(3)刺灸法:直刺0.8~1.2寸;可灸。
(4)备注:手阳明大肠经之"合"穴。

(四)肩髃(LI15)
(1)定位:肩峰端下缘,肩峰与肱骨大结节之间,三角肌上部中央。上臂外展平举时肩部出现两个凹陷,前方的凹陷中。
(2)主治:肩臂挛痛不遂,风疹,瘰疬。
(3)刺灸法:直刺或向下斜刺0.5~0.8寸;可灸。

(五)迎香(LI20)
(1)定位:在鼻翼外缘中点,旁开0.5寸,鼻唇沟中。
(2)主治:鼻塞,鼻出血,面神经炎,胆道蛔虫病。
(3)刺灸法:斜刺或平刺0.3~0.5寸;可灸。

五、手少阳三焦经常用腧穴

(一)关冲(SJ1)
(1)定位:在手无名指末节尺侧,指甲角旁0.1寸。
(2)主治:神志疾病:中风昏迷,心烦;头痛,目赤,耳聋耳鸣,喉痹,舌强,热病。
(3)刺灸法:浅刺0.1寸,或用三棱针点刺出血;可灸。
(4)备注:手少阳三焦经之"井"穴。

(二)外关(SJ5)
(1)定位:腕背横纹上2寸,桡骨与尺骨之间。

(2)主治:热病,头痛,颊痛,耳鸣,耳聋,目赤肿痛,胁痛;肩背痛,肘臂伸不利,手指疼痛,手颤。
(3)刺灸法:直刺0.5～1寸;可灸。
(4)备注:手少阳三焦经之"络"穴。八脉交会穴之一,通阳维脉。

(三)支沟(SJ6)
(1)定位:腕背横纹上3寸,桡骨与尺骨之间。
(2)主治:耳鸣、耳聋,瘰疬,热病,胁肋痛,便秘;肩背酸痛。
(3)刺灸法:直刺0.8～1.2寸;可灸。
(4)备注:手少阳三焦经"经"穴。

(四)翳风(SJ17)
(1)定位:耳垂后,下颌角与乳突之间凹陷中。
(2)主治:耳鸣、耳聋,瘰疬,口眼歪斜。
(3)刺灸法:直刺0.5～1.0寸;可灸。

(五)角孙(SJ20)
(1)定位:当耳尖上的发际处。
(2)主治:耳部肿胀,目赤肿痛,项强头痛。
(3)刺灸法:平刺0.3～0.5寸;可灸。

(六)耳门(SJ23)
(1)定位:耳屏上切迹前,下颌骨髁状突后缘凹陷中,张口取穴。
(2)主治:耳鸣、耳聋,齿痛,颈颔痛。
(3)刺灸法:直刺0.5～1寸;可灸。

六、手太阳小肠经常用腧穴

(一)少泽(SI1)
(1)定位:在手小指尺侧,指甲角旁0.1寸处。
(2)主治:发热,中风昏迷,乳汁少,乳痈,咽喉肿痛,目翳,头痛,耳鸣、耳聋。
(3)刺灸法:斜刺0.1寸,或点刺放血;可灸。
(4)备注:手太阳小肠经之"井"穴。

(二)后溪(SI3)
(1)定位:握拳,第5掌骨小头后方尺侧,赤白肉际处。
(2)主治:头痛,项强,急性腰扭伤,热病,癫痫,疟疾,耳聋、耳鸣,盗汗。
(3)刺灸法:直刺0.5～0.7寸;可灸。
(4)备注:手太阳小肠经之"输"穴。

(三)小海(SI8)
(1)定位:当尺骨鹰嘴与肱骨内上髁之间的凹陷处。
(2)主治:上肢痹证,颊肿,痫证。
(3)刺灸法:直刺0.3～0.6寸;可灸。
(4)备注:手太阳小肠经之"合"穴。

(四)听宫(SI19)

(1)定位:耳屏与下颌关节之间,张口时呈凹陷处取穴。
(2)主治:耳鸣、耳聋,中耳炎。
(3)刺灸法:直刺 0.1～0.3 寸;可灸。

七、足阳明胃经常用腧穴

(一)四白(ST2)

(1)定位:两目正视,瞳孔直下,眶下孔凹陷处取穴。
(2)主治:目赤肿痛,口眼歪斜,眼睑痉挛,头面疼痛;鼻部疾患,三叉神经痛。
(3)刺灸法:直刺 0.4～0.6 寸;可灸。

(二)地仓(ST4)

(1)定位:承泣直下,在面部,口角外侧,上直瞳孔。
(2)主治:口角歪斜,流涎。
(3)刺灸法:直刺 0.2 寸,或向颊车方向平刺 0.5～1 寸;可灸。

(三)颊车(ST6)

(1)定位:在面颊部,下颌角前上方约一横指处,上下齿咬紧时,咬肌隆起处。
(2)主治:牙痛,面瘫,三叉神经痛,牙关紧闭,痄腮。
(3)刺灸法:直刺 0.3～0.4 寸,也可向地仓方向平刺;可灸。

(四)下关(ST7)

(1)定位:耳屏前一横指,颧弓与下颌切迹所形成的凹陷中。
(2)主治:牙痛,下颌关节痛,三叉神经痛,耳聋,耳鸣,口眼歪斜。
(3)刺灸法:直刺 0.8～1.2 寸;可灸。

(五)头维(ST8)

(1)定位:在头侧部,额角发际直上 0.5 寸,头正中线旁开 4.5 寸。
(2)主治:感冒头痛,视力下降,急性结膜炎。
(3)刺灸法:平刺 0.5 寸;可灸。

(六)梁门(ST21)

(1)定位:在上腹部,脐上 4 寸,前正中线旁开 2 寸。
(2)主治:胃脘痛,呕吐,食欲缺乏,腹泻。
(3)刺灸法:直刺 0.6～1.2 寸;可灸。

(七)天枢(ST25)

(1)定位:在腹中部,脐旁 2 寸。
(2)主治:腹胀肠鸣,泄泻,痢疾,便秘,月经不调,水肿;腹痛。
(3)刺灸法:直刺 1～1.6 寸;可灸。
(4)备注:大肠之"募"穴。

(八)归来(ST29)

(1)定位:在下腹部,脐中下 4 寸,前正中线旁开 2 寸。
(2)主治:腹痛,疝气,阴挺,月经不调。

(3)刺灸法:直刺0.5~1寸;可灸。

(九)梁丘(ST34)
(1)定位:髌骨外上缘上2寸。
(2)主治:胃痛,腹痛,膝关节周围组织疾患。
(3)刺灸法:直刺0.5~1寸;可灸。
(4)备注:足阳明胃经"郄"穴。

(十)犊鼻(ST35)
(1)定位:屈膝,髌骨下缘,髌韧带外侧缘凹陷中。
(2)主治:膝关节周围组织疾患。
(3)刺灸法:向内上方斜刺0.7~1寸;可灸。

(十一)足三里(ST36)
(1)定位:在小腿前外侧,犊鼻穴下3寸,胫骨前嵴外一横指处。
(2)主治:胃痛,呕吐,腹胀,泄泻,痢疾,便秘,乳痛,下肢痹痛,水肿,脚气,虚劳羸瘦,强壮保健穴,癫狂,失眠,月经不调。
(3)刺灸法:直刺1~2寸;重灸。
(4)备注:足阳明胃经"合"穴。

(十二)丰隆(ST40)
(1)定位:小腿前外侧,外踝高点上8寸,距胫骨前缘2横指处。
(2)主治:痰多,哮喘,咳嗽,头晕目眩,头痛,大便难,癫狂痫证,下肢痿痹肿痛。
(3)刺灸法:直刺0.5~1.2寸;可灸。
(4)备注:足阳明胃经"络"穴。

(十三)厉兑(ST45)
(1)定位:足第2趾外侧,距趾甲角旁0.1寸。
(2)主治:癔症,牙痛,面瘫,失眠,癫狂。
(3)刺灸法:直刺0.1寸,或点刺出血;可灸。

八、足少阳胆经常用腧穴

(一)听会(GB2)
(1)定位:在面部,耳屏间切迹前下方,下颌骨髁状突的后缘,张口有凹陷处。
(2)主治:耳聋、耳鸣,精神病的幻听,面瘫,下颌关节炎。
(3)刺灸法:直刺0.5~1寸;可灸。

(二)率谷(GB8)
(1)定位:头颞部,耳尖直上入发际1.5寸。
(2)主治:血管神经性头痛,耳源性眩晕,小儿急慢惊风。
(3)刺灸法:平刺0.5~0.8寸;可灸。

(三)阳白(GB14)
(1)定位:在前额部,瞳孔直上,眉上1寸。
(2)主治:前额痛,迎风流泪,眼睑痉挛。

(3)刺灸法:平刺 0.3~0.5 寸;可灸。

(四)风池(GB20)
(1)定位:项后,与风府穴相平,胸锁乳突肌与斜方肌上端之间的凹陷中。
(2)主治:头痛,眩晕,颈项强痛,目赤痛,流泪,鼻渊,耳聋,中风,口眼歪斜,疟疾,热病,感冒,瘿气。
(3)刺灸法:向鼻尖方向斜刺 0.5~0.8 寸;可灸。

(五)肩井(GB21)
(1)定位:大椎与肩峰连线的中点。
(2)主治:肩背疼痛,乳腺炎,难产,乳汁不下,中风。
(3)刺灸法:直刺 0.2~0.8 寸;可灸。

(六)带脉(GB26)
(1)定位:第 11 肋端直下平脐处。
(2)主治:腹痛,经闭,月经不调,带下,疝气,腰胁痛。
(3)刺灸法:直刺 1~1.5 寸;可灸。

(七)环跳(GB30)
(1)定位:股骨大转子高点与骶管裂孔连线的外 1/3 与内 2/3 交界处。
(2)主治:下肢痿痹瘫,腰痛。
(3)刺灸法:直刺 2~3 寸;可灸。

(八)风市(GB31)
(1)定位:大腿外侧中线上,腘横纹上 7 寸,直立垂手中指尖下。
(2)主治:下肢瘫痪,风疹,坐骨神经痛。
(3)刺灸法:直刺 1.5 寸;可灸。

(九)阳陵泉(GB34)
(1)定位:在小腿外侧,腓骨小头前下方凹陷中。
(2)主治:胁痛,口苦,呕吐,黄疸,下肢痿痹,脚气,小儿惊风。
(3)刺灸法:直刺 1~2 寸;可灸。
(4)备注:足少阳胆经之"合"穴,八会穴之一,"筋会"。

(十)悬钟(GB39)
(1)定位:小腿外侧,外踝中点上 3 寸,腓骨前缘。
(2)主治:胸胁痛,落枕,下肢痿痹瘫。
(3)刺灸法:直刺 0.5~1 寸;可灸。
(4)备注:八会穴之一,"髓会"。

(十一)足窍阴(GB44)
(1)定位:足第 4 趾末节外侧,距趾甲角 0.1 寸处。
(2)主治:偏头痛,耳聋,耳鸣,心烦,热病,月经不调。
(3)刺灸法:浅刺 0.1 寸;可灸。
(4)备注:足少阳胆经之"井"穴。

第三章 临床常用针灸方法

第一节 刺 法

刺法是用针刺治疗疾病的方法,也称"针法"。是利用不同的金属针具,刺入人体一定的穴位,施以不同的手法,或通过针刺放血、叩击体表等,刺激腧穴,激发脏腑经络之气,达到调和阴阳,扶正祛邪,疏通经络,行气活血等防病治病的目的。

一、针刺的工具

现代的针具源于古代的九针,目前临床上最常用的针具有毫针、三棱针、皮肤针、皮内针等多种。

毫针是针刺治疗的主要针具,临床应用最广,现在以不锈钢为主要原料制成,具有硬度强、坚韧而富有弹性,不易锈蚀的特点。也有用金、银等各种金属为原料制成的针具,但不如不锈钢针具应用得广泛。毫针的结构一般分为针尖、针身(也称针体)、针根、针柄、针尾(有些针具可无)五个部分。其规格按粗细和长短划分。

二、针刺前的准备

(一)指力与针刺练习法

针刺前的准备中指力与手法的锻炼,是针刺技术的基本训练,是进针顺利,减少疼痛,提高疗效的基本保证。指力是指医生持针之手的力度。指力练习的具体操作方法:用松软的细草纸或厚布折叠30~50层,大约2 cm的厚度,丝线扎紧。用1~2寸的毫针执笔式不断地练习直刺,使针体垂直于纸垫或布垫,针尖抵于纸垫或布垫后,手指逐渐加大压力,刺透纸垫或布垫后再另换一处如前练习刺之。反复练习至能灵活迅速刺入,说明指力已足。在指力已足的基础上,再进行针刺手法的练习,包括刺速、捻转、提插的练习。

1. 速刺的练习法

速刺的练习法是以左手拇指或食指爪切,右手持针,使针体垂直快速地刺入,反复练习以掌握进针手法。

2. 捻转的练习法

捻转的练习法是以右手拇、示、中指持针,刺入以后,拇指与示、中二指做向前、向后的来回捻转。要求捻转的角度均匀,快慢自如。一般捻转150~200次/分钟,方能达到灵活自如的程度。

3. 提插的练习

提插的练习以右手拇、示、中指持针,刺入后,做上下提插的动作。要求提插的深浅适宜,以能达到所要进入的深浅度为宜。在上述几种基本手法,能达到熟练掌握的基础上,又可进一步进行综合手法的练习,即将上述手法结合在一起练,手法熟练后,最后在自己身体的穴位上练习进针和行针,也可以是同学之间互相练习。

(二)患者的体位

患者在针刺时应采取适当的体位,这有利于腧穴的正确定位、针刺的施术操作、持久的留针以及防止晕针、滞针、弯针等。应该以便于医生操作施术、患者感到舒适自然并能持久为原则。一般体位分卧位和坐位。对于初诊、精神紧张或年老体弱及病重的患者,应采取卧位。其中仰卧位适宜于取头、面、胸、腹部及上下肢部分腧穴;侧卧位则适宜于取身体侧面少阳经腧穴和上、下肢的部分腧穴;俯卧位适宜于取头、项、脊背、腰臀、下肢背侧及上肢部分腧穴;俯伏坐位适宜于取头和项肩背部的腧穴;侧伏坐位适宜于取头部的一侧,面颊及耳前后部位的腧穴,仰靠坐位适宜于取前头、面部和颈前等部位的腧穴。

(三)针具的选择

应根据病情及患者的性别、年龄、胖瘦、体质、病位、腧穴情况,选取长短、粗细适宜的针具。男性、形肥、体壮、病深者,用针可稍长稍粗;女性、形瘦、体弱、病变部位较浅者,所选针具宜短宜细。

(四)消毒

消毒包括针具消毒、腧穴部位的消毒和医生手指的消毒。其中针具的消毒方法包括高压消毒、煮沸消毒和药物消毒。当今临床一般多选用一次性无菌针灸针具。

第二节 毫针刺法

一、刺手和押手

进针时,常需左右手配合操作。持针操作的手称为刺手,作用是掌握针具,进针时使针尖迅速刺透皮肤进入身体,然后进行适当的行针手法。

持针时一般以拇指与食指挟持住针柄,而以中指抵住针体,在进针时帮助着力,防止针体弯曲,其状如持毛笔;按压所刺部位或辅助进针的手称为押手,其作用在于固定腧穴位置,减少进针时的痛感,同时使针体有所依靠,不至于摇晃和弯曲,协助刺手操作。对于右手操作的人,一般右手称为刺手,左手称为押手。

二、进针法

进针法是将针刺入穴位的方法。常用的进针方法有如下四种。

(一)单手进针法

单手进针法多用于短针进针。用右手拇指、食指持针,中指尖紧靠穴位,指腹抵住针体的中部,当拇指、食指向下用力时,中指也随之屈曲,将针刺入,直至理想深度。

(二)双手进针法

1.指切进针法(又称爪切进针法)

指切进针法是用左手拇指或示、中指的指甲切按在腧穴的旁边,右手持针,紧靠左手指甲缘将针刺入皮肤。此法适用于短针的进针。

2.挟持进针法

挟持进针法即以左手拇、示二指持捏消毒干棉球，挟持住针身下端，将针尖固定在所刺腧穴的皮肤表面部位，右手持针柄，使针体垂直，左右手同时用力，将针刺入皮肤。此法适用于长针的进针。

3.舒张进针法

舒张进针法用左手拇、示、二指或示、中两指将所刺腧穴部位的皮肤向两侧撑开绷紧，右手持针，使针从左手拇、示二指或示、中两指的中间刺入。此法适用于皮肤松弛部位或有皱褶部位的进针。

4.提捏进针法

提捏进针法用左手拇、示二指将针刺腧穴部位的皮肤捏起，右手持针，从捏起的上端将针刺入。此法主要用于皮肉浅薄处腧穴的进针。

临床上应根据腧穴所在部位的具体特点，及针刺深浅和手法的要求，灵活选用不同的进针方法，以利于进针和减少进针时患者的疼痛。

（三）针管进针法

将针先插入用玻璃、塑料或金属制成比针短 3 mm 左右的小管内，放在穴位的皮肤上，左手压住针管，右手食指对准针柄一击，将针尖迅速刺入皮肤，然后去掉针管，将针刺入腧穴内。

三、进针的角度和深度

在针刺操作过程中，正确的针刺角度和深度以及针刺的方向是增强针感、提高疗效、防止意外事故发生的关键所在。针刺同一腧穴，由于针刺的角度、方向、深度不同，所产生针感的强弱、传感方向、治疗效果也有明显的差异。在临床上，要根据施术腧穴所在的具体位置、患者体质、病情需要和针刺手法实际情况，灵活掌握。

（一）针刺的角度

针刺的角度是指进针时针身与皮肤表面所形成的夹角。分直刺、斜刺和平刺三种。

1.直刺

直刺是针体与皮肤表面呈 90°左右角垂直刺入，适用于人体大部分腧穴。

2.斜刺

斜刺是针体与皮肤表面呈 45°左右角倾斜刺入，适用于肌肉浅薄处或内有重要脏器或不宜于直刺、深刺的腧穴。

3.平刺

平刺即横刺，也称沿皮刺，是针身与皮肤表面呈 15°左右角沿皮刺入，适用于皮肉浅薄部位的腧穴。

（二）针刺的深度

针刺的深度是指针身刺入人体内的深浅程度。一般原则是：身体瘦弱，年老体弱及小儿娇嫩之体、头面、胸背、皮薄肉少之处的腧穴应浅刺；身强体肥者、中青年、四肢、臀、腹及肌肉丰满处的腧穴应深刺。另外，不同的季节，对针刺深浅也有影响，春夏季宜浅刺，秋冬季宜深刺。

针刺的角度和深度有关，一般深刺多用直刺，浅刺多用斜刺或平刺。特殊穴位如天突、哑门、风府等穴，以及眼区、胸背、重要脏器（如心、肝、肺等）部位的腧穴，尤其应注意掌握好针刺的角度和深度。

(三)得气与行针

1. 得气

得气是指当针刺入穴位后机体所产生的经气感应。又称为"针感"。得气时,医生会感到针下有徐和沉紧的感觉,同时患者也会在针刺处出现相应的酸、麻、胀、重、沉等感觉,甚或沿着一定的部位或方向扩散、传导。针刺之所以能治疗疾病,就是因为其具有调气的作用。在临床上,针刺得气与否以及气至的快慢,不仅直接关系到针刺的治疗效果,而且由此可以窥视疾病的预后。一般得气迅速,疗效较好;得气较慢,疗效较差。

若不得气,就可能无治疗效果,应分析不得气、经气不至的原因,或因取穴定位不准确,手法应用不当,或为针刺角度有误,深浅失度,对此应重新调整腧穴的针刺部位、角度、深度,运用必要的针刺手法,一般即可得气。

若患者病久体虚,正气虚惫,或因其他病理因素,以致经气不足,可采用行针催气,或留针催气,用用温针,或加艾条,以助经气来复,促使得气。或因治疗而随着疾病的痊愈,经气可逐步得到恢复,针刺时则可迅速得气。若用上法仍不得气者,多为脏腑经络之气虚衰已极,对此,当考虑配合或改用其他治疗方法。

2. 行针

行针是指将针刺入腧穴后,为使得气,调节针感以及进行补泻而施行的各种针刺手法。行针手法分为基本手法和辅助手法。

(1)行针的基本手法:主要有提插和捻转两种手法。①提插法,是将针刺入腧穴的一定深度后,使针在腧穴内进行上下、进退的操作方法。针从浅层向下刺入深层为插,由深层向上退到浅层为提。提插的幅度要相等,指力要均匀,防止针身弯曲。②捻转法:是将针刺入腧穴的一定深度后,以右手拇、示、中三指夹住针柄,进行一前一后的来回旋转捻动的操作方法。捻针时必须注意不能单向转动,以免针身牵缠肌纤维,造成疼痛或滞针。捻转的角度、频率决定不同的刺激量,亦需根据病情、腧穴特性及治疗目的而灵活掌握。

上两种基本手法,既可单独应用,也可相互配合应用,在临床上必须根据患者的具体情况,灵活掌握,才能发挥其应有的作用。

(2)行针的辅助手法:行针的辅助手法是进行针刺时用以辅助行针的操作方法。主要有循法、刮柄法、弹柄法、搓柄法、摇柄法、震颤法。①循法:是以左手或右手于所刺腧穴的四周或沿经脉的循行部位,进行徐和的循按或循摄的方法。此法在未得气时使用,可以达到通行气血,行气催气之效。如果针下过于沉紧或滞针时使用可达到宣散气血,使针下徐和的目的。②刮柄法:是以左手或右手的拇指或食指指腹抵住针尾,用食指或拇指的指甲缘,由上而下或由下而上地频频刮动针柄,产生轻微震颤的方法。该法在不得气时,用之可激发经气,加强得气和促使得气传导、扩散。注意按触针尾的指腹只起到固定针尾的作用,不应用力下压。③弹柄法:是将针刺入人体腧穴的一定深度后,以手指轻轻叩弹针柄,使针身产生轻微的震动,使经气运行。④搓柄法:是将针刺入腧穴一定深度后,以右手拇、示、中指持针柄单向捻转,如搓线状,每搓2~3周或3~5周的同时,应与提插法同时配合应用,以免发生肌纤维缠绕针身。此法有行气、催气和补虚泻实的作用。⑤摇柄法:是将针刺入人体腧穴的一定深度后,手持针柄进行摇动。本法既可自深而浅随摇随提,也可不进不退,左右摇摆。用于行气、催气或泻邪。⑥震颤法:是将针刺入人体腧穴的一定深度后,右手持针柄,用小幅度、快频率的提插捻转动作,使针身产生轻微的震颤。此法可促使得气或增强扶正祛邪之功。

(四)针刺补泻

补法是指能增强人体正气,使低下的功能恢复旺盛的方法。泻法是指能疏泄病邪使亢进的功能恢复正常的方法。针刺补泻就是在针刺治疗过程中,通过采用适当的手法针刺腧穴,以激发经气,扶正祛邪,使机体的阴阳失衡状态恢复正常。针刺可以产生不同的作用而有补和泻的不同效果;如机体处于虚怠状态而呈虚证时,针刺可以产生补虚的作用;若机体处于邪盛而呈实热、闭证的情况下,针刺可以泻邪,而起清热、启闭泻实作用。如胃肠痉挛时,针刺可以止痉,缓解疼痛;胃肠蠕动缓慢而呈弛缓时,针刺可以增强胃肠蠕动,使其功能恢复正常。有些腧穴本身适合于补虚,如关元、气海、足三里等均具有强壮作用,有些则适宜于泻实,如少商、十宣等泻实的作用。通过针刺时采用一些手法达到补泻作用,是促使机体内在因素转化的主要手段。

古代针灸医家在长期的医疗实践过程中,创出了不少的针刺补泻手法,临床上常用的几种主要针刺补泻手法介绍如下。

1. 捻转补泻

针下得气后,捻转角度小,用力轻,频率慢,操作时间短者为补法;捻转角度大,用力重,频率快,操作时间长者为泻法。

2. 提插补泻

针下得气后,先浅后深,重插轻提,提插幅度小,频率慢,操作时间短者为补法;先深后浅,轻插重提,提插幅度大,频率快,操作时间长者为泻法。

3. 徐疾补泻

进针时徐徐刺入,少捻转,疾速出针者为补法;进针时急速刺入,多捻转,徐徐出针者为泻法。

4. 迎随补泻

进针时针尖随着经脉循行方向刺入为补法;针尖迎着经脉循行方向刺入为泻法。

5. 呼吸补泻

患者呼气时进针,吸气时出针为补法;吸气时进针,呼气时出针为泻法。

6. 开阖补泻

出针后迅速揉按针孔为补法;出针时摇大针孔而不立即揉按为泻法。

7. 平补平泻

进针得气后均匀地提插、捻转后即出针为平补平泻法。此外,还有烧山火、透天凉、青龙摆尾、白虎摇头、仓龟探穴、赤凤迎源等多种复式手法。

(五)留针与出针

留针是将针刺入腧穴行针施术后,将针留置穴内称为留针,目的是为了加强针刺的作用和便于继续行针施术。留针时间一般为得气后10~20 min,但对特殊病证,如破伤风、急性腹痛、顽固性疼痛或痉挛性病证,可适当地延长留针时间,有时可长达数小时。总之留针时间当视病情的实际需要,灵活掌握。

出针时先以左手拇、食指按住针孔周围皮肤,右手持针做轻微捻转,慢慢将针提至皮下,然后将针起出,用消毒干棉球揉按针孔,以防出血。出针后应嘱患者稍做休息后方可离开,并检查针数,以防遗漏。

(六)常见针刺异常情况及处理

针刺治病,虽然比较安全,但如果操作不当,或不注意针刺部位等也会发生一些异常情况,常见的异常情况有晕针、滞针、弯针等。

1. 晕针

晕针是指针刺过程中患者突然发生的昏厥现象。常见的原因是患者虚弱,精神紧张或饥饿、疲劳、大汗、大泻、大出血以及施术手法过重等。一旦发生晕针,应立即停止施术,使患者平卧于床,头部稍低,给予饮温开水或糖水后即可恢复,重者可刺人中、内关、足三里、关元等,若病情急重,亦可考虑配合其他急救措施。

2. 滞针

滞针是在行针时或留针后医师感觉针下涩滞,捻转、提插、出针等均感困难,患者感觉疼痛。其原因是患者精神紧张,当针刺入腧穴后,患者局部肌肉强烈收缩;或行针手法不当,向单一方向捻转角度过大,以致肌肉组织缠绕针体而成滞针。

若留针时间过长,有时也可出现滞针。处理:若患者精神紧张,局部肌肉过度收缩时,可稍延长留针时间,或于滞针腧穴附近,进行循按、叩弹针柄;或在附近再刺一针,以宣散气血,缓解肌肉的紧张;若行针不当或单向捻针而致者,可向相反方向将针捻回,并用刮柄、弹柄法,使缠绕的肌纤维回释,即可消除滞针。

3. 弯针

弯针是指进针时或将针刺入腧穴后,针身在体内弯曲,造成提插、捻转或出针均感困难,患者感觉疼痛。多因医师进针手法不熟练,用力过猛、过速,以致针尖碰到坚硬组织器官,或患者在针刺或留针时移动体位,或因针柄受到某种外力压迫、碰击等,均可造成弯针。出现弯针后,不得再行提插、捻转等手法。若为轻微弯针,应慢慢将针起出;若弯曲角度过大时,应顺着弯曲方向将针起出;若因患者移动体位所致,应使患者慢慢恢复原来体位,局部肌肉放松后,将针缓缓起出,切忌强行拔针,以免针断入体内。

此外,操作不当也会发生断针、血肿、气胸、感染等情况,临床针刺治疗必须细心、准确、规范施术,避免意外事故的发生。

(七)针刺注意事项

由于人的生理状态和生活环境条件等因素,在针刺治病当中,应该注意以下几个方面。

(1)饥饿、疲劳、精神过于紧张者不宜针刺;体质虚弱者刺激不宜过强,应取卧位。

(2)孕妇怀孕3个月以下者,下腹部的穴位禁针;怀孕3个月以上者,上下腹部、腰骶部的腧穴也不宜针刺;另外,能引起子宫收缩的穴位如三阴交、合谷、昆仑、至阴等均不宜针;妇女行经时,非调经治疗者一般不予针刺。

(3)小儿囟门未合,头顶部穴位不宜针刺。

(4)常有自发性出血或损伤后出血不止的患者,不宜针刺;血液病患者不宜针刺。

(5)皮肤有感染、溃疡、瘢痕或肿瘤的部位不宜针刺。

(6)对于眼区腧穴要掌握好针刺的角度和深度,切忌大幅度捻转提插,防止伤及眼球和眶内的神经、血管。

(7)对胸背、胁肋部及腰部的腧穴,应禁止直刺和深刺,防止刺伤内脏;对肝脾大及肺气肿的患者更应谨慎。

(8)颈项部的腧穴,如风府、哑门及背部正中线第1腰椎以上腧穴,针刺时尤其注意针刺角度和深度,防止刺伤延髓和脊髓,产生严重后果。

(9)对于尿潴留患者,在针刺小腹腧穴时要掌握好针刺的方向、深度、角度,以免误伤膀胱等脏器。

(10)胃溃疡、肠粘连、肠梗阻患者的腹部腧穴要注意针刺方向、角度和深度。以免损伤胃肠道,引起不良后果。

第三节 灸 法

灸法是借助灸火的热力给人体以温热性刺激,通过经络腧穴的作用,以达到治病防病目的的方法。施灸的原料很多,但以艾绒为主。其气味芳香,辛温味苦,容易燃烧,火力温和,具有温通经络、行气活血、祛湿逐寒、消肿散结、回阳救逆及防病保健的作用。

一、常用灸法

(一)艾炷灸

艾炷灸是用干燥的艾叶,捣制后去除杂质,即可成纯净细软的艾绒,将艾绒制成形状和大小不同的艾炷,常见的艾炷或如圆锥状、或如麦粒状、或如苍耳子、或如莲子、或如橄榄等大小。灸时每燃完一个艾炷,叫做一壮。艾炷灸分直接灸与间接灸两种。

1. 直接灸

直接灸是选择大小适宜的艾炷直接放在皮肤上施灸。分瘢痕灸和非瘢痕灸。瘢痕灸是在施灸时需将皮肤烧伤化脓,愈后留有瘢痕者,常用于肺痨、瘰疬、哮喘等慢性疾病的治疗;无瘢痕灸是施灸时不使皮肤烧伤化脓,不留瘢痕者,常用于治疗虚寒病证的治疗。

2. 间接灸

间接灸是将艾炷与施灸腧穴部位之间隔放一定药物来进行施灸的方法。根据隔放的不同药物冠以不同的名称,如隔放生姜片者,称隔姜灸,适用于寒邪导致的腹痛、腹泻和呕吐等病证;以食盐间隔者称隔盐灸,多用于治疗伤寒阴证,或中风脱证等;隔放蒜片者称为隔蒜灸,适用于瘰疬、肺痨等;隔附子饼者称隔附子饼灸,多用于命门火衰所致的阳痿、早泄等。

(二)艾卷灸

艾卷灸即艾条灸,是将艾绒掺入温阳散寒、活血通络的药物粉末,以细草纸卷成直径1.5 cm的圆柱形艾卷后,点燃施灸的方法。包括温和灸、雀啄灸、回旋灸、太乙针灸和雷火针灸。

1. 温和灸

施灸时,将艾条的一端点燃,对准施术部位或患处,距皮肤2~3 cm进行熏烤,使患者局部有温热感而无灼痛为宜,一般每处灸5~7 min,至皮肤红晕为度,多用于治疗慢性疾病。

2. 雀啄灸

施灸时,将艾条点燃的一端与施灸部位皮肤的距离并不固定,而是像鸟雀啄食一样,一上一下活动地施灸,多用于治疗急性病。

3.回旋灸

回旋灸在施灸时,将艾条点燃的一端与施灸部位皮肤的距离并不固定,而是向左右方向移动或反复旋转地施灸。

4.太乙针灸

太乙针灸是用干净而细软的艾绒150 g平铺在40 cm×40 cm的桑皮纸上。取人参125 g,钻地风300 g,穿山甲250 g,山羊血90 g,千年健、小茴香、苍术、肉桂各500 g,甘草1 000 g,防风2 000 g,麝香少许,共研细末。取上述药末24 g掺入艾绒内,紧紧卷成爆竹状,外面用鸡蛋清封固,阴干后备用。施灸时,将太乙针的一端点燃,用7层布包裹其烧着的一端,立即紧按于应灸的腧穴或患处进行灸熨,针冷后则再次重复上述操作。此法用于治疗风寒湿痹、肢体麻木、半身不遂、痿弱无力等。

5.雷火针灸

火针灸制作与施灸方法及临床适应证与太乙针灸相同,只是药物处方不同,由艾绒125 g,乳香、沉香、干姜、羌活、穿山甲各9 g,麝香少许组成。

(三)温针灸

温针灸是将针刺与艾灸结合应用的一种方法,是在针刺得气后留针时,将一艾炷插放在针柄上,点燃施灸,使温热的刺激随针体传到穴位上。适用于寒湿痹等证。

此外,还有温灸器灸、灯草灸、白芥子灸等多种灸法。

二、注意事项

(一)施灸的先后顺序

施灸的先后顺序一般是先灸阳部,后灸阴部,即先上后下、先外后内、先背后腹等;壮数先少后多,艾炷先小后大。

(二)施灸的补泻方法

施灸是对艾灸的补泻,可结合患者的具体情况,根据腧穴性能酌情运用。疾吹艾火为泻;毋吹其火,待火自灭为补。

(三)施灸的禁忌

(1)对实热证、阴虚发热者,不宜灸疗。
(2)对面部、五官和有大血管的部位,不宜采用瘢痕灸。
(3)施灸部位的常规护理也应注意。

三、灸疗后的处理

施灸后,局部皮肤微红并有灼热感,属于正常现象,不需要特殊处理。如果因施灸时吸力过大,时间过长,局部出现小水疱,则不要弄破,待其自然吸收。如果水疱太大,可用毫针刺破,放出水液,也可使用注射器抽出水液,然后局部涂以甲紫(龙胆紫),并用纱布外敷,防止感染。

第四节 拔罐法

拔罐法是以杯罐为工具,借助热力,排除杯罐中的空气,造成负压,使之吸着于腧穴或应拔部位的体表,造成被拔部位充血或淤血现象,以达防治疾病目的的治疗方法。拔罐疗法具有行气活血、消肿止痛、散风祛寒、吸脓排毒等作用。

一、罐具种类

(一)竹罐

竹罐是取直径 3~5 cm 的细毛竹,截成 6~10 cm 长,一端留节作底,一端削平磨光为口,中段由内部磨损,制成形如腰鼓的圆筒,便于吸拔。

(二)陶罐

陶罐为陶土烧制而成,分大、中、小各型。口底平滑,肚大而圆,状如腰鼓,吸附力大,易拔。

(三)玻璃罐

玻璃罐由玻璃制成,分大、中、小三型。光滑透明,吸附力大,可随时观察皮肤变化情况,便于掌握火力及时间,是当前各医疗单位使用最多的一种。

(四)抽气罐

现抽气罐多用透明塑料制成,上面加置活塞,可以抽气,使罐内形成负压,以便附着在皮肤上。也有用特制的橡皮囊排气罐,有不同的大小规格。

二、罐的吸附方法

罐的吸附方法是指排空或者减少罐内的空气,使罐内产生负压而吸附在施术部位的方法。常用的方法有以下几种。

(一)投火法

投火法是用乙醇棉球(或易燃纸捻)点燃后投入罐内,趁火势正旺,立即扣于施罐部位,即可吸附在皮肤上。此法因罐内有正燃物质,宜在侧面横扣,以免罐内正燃之物落下,烧伤皮肤。

(二)闪火法

闪火法是用镊子夹着点燃的乙醇棉球,在罐内绕 1~3 圈,立即抽出,迅速将罐扣到施术部位,即可吸附在皮肤上。此法火不接近患者,故无烧伤之弊,是当前临床最普遍的一种方法。

(1)棉球蘸乙醇不可过多,以免火随乙醇滴燃。

(2)火不可烧燎罐口,以防烫伤。闪火、扣罐要迅速,否则影响吸着力。

(三)贴棉法

贴棉法是将一乙醇棉球贴敷于火罐内壁的底部,点燃后即速扣于施术部位。但须注意棉球的乙醇含量不宜太多,否则易烧伤皮肤。

(四)架火法

架火法是用不易燃烧及传热的物体置于施术部位的皮肤上,再取一乙醇棉球放在上面,点燃后,立即扣上火罐。

(五)滴酒法

滴酒法是用白酒或 95% 乙醇滴入罐内 1~3 滴,再将罐横滚几转,使乙醇均匀地附于罐壁上(切勿流于罐口),用火点燃后,立即扣在施术部位。

三、拔罐方法

(一)留罐

留罐也叫坐罐。当罐扣好后,可停留 10 min 左右再起罐。春夏季留罐时间稍短,如 5～8 min;秋冬季可稍长,如 12～15 min。此法常用,一般疾病均可使用。

(二)闪罐

本法在闪火法的基础上,扣好,拔掉,再扣,再拔,连续 5～6 次,使局部充血为止。多用于局部皮肤麻木、疼痛或功能减退等疾病。

(三)走罐

走罐是先将要拔罐的部位涂上凡士林,将罐扣好后,右手握好罐子,左手紧按扣罐部位上端的皮肤,使之绷紧,右手拉罐向下滑移,达到一定距离,再将左手按紧下端皮肤,右手拉罐向上滑移。反复几次,见所过部位皮肤有红晕即可停止,起下罐子,洗去油污。此法适用于面积较大、肌肉丰富部位的酸痛、麻木和风湿痹痛等疾病。

(四)刺络拔罐

刺络拔罐在施术部位皮肤消毒后,用三棱针点刺出血或梅花针叩打后,进行拔罐,使之出血。一般留罐 10～15 min,后取下罐子,洗去血迹。此法适用于各种气血瘀滞的疾病。

(五)留针拔罐

留针拔罐又称针罐,即在针刺留针时,将罐拔在以针为中心的部位上,5～10 min,待局部皮肤红润、充血或瘀血时,将罐起下,将针拔出。此法具有针、罐的双重作用。

四、起罐法

起罐法在起罐时,先用一只手夹住火罐,用另一只手的拇指或食指从罐口旁边按压一下,使气体进入罐内,即可将罐取下。切不可用力猛拔,以免伤及皮肤。

五、适应证

拔罐法适应范围很广,多用于风湿痹痛、急性扭伤;中风而致的面瘫、半身不遂;感冒、咳喘;胃脘痛、腹痛;痈疽疮疡初起、皮肤瘙痒等症。

六、禁忌证

(1)因发热而引起的头痛、目眩、抽搐、痉挛、施罐部位有破损及溃疡。
(2)肌肉瘦削或露骨不平、毛发多及大血管处。
(3)孕妇腰骶部及腹部。
(4)各种水肿病。

七、注意事项

(1)拔罐前应做好解释工作,消除思想顾虑,求得患者配合。
(2)选择体位,使被拔部位肌肤松紧适度,以免造成过紧过松而使之拔时不易吸着,拔后又不易于脱落。
(3)根据被拔部位肌肉厚薄和病情需要,选择合适的大小罐。

(4)投火时要动作敏捷,防止烧伤。

(5)拔罐后留罐时间要适当,一般 10 min 左右为宜。过久,皮肤易出现水疱,过短不能去病,影响疗效。

(6)起罐时先用右手扶罐,左手食指紧压罐口的一侧皮肤,造成漏气,罐可自然脱落。切忌强拉硬拽,造成皮肤损伤。

(7)应用刺络放血拔罐法时,不宜出血过多,特别是误伤动脉,如见罐中有射血现象,应立即起罐止血。

(8)拔罐后局部有淤血现象,如未吸收,不宜再在原处拔罐。如局部有烫伤,可涂以甲紫(龙胆紫)给予治疗。

(9)拔罐中如遇晕罐现象,应立即起罐,令其卧床休息片刻即可消除。

第五节 其他针刺疗法

一、三棱针刺法

三棱针是一种点刺放血的针具。用三棱针刺破身体的某些腧穴或浅表血络,放出少量血液以治疗某种疾病的方法称为三棱针刺法,该疗法是从砭石刺血法发展而来,又称"三棱针放血疗法""刺络法"。

(一)操作方法

1. 点刺法

点刺法是先在预刺部位上下推按,使血液积聚在待刺部位,常规消毒后,左手拇、示、中三指夹紧被刺部位或穴位,右手拇、示两指捏住针柄,中指指腹紧靠针身下端,针尖露出 3～5 mm,迅速刺入 3～5 mm,迅速退针,轻轻挤压针孔周围,使出血少许,然后用消毒干棉球按压针孔止血。此法又称速刺,多用于指、趾末端穴如十宣、十二井穴、耳尖及头面部的上星、攒竹、太阳等穴。

2. 散刺法

散刺法又称"豹纹刺",是对病变局部周围进行点刺的一种方法。由病变外缘环向中心点刺具有活血化瘀、去腐生新、通经活络之功。此法多用于扭挫伤后局部淤血、血肿或水肿、顽癣等。针刺深浅根据局部肌肉厚薄及血管深浅情况而定。

3. 刺络法

刺络法是先用橡皮带,结扎在针刺部位近心端,皮肤消毒后,左手拇指压在针刺部位下端,右手持针对准被刺部位的静脉,刺入脉中 2～3 mm 深度,迅速退针,使流出少量血液,待血止后,用消毒棉球按压针孔。出血时,也可轻轻按静脉上端,以助淤血、毒邪外出。此法适用于肘窝、腘窝等处放血,又称缓刺。

4. 挑刺法

挑刺法是用左手按压施术部位的两侧,或捏起局部皮肤,使之固定,皮肤严格消毒后,右手持针,将施术部位(腧穴或反应点)的皮肤挑破,使出血少许。或再深入皮内,将针身倾斜,针尖轻轻抬高,挑断部分纤维组织后,局部消毒,覆盖敷料。此法常用于肩周炎、颈椎病、胃痛、血管神经性头痛、失眠、支气管哮喘、痔疮等。

5.丛刺法

丛刺法是用三棱针在一个比较小的施术局部多次点刺,使之微微出血。此法多用于急慢性软组织损伤所致的压痛点及痈肿、流火之类疾病的局部红肿。

6.顺刺法

顺刺法是由下向上斜刺,针刺前可由上向下推血至放血点。此法以除恶血为主。

7.逆刺法

逆刺法是由上向下斜刺,针刺前可由针刺点向上下推揉,分推血液。此法以放邪气为主。

(二)适应证

三棱针刺法具有开窍泄热、活血祛瘀、通经活络、消肿止痛等作用,适用于各种实证、热证、顽痹疼痛等。常用于治疗高热、中暑、中风、昏迷、急惊风、头痛、目赤肿痛、咽喉肿痛、急性腰扭伤、外伤瘀血疼痛、久痹、顽痹、睑腺炎、疖肿、丹毒、指(趾)麻木等疾病。

大号针主要用于治疗痰咳、喘息等疾病,以挑治、割治为主;中号针主要用于疮痈排脓;小号针主要用于瘀血、痹痛等的放血、清络。

(三)注意事项

(1)三棱针刺疗法刺激性强,治疗时应做到体位舒适,医患配合,防止晕针发生。

(2)注意严格消毒,无菌操作,以防感染。

(3)患者醉酒、过饥、过饱、体质虚弱、气血亏虚、患有血液病或出血不易止血者应禁针,孕妇及产后宜慎用。

(4)点刺、散刺时,手法要轻、浅、快,出血量不应过多,以数滴为宜,切勿刺伤深部动脉,导致大出血;也不要在重要脏器附近深刺、重刺,以免伤及内脏。

(5)泻血法一般2~3 d 1次,出血量较多者应1~2周1次,不宜过频。

二、皮肤针疗法

皮肤针疗法是以多支短针浅刺人体一定部位(腧穴)的一种治疗方法。皮肤针常称"梅花针""七星针",是用5或7枚不锈钢针集成一束,固定于针柄的一端而成。因其刺皮而不伤肉,如拔毛状,故统称为皮肤针。现代又发明了一种滚刺筒,是用金属制成的筒状皮肤针,具有刺激面广,刺激量均匀,使用简便等优点。采用皮肤针叩打体表腧穴或特定部位,可以通过皮肤—孙络—络脉和经脉,起到调整脏腑虚实,调和气血,通经活络,从而达到防治疾病的目的。

(一)操作方法

1.持针法

持针法是右手持针柄,用无名指和小指将针柄末端固定在小鱼际处,用中指和拇指挟持针柄,食指按于针柄中段。这样能充分、灵活地发挥腕部的弹力。

2.叩刺法

叩刺法在常规消毒后,针尖对准叩刺部位,运用手腕力量,均匀而有节奏地弹刺,落针要稳而准,针尖与皮肤垂直接触,要平刺,不能慢刺、压刺、斜刺和拖刺,提针要快,频率要适度,一般叩打70~90次/分钟。

3. 滚刺法

滚刺法在常规消毒后,用特制的滚刺筒,手持筒柄,将针筒在皮肤上来回滚动,使刺激范围形成一个狭长的面,或扩展成一片较广泛的区域。

4. 刺激强度

(1) 轻刺激:针体低抬,叩刺幅度小,用轻腕力叩刺局部皮肤至略有潮红。适用于头面部、身体虚弱、老人、儿童及疼痛敏感者。

(2) 中刺激:介于轻、重刺激之间,使被叩刺皮肤发红,但无出血。适用于一般常见病。

(3) 重刺激:针体高抬,叩刺幅度大,用较重腕力叩刺局部皮肤至明显发红和微量出血。适用于胸背部、四肢、青壮年及痛觉不敏感者。

(4) 体位:常用的体位有。①俯伏坐位,如叩刺项部、背部、脊柱两侧、夹脊穴、膀胱经腧穴、肩胛、背部肋间隙。②仰靠坐位或端坐位,用于叩刺头部、颌下以及胸锁乳突肌前、后和前肋间隙及上肢。③仰卧位,用于叩刺前胸部、腹部、下肢前面。④俯卧位,用于叩刺腰背部、骶尾部、下肢后面。⑤侧卧位,用于叩刺躯干两侧及下肢外侧面。

(二) 叩刺部位

1. 局部叩刺

局部叩刺是叩刺患处局部的方法,如外伤后局部瘀肿疼痛,顽癣等。

2. 循经叩刺

循经叩刺是循经络叩刺的方法。常用于项、背、腰、骶部的督脉和膀胱经,和四肢肘膝关节以下的经络,治疗相应脏腑的疾病。

3. 穴位叩刺

穴位叩刺是根据腧穴的主治症,选取相应穴位进行叩刺的方法。多用于各种特定穴,如阿是穴、夹脊穴等。

(三) 适应证

皮肤针的适应范围较广,临床各种病证均可应用,如呃逆、哮喘、咳嗽、心悸、眩晕、脱发、遗尿、遗精、阳痿、鼻塞、鼻渊、目疾、瘰疬、小儿惊风、痿证、失眠、头痛、偏头痛、胸痛、胁痛、四肢痛、腹痛、痹证、胃脘痛、痛经等。

(四) 注意事项

(1) 操作前应注意检查针具,针尖必须平齐、无钩、无缺损。

(2) 针具及针刺部位均应进行消毒,刺后,须再行消毒,并保持针刺部位清洁,以防感染。局部皮肤有创伤或溃疡者,禁用本法。

三、电针疗法

电针疗法是将毫针与低频脉冲电刺激相结合以治疗疾病的一种方法。在针刺腧穴"得气"后,用电针仪器的输出导线夹持在毫针针柄上,输出接近人体生物电的脉冲电流,使毫针与电两种刺激同时作用于人体腧穴、经络或某一特定部位,可增强对机体的刺激作用,从而提高对某些病证的治疗效果。

(一) 方法

1. 配穴原则

电针疗法必须同时选取至少两个穴位。一般取同侧肢体1~3对穴位为宜,过多会因刺激太强而不易被患者接受。

2. 电针方法

针刺穴位"得气"后,检查电针仪器上的输出电位器应调至"0"值位置,将一对输出导线,分别连在身体同侧的两根针柄上,负极接主穴,正极接配穴,尤其在胸、背部的穴位上使用电针时,切不可将两个电极跨过人体中线而接在身体两侧。然后选择适当的波形(包括波幅)、频率、时间,打开电源开关,逐渐调高输出至所需电流量,一般以患者能够耐受为度。每次通电时间一般为 10～20 min,也可持续更长时间。在电针治疗中,由于人体经过多次刺激后,会产生刺激感由强变弱的耐受现象。此时,应适当加大刺激量,调整波形或者频率,使刺激作用保持恒定。治疗完毕后,需把电位器调到"0"值,然后再关闭电源,拆去输出导线,取出毫针。

3. 刺激强度

通电后,当电流增加到一定强度时,患者开始有刺麻感,此时的电流强度称为"感觉阈"。当电流量继续增加,患者会突然出现刺痛感,这时的电流强度称为"痛阈"。"感觉阈"和"痛阈"之间的电流一般被认为是治疗的最佳刺激强度,但此区间范围较窄,调节电流时要小心微调为宜。

(二)脉冲电流的作用

人体组织是由水分、无机盐和带电生物胶体组成的复杂电解质电导体。当某种波形及频率不断变化的脉冲电流作用于人体时,组织中的离子会发生定向运动,消除了细胞膜的极化状态,使离子浓度及分布发生明显变化,进而影响人体组织功能。离子浓度和分布的改变,是脉冲电流治疗作用最基本的电生理基础。

低频脉冲电流通过毫针刺激腧穴,能调整人体脏腑功能,通畅气血,调整肌张力,加强镇静、止痛作用等。低频脉冲电流的波形、频率不同,其作用力也不相同。频率快的叫密波(或叫高频),一般在 50～100 次/秒,频率慢的叫疏波(或叫低频),一般在 2～5 次/秒。有的电针机有连续波(或可调波),而有的电针机分别装置疏波、密波、疏密波、断续波等数种波形,临床应据病情选择适当波形,以提高疗效。

1. 密波

密波能降低神经应激功能。先对感觉神经起抑制作用,接着对运动神经也产生抑制作用,常用于止痛,镇静,缓解肌肉和血管痉挛,针刺麻醉等。

2. 疏波

疏波其刺激作用较强,能引起肌肉收缩,提高肌肉韧带的张力,对感觉和运动神经的抑制发生较迟。常用于治疗痿证,各种肌肉、关节、韧带、肌腱的损伤等。

3. 疏密波

疏密波是疏波、密波自动交替出现的一种波形。疏、密交替持续的时间约各 1.5 s,能克服单一波形易产生适应的缺点。动力作用较大,治疗时兴奋效应占优势。能促进代谢,促进气血循环,改善组织营养,消除炎性水肿。常用于疼痛,扭挫伤,关节周围炎,气血运行障碍,坐骨神经痛,面瘫,肌无力,局部冻伤等。

4. 断续波

断续波是有节律地时断、时续自动出现的一种疏波。断时,在 1.5 s 内无脉冲电输出,续时,是密波连续工作 1.5 s。断续波形,其动力作用颇强,能提高肌肉组织的兴奋性,对骨骼肌有良好的刺激收缩作用,常用于治疗痿证、瘫痪,也可用作电肌体操训练。

5.锯齿波

锯齿波是脉冲波幅按锯齿形自动改变的起伏波,16～20 次/分钟或 20～25 次/分钟,其频率接近人体的呼吸规律,故可用于刺激膈神经(相当于天鼎穴部)做人工电动呼吸,抢救呼吸衰竭(心脏尚有微弱跳动者),故又称呼吸波。并有提高神经肌肉兴奋性,调整经络功能,改善气血循环等作用。

(三)适应证

凡针刺治疗的适应证,均适用于电针针法。对于精神神经系统疾病、消化、呼吸、运动、泌尿生殖系统疾病和外科、眼科、耳鼻喉科、皮肤科疾病,及许多其他类疾病均有较好疗效,对某些神经痛和神经麻痹等疾病,临床疗效尤佳。

(四)注意事项

(1)使用前须检查电针器性能及电池电量,以便及时修理或更换新电池。

(2)调节电流量时,应从小到大逐渐增强,防止肌肉强烈收缩导致弯针、断针,或患者不能忍受及晕针等。电流量大小,以患者感到舒适为准,不可过大,也不可过小,

(3)刺激部位,应经常变换,不要拘守一处。

(4)重笃垂危的患者、孕妇、经期妇女,或处于醉酒、疲劳、大饥大饱、恼怒等状态的患者,及内脏器官等均应禁用电针针法。

(5)对有心脏病者,要避免电流回路通过心脏。在近延髓、脊髓部位使用电针时,电流量宜小,以免发生意外。

四、头皮针疗法

头皮针疗法(又称头针疗法或颅针疗法),是以针刺头皮上的特定刺激部位,来治疗疾病的一种疗法。中医理论认为,头为诸阳之会,足太阳膀胱经、足少阳胆经、足阳明胃经、足厥阴肝经、手少阳三焦经、督脉、阳维脉、阳跷脉都循行至头部,十二经别之脉气也上至头面。可见头皮通过经脉循行与全身各部位密切相关,因此,针刺头皮上的腧穴,可以治疗身体相应部位的疾病。

头皮针疗法是根据中医的脏腑经络理论,结合现代大脑皮质的功能定位在头皮的投影,来选取相应的头穴线。

(一)刺激区部位及主治病证

按《中国头皮针施术部位标准化方案》,头皮针施术部位是按区定穴,联穴划线,以线归经。今将 14 条标准线及其主治病证介绍如下。

1.额区

(1)额中线。①定位:在额部正中发际内,自督脉神庭穴(前发际上 0.5 寸)向前引长 1 寸的线。属督脉。②主治:癫痫,精神失常,头、鼻、舌、咽喉部疾病等。

(2)额旁 1 线。①定位:在额部额中线外侧,自膀胱经眉冲穴向前引长 1 寸的线。属足太阳膀胱经。②主治:肺、支气管、心脏、鼻等上焦病证及失眠。

(3)额旁 2 线。①定位:在额部额旁 1 线的外侧,自胆经头临泣穴向前引长 1 寸的线。属足少阳胆经。②主治:脾、胃、肝、胆、胰等中焦病证。

(4)额旁 3 线。①定位:在额部额旁 2 线的外侧,自胃经头维穴内侧 0.75 寸起向下引长 1 寸的线。属足少阳胆经和足阳明胃经。②主治:肾、膀胱、生殖系统等下焦病证。

2. 顶区

(1) 顶中线。①定位：在头顶部正中线，督脉百会穴与前顶穴之间的连线。属督脉。②主治：腰腿足病证，如瘫痪、疼痛、麻木及皮质性多尿、小儿夜尿、高血压、脱肛、头顶痛等。

(2) 顶颞前斜线。①定位：在头顶及侧部，经外奇穴前神聪穴与胆经悬厘穴之间的连线。贯穿督脉、足太阳膀胱经和足少阳胆经。②主治：全线分5等份，上1/5治疗对侧下肢运动异常，如瘫痪、无力、关节痛等；中2/5治上肢运动异常，如瘫痪、无力、关节痛等；下2/5治头面部病证，如中枢性面瘫、运动性失语、流涎、脑动脉硬化等。

(3) 顶颞后斜线。①定位：在头顶及侧部，顶颞前斜线之后1寸的平行线，即督脉百会穴与胆经曲鬓穴之间的连线。贯穿督脉，足太阳膀胱经和足少阳胆经。②主治：全线分5等份，上1/5治下肢感觉异常；中2/5治上肢感觉异常；下2/5治头面部感觉异常。

(4) 顶旁1线。①定位：在头顶部，督脉旁1.5寸，自膀胱经通天穴向后引长1.5寸的线。属足太阳膀胱经。②主治：腰腿病证，如疼痛、麻木、瘫痪等。

(5) 顶旁2线。①定位：在头顶部，顶旁1线外侧0.75寸，胆经正营穴向后引长1.5寸的线。②主治：肩、臂、手等病证，如疼痛、麻木、瘫痪等。

3. 颞区

(1) 颞前线。①定位：在头的颞部，胆经颔厌穴与悬厘穴之间的连线。②主治：偏头痛、运动性失语、周围性面神经麻痹及口腔疾病等。

(2) 颞后线。①定位：在头的颞部，胆经率谷穴与曲鬓穴之间的连线。②主治：偏头痛、耳鸣、耳聋、眩晕、运动性失语、周围性面神经麻痹及口腔疾病。

4. 枕区

(1) 枕上正中线。①定位：在枕部，督脉强间穴与脑户穴之间的连线。②主治：眼病、腰脊痛、足癣等疾病。

(2) 枕上旁线。①定位：在枕部，与枕上正中线平行向外0.5寸。属足太阳膀胱经。②主治：皮质性视力障碍、白内障、近视等眼病及足癣、腰肌劳损等疾病。

(3) 枕下旁线。①定位：在枕部，为枕外粗隆下方两侧2.6寸的垂直线，膀胱经玉枕穴与天柱穴之间的连线。属足太阳膀胱经。②主治：小脑疾病引起的平衡障碍、后头痛等。

(二) 操作方法

实施头皮针治疗，以手法针刺为主，亦可配用电针、艾灸、按压等其他操作方法。在施行针法时，一般以拇指掌面和食指桡侧面夹持针柄，快速捻转针身（捻转），捻转速度在200次/分钟左右，或食指的掌指关节快速连续屈伸（提插）。一般捻转刺激3～5 min后，大部分患者会出现热、酸、麻、胀等感觉，留针20～30 min，留针期间反复操作2～3次。根据病情需要也可适当延长留针时间。

(三) 适应证

头皮针疗法的应用十分广泛，包括消化系统、呼吸系统、运动系统、内分泌系统、精神神经系统、心血管系统、泌尿生殖系统、免疫系统及妇产科、外科、骨伤科、五官科疾病等。尤其对痛症及脑源性疾病，如瘫痪、麻木、眩晕、失语、耳鸣、舞蹈病、腰腿痛、肩周炎、各种神经痛等更为适宜。

(四) 注意事项

(1) 头部长有头发，必须严密消毒，防止感染。

(2)进针时,手下如有抵抗感或疼痛时,应将针往后退,然后改变进针角度。

(3)对脑出血患者,须待病情及血压平稳后再行头针治疗。并发高热、心力衰竭等症时,不宜立即采用头针。

(4)婴儿颅骨缝骨化不完全,不宜采用头针治疗。

(5)由于头针刺激较强,刺激时间也较长,故要随时注意患者的表情,防止晕针发生。

五、耳针疗法

耳针是刺激耳郭穴位以防治疾病的治疗方法。

手、足三阳都联系耳部,阴经通过经别合于阳经与耳相通;奇经有阴、阳跷脉并入耳后,阳维脉循头入耳,可见耳与全身经络密切联系。因分布耳部的经脉均与脏腑有联系,因此耳与脏腑在生理、病理方面息息相关。

(一)耳郭表面解剖名称

耳郭分前面(凹面)和背面(凸面)。

1. 耳郭前面

(1)耳轮:是耳郭外缘向外卷曲的部分。

(2)耳轮结节:指耳轮后上方的一个小结(肥大部分),又称达尔文结节。

(3)耳轮尾:在耳轮末端,与耳垂交界处。

(4)耳轮脚:指耳轮深入到耳腔内的横行突起部分。

(5)耳轮棘:耳轮与耳轮脚交界处,因该处有软骨突起如棘状而得名。

(6)对耳轮:耳轮内侧与耳轮相对的隆起部分。由对耳轮体部、上脚、下脚组成。

(7)对耳轮体部:对耳轮垂直走向的主干部分。

(8)对耳轮上脚:对耳轮向上分叉的一支。

(9)对耳轮下脚:对耳轮向下分叉的一支。

(10)三角窝:对耳轮上下脚之间的三角形凹窝。

(11)耳舟:耳轮与对耳轮之间的凹沟,又称舟状窝。

(12)耳屏:耳郭前面瓣状的突起,又称耳珠。

(13)屏上切迹:耳屏上缘与耳轮脚之间的凹陷。

(14)对耳屏:耳垂上部与耳屏相对的隆起。

(15)屏间切迹:耳屏与对耳屏之间的凹陷。

(16)屏轮切迹:对耳屏与对耳轮之间的凹陷。

(17)耳垂:耳郭最下部无软骨的皮垂。

(18)耳甲:对耳屏、对耳轮体部及对耳轮下脚围成的凹窝。

(19)耳甲艇:耳轮脚以上的耳甲部分。

(20)耳甲腔:耳轮脚以下的耳甲部分。

(21)外耳门:耳甲腔内的孔窍,即外耳道的开口。

(22)上耳根:耳郭上缘与头皮附着处。

(23)下耳根:耳垂与面部附着处。

2. 耳郭背面

耳郭背面主要有与前面结构相应的3个面、4个沟和4个隆起。

(1)耳轮背面:即耳轮外侧面。
(2)耳轮尾背面:耳舟隆起与耳垂背面之间的平坦部分。
(3)耳垂背面:耳垂背面的平坦部分。
(4)对耳轮沟:对耳轮上脚与对耳轮体部背面的凹沟。
(5)对耳轮下脚沟:对耳轮下脚的背面,又称耳后上沟。
(6)耳轮脚沟:耳轮脚的背面。
(7)对耳屏沟:对耳屏突起的背面凹陷。
(8)耳舟隆起:耳舟背面。
(9)三角窝隆起:三角窝背面。
(10)耳甲艇隆起:耳甲艇背面隆起。
(11)耳甲腔隆起:耳甲腔背面隆起。

(二)耳穴分布规律

耳郭上凡是具有诊断和治疗作用的阳性反应点或部位统称耳穴。当机体脏腑组织或功能异常时,如果在耳郭的特定部位出现了色泽、形态、痛敏感和电特性等改变,表现为压痛、结节、丘疹、水疱、变形、变色、脱屑、电阻降低等,这些改变就称为阳性反应。出现阳性反应的点(或部位)称为阳性反应点(或部位)。

耳穴的一般分布规律是:与面颊相应的穴位在耳垂,与上肢相应的穴位在耳舟,与躯干相应的穴位在耳轮体部,与下肢相应的穴位在对耳轮上、下脚,与腹腔脏器相应的穴位在耳甲艇,与胸腔脏器相应的穴位在耳甲腔,与消化道相应的耳穴在耳轮脚周围……耳穴的分布规律,大体形像一个倒置在子宫内的胎儿,头朝上,臀朝下。

(三)常用耳穴的定位和主治症

1.耳轮部

我们将耳轮一共分为12个区。耳轮角称耳轮1区;耳轮角切迹至对耳轮下脚上缘之间的耳轮分为3等份,从下至上分别称为耳轮2区、3区、4区;对耳轮下脚上缘至对耳轮上脚前缘之间的耳轮称为耳轮5区;对耳轮上脚前缘至耳尖之间的耳轮称为耳轮6区;耳尖至耳轮结节上缘之间的耳轮称为耳轮7区;耳轮结节上缘至耳轮结节下缘之间的耳轮称为耳轮8区;耳轮结节下缘至轮垂切迹之间的耳轮分为4等份,从上至下分别称为耳轮9区、10区、11区、12区。

(1)耳中。①定位:在耳轮脚处的耳轮1区。②主治:皮肤瘙痒症、荨麻疹、呃逆、小儿遗尿及出血性疾病。

(2)肠。①定位:在耳轮脚棘前上方的耳轮处的耳轮2区。②主治:便秘、腹泻、脱肛、痔疮。

(3)尿道。①定位:在直肠上方的耳轮处,即在耳轮3区。②主治:尿频、尿急、尿痛、尿潴留。

(4)外生殖器。①定位:在对耳轮下脚前方的耳轮处的耳轮4区。②主治:睾丸炎、附睾炎、外阴瘙痒症。

(5)肛门。①定位:在三角窝前方的耳轮处的耳轮5区。②主治:痔疮、肛裂。

(6)耳尖。①定位:在耳郭向前对折的上部尖端处的耳轮6区、7区交界处。②主治:高血压、发热、牙痛、失眠、急性结膜炎、睑腺炎。

(7)结节。①定位:在耳轮结节处的耳轮8区。②主治:高血压、头晕、头痛。
(8)轮1。①定位:在耳轮结节下方的耳轮处的耳轮9区。②主治:发热、扁桃体炎、上呼吸道感染。
(9)轮2。①定位:在轮1下方耳轮处的耳轮10区。②主治:发热、扁桃体炎、上呼吸道感染。
(10)轮3。①定位:在轮2下方耳轮处的耳轮11区。②主治:发热、扁桃体炎、上呼吸道感染。
(11)轮4。①定位:在轮3下方的耳轮处的耳轮12区。②主治:发热、扁桃体炎、上呼吸道感染。

2.耳舟部
我们将耳舟分为6等份,从上至下依次称为耳舟1区、2区、3区、4区、5区、6区。
(1)指。①定位:耳轮结节上方的耳舟1区。②主治:手指麻木、疼痛等。
(2)腕。①定位:平耳轮结节突起处的耳舟2区。②主治:腕部扭伤、肿痛等。
(3)肘。①定位:腕与肩穴之间的耳舟3区。②主治:肘部疼痛、肱骨外上髁炎。
(4)肩。①定位:与屏上切迹同水平的耳舟4区。②主治:肩部疼痛、肩关节周围炎。
(5)肩关节。①定位:在肩与轮屏切迹水平线之间的耳舟5区。②主治:肩关节周围炎。
(6)锁骨。①定位:在与轮屏切迹同水平线的耳舟6区。②主治:相应部位疼痛、肩关节周围炎。

3.对耳轮部
我们将对耳轮分为13个区。对耳轮上角分为3等份,中、下1/3分别称为对耳轮4区、5区;将上1/3再分为上、下2等份,下1/2称为对耳轮3区;再将上1/2分为前、后2等份,由后向前分别称为对耳轮2区、对耳轮1区。对耳轮下脚分为3等份,前、中1/3称为对耳轮6区;后1/3称为对耳轮7区。
我们将耳轮上、下脚分叉处至轮屏切迹的耳轮体分为5等份,再沿对耳轮耳甲缘将耳轮体分为前1/4和后3/4两部分,前上2/5称为对耳轮8区;后上2/5称为对耳轮9区,前中2/5称为对耳轮10区,后中2/5称为对耳轮11区,前下1/5称为对耳轮12区,后下1/5称为对耳轮13区。
(1)跟。①定位:在对耳轮上脚前上部的对耳轮1区。②主治:足跟痛。
(2)趾。①定位:在对耳轮上脚后上部的对耳轮2区。②主治:趾部麻木、疼痛及甲沟炎。
(3)踝。①定位:在对耳轮上脚内上角的对耳轮3区。②主治:踝关节炎、踝部扭挫伤。
(4)膝。①定位:在对耳轮上脚中1/3的对耳轮4区。②主治:膝关节炎、坐骨神经痛。
(5)髋。①定位:在对耳轮上脚下1/3的对耳轮5区。②主治:髋关节及腰骶部疼痛、坐骨神经痛。
(6)坐骨神经。①定位:在对耳轮下脚前2/3处的对耳轮6区。②主治:下肢瘫痪、坐骨神经痛。
(7)交感。①定位:在对耳轮下脚末端与耳轮内侧交界处,对耳轮6区前端。②主治:消化及循环系统功能失调、自主神经功能紊乱、急惊风、哮喘、痛经、输尿管结石等。
(8)臀。①定位:在对耳轮下脚后1/3的对耳轮7区。②主治:坐骨神经痛、臀筋膜炎。
(9)腹。①定位:在对耳轮体前上2/5的对耳轮8区。②主治:腹腔疾病、消化系统、妇科疾病。

(10)腰骶椎。①定位:在对耳轮体后上 2/5 的对耳轮 9 区。②主治:腰骶部疼痛。

(11)胸。①定位:在对耳轮体前中 2/5 的对耳轮 10 区。②主治:胸胁部疼痛、肋间神经痛、乳腺炎。

(12)胸椎。①定位:在对耳轮体后中 2/5 的对耳轮 11 区。②主治:胸痛、乳腺疾病。

(13)颈。①定位:在对耳轮体前下 1/5 的对耳轮 12 区。②主治:颈椎疼痛、落枕、颈部扭伤、单纯性甲状腺肿。

(14)颈椎。①定位:在对耳轮体后下 1/5 的对耳轮 13 区。②主治:颈椎疼痛、颈椎综合征、落枕。

4. 三角窝部

我们将三角窝共分 5 个区。自耳轮内缘到对耳轮上、下脚分叉处的三角窝分为前、中、后 3 等份,中 1/3 为三角窝 3 区;再将前 1/3 分为上、中、下 3 等份,中、下 2/3 称为三角窝 2 区,上 1/3 称为三角窝 1 区;将后 1/3 分为上、下 2 等份,上 1/2 称为三角窝 4 区,下 1/2 称为三角窝 5 区。

(1)角窝上。①定位:在三角窝前 1/3 上部的三角窝 1 区。②主治:高血压。

(2)内生殖器。①定位:在三角窝前 1/3 下部的三角窝 2 区。②主治:月经不调、痛经、白带过多、盆腔炎、阳痿、遗精等妇科及男科疾病。

(3)角窝中。①定位:在三角窝中 1/3 的三角窝 3 区。②主治:哮喘。

(4)神门。①定位:在三角窝后 1/3 上部的三角窝 4 区。②主治:失眠、多梦、烦躁、癫痫、神经衰弱、高血压、眩晕、哮喘、戒断综合征、荨麻疹、炎症。

(5)盆腔。①定位:在三角窝后 1/3 下部的三角窝 5 区。②主治:附件炎、盆腔炎。

5. 耳屏部

我们将耳屏分成 4 个区。耳屏外侧面分为上、下 2 等份,上部称为耳屏 1 区,下部称为耳屏 2 区;将耳屏内侧面分为上、下 2 等份,上部称为耳屏 3 区,下部称为耳屏 4 区。

(1)上屏。①定位:在耳屏外侧面上 1/2 的耳屏 1 区。②主治:鼻炎、咽炎。

(2)下屏。①定位:在耳屏外侧面下 1/2 的耳屏 2 区。②主治:鼻炎。

(3)外耳。①定位:在屏上切迹前方近耳轮部的耳屏 1 区上缘。②主治:耳鸣、耳聋、中耳炎、外耳道炎、眩晕。

(4)屏尖。①定位:在耳屏游离缘上部尖端,耳屏 1 区后缘。②主治:炎症、疼痛性病证、斜视。

(5)外鼻。①定位:在耳屏外侧面的中央,耳屏 1 区与 2 区之间。②主治:鼻疖、鼻炎、鼻前庭炎。

(6)肾上腺。①定位:在耳屏游离缘下部尖端,耳屏 2 区后缘。②主治:低血压、休克、眩晕、哮喘、链霉素中毒、风湿性关节炎、腮腺炎。

(7)咽喉。①定位:在耳屏内侧面上 1/2 的耳屏 3 区。②主治:鼻炎、上颌窦炎、咽炎、扁桃体炎、声音嘶哑、哮喘、鼻衄、失语。

(8)内鼻。①定位:在耳屏内侧面下 1/2 的耳屏 4 区。②主治:鼻炎、上颌窦炎、鼻衄、感冒。

(9)屏间前。①定位:在屏间切迹前方耳屏最下部,耳屏 2 区下缘。②主治:咽炎、口腔炎。

6. 对耳屏部

我们将对耳屏分为 4 个区。自对耳屏尖及其到轮屏切迹连线的中点,分别向耳垂上线作两条垂线,将对耳屏外侧面及其后部分成前、中、后 3 部分,依次称为对耳屏 1 区、2 区、3 区;对耳屏内侧面称为对耳屏 4 区。

(1)屏间后。①定位:在屏间切迹后方对耳屏前下部,对耳屏 1 区下缘。②主治:额窦炎。

(2)颞。①定位:在对耳屏外侧面中部的对耳屏 2 区。②主治:偏头痛、头晕。

(3)枕。①定位:在对耳屏外侧面后部的对耳屏 3 区。②主治:头晕、头痛、神经衰弱、癫痫、哮喘。

(4)皮质下。①定位:在对耳屏内侧面的对耳屏 4 区。②主治:失眠、多梦、疼痛性病证、智能发育不全、假性近视、哮喘、眩晕、耳鸣。

(5)对屏尖。①定位:在对耳屏游离缘的尖端,对耳屏 1、2、4 区交点处。②主治:哮喘、睾丸炎、附睾炎、腮腺炎、神经性皮炎。

(6)缘中。①定位:在对耳屏游离缘上,对屏尖与轮屏切迹的中点,对耳屏 2、3、4 区交点处。②主治:内耳性眩晕、遗尿、尿崩症、功能性子宫出血。

(7)脑干。①定位:在轮屏切迹处的对耳屏 3、4 区之间。②主治:眩晕、后头痛、假性近视。

7. 耳甲穴位

我们用标志线、点将耳甲分为 18 个区。在耳轮的内缘上,把耳轮脚切迹到对耳轮下脚之间的中、上 1/3 交界处设为 A 点;在耳甲内,自耳轮脚消失处向后作一平线与对耳轮耳甲缘相交,把该交点设为 D 点;把耳轮脚消失处至 D 点连线的中、后 1/3 交界处设为 B 点;把外耳道口后缘上 1/4 与下 3/4 交界处设为 C 点;自 A 点向 B 点作一条与对耳轮耳甲艇缘弧度相仿的曲线;从 B 点向 C 点作一条与耳轮脚下缘弧度相仿的曲线。

我们将 BC 线前段与耳轮脚下缘之间分成 3 等份,前 1/3 称为耳甲 1 区,中 1/3 称为耳甲 2 区,后 1/3 称为耳甲 3 区,ABC 线前方耳轮脚消失处称为耳甲 4 区。将 AB 线前段与耳轮脚上缘及部分耳轮内缘之间分成 3 等份,后 1/3 称为耳甲 5 区,中 1/3 称为耳甲 6 区,前 1/3 称为耳甲 7 区。将对耳轮下脚下缘前、中 1/3 交界处与 A 点连线前方的耳甲艇部称为耳甲 8 区,将 AB 线前段与对耳轮下脚下缘之间耳甲 8 区以后的部分,分为前、后 2 等份,前 1/2 称为耳甲 9 区,后 1/2 称为耳甲 10 区,在 AB 线后段上方的耳甲艇部,将耳甲 10 区后缘与 BD 线之间分成上、下 2 等份,上 1/2 称为耳甲 11 区,下 1/2 称为耳甲 12 区。

轮屏切迹与 B 点连线后方、BD 线下方的耳甲腔部称为耳甲 13 区。以耳甲腔中央的圆心与 BC 线间距离的 1/2 为半径画圆,该圆形区域称为耳甲 15 区。经 15 区最高点及最低点分别向外耳门后壁做两条切线,切线之间称为耳甲 16 区。15、16 区周围称为耳甲 14 区。将外耳门的最低点与对耳屏耳甲缘中点相连,把连线以下的耳甲腔部分为上下 2 等份,上 1/2 称为耳甲 17 区,下 1/2 称为耳甲 18 区。

(1)口。①定位:在耳轮脚下方前 1/3 处的耳甲 1 区。②主治:面瘫、口腔炎、牙周炎、舌炎、胆囊炎、胆石症、戒断综合征。

(2)食管。①定位:在耳轮脚下方中 1/3 处的耳甲 2 区。②主治:食管炎、食管痉挛。

(3)贲门。①定位:在耳轮脚下方后 1/3 处的耳甲 3 区。②主治:贲门痉挛、神经性呕吐。

(4)胃。①定位:在耳轮脚消失处的耳甲 4 区。②主治:胃炎、胃溃疡、胃痉挛、恶心、呕吐、消化不良、前额痛、牙痛、失眠。

(5)十二指肠。①定位:在耳轮脚及部分耳轮与 AB 线之间后 1/3 处的耳甲 5 区。②主治:十二指肠溃疡、幽门痉挛、腹痛、腹泻、腹胀、胆囊炎、胆石症。

(6)小肠。①定位:在耳轮脚及部分耳轮与 AB 线之间中 1/3 处的耳甲 6 区。②主治:消化不良、腹痛、腹胀、心动过速。

(7)大肠。①定位:在耳轮脚及部分耳轮与 AB 线之间前 1/3 处的耳甲 7 区。②主治:腹泻、便秘、痤疮、牙痛、咳嗽。

(8)阑尾。①定位:在大、小肠区之间的耳甲 6、7 区交界处。②主治:单纯性阑尾炎、腹泻。

(9)艇角。①定位:在对耳轮下脚下方前部的耳甲 8 区。②主治:前列腺炎、尿道炎。

(10)膀胱。①定位:在对耳轮下脚下方中部的耳甲 9 区。②主治:膀胱炎、遗尿、尿潴留、坐骨神经痛、腰痛、后头痛。

(11)肾。①定位:在对耳轮下脚下方后部的耳甲 10 区。②主治:腰痛、遗尿、遗精、阳痿、早泄、肾盂肾炎、月经不调、哮喘、耳鸣、神经衰弱。

(12)输尿管。①定位:在肾、膀胱区之间的耳甲 9、10 区交界处。②主治:输尿管结石绞痛。

(13)胰胆。①定位:在耳甲艇的后上部的耳甲 11 区。②主治:胆囊炎、胆石症、胆道蛔虫病、急性胰腺炎、中耳炎、偏头痛、带状疱疹、耳鸣。

(14)肝。①定位:在耳甲艇的后下部的耳甲 12 区。②主治:胁痛、眩晕、月经不调、经前期紧张症、更年期综合征、近视、单纯性青光眼、高血压。

(15)艇中。①定位:在小肠、肾区之间,耳甲 6、10 区交界处。②主治:腹痛、腹胀、胆道蛔虫病。

(16)脾。①定位:在 BD 线下方、耳甲腔后上部的耳甲 13 区。②主治:食欲缺乏、腹泻、便秘、腹胀、白带过多、功能性子宫出血、内耳性眩晕。

(17)心。①定位:在耳甲腔正中凹陷处的耳甲 15 区。②主治:心律失常、心动过速、心绞痛、无脉症、癔症、神经衰弱、口舌生疮。

(18)气管。①定位:在心区、外耳门之间的耳甲 16 区。②主治:支气管炎、哮喘。

(19)肺。①定位:在心、气管区周围的耳甲 14 区。②主治:胸闷、咳嗽、声音嘶哑、荨麻疹、皮肤瘙痒症、便秘、戒断综合征。

(20)三焦。①定位:在外耳门后下,肺、内分泌区之间的耳甲 17 区。②主治:腹胀、便秘、上肢外侧疼痛。

(21)内分泌。①定位:在屏间切迹内,耳甲腔的前下部的耳甲 18 区。②主治:月经不调、痛经、更年期综合征、甲状腺功能亢进或减退症、痤疮、间日疟。

8.耳垂穴位

我们将耳垂分为 9 个区。在耳垂上线和耳垂下缘最低点水平线之间作两条平行线,自耳垂上平行线上引两条垂直等分线,把耳垂分成 9 个区,由前到后,上部依次称为耳垂 1 区、2 区、3 区;中部依次称为耳垂 4 区、5 区、6 区;下部依次称为耳垂 7 区、8 区、9 区。

(1)牙。①定位:在耳垂正面前上部的耳垂 1 区。②主治:牙痛、牙周炎、低血压。

(2)舌。①定位:在耳垂正面中上部的耳垂 2 区。②主治:舌炎、口腔炎。

(3)颌。①定位:在耳垂正面后上部的耳垂 3 区。②主治:牙痛、颞颌关节功能紊乱症。

(4)垂前。①定位:在耳垂正面前中部的耳垂 4 区。②主治:神经衰弱、牙痛

(5)眼。①定位:在耳垂正面中央部的耳垂5区。②主治:睑腺炎、急性结膜炎、电光性眼炎、近视。

(6)内耳。①定位:在耳垂正面后中部的耳垂6区。②主治:中耳炎、耳鸣、听力减退、内耳性眩晕症。

(7)面颊。①定位:在耳垂正面与内耳区之间,耳垂5、6区交界处。②主治:面瘫、面肌痉挛、腮腺炎、三叉神经痛、痤疮、扁平疣。

(8)扁桃体。①定位:在耳垂7、8、9区。②主治:咽炎、扁桃体炎。

9. 耳背穴位

我们将耳背分为5个区。过对耳轮上、下脚分叉处、轮屏切迹的两个耳背对应点分别作两条水平线,将耳背分成上、中、下3部,上部称为耳背1区,下部称为耳背5区;再将中部分成内、中、外3等份,内1/3称为耳背2区,中1/3称为耳背3区,外1/3称为耳背4区。

(1)耳背心。①定位:在耳背上部的耳背1区。②主治:心悸、失眠、多梦。

(2)耳背肺。①定位:在耳背中内部的耳背2区。②主治:哮喘、皮肤瘙痒症。

(3)耳背脾。①定位:在耳背中央部的耳背3区。②主治:胃痛、消化不良、食欲缺乏。

(4)耳背肝。①定位:在耳背中外部的耳背4区。②主治:胆囊炎、胆石症、胁痛。

(5)耳背肾。①定位:在耳背下部的耳背5区。②主治:头痛、头晕、神经衰弱。

(6)耳背沟。①定位:在对耳轮沟和对耳轮上、下脚沟处。②主治:高血压、皮肤瘙痒症。

10. 耳根穴位

(1)上耳根。①定位:在耳根最上处。②主治:鼻衄。

(2)耳迷根。①定位:在耳轮脚后沟的耳根处。②主治:胆囊炎、胆石症、胆道蛔虫症、腹痛、腹泻、鼻塞、心动过速。

(3)下耳根。①定位:在耳根最下处。②主治:低血压、小儿麻痹后遗症、下肢瘫痪。

(四)耳针的取穴原则

1. 按相应部位取穴

当机体某处发生病变时,可在耳郭的相应部位寻找敏感点,作为治疗该病的首选穴位。如坐骨神经痛取"坐骨神经"穴等。

2. 按脏腑辨证取穴

按脏腑辨证取穴,五脏六腑不仅代表解剖学器官,也具备中医藏象学说的功能,因此,可按脏腑的生理功能及病理变化进行辨证取穴。如肝阳上亢的高血压及眼病应取肝穴;消化不良取脾穴等。

3. 按经络辨证取穴

根据十二经脉的循行路线和其主病进行取穴。如坐骨神经痛取"膀胱"穴。

4. 按西医学理论取穴

耳穴中的有些穴位是根据西医学理论命名的,如"内分泌""肾上腺""交感""皮质下"等,这些穴位同西医学中的某些方面关系比较密切,在选穴时应予重视。如自主神经功能紊乱取"交感穴";炎性疾病取"肾上腺"穴。

5. 按敏感点取穴

对某些疑难病,或暂时未能明确诊断的病证,为了进行诊断性治疗或缓解症状,通常采用望、压、探、触等方法查找敏感点,然后在敏感点施术,有时可以收到速效。

6. 按经验取穴

长期从事临床的医生都有自己的经验穴,他们运用这些穴位创造出神奇的疗效。如有人用外生殖器穴治疗落枕,用对屏尖穴止痒等。

(五)耳针的操作方法

随着现代科学及新技术的发展,耳针的刺激方法愈益增多,现将常用的刺激方法介绍如下。

1. 毫针法

毫针法是用毫针针刺耳穴来治疗疾病的一种最常用的方法。具体操作如下。

选取适当的耳穴,压所选耳穴,使之留下压痕,然后用碘酒、乙醇进行常规消毒。一般采用坐位。如畏针、精神紧张、或体弱病重者,采取卧位。选用26~30号粗细,0.3~0.5寸长不锈钢毫针。进针时,术者用左手拇、示二指固定耳郭,中指托着针刺部的耳背,以便掌握针刺的深度和减轻针刺疼痛。再用右手拇、示、中三指持针,在所选耳穴处进针。

刺激强度和针刺手法应根据患者的病情、体质和耐痛度等具体情况综合决定。针刺的深度应根据患者耳郭局部的厚薄灵活掌握,一般刺入皮肤2~3分钟,即可,如果患者无针感,可适当调整毫针的针刺方向和深度。留针时间一般为15~30 min,患慢性病、疼痛性疾病者,留针时间可适当延长;而儿童、年迈者,留针时间则不宜过长。留针期间,每隔10 min行针1次。起针时术者左手托住耳背,右手迅速垂直拔出毫针,消毒干棉球压迫针眼,以免出血。

2. 电针法

电针法是将毫针刺激与脉冲电流刺激相结合的一种疗法。具体操作如下。当针刺并获得针感后,使用电针器,具体操作与电针法相同。通电时间一般为10~20 min。适用于神经系统疾病、内脏痉挛疼痛、哮喘等。

3. 水针法

耳穴水针法又称为"小剂量药物穴位注射法",是用微量的药物注入耳穴,通过注射针的直接穴位刺激与药物的药理作用,达到防治疾病的目的。具体操作如下。

选取适当的耳穴和药液。耳郭皮肤常规消毒后,用结核菌素注射器,26号针头,吸取药液0.1~0.3 mL 术者左手固定耳郭,并把注射局部皮肤绷紧,右手持注射器,将针头刺入耳穴的皮内或皮下,将针芯回抽,如无回血,酌情慢慢地推注药,使皮肤出现小皮丘,耳郭有痛、胀、红、热等反应。注射后,针眼处可能会有少量渗血或药液外溢,应以消毒干棉球轻轻压迫,不宜重压和按摩。患侧或双侧耳郭注射,隔日1次,10次为1个疗程。慢性病1个疗程结束后,需休息1周,再进行下1个疗程的治疗。

4. 埋针法

埋针法是将皮内针埋于耳穴内的一种治疗方法。操作如下。

首先选择耳穴或敏感点,并做标记。局部皮肤常规消毒后,以左手固定耳郭,绷紧埋针处皮肤,右手用镊子夹住消毒的蝌蚪状或撤钉式皮内针针柄,轻轻刺入所选耳穴后,再用胶布固定。一般埋患侧耳郭即可,必要时可埋双耳。每日自行按压3次,一般留针3~5 d。此法适用于一些疼痛性疾病和慢性病,可起到持续刺激、巩固疗效和防止疾病复发的作用。

5. 压丸法

压丸法是在耳穴表面贴敷白芥子、王不留行籽、油菜籽、小米、磁珠等,压丸。治疗老年及幼儿惧痛的患者,特别是老年性慢性支气管炎、遗尿症、高血压等。具体操作如下。

应用前,将压丸用沸水烫洗 2 min,晒干装瓶备用。使用时,将王不留行籽黏附在 0.6 cm×0.6 cm 大小的胶布中央待用。选择穴或敏感点,并以压痕作标记,局部皮肤用乙醇棉球消毒,待干。以左手固定耳郭,右手用镊子夹取粘有王不留行籽的胶布,对准压痕贴敷好。刺激强度应由患者具体情况决定,儿童、孕妇、年老体弱、神经衰弱等患者应用轻刺激手法;急性疼痛性疾病宜用强刺激手法;其他疾病一般应用中等刺激手法。患者每日自行按压 3~5 次,每次每穴按压 30~60 s,3~7 d 更换 1 次,双耳交替,10 次为 1 个疗程。

6. 放血法

放血法是用三棱针、眼科手术刀在耳穴或耳背静脉处进行穿刺或切割放血的治疗方法。本法具有通经止痛、祛瘀生新、镇静清热等作用。临床应用较为广泛,具体操作如下。

首先按摩耳郭使其充血。局部皮肤常规消毒,待干。以左手固定耳郭,右手持消毒三棱针,稳住针身,对准所选施术部位,迅速刺入约 2 mm 深。或用眼科手术刀在耳背静脉处进行划割约 1 mm 深。局部用消毒棉球按压,贴以胶布固定,以防止感染。视患者的具体情况,每次放血 5~10 滴,1 次/天,急性病可 3 次/天。

7. 磁疗法

耳穴磁疗法是利用磁体产生的磁力线透入耳穴,以防治疾病的方法。它具有良好的镇痛、催眠、止喘、止痒和调整自主神经功能等作用。有直接贴敷法和间接贴敷法。直接贴敷法是耳穴上以压痕做标记,将磁珠放置在胶布中央,贴于耳穴上。间接贴敷法是用薄层脱脂棉将磁珠或磁片包好,再固定于耳穴上。此法可以避免因磁体直接接触皮肤所产生的不良反应。

(六)耳针疗法的适应证

各种疼痛性疾病,各种炎性疾病,功能紊乱性疾病,过敏及变态反应性疾病,内分泌代谢紊乱性疾病。并可用来催产、催乳、戒毒、戒烟、美容、保健、预防输血、输液反应及食物中毒等。

(七)耳针治疗的注意事项及禁忌

(1)严格消毒,皮肤破损处或炎症局部禁针,以防止感染。

(2)患有严重器质性疾病或高度贫血者不宜针刺。

(3)妇女妊娠期间应谨慎用针,有习惯性流产史的孕妇则应禁针。

(4)对于扭伤和运动障碍的患者,治疗时让其适当运动患部,以便帮助提高疗效。

(5)凡过饥、过饱、过劳、极度虚弱和精神过度紧张者,不宜耳针治疗,以防止晕针的发生。

第四章 针灸康复治疗

针灸康复,是以中医阴阳五行、脏腑经络、腧穴、刺法、灸法等理论为指导,运用针灸的方法,根据患者的具体情况辨证论治,以康复疾病的一种综合疗法。

针灸康复也和其他中医临床各科一样,其理论核心是整体观念和辨证论治。人体本身是一个有机的整体,人生活在自然界,与大自然和社会亦是一个整体。因此,顺应自然,适应社会,是针灸康复的基本观点;形神、形气、脏腑经络并重,是针灸康复的指导思想。同时针灸康复和中医其他临床各科一样,必须坚持辨证论治的原则,辨明病位和病性,同病异治,异病同治,要因人、因时、因地制宜。

针灸康复的对象主要有三个方面:一是某些慢性病患者;二是急性热病或某些疾病愈后遗留的诸症;三是伤残者。

第一节 针灸康复的作用

针灸在临床上康复疾病的应用范围极其广泛,包括内、外、妇、儿、五官等各科疾病。针灸康复之所以有这样广的适应证,是因为针灸康复疾病与中医的方药治疗一样,是在中医基本理论指导下,依据阴阳、五行、脏腑、经络、四诊、八纲等基础理论辨证论治,其治疗机制、作用是相同的,不同的是采用的治疗手段有别。针灸是运用针、灸等方法,作用于人体的腧穴上,以通其经脉,调其气血,使阴阳平衡,脏腑趋于调和,达到扶正祛邪而康复疾病的目的。

一、疏通经络

经络是气血运行的通路,内联脏腑,外络肢节,具有运行气血、传递信息、沟通机体表里上下,调节脏腑组织功能活动的作用。经络功能正常,气血运行通畅,则"内溉脏腑,外濡腠理",人体脏腑体表得以沟通,各组织器官得以濡养,身体得以保持健康。机体若因致病因素引起经络功能失常,气血运行受阻,则会影响人体正常功能活动,进而出现种种经络阻塞有关的病变。针灸能促使气血调和,经络通利,气血运行正常,使机体恢复正常状态。

经络不通,则气血运行受阻,其主要临床表现为疼痛、麻木等,即"不通则痛"。针灸康复主要是采用针灸手法作用于腧穴、经络,通过经气的作用,"通其经络,调其血气",使经络通畅,气血正常运行,达到治愈疾病的目的。

临床和实验研究证明,针灸有疏通经络,调理气血的作用,有良好的止痛效果。如头痛、牙痛、三叉神经痛、面神经麻痹、偏瘫、坐骨神经痛、肋间神经痛、胃痛、胆绞痛、肾绞痛、心绞痛、痛经、产后宫缩痛、风湿关节痛、手术后疼痛等常见痛症及麻木等,辨证施治,针刺相应的穴位,可获良效。

二、调节阴阳

阴阳学说是中医学基本理论的重要内容,在正常情况之下,人体内部的阴阳是处于相对协调、平衡的状态,以保持人体各组织、器官、脏腑的正常生理功能。疾病的产生是因各种致病因子破坏了阴阳平衡,使阴阳发生偏盛或偏衰,失去相对的平衡,就会使脏腑经络功能活动失常,从而产生"阴胜则阳病""阳胜则阴病""阳胜则热""阴胜则寒"等病理变化。针灸康复的基本原则,是根据具体情况,选择适当的腧穴,合理采用针刺、艾灸方法,施行补泻,泻其有余,补其不足,以纠正阴阳的偏盛偏衰,使机体转归于"阴平阳秘"的状态,恢复脏腑经络的功能活动,从而达到康复疾病的目的。

针灸调和阴阳的作用,主要是通过经络、腧穴配伍和针刺手法来实现的。例如,胃火炽盛引起的牙痛,属阳热偏盛,治宜清泻胃火,取足阳明胃经内庭穴,针用泻法;寒邪犯胃引起的胃痛,属阴邪偏盛,治宜温中散寒,取足阳明胃经穴足三里配胃募穴中脘,针用温法,并灸;肾阴不足,肝阳上亢引起的眩晕,属阴虚阳亢证,治宜育阴潜阳,取足少阴肾经太溪用补法以补肾阴,配足厥阴肝经穴行间,用泻法,以泻肝阳,如此使阴阳达到平衡。

另外,由于阴阳之间可相互转化,相互影响,故治阴应顾及阳,治阳亦应顾及阴。

三、扶正祛邪

扶正,即扶助正气,提高机体的抗病能力;祛邪,即祛除病邪,消除致病因素的影响。任何疾病的发生都是在一定条件下,正邪相争,正不胜邪的具体反应,也就是说,只有当人体的正气不足以抵御外邪,或病邪侵袭人体的力量超越了人体的正气时,才可发生疾病。《素问·刺法论》说:"正气存内,邪不可干。"《素问·评热病论》说:"邪之所凑,其气必虚"。说明正气虚弱是疾病发生的根本原因。

疾病的过程,即是邪正斗争的过程,"邪气盛则实,精气夺则虚"。邪正的胜负决定疾病的进退,邪胜于正则病进,正胜于邪则病退。扶正祛邪是临床治疗的重要法则,即扶助正气,祛除邪气,改变正邪双方的力量对比,使之有利于向痊愈方面转化。补虚泻实,是扶正祛邪这一法则的具体应用。

针灸具有扶正祛邪的作用,即能增强机体的免疫功能,防御和抵抗各种致病因素的侵袭,而此作用主要是通过针刺手法和腧穴的配伍,采用"虚则补之,实则泻之"的治疗原则而实现的。运用针灸手法的补法,选配一定的腧穴,有扶正的作用,适用于正虚而邪不盛的疾病。运用针灸手法的泻法,选配一些腧穴,可以起到祛邪的作用,适用于邪实而正未伤的疾病。同时运用针灸手法的补法和泻法,选配一些腧穴,可以起到扶正祛邪的作用,适用于正虚邪实的疾病。具体运用时,还要根据正邪在病变过程中所处的地位来决定扶正与祛邪的主次先后。一般而言,正邪斗争,正虚为主宜扶正兼祛邪,邪盛为主则宜祛邪兼扶正;病情较重,正气虚弱不耐攻伐时,应先扶正后祛邪,病邪强盛,正气虽虚但尚可攻伐时,应先祛邪后扶正。

第二节　针灸康复原则

针灸康复的原则,是在应用中医基础理论辨别寒热虚实、标本缓急的基础上,进而采用相应的腧穴,运用一定的针灸手法,达到康复疾病的目的,而采用的基本方法。

针灸康复原则是针灸康复疾病必须遵循的准绳。在"论治"和整个康复过程中,均应以康复原则为指导。《灵枢·九针十二原》篇说："凡用针者，虚则补之，满则泄之，宛陈则除之，邪胜则虚之"。又《灵枢·经脉》篇说："盛则泻之，虚则补之，热则疾之，寒则留之，陷下则灸之，不盛不虚以经取之。"

临床上疾病的证候表现多种多样，病理变化复杂多变，除病有虚实寒热之外，病情有标本缓急，患者体质有强有弱，地区气候也不尽相同，所以在针灸康复时，还应分清主次，区别缓急，注意局部与整体，同病异治和异病同治，以及因人、因地、因时制宜的原则，才能取得较好的康复效果。

根据中医治疗学基本思想和针灸康复疾病的具体实践，可将针灸康复原则归纳为以下几个方面：即补法，泻法，清法，温法和调法等5种，可作为针灸康复临床实施的原则。

一、标本缓急

标与本、缓与急是一个相对的概念，在疾病的发生、发展过程中，标是疾病的现象，本是疾病的本质，标本缓急复杂多变。《素问·至真要大论》："知标与本，用之不殆……不知是者，不足以言诊，足以乱经"。明确指出了掌握标本缓急，才能做到"用之不殆"。根据《内经》"治病必求于本"等治疗思想和临床实践的经验总结，标本缓急的运用原则一般是"治病求本""急则治标，缓则治本，标本同治"。

（一）治病求本

治病求本，就是针对疾病的本质而进行治疗，是治疗的根本原则。任何疾病的发生、发展，总是要通过若干症状而显示以来，但这些症状只是疾病的现象而不是疾病的本质。运用四诊收集病史和病症，并通过辨证，由表及里，由现象到本质进行综合分析，找出疾病发生的原因、病变的部位、疾病机制，归纳为某一证型，这一证型大体上概括出疾病的本质，然后，针对这一具体证型立法处方，进行适当的治疗，才能收到良好效果，以达到治病求本的目的，而收到根治的效果。如头痛，可由外感、血虚、痰阻、瘀血、肝阳上亢等多种原因引起，治疗时仅用止痛的方法选用局部腧穴治疗，虽可起到缓解头痛的效果，但容易复发。必须针对引起头痛的原因，分别采取解表、养血、化痰、活血化瘀、平肝潜阳等法，并配以相应的腧穴进行治疗，才能收到根治的疗效。

（二）急则治标，缓则治本

"急则治标，缓则治本"是根据具体病情制订的具体治疗原则。一般情况下，治病求本是一个根本法则，但在某些特殊情况下，标病急于本病，如不及时处理，标病可能转为危重病，甚至可能危及生命或影响本病的治疗时，应采取"急则治标，缓则治本"的法则，先治标病，在标病缓解之后，再治本病。如某些慢性病患者，原有宿痰未愈，又复患外感，出现咳嗽、气喘、气紧、头身疼痛、恶寒、发热等新病较急的症状时，则应先治外感，以治其标，待新病痊愈后，再治宿痰以治其本。

从所述可以看出，治标只是在应急情况下的权宜之计，而治本才是治病的根本目的。急则治标缓解了病情，解除了新病，就给治本创造了更为有利的条件，其目的仍是为了更好地治本。

（三）标本同（兼）治

"标本同治"亦是根据具体病情制订的具体治疗原则。当标病与本病处于俱缓或俱急的状态时，均可采用标本同治法。例如，肝郁引起的脾胃不和，出现胁肋胀痛、嗳腐吞酸、食欲缺乏、大便溏泄等症状，可在疏肝理气的同时兼调理脾胃。又如，热病中症见高热、神昏，同时又见小腹胀满、小便不通时，则宜表里同治，即泻热开窍，又通利小便。

二、补虚泻实

"虚"是指人体的正气虚弱，"实"是指邪气偏盛。虚实是机体抗病功能与致病因素相互斗争中所表现的病理变化。所以邪正的盛衰决定着病变的虚实，虚实是区别病性的两大类型，正如《素问·调经论》说："百病之生，皆有虚实。"所以补虚泻实是针灸康复的基本原则。

补虚，就是扶助人体的正气，增强脏腑器官的功能，以抗御疾病；泻实，就是祛除邪气，以利于正气的恢复。针灸的"补虚"和"泻实"是通过针或灸的方法激发机体本身的调节功能，从而产生补泻作用，达到扶正祛邪的目的。

针灸的补虚泻实不是直接补人体的不足或泻人体之有余，而是针灸腧穴及使用一定的手法，通过经络的调节作用，间接地产生补虚泻实效果的，所以针灸补泻作用的产生，是通过经络、腧穴、处方、刺灸法等调节了人体的功能状态。在临床时要认真辨证，全面分析，操作得当才能收到好的效果。

（一）补虚

在疾病的过程中，如果正气不足，其证候多表现为虚证，虚则补之。针灸补虚主要是运用针刺手法的"补法"，及选配本经、表里经和虚则补其母的腧穴，达到"补虚"的目的。

某脏腑的虚证，尚未涉及其他脏腑者，均可选取本经腧穴，施用补法治疗。例如，肺虚取肺经腧穴，大肠虚者取大肠经腧穴等，施用针灸补法。若病变涉及与之相表里的脏腑，可选取与其相表里经脉的腧穴施用针灸补法。另外，还可根据五行生克理论，采取虚则补其母的方法。

（二）泻实

在疾病的过程中，如果邪气亢盛，其证候表现为实证，盛则泻之。针灸泻实主要是运用针灸手法之"泻法"，及选配本经、表里经和实则泻其子的腧穴达到"泻实"的目的。

某脏腑实证，尚未涉及其他脏腑者，均可选取本经腧穴，施以泻法治疗。例如，肝实均可选取肝经腧穴，胆实选取胆经腧穴等，施用针灸泻法。泻其本经，一般多取本经合穴和本腑募穴，急症属实者，可取本经郄穴和井穴。若病变涉及与之相表里的脏腑，均可选取相表里经脉的腧穴施以针灸泻法治疗。此外，还可根据五行生克理论，采取实则泻其子的方法。

（三）补泻兼施

疾病的临床证候常表现为虚实夹杂，治疗上应补泻兼施。例如，胆虚而肝实的患者，临床常见易惊、失眠、胁胀痛，治疗宜先取足少阳经丘墟、胆俞，用针灸补法以补其胆之虚，取足厥阴经行间，用针灸泻法以泻其肝之实，治法有序，其效必著，这些都是补泻兼施的例证。

补泻兼施为临床所常用，除补虚与泻实并重外，还应根据病情虚实程度的轻重缓急，以决定补泻的多少先后。

临床治疗中关于补泻的内容非常丰富，除了上述之外，还有先补后泻，先泻后补，上补下泻，上泻下补，左补右泻，左泻右补等等，《灵枢·终始》篇："阴盛而阳虚，先补其阳，后泻其阴而和之；阴虚而阳盛，先补其阴，后泻其阳而和之。"

三、温寒清热

寒证是机体阳气不足或感受寒邪，机体功能衰减，所表现的证候；热证是机体阳气偏盛或感受热邪，机体功能亢盛，所表现的证候。寒与热是表示疾病的性质的两个纲领，在任何疾病过程中,都会出现寒热的变化,所以温寒、清热属于针灸康复的原则之一。

温法,指寒证用"温"法,是用针灸疗法温通经络、散寒补阳、回阳救逆的一种治法,用于寒证。清法,指热证用"清"法,清法是用针灸疗法疏风散热、清热解毒、泻热开窍的一种治法,用于热证。

《内经》对温寒清热有详细的论述。如《素问·至真要大论》说:"寒者温之",《灵枢·禁服》说:"血寒,故宜灸之"等是温寒法的应用原则;《素问·至真要大论》:"温者清之",《灵枢·经脉》:"热者疾之"等是清热的应用原则。这些温寒、清热的原则,在现今临床上仍有着极大的指导意义。

(一)温法

"寒"是指疾病的性质属寒,或为外感寒邪引起的表寒证,或为寒湿痹阻经脉的寒痹证,或为阳气不足引起的脏寒证。寒者温之。"温"是指治疗的方法,常用的有灸法、温针灸、久留针及烧山火手法,有温散寒邪、温通经络、益阳祛寒的作用。如表寒证可温灸肺俞、大椎等穴,以温散表邪;寒痹证,可用隔附子灸,或温针灸,以温经散寒;脾阳不足,可取脾俞灸之,肾阳不足可取命门、肾俞灸之等等。

寒者留之:寒证应当用久留针的方法进行治疗,以激发其经气,使阳气来复,驱散其寒邪。如外感寒湿邪气引起的寒痹,宜深刺久留针,以激发阳气,祛除寒邪。阳气不足引起的内寒证,也宜针刺补法久留针,以激发阳气。此法常配用灸法以提高疗效。

血寒者灸之:血寒是指寒邪袭于血分,或血中阴寒盛,或阳气不足,阴寒内盛,导致血脉凝滞产生的诸病。宗"寒者温之"大法,治用灸法,以壮阳祛寒,温通血脉,如血寒、经血闭阻引起的痛经,血寒导致血脉凝滞引起的脱骨疽等均可采用艾灸温通的方法进行治疗。

(二)清热法

"热"是指疾病的性质属热,或外感风热引起的表热证,或脏腑有热的里热证,或气血壅盛于经络的局部热证。温者清之;热者疾之。"清"是治疗大法,即热证当用清热的疗法治疗。"疾"是快速的意思,这里是指治疗方法,即疾刺快出针;《灵枢·九针十二原》"刺诸热者,如以手探汤",即点刺出血,以祛其邪热。如表热证用毫针浅刺曲池、合谷、大椎等穴,疾出其针,以宣散疏泄热邪;里热证,应选择相应的腧穴而刺之,心热者,取中冲、少冲,点刺出血,以泄其热;热在经络局部者,用毫针散刺,或三棱针点刺,或皮肤针叩刺局部出血,以祛邪热。

寒证和热证在临床上的表现往往错综复杂,变化多端,有表寒、里寒,有表热、里热,有上热下寒,有真寒假热,有假寒真热,所以温寒、清热要灵活运用。若寒邪在表,亦可用浅刺疾出针的方法;热邪入里,亦可采用深刺久留针的方法,直到热退为止;上热下寒,治宜温补下元,引火入宅;真寒假热者,可在温寒的基础上佐以清热;真热假寒者可在清热的基础上,佐以温阳。总之,温寒清热的方法要根据病情灵活运用。

四、同病异治与异病同治

人的疾病是很复杂的,同一种疾病在不同的患者身上则不一定症状相同,即使症状相同,因患者的年龄、体质等的不同,所使用的康复方法也不能千篇一律,要体现出"同病异治""异病同治"的辨证思想。

同病异治,是指同一种疾病用不同的方法治疗;异病同治,是指不同的疾病用相同的方法治疗。同病异治与异病同治是以病机的异同为依据,也是针灸康复原则之一。

同病异治：同一种疾病因患者的体质不同，病因不同，病机、病情也不同，所以其康复方法也不相同。例如，同为偏瘫，有的表现为肝肾亏虚证，症见腰腿酸软、眩晕耳鸣、舌红少苔、脉弦细等症，有的则表现为脾虚痰湿证，症见形体肥胖、胸闷腹胀、食欲缺乏、倦怠乏力、大便稀溏、舌淡苔白腻、脉弦滑等症。显然，在康复时，前者应采用补养肝肾、疏通经络的原则，后者应采用健脾、化痰、除湿、疏通经络的原则。

异病同治：即病虽不同，而病机变化却相同，如头痛与便秘是不同的疾病，但均可以出现血虚症状，如面色苍白无华、不耐劳作、失眠、舌淡、脉细无力等，在确定康复原则时，均可采用养血补血的方法，可收异病同治之效。

五、局部与整体

针灸康复，要掌握好局部与整体的关系，辨证论治选配穴位，才能避免头痛治头，脚痛治脚的片面性。

局部治疗是指对局部症状的治疗。如眼病取睛明、四白，鼻塞取迎香、鼻通等，消除这些症状，将有助于全身局部的治疗。

整体治疗一般指针对某一疾病的病因治疗而言。如风寒感冒，取大椎、合谷、外关发汗解表；肝阳上亢引起的眩晕，取太冲、照海以平肝潜阳，滋补肝肾。

局部与整体兼治，既要重视病因治疗，又要重视症状治疗，把两者有机地结合起来，有利于提高疗效。如脾虚腹泻既取三阴交、脾俞补脾，同时又取足三里、天枢止泻等。

六、因时、因地、因人制宜

因时、因地、因人制宜，是指治疗疾病时，要根据季节、地区以及人的体质、年龄的不同而制订适宜的治疗方法。

（一）因时制宜

四季气候的变化，对人体的生理功能、病理变化均可产生直接或间接的影响，根据一年四季时令气候，阴阳消长的变化规律和特点，采用适宜的康复方法。《素问·八正神明论》说："天温日明，则人血淖液而卫气浮，故血易泻，气易行；天寒日阴，则人血凝泣而卫气沉"。《灵枢·五癃津液别篇》说："天暑腠理开故汗出……天寒则腠理闭，气湿不行，水下流于膀胱，则为气为溺"。这说明，春夏阳气发泄，气血易趋向于表，故皮肤松弛，疏泄多汗；秋冬阳气收藏，气血易趋向于里，表现为皮肤致密、少汗多溺等。故在进行针灸康复时，春夏之季，针刺宜浅，少用灸法；秋冬季节，针刺宜深，多用灸法。

因时制宜除了以上情况外，还有时间针法。时间针法就是顺应天时昼夜阴阳消长规律的针灸方法。一日与四季相应，随着自然界阴阳的消长，一日之中，晨起、中午、傍晚、入夜，即子、午、卯、酉4个时辰的变化与人体十二经脉气血的流注有密切的关系，因此创有按时间取穴治疗的子午流注针法和灵龟八法等，这是因时制宜康复原则的具体运用。

（二）因地制宜

根据不同的地理特点，采用适宜的康复疗法即为"因地制宜"。由于各地地势有高下，地貌有山川，气候有寒热，这些地理气候条件对人体的影响也有很大差异，而且在不同地区，因人们体质状况、生活习惯、居住方式各异，发生的疾病种类也不同，所以康复方法也不尽相同。《素问·异法方宜论》说："北方者，天地所闭藏之域也。其地高陵居，风寒冰冽……其治宜灸焫"；

"南方者……其治宜微针"。说明治疗方法与地理环境、生活习惯以及疾病性质有密切的关系。

(三)因人制宜

根据患者的年龄、性别、体质等不同特点,采用适宜治疗方法,称作"因人制宜"。如性别、年龄不同,生理功能及病理特点亦不相同,治疗时应予以注意区别。妇女有月经、怀孕、产后、哺乳等情况;老年人气血衰少,生理功能减退,不宜用强刺激;小儿生机旺盛,但气血未充,脏腑娇嫩,针刺宜浅刺不留针等等。

在人的体质上,有强弱、胖瘦、偏寒、偏热以及针刺的耐受性不同,所以在针刺时也应有所区别。如壮年体强的人,气血旺盛,皮肤致密,针灸应采用深刺久留针的方法;瘦人的生理特点是皮肉同消,血清气滑,易于脱气也易于损血,故针刺时,要采用浅刺而速出针的方法;婴幼儿的生理特点是肉嫩气血未充,故针刺时用毫针浅刺,出针要快,不要深刺或久留针等等。

总之,因时、因地、因人制宜是针灸康复的主要原则。在针灸康复中只有全面地看问题,具体情况具体分析,善于因地、因时、因人制宜,才能收到较好的康复效果。

第三节 特定穴的内容及其应用

特定穴是指十四经穴中具有某种特殊治疗作用的腧穴,由于其分布、特性和作用的不同,故有不同的含义和名称。其疗效较好,临床运用广泛,在选穴配伍上也有一定的特点,故分别予以介绍。

一、五腧穴的内容及其应用

(一)五腧穴的内容

五腧穴是十二经脉中井、荥、输、经、合5类腧穴的简称,它们分布在肘、膝以下的部位,其分布特点是以四肢末端依次按井、荥、输、经、合的顺序向肘、膝部位排列。每经5穴,十二经脉共有60穴。《灵枢·九针十二原》说:"所出为井,所溜为荥,所注为输,所行为经,所入为合"。古代医家将经脉之气在人体四肢流注运行的情况,比作自然界的水流由小到大,由浅入深,终而注入大海的动向,用以说明经气在运行中所经过部位的浅深不同而具有不同作用。

五腧穴不仅分属于十二经脉,而且具有自身的五行属性。五腧穴五行属性按"阴井木""阳井金"的阴阳五行学说归类。

(二)五腧穴的应用

五腧穴是十二经脉之气出入之所,具有治疗十二经脉、五脏六腑病变的作用,由于五腧穴经气在每个部位运行情况各不相同,所以其功能各异,在临床上的应用也各不相同。

1. 按五腧穴主病应用

五腧穴的主病,在《难经·六十八难》明确指出:"井主心下满,荥主身热,输主体重节痛,经主咳喘寒热,合主逆气而泄"。临床上可根据疾病所表现的主证,选取适当的五腧穴。

井主心下满:阴井木,内应于肝,若肝气郁结,肝木克脾土,肝郁可致脾不健运,故肝郁症见心下痞满。取阴经的井木有疏肝健脾的作用,对心下痞满的康复效果良好,如大敦、隐白、少商等。阳井金,内应于肺,金可制木,肺可调气,故阳经的井金穴有疏肝抑木、调气解郁的功能,亦可用于痞满的康复,如商阳、厉兑等。

荥主身热:阴荥火,心属火,火为热之甚,热为火之渐,故凡热,故阳经的荥穴有清热泻火的作用,亦可用于热证的康复,如取手足阳明经的荥穴二间、内庭治疗肺热或症见身热,里急后重,下痢赤白的阳明热证等等。

输主体重节痛:阴经输穴属土,脾属土,脾主四肢,主运化,故脾失健运则水湿内停而见体重节痛等。取阴经的输土穴有健脾祛湿的作用,对体重节痛康复效果良好,如取太白、太渊、太溪等穴。阳经输穴属木,肝属木,故肝气郁滞,则气血痹阻,不通则痛,所以选取阳经的输土穴可治疗体重节痛诸症,如中渚、后溪、足临泣等穴。

经主喘咳寒热:阴经的经穴属金,肺属金,肺主皮毛,司呼吸,故肺脏受邪症见发热,咳嗽,选取阴经的经金穴治疗,有宣肺解表的作用,对喘咳寒热康复效果较好,如取经渠、复溜等穴。阳经的经穴属火,火能制金,故火邪犯肺引起的咳嗽寒热,可选取阳经的经火穴施治,如支沟、阳溪、解溪等穴。

合主逆气而泄:阴经合穴属水,内应于肾,若肾阳衰微,或下元不固,则精血下泄;或肾阴不足,则虚火上扰,可见虚烦不寐,热扰精宫,则遗精早泄,故选取阴经合穴治疗具有降气固精的作用,对逆气而泻、肾虚遗精早泄的疾病有良好的康复效果,如取尺泽、阴谷、曲泉等。阳经的合穴属土,土内应于脾胃,若脾胃升降失常,可出现呕吐、泄泻,可选取阳经的合土穴治疗,如取曲池、足三里、阳陵泉等穴。

2.按五行的生克制化应用

五腧穴还可根据五行的生克制化应用于临床。

五腧穴的五行属性与脏腑的五行属性相合,五行之间存在"生我""我生"的母子关系。《难经》:"虚则补其母,实则泻其子"是选取适当的五腧穴治疗疾病的原则。这一原则的取穴方法又称为子母补泻取穴法,它包括本经子母补泻和异经子母补泻两种取穴法。

本经子母补泻法:选取病变经脉上的五腧穴进行补泻。如足厥阴肝经配五行为"木",若为肝之实证、热证,根据"实则泻其子"的原则,可取本经行间泻之,因"木生火""火"为"木"之子,取行间合"实则泻其子"之意;若肝之虚证,则按"虚则补其母"的原则,可取本经曲泉穴补之,因"水生木""水"为"木"之母,曲泉是是木之母穴,故取本经曲泉合"虚则补其母"之意。余可类推。

异经子母补泻法:按"虚则补其母,实则泻其子"的原则,根据十二经配合五行的关系,选取病变经脉的母经母穴或子经子穴进行康复治疗,称为异经子母补泻法。如手太阴肺经配五行属金,肺之实证,可选足少阴肾经的合穴阴谷泻之,因肺属"金",肾属"水",取肾经是取其子经,再取其子经上属"水"的合穴阴谷;肺之虚证可选足太阴经的输土穴太白,因足太阴经属土,土能生金,取其脾经是取其母经,再取其母经上属土的太白穴,补之可用于肺虚证。在临床上本经子母补泻和异经子母补泻常同时应用,以加强疗效。

二、原穴的内容及其应用

"原"即本原、原气的意思,所以原穴是脏腑原气输注的部位。《难经·六十六难》曰:"人之生命也,十二经之根本也,故名曰原。三焦者,原气之别使也,主通行原气,经历于五脏六腑。"由此可知,原气导源于肾间动气,通过三焦输布全身,调和内外,宣上导下,关系着全身的气化功能,特别对促进五脏六腑的功能有重要意义,其留止于经脉的部位,称之原穴。十二经脉各有1个原穴,全身共有12个原穴。

由于十二原穴是原气输注的部位,所以它的主要作用是调节内脏功能,在临床上的应用,也主要与内脏有关。

(一)脏腑之疾

可取相应的原穴治疗,即所谓"五脏六腑有疾者,皆取其原也"。

(二)还可根据原穴的反应变化,用于脏腑疾病的诊断

如《灵枢·九针十二原》说:"五脏有疾者,应出十二原,而原各有所出,明知其原,睹其应,而知五脏之害矣"。因此,临床上常可用经络测定仪测定原穴的电位变化,以确定脏腑经络的虚实,并可采用其原穴治之。

三、络穴的内容及其应用

络穴是络脉由经脉别出部位的腧穴,十二经脉各有1个络穴,皆位于肘、膝关节以下加任脉络穴鸠尾、督脉络穴长强和脾之大络大包,合计15个络穴。

"络"有联络的意思,络穴的主要作用是联系和调节表里经,所以络穴主要用于表里经病的治疗。如列缺是手太阴肺经的络穴,既可用于手太阴肺经病咳嗽、胸痛、喉痛等的治疗,又可用于面瘫、鼻塞、头痛等手阳明大肠经病的治疗;丰隆是足阳明胃经络穴,它既可治疗喉痹、癫痫、胃病、呕吐等足阳明胃经病,又可治疗胸闷、心悸、四肢肿等足太阴脾经病。

此外,由于任脉络散于腹部,胸腹部疾病可取鸠尾治疗;督脉络穴从脊柱两旁上行散布于头部,故头部和腰背部疼痛可取长强治之;脾之大络,其络脉散布于胸胁部,网络周身之气血,全身疼痛和全身关节松弛可取大包穴治疗。

四、背俞穴的内容及其应用

背俞穴,是脏腑之气输注于背腰部的特定穴,也是内脏与体表联系的部位,具有反映内脏疾病和治疗相应内脏病变的作用。

每个脏腑各有一个背俞穴,故共有12个。根据背俞穴的作用,临床可用于以下几点。

(一)诊断疾病

当内脏有病变时,常在其相应的背俞穴处可出现阳性病理反应(如压痛或过敏等),因此,临床上可以通过观察、触摸背俞穴处异常的变化,以诊断相应的疾病。正如《灵枢·背俞》说:"欲得而验之,按其处,应在中而痛解"。

(二)治疗疾病

针灸背俞穴可治疗相应的内脏病。如肺俞可治肺病,心俞可治心病,肝俞可治肝病,胃俞可治胃病,以此类推。

此外,背俞穴单穴独用还可以治疗与脏腑经络相连属的组织器官所发生的疾病,如肝开窍于目,取肝俞可治疗目疾;肾开窍于耳,取肾俞可以治疗耳聋、耳鸣;脾主四肢,取脾俞可治疗四肢乏力、肿胀等,以此类推。

五、募穴的内容及其应用

募穴,是脏腑之气汇集于胸腹部的特定穴,它与脏腑位置临近,具有调节脏腑功能的作用,

内脏有病可以反应于募穴上,按压募穴可诊断疾病,针灸募穴可治疗内脏病,每个脏腑各有1个募穴,共12个募穴。根据募穴的作用,其应用有两个方面。

(一)诊察疾病

内脏有病往往在募穴处有反应,如胃痛常在中脘处有压痛;泄泻、痢疾,常在天枢处有压痛;尿失禁常在中极穴处有压痛等。

(二)治疗内脏病

在临床上募穴多用于内脏病的治疗,如脘痛取中脘,泄泻取天枢,癃闭取中极等。

背俞穴和募穴的区别:背俞穴是脏腑之气转输之处,分布于腰背部足太阳膀胱经上,据"阴病引阳"的原则,所以,一般而言,脏病、虚证多取背俞穴治疗,如五脏虚证,取相应的背俞穴以补之。募穴是脏腑之气汇聚之处,分布在胸腹部的多种经脉上,据"阳病引阴"的原则,所以,一般而言,腑病、实证多取募穴治疗,如六腑实满,取相应的腹募穴以泻之。

六、八脉交会穴的内容及其应用

八脉是指奇经八脉,八脉交会穴是指奇经八脉和十二经脉相联系的8个穴位,均分布于腕、踝部上下。由于这8个经穴属于十二经脉,又通于奇经,所以针灸此八穴可调节十二经脉和奇经八脉。

应用:八脉交会穴在临床上应用极为广泛,它既可治疗十二经病变,又可治疗奇经八脉病变。《医学入门》说:"全身三百六十穴,统于手足六十六穴,六十六穴又统于八穴",可见此8穴至为重要。

临床应用时,可单独应用于治疗各自相通的奇经病变,如督脉病取后溪,冲脉病取公孙,咽喉病取照海等;也可配合应用于治疗两脉相合部位病,如公孙通冲脉,内关通阴维脉,公孙和内关相配,可治疗冲脉、阴维脉相合部位(心、胸、胃部)的病;足临泣通带脉,外关通阳维脉,足临泣和外关相配,可治疗带脉阳维脉相合部位(目锐眦、耳后、颊、颈、肩)病;后溪通督脉,申脉通阳跷脉,后溪和申脉相配,可治疗督脉阳跷脉相合部位(目内眦、颈项、耳、肩)病;列缺通任脉,照海通阴跷脉,列缺和照海相配,可治疗任脉阴跷脉相合部位(肺系、咽喉、胸膈)之病。

七、八会穴的内容及其应用

八会穴,是指人体脏、腑、气、血、筋、骨、髓、脉的精气所会聚的特定8个腧穴。

八会穴对各自相应的脏腑、组织等病变具有特殊的治疗作用,临床应用时常作为治疗这些病变的主穴。凡脏、腑、气、血、筋、脉、骨、髓的病变都可以取其相聚会的腧穴进行治疗。如腑病取中脘,脏病取章门,气病取膻中,血病取膈俞,筋病取阳陵泉,脉病取太渊,骨病取大杼,髓病取绝骨等。

八、郄穴的内容及其应用

郄穴,是指人体经脉气血深入汇聚部位的腧穴,均分布在四肢部。十二经脉各有1个郄穴,阴、阳跷脉、奇经的阴维、阳维也各有1个郄穴,总计有16个郄穴。

郄穴的主要作用是汇聚气血,调理气血。郄穴的应用主要有两个方面。

(一)诊察疾病

因许多疾病在郄穴上有反应点,故可用此诊察疾病。如胃的急性疼痛,常在中脘、梁丘有压痛点,胆腑病可在胆俞和外丘有压痛;心悸(心动过速)在郄门、神堂常有压痛,疮疡在孔最,处有压痛,肠胃穿孔在中脘、温溜有压痛等。

(二)治疗疾病

临床上常用于治疗本经循行部位及其所属脏腑的急性病症。根据古代文献记载,阴经郄穴多治疗血证,如咳血取孔最呕血取郄门,便血、崩漏取地机等;阳经郄穴多治疗急性痛证,如急性胃痛取梁丘,急性肩背痛取养老等。

郄穴还常与八会穴配合应用,故有"郄会配穴"之称,如肺经郄穴孔最配血会膈俞治疗肺病咳血、胃经郄穴梁丘配腑会中脘治疗急性胃痛等疗效更加显著。

九、下合穴的内容及其应用

下合穴,是指六腑之气合于下肢阳经上的 6 个穴位故又称"六腑下合穴"。

下合穴主要是六腑之气汇聚的腧穴,所以主要用于六腑病的治疗。正如《灵枢·邪气脏腑病形》篇说:"合治内腑",概括了下合穴的主治功能。在临床上,对于六腑病均可选用各自相应的下合穴治疗,如胃病可取足三里;痢疾、肠痈取上巨虚;胁痛、口苦取阳陵泉,癃闭取委中等。

在临床上也可根据疼痛的位置选取下合穴,例如取足三里,治疗以中脘为中心的胃区疼痛;取上巨虚,治疗以天枢为中心的腹部疼痛;取阳陵泉,治疗以胁肋部为主的疼痛;取下巨虚,治疗以脐为中心的疼痛;取委中,治疗膀胱区和膀胱经脉循行部位的疼痛;取委阳,治疗痛无定处、窜行无常。

十、交会穴的内容及其应用

交会穴,是指两经或两条以上经脉相交、会合部位的腧穴。腧穴所属的经脉称本经,相交会的经脉称之为交会经,所以交会穴不但有调理本经的作用,也有调理相交会经脉脏腑的作用。全身有 94 个交会穴,这里不再介绍,详见腧穴部分。

交会穴具有治疗本经和其交会的经脉及其所属脏腑疾病的作用,临床上常选用交会穴治疗多经疾病。如中极、关元属任脉,又是足三阴经的交会穴,故除了可治任脉病外,还可治疗足三阴经及相应脏腑病;三阴交穴属足太阴脾经,又是足三阴经的交会穴,故既可治疗足太阴脾经和脾脏病,又可治疗足三阴经及其相应脏腑的病;百会属于督脉,又是足厥阴肝经、足少阳胆经、手少阳三焦经、足太阳膀胱经的交会穴,所以可以治疗这些经脉引起的头痛、头晕;风池属足少阳胆经,又是阳维脉的交会穴,所以既可治疗外风,又可治疗内风。

第四节 针灸康复配穴处方

针灸配穴处方是以阴阳、脏腑、经络、气血等学说为依据,在辨证立法的基础上,选择适当的腧穴,采用正确的针灸方法而成。所以针灸配穴处方的得当与否,直接关系到临床康复效果的好坏。因此配穴处方是针灸辨证论治中不可缺少的重要环节。

针灸配穴处方的主要内容包括三个方面,即选取适当的腧穴,采用正确的治法及适宜的治疗时间。本节重点介绍选穴原则、配穴方法、治疗时间。

一、选穴原则

选择适当的腧穴是针灸配穴处方的主要内容。人体有 361 个经穴和众多的经外奇穴,每个穴位各有不同的主治功能。只有以脏腑经络、腧穴理论为指导,结合临床具体实践,掌握取穴的一般原则,才能选好适当的腧穴,为正确拟定有效的针灸处方打下基础。针灸处方中腧穴的选取,其基本原则是以循经取穴为主,并根据不同的证候选取不同的腧穴,这是根据"经脉所过,主治所及"的理论而来的。在这方面历代针灸医家积累了极其丰富的经验,如《灵枢·终始》说:"从腰以上者,手太阴、阳明皆主之。从腰以下者,足太阳、阳明皆主之"。《针灸聚英·四总穴诀歌》说:"肚腹三里留,腰背委中求,头项寻列缺,面口合谷收"等,都阐明了针灸处方选穴的基本原则是循经取穴。因此常用的选穴原则主要包括近部取穴、远部取穴、对症取穴、特定穴的应用等。

(一)近部选穴

根据腧穴普遍具有近治作用的特点,近部选穴,是指在病变的局部和邻近部位选取穴位。其应用非常广泛,凡是症状在体表部位反映较为明显和较为局限的病变,均可采用此原则选穴治疗。如眼病取睛明、瞳子髎、球后、攒竹;鼻病取迎香、巨髎、上星、通天;耳病取耳门、强风、风池;牙齿痛取承浆、颊车、下关;肩痛取肩髃、肩髎、臑俞、天宗;膝痛取梁丘、膝眼、阳陵泉;胃痛取中脘、梁门、章门;肾病取肾俞、志室等。

根据"以痛为输"的理论,选取压痛点治疗,也属于近部取穴范畴。

(二)远部选穴

根据腧穴具有远治作用的特点,远部选穴,是在病变的较远的部位选取穴位,通常以肘膝关节以下的穴位为主。很多腧穴,尤其是四肢肘、膝关节以下的腧穴,不仅可治局部病变,而且还能治疗本经循行所及的远端部位的病变,因此远部选穴临床运用非常广泛。在这方面古代医家积累了丰富的经验,如《灵枢·终始》说:"病在上者下取之,病在下者高取之。病在头者取之足,病在腰者取之腹"。《针灸聚英·肘后歌》说:"头面之疾寻至阴,腿脚有疾风府寻,心胸有疾少府泻,脐腹有疾曲泉针"。就是远部选穴的具体应用。

远部选穴在具体应用时根据不同的病变又可分为本经选穴,表里经选穴,异经选穴,交叉选穴等方法。

1. 本经选穴

本经循经取穴是根据"经脉所过,主治所及"的原则选取穴位。选取病变脏腑经脉的本经腧穴进行治疗,称之为本经选穴。如肺病选取手太阴经的太渊、鱼际;脾病选取三阴交、太白;胃病选取足三里等。又如头痛和腰腿痛病变,前头痛(阳明头痛)为阳明经脉循行部位,治取头维、合谷、解溪等穴;偏头痛(少阳头痛),为少阳经脉循行部位,故治取率谷、中渚、外关等;后头痛(太阳头痛)为太阳经脉循行部位,故治取天柱、申脉、后溪等穴;头顶痛(厥阴头痛)为厥阴经脉与督脉循行部位,故治取百会、太冲等穴。

腰腿痛,足太阳经分布于腰部和下肢的后面,若症见腰腿部疼痛,并沿下肢后面向足外踝后放射,属足太阳腰腿痛,治取秩边、承扶、殷门、委中、承山、飞扬、昆仑等穴。若症见腰痛连及髋部,沿下肢外侧向外踝部放射,属足太阳、少阳经腰腿痛,治取环跳、阳陵泉、悬钟、丘墟等穴。若症见腰痛连及腹股沟,沿下肢前外侧向足背放射,属足太阳、阳明腰腿痛,治取大肠俞、气冲、伏兔、足三里、解溪等穴。

2. 异经选穴

异经选穴包括表里经选穴和按病因病机选穴。

(1)表里经选穴：是指某经或其所属的脏腑器官发生病变，选取其相表里经上的腧穴进行治疗。如鼻病选取本经手阳明经合谷穴，配手太阴肺经列缺穴；咽喉肿痛选取本经手太阴肺经少商穴，配手阳明经合谷穴；胃病选取本经足阳明胃经足三里穴，配以足太阴脾经公孙穴；腹胀选取本经脾经公孙穴，配足阳明胃经足三里穴。

(2)病因病机选穴：是指在病位确定之后，再配合病因病机选取穴位。如呕吐，属胃病，当取中脘、足三里，若由肝气横逆导致胃气上逆者，则应同时取太冲、肝俞平肝降逆。

3. 同名经选穴

名称相同的经脉有相互沟通、交会的作用，手足名称相同的阳经均交会于头部，手足名称相同的阴经均交会于胸部。所以某脏腑或经脉发生病变，既可取本经经穴，也可取与本经名称相同经脉上的腧穴。如咳嗽、哮喘取太白；心烦、胸痛，取行间等，均属此种选穴范畴。

4. 交叉选穴

左右交叉取穴，即左病刺其右，右病刺其左，是循经取穴的一种变法。此法基于《内经》中的"巨刺"和"缪刺"法。左右交叉选穴在临床应用时分为两个方面。

(1)对侧经脉选穴：选取病变经脉对侧经脉上的腧穴，如右侧牙痛，取左侧合谷；右侧面瘫，取左侧合谷、外关；右侧偏头痛，取左侧列缺、四渎；右侧肩痛，取左侧尺泽、合谷、外关、后溪；右胁痛，取左侧阳陵泉；右腹股沟痛，取左侧三阴交等。

(2)选取与病变部位相对的腧穴：如右肩髃处疼痛，取左肩髃；右手三里处痛，取左手三里等等；如疼痛部位不在腧穴上，可按阿是穴，取其相对应的部位治疗。本法的要点是患部所属的经脉和腧穴，与治疗时选取的经脉和腧穴要对应。

(三)辨证选穴

辨证选穴，又称对证选穴或随症选穴，是根据中医理论和腧穴主治功能，针对某些全身症状或疾病的病因病机而选取腧穴。如高热可选取大椎、陶道；失眠多梦可选取神门、大陵；盗汗可选取后溪、阴郄；虚脱可选取气海、关元；昏迷可选取水沟、素髎等等。

在临床上，上述选穴原则既可单独运用，还常相互配合运用。如治疗哮喘实证，近部可选取中府，远部可选取尺泽、列缺，辨证可选取膻中等穴。

二、配穴方法

配穴方法，是在选穴原则的基础上，根据不同疾病的康复需要，选择主治相同或相近，具有协调作用的两个以上的腧穴加以配伍应用的方法。

配穴是否恰当，直接关系着康复效果，所以临床配穴时一定要从整体出发，根据患者的具体情况，全面考虑以法统方，力求做到处方严谨，坚持少而精的原则，腧穴主次分明，突出主要腧穴的作用，适当配伍次要腧穴，切忌单纯从局部着眼孤立地认识病变，力戒头痛治头、脚痛治脚、处方缺乏整体性的治疗方法。历来医家非常重视并总结出很多行之有效的配穴方法，现将常用配穴方法介绍如下。

(一)本经配穴法

本经配穴法，是指某一脏腑、经脉发生病变时，即选配某一脏腑经脉的腧穴，配成处方。如肺病咳嗽，可取局部腧穴肺募穴中府，同时远配本经尺泽、太渊等腧穴。

(二)远近配穴法

远近配穴,是根据腧穴的局部作用和远端作用,同时选用病变近部和远端腧穴相配合使用的一种方法,为临床所常用。配穴的原则是根据病情病位循经取穴。如眼病可近取睛明,远取行间等。这种配穴方法,应用极为广泛,也为历代所重视。

(三)表里经配穴法

表里经配穴法,是以脏腑、经脉的阴阳表里配合关系为配穴依据,取相表里经的腧穴配合应用。即阴经的病变,可同时在其相表里的阳经取穴治疗;阳经的病变,亦可同时在其相表里的阴经取穴治疗。如肾经有病,可取膀胱经昆仑、京骨。如《灵枢·五邪》说"邪在肾,则病骨痛,阴痹……取之涌泉、昆仑"。都是这种配穴法的具体应用。

(四)原络配穴法

原络配穴法,是指相表里经原穴与络穴配合应用。相表里脏腑经络同病,先病者为主,取本经原穴(主穴),后病者为客,取相表里经脉络穴(客穴),所以又称"主客原络配穴",属表里配穴法的一种。其配穴根据,因为表里经,在经络上由络脉相互联络,在脏腑上阴经属脏络,阳经是属腑络脏,故两经相配可起协调作用,以加强疗效。应用的原则有两点。

1. 根据脏腑经络的先病与后病配穴

先病者为主,取其原穴,后病者为次,则取其络穴。例如肺经先病,即取其原穴太渊为主,大肠经后病,再取其络穴偏历为客。反之,若大肠经先病,即取大肠经的原穴合谷为主,肺经后病,再取其肺经的络穴列缺为客。

2. 根据病变的脏腑配穴

病变的脏腑取原穴为主,相表里的取络穴为客。如肝病导致视力模糊,可取肝经原穴太冲为主,胆经络穴光明为客。

(五)俞募配穴法

俞募配穴法,是指胸腹部募穴和腰背部的俞穴相配合应用。配穴根据有两点。

一是俞穴和募穴都接近脏腑之气输注或汇集之处,与脏腑关系极为密切,既可反应脏腑的病变,又可调节脏腑功能治疗脏腑病。如功能失调的脏病常在属阳的腰背部俞穴出现压痛、敏感和硬结等异常现象;功能失调的腑病,常在属阴的腹部募穴出现压痛敏感点和硬结等异常现象。

二是遵照《素问·阴阳应象大论》所说:"故善用针者从阴引阳,从阳引阴"。所谓从阴引阳,即属于阴部的募穴,多用于治疗属阳的腑病;所谓从阳引阴,即属于阳部的背俞穴,可用来治疗属阴的脏病,可见俞穴和募穴可调节脏腑之阴阳。在临床上病变是复杂的,往往脏病及腑,腑病及脏,或虚实并见,寒热错杂,故常常俞募同用,以加强调节脏腑的功能。

(六)前后配穴法

前后配穴,"前"指胸腹,属阴;"后"指腰背,属阳。前后配穴法是选取前后部位腧穴配合应用的方法,又称"腹背阴阳配穴法"。凡治疗脏腑疾病,均可采用此法。如胃脘疼痛,背部取胃俞、胃仓,腹部取中脘、梁门等。

(七)上下配穴法

"上"指上肢和腰部以上的腧穴;"下",指下肢和腰部以下的腧穴。上下配穴法,是指将腰部以上的腧穴和腰部以下的腧穴配合应用的方法。《灵枢·终始》说病在上者,下取之;病在下者,高取之;病在头者,取之足;病在腰者取之手。上下配穴法在临床上应用很广。例如胃病,上肢取内关,下肢取足三里;咽喉痛、牙痛,上肢取合谷,下肢取内庭;脱肛、子宫脱垂上取百会,下取长强;头痛项强,上取后溪,下取昆仑等等。

(八)左右配穴法

左右配穴法,是指选取肢体左右两侧腧穴配合应用的方法。是以经络循行交叉的特点为配穴依据的。《内经》中"巨刺"和"缪刺"就是左右配穴法的应用。例如左侧面瘫取左侧颊车、地仓,配右侧的合谷;右侧偏头痛取右侧头维、曲鬓,配左侧的阳陵泉、侠溪等。对内脏病变,一般左右穴同时取用,以加强协同作用。例如,胃病取两侧的胃俞、足三里;心病取双侧心俞、内关。此外,亦有弃患侧,而取健侧者,如偏瘫、痹痛等用此法也有一定的效果。

(九)同名经配穴法

同名经配穴法,是指手足经脉名称相同的经穴相配,这种配穴法应用的根据是手足经脉名称相同等均可交会灌注。如手足阳明经交接于鼻旁,手足少阳经交接于外眼角,手足太阳经交接于内眼角,手足太阴经交会于胸部,手足厥阴经交会于心中,因此,手足同名经相配可以加强疗效。同名经配穴是常用的配穴方法。如头痛一症,前头痛,可选配合谷、解溪等手足阳明经穴;偏头痛,可选配外关、足临泣等手足少阳经穴;后头痛,可选配后溪、申脉等手足太阳经穴;癫狂,可配穴少商、隐白等手足太阴经穴;癫痫,可选配内关、太冲等手足厥阴经穴;失眠,可选配神门、照海等手足少阴经穴。

(十)子母配穴法

子母配穴法,是指按照五行生克的关系进行配穴。本法是根据《难经·六十九难》"虚则补其母,实则泻其子"的原则应用的,其应用方法参照五腧穴的应用。

三、治疗时间

掌握康复治疗时间,也是针灸处方的重要因素,它也与康复效果有直接关系。正如《灵枢·卫气行》篇所说:"谨候其时,病可与期,失时反候者,百病不治"。这就是说康复的时机与康复效果有非常密切的关系。治疗时间,除按时取穴外,还包括以下六个方面。

(一)总的康复时间

掌握总的康复时间是很重要的,医者可根据病情分阶段地进行康复,有利于提高和巩固疗效。一般而言,急性病康复时间较短,只需要3~5 d或3~4周;慢性病康复时间较长,有的需要数月或数年治疗。如难以做出准确的预测,可试用针灸5~10次,以观后效。

对常见的一些炎症性疾病,如痢疾、肠痈、目赤肿痛,应告知患者需要多少时间才可治愈,以免症状好转之后,中断治疗,造成病变复发,患者失去治疗康复的信心。

(二)选择施术时间

在临床上,选择有利的施术时间,有利于疾病的恢复,所以许多疾病都要注意抓紧有利时机,施行早期康复治疗,是一致公认的治疗康复原则。如月经不调、痛经等,以经前5~7 d开始治疗,连续7~10 d效果较好;失眠,在下午或晚上针灸较上午针灸效果好;还有一些周期性发作的疾病,应在发作前针刺疗效才好,如疟疾康复等,实践证明发作前2 h进行针灸效果较好。

(三)每次康复的间隔时间

因为针灸的效应只能保持一定的时间,所以一般慢性病多是1~2 d康复治疗1次,可达到康复效果。但对一些需及早控制病情发展的急性传染病、急性疼痛症,则需要每隔 5~6 h 针灸 1 次,不可间隔太长,时间间隔太长,超过针灸效应保持的时限,就会降低治疗作用。如急性痢疾、流脑、乙脑等需隔 5~6 h 针灸 1 次。

(四)留针时间

一般而言,一般疾病,可留针 15~30 min;对于肌肉痉挛性疼痛,可以不留针或短时间留针。但对于一些急性炎症性疾病、危重疾病,则需要久留针,如流行性脑脊髓膜炎、溃疡病急性穿孔中毒性休克等的治疗康复需久留针。据报道,普通流行性脑脊髓膜炎,可长达 10 个多小时留针法,效果显著;针刺治疗溃疡病急性穿孔,留针 1 h,在留针期间隔 15 min 捻针一次,取得了较好的效果。

(五)疗程时间与间隔时间

目前临床上对于多数慢性病,一般以针灸 7~10 次为一疗程,每日或隔日 1 次,每疗程间隔 5~7 d,再进行下一疗程。因为连续无休止地进行针灸,可使患者的兴奋度降低而影响疗效,同时又增加了不必要的麻烦和患者的痛苦。临床上如面瘫等,都是在疗程间隔时间内出现好转。但有些肢体功能较差或器质性的慢性病疗程时间则需适当延长,如偏瘫等。

(六)巩固疗效的康复时间

巩固疗效的康复时间是指一些经康复治疗后症状消失的患者,为了防止复发,以求根治而言。例如急性炎症,在症状消除之后,一般还需继续治疗 3~5 次,对一些慢性疾病,如痛症、功能性及器质性疾病,则需多次康复治疗以巩固疗效。

第五节 辨证论治

辨证,就是分析、辨认疾病的证候。证候不同于症状,证候是分析各种症状,对疾病处于一定阶段的病因、病位、病变性质及其正邪双方力量对比等各方面情况的病理概括。所以,辨证的过程即是诊断的过程,也就是将四诊所收集的症状、体征、病史等临床资料,运用脏腑、经络、病因、病机等中医理论,进行综合分析,辨明其内在联系和各种病变间的相互关系,从而做出明确诊断的过程。

辨证和论治,是中医理法方药在临床上具体应用最重要的两个环节,是诊治疾病过程中相互联系,不可分割的两个部分。辨证是认识、诊断疾病,是决定治疗的前提和依据;论治是针对病变采取相应的治疗手段和方法,而治疗效果又是检验辨证是否正确的标准。只有在正确辨证的同时,采用恰当的治疗方法,才能取得满意的效果。

为了掌握针灸临床辨别疾病和康复治疗疾病的基本方法,密切联系针灸临床的实际,下面将辨证和论治的内容结合起来讨论,重点介绍八纲证治、脏腑、经络证治、气血证治和风、火、湿、痰证治。

一、八纲证治

八纲:指阴、阳、表、里、寒、热、虚、实八类证候。

八纲辨证：把四诊所获得的材料，按照八纲的体系进行综合分析、归纳，从而把复杂的病情整理、概括为阴证、阳证、表证、里证、寒证、热证、虚证、实证 8 个具有普遍性的证候类型，用以判断疾病，说明疾病的属性、病变的部位、性质以及病变过程中正邪双方力量对比等情况的辨证方法。

八纲辨证是概括性的辨证纲领，因而它又是各种辨证的总纲，任何一种疾病，都可以用八纲辨证来加以分析、归纳。如疾病的类别，不是阴证，便是阳证；从部位来说，不是表证，便是里证；从性质来说，不是寒证，便是热证；从正邪盛衰来说，不是实证，便是虚证。所以，尽管疾病的病理变化和临床表现极其复杂，但运用八纲辨证，可以起到执简驭繁、提纲挈领的作用。而阴阳又是八纲中的总纲，可以概括其他六纲，即表、热、实证属阳，里、虚、寒证属阴。

（一）阴阳

阴阳，是辨别疾病性质的总的纲领。阴证，是体内阳气虚衰，或寒邪凝滞的病变和证候，其病属里、虚、寒，机体反应多呈衰退的表现。阳证，是体内热邪壅盛，或阳气亢盛的病变和证候，其病属表、实、热，机体反应多呈亢盛的表现。

1. 阴证

其临床表现一般常见面色苍白，恶寒，四肢厥冷，少气懒言，身体沉重，精神不振，下痢清谷，爪甲色青，舌淡，苔白，脉沉细微弱等。

治法：治宜温阳救寒，多取任脉及阴经腧穴，针刺用补法，宜深刺久留针，并用灸法。

2. 阳证

其临床表现一般常见额面潮红，恶热不恶寒，心烦口渴，躁动不安，声高气粗，呼吸急迫，小便短赤，大便秘结，舌质红，苔黄，脉滑数有力等。

治法：宜清泻实热，多取督脉和阳经腧穴，针刺用泻法，宜浅刺少留针，或点刺出血，不灸或少灸。

（二）表里

表里是辨别疾病所在部位的内外和病势深浅的两个纲领。人体的皮肤、肌肉、经络为外，属于表；脏腑、血脉、骨髓为里，属于里。一般而言，表证病情相对较轻，里证病情相对较重。

1. 表证

临床表现以恶风寒，发热，头痛身痛，鼻塞，苔薄白，脉浮为主。由于患者个体差异和感受的邪气不同，所以表证又有表寒、表热、表虚、表实之分。

治法：表证多选取督脉、手太阴、阳明和足太阳经腧穴为主，宜浅刺。表热证留针时间短或不留针；表寒证可施灸法；表虚证可用灸法、针刺用补法；表实证针刺用泻法。

2. 里证

里证包括的范围很广，临床表现很复杂。就其疾病性质和正邪盛衰而言，里证可分为里寒、里热、里虚、里实等证型。

治法：治疗里证多与脏腑辨证相结合，取与有关脏腑相连属的经脉腧穴为主，宜深刺。里寒证宜留针，并用灸法；里热证，针刺用泻法；里虚证针刺用补法、同时可施灸；里实证针刺用泻法，不灸。

（三）寒热

寒热是辨别疾病性质的两个纲领，是用以概括机体阴阳偏盛偏衰的两种证候，即所谓"阴盛则寒""阳盛则热""阳虚生寒""阴虚生热"。一般来说，寒证是感受寒邪或阳虚生寒，机体的功能活动衰减所表现的证候;热证是感受热邪或阴虚生热,机体的功能活动亢盛所表现的证候。

1. 寒证

临床表现见面色苍白,畏寒喜暖,肢冷蜷卧,口淡不渴(或喜热饮),小便清长,大便稀溏,舌淡苔白而润滑,脉迟或紧等症状。治法:用温热法,多取任脉及手足三阴经腧穴为主,针刺宜留针,并用灸法。

2. 热证

多见发热喜冷,口渴喜冷饮,面红目赤,烦躁不安,小便短赤,大便燥结,舌红苔黄而干,脉数等一派阳盛症候。治法:用清热法,多取督脉及手足三阳经腧穴,针刺或补或泻或补泻兼施,不留针或少留针或点刺出血。

(四)虚实

虚实是辨别人体正气强弱和病邪盛衰的两个纲领。一般而言,虚证是指正气不足的证候,多见于禀赋不足,正气虚弱者,或慢性病,或重病之后;实证是指邪气亢盛有余的证候,多见于体质强实,病情较盛者,或急性病。

1. 虚证

临床表现常见精神萎靡,面色苍白,疲倦乏力,或五心烦热,形体消瘦,心悸气短,自汗,盗汗,大便溏泄,小便频数或不禁,舌淡,脉细弱等。临床上虚证又有阴虚、阳虚、气虚、血虚之不同。治法:虚则补之,多取任脉、手三阴经腧穴和背腧穴为主,针刺用补法,并用灸法。阴虚则补阴,阳虚则补阳,气虚则补气,血虚则补血及调补相关的脏腑。

2. 实证

临床常见精神烦躁,胸腹胀满,疼痛拒按,大便秘结或里急后重,小便不适或淋沥涩痛,舌苔厚腻,脉实有力等。实证亦有气实、血实、实热、实寒的不同。治法:盛则泻之,多取督脉及手足三阳经腧穴为主,针刺用泻法,或点刺放血法。气实则破气,血实则活血,实热则清热,实寒则温寒等。

二、脏腑证治

脏腑证治,指临床上根据患者的症状和体征进行归纳、分析,辨别疾病属于何脏何腑,属虚属实,属寒属热,并据此制订相应的治疗大法。

(一)心与小肠证治

1. 心

心的病变主要表现在血脉功能和精神意识活动失常方面。症见胸痛,心悸,吐血,斑疹,血液运行的失调及健忘,失眠,昏迷,谵语,癫狂等。可分为虚实两类。虚证主要有心阳不足、心阴不足,实证主要有心火上炎、痰火扰心、心血瘀阻等。

(1)心阳不足:症见心悸,胸闷,心痛,气短,气喘,面色无华,舌质淡或夹瘀点瘀斑,脉细弱或虚大无力等。治宜取厥阴经、心经腧穴和心脏俞、募穴、任脉经穴为主,针用补法,或针灸并用。

(2)心阴亏虚:症见心悸,心烦不安,少寐多梦,掌心发热,健忘,盗汗,梦遗,舌质干红少苔,脉细数等。治宜取手足少阴、厥阴经腧穴为主,针用补法,不灸。

(3)心火上炎:症见心烦失眠,口舌生疮,咽痛口苦,口渴咽干,目赤而痛,头痛,小便赤少,舌赤苔黄,脉数等。治宜取手少阴、厥阴、太阳经腧穴为主,针用泻法,或点刺放血,不灸。

(4)痰火扰心:症见神昏谵语、癫狂,或为痴呆,壮热面赤,吐血,衄血,小便赤热,舌红苔黄厚腻,脉洪数等。治宜取手少阴、手厥阴、足阳明经腧穴和心脏背俞穴、督脉及十二井穴为主,毫针泻法或用三棱针点刺放血,禁灸。

2.小肠

其病理变化主要是分清别浊的功能失常。常表现为泄泻,小便不利或尿血,口舌生疮等。可有寒热之分。

(1)小肠寒证:症见肠鸣泄泻,小便频数,腹痛喜温,舌淡苔薄白,脉迟等。治宜取小肠俞、募、下合穴为主,针用补法,或针灸并用。

(2)小肠热证:症见小便涩赤热痛,心烦,口渴,口舌生疮,小便带血,甚至尿血,茎中痛,小腹胀痛,舌红苔黄,脉滑数等。治宜取手少阴、太阳经腧穴及小肠经募穴、下合穴为主,针用泻法。

(二)肝与胆证治

1.肝

其病变主要表现在疏泄、藏血等方面。常见胸满胁痛,呕逆,头痛,目赤,目眩,月经不调,痛经,口眼歪斜等。可分为虚实两类,实证主要有肝气郁结,肝火旺盛,肝风内动;虚证主要有肝阴亏虚等。

(1)肝气郁结:症见胁肋疼痛或走窜不定,胸闷不舒,易怒,喉中如物梗塞,干呕或吐酸水,食欲缺乏,或腹痛,便溏泄泻,舌苔黄,脉弦等。治宜取厥阴、太阴、阳明、少阳经腧穴为主,针用泻法或平补平泻法。

(2)肝火亢盛:症见头目胀痛,或两目眩晕,或目赤肿痛,心烦易怒,失眠,耳鸣耳聋,吐衄,舌红苔黄,脉弦数有力等。治宜取厥阴、少阳经腧穴为主,针用泻法,或三棱针点刺出血。

(3)肝风内动:症见突然昏倒,不省人事,或四肢抽搐,角弓反张,高热,神昏谵语,或口眼歪斜,半身不遂,语言謇涩,苔黄腻或白腻,脉洪弦等。治宜取厥阴、少阴、督脉腧穴及十二井穴为主,针用泻法,或用三棱针点刺出血。

(4)肝阴亏虚:症见头目昏眩,两目干涩或雀目,耳鸣、耳聋,善恐或肢体麻木,或午后潮热,口咽干燥,失眠多梦,舌红少津,脉弦细或数等。治宜取足厥阴、少阴、太阴、少阳经腧穴为主,针用补法,或平补平泻法,单针不灸。

2.胆

其病变主要表现在胆液疏泄失常和情志变化方面。症见口苦,胁痛,头痛,目眩等。

(1)胆火亢盛:症见头痛目赤,耳鸣、耳聋,口苦胁痛,呕吐苦水,舌红起刺,脉弦数等。治宜取足少阳、厥阴经腧穴为主,针用泻法,或用三棱针点刺出血,不灸。

(2)胆气虚弱:症见胆怯,易惊善恐,夜寐不安,视物模糊,头晕欲呕,苔薄滑,脉弦细弱等。治宜取胆经背俞、心之背俞和足少阳、手足厥阴经腧穴为主,针用补法,或针灸并用。

(三)脾与胃证治

1.脾

脾的病变主要表现在运化失常、统摄无权方面。常见消瘦,腹胀,腹泻,便血,崩漏,倦怠,水肿等。其证候有虚、实、寒、热之分。

(1)脾虚证:临床常见面色萎黄,少气懒言,倦怠无力,肌肉消瘦,腹满便溏,四肢欠温,足跗水肿,舌淡苔白,脉羸弱等。治宜取脾脏背俞、募穴与足太阴、足少阴、足厥阴、阳明经穴为主,针用补法,重灸。

(2)脾实证:症见腹部胀满,或有疼痛;如系湿热蕴蒸,则见肤黄尿赤;若由湿阻而脾阳不振,则见脘闷而腹满、大小便不利,甚至形成肿胀等。治宜取足太阴、阳明经腧穴为主,针刺用泻法。

(3)脾寒证:症见腹痛,泄泻,完谷不化,小便清长,四肢清冷,或长期便血,或崩漏,或带下绵绵,舌淡苔白,脉沉迟等。治宜取脾脏俞、募穴、足太阴、足阳明、任脉腧穴为主,针用补法,或针灸并用。

(4)脾热证:症见脘腹痞满不舒或疼痛,身重困倦或头重如裹,身热不扬,肌肤发黄,口腻而黏,不思饮食,小便黄赤,大便黏滞,舌苔厚腻而黄,脉濡数等。治宜取足太阴、足阳明经腧穴和脾脏俞、募穴为主,针用泻法,不灸。

2.胃

其病变表现主要是功能失常,症见脘腹疼痛,呃逆,呕吐,食少纳呆,嗳腐吞酸,消谷善饥,口渴引饮等。可出现虚、实、寒、热4个证候。

(1)胃虚证:症见胃脘隐隐作痛,痛而喜按,得食痛减,旋即微痞,嗳气不除,面色少华,唇舌淡红,脉缓软弱等。治宜取胃腑俞、募穴和足阳明经腧穴为主,针用补法,多灸。

(2)胃实证:常见两种情况,一是胃火炽盛,症见口渴引饮,消谷善饥;二是食积阻滞,症见脘腹胀满,甚至疼痛拒按,舌红苔黄,脉滑实等。治宜取足阳明经腧穴和胃募穴为主,针刺用泻法。

(3)胃寒证:症见胃脘绞痛,泛吐清涎或伴呕吐,喜热饮,四肢厥冷,呃逆,舌苔白滑,脉沉迟或弦紧等。治宜取胃腑俞、募穴与手足阳明、足太阴、手厥阴经腧穴,针用补法,或针灸并用。

(4)胃热证:症见身热,喜冷恶热,口渴引饮,善饥嘈杂;胃热导致胃气上逆,可见食入即吐,呃逆不已;胃热下移大肠,消烁津液,则为大便燥结,舌苔黄或黄厚而燥,脉洪数。治宜取手足阳明经腧穴为主,针用泻法,不灸。

(四)肺与大肠证治

1.肺

肺病的病理变化主要是肺气宣降失常,证候表现为咳嗽,哮喘,咳血,胸闷,胸痛,鼻塞,流涕,鼻血,咽喉肿痛,失声等。其病变可以概括为虚实两类。实证主要包括凡外邪束肺,邪热蕴肺,痰浊阻肺;虚证主要有肺气虚,肺阴虚等。

(1)风寒束肺:症见恶寒发热,头痛无汗,骨节酸痛,鼻塞流涕,咳嗽而痰涎稀薄,舌苔薄白,脉象浮紧等。治法宜取手太阴、阳明经腧穴为主,针用泻法,并可施灸。

(2)邪热蕴肺:症见咳嗽,痰黏色黄,甚则咳吐腥臭脓痰,气息喘促,胸痛胸闷,身热口渴,或鼻流黄涕、鼻衄、咽喉肿痛,舌干而红,脉数等。治宜取手太阴与阳明经腧穴为主,针用泻法,或用三棱针点刺出血,禁灸。

(3)痰浊阻肺:咳嗽气喘,喉中痰鸣,痰黏量多,胸胁支满疼痛,倚息不得安卧,苔白腻,脉滑或滑数等。治宜取手足太阴与足阳明经腧穴为主,针用泻法,并可施灸。如反复发作,属正气不足的,可取手足太阴与足阳明经腧穴,针刺用补法,并灸。

(4)肺气虚:症见咳嗽气短,痰液清稀,面色白,少气懒言,神疲乏力,形寒自汗,舌淡苔白,脉虚弱等。治宜取手足太阴经腧穴和肺脏背俞穴为主,针用补法,或针灸并用。

(5)肺阴虚:干咳少痰,咳痰不爽,痰中带血,午后潮热,两颧泛红,盗汗骨蒸,口咽干燥,舌红少苔,脉细数等。治宜取手太阴、足少阴经腧穴及肺脏背俞穴为主,针用补法,禁灸。

2.大肠

大肠的病变,主要是传导功能失常。证候表现为,便秘、泄泻、里急后重、便血、肠痈、脱肛等。可以概括寒、热、虚、实4种证候。

(1)大肠寒证:常见腹痛肠鸣,泄泻,舌苔白滑,脉沉迟等。治宜取大肠的募穴及下合穴为主,针灸并用。

(2)大肠热证:多见肛门灼热,便泻黄糜,臭秽异常,腹痛胀急,甚则里急后重,下痢赤白,身热口渴。若热结而为肠痈,则腹痛拒按,右腿屈不能伸展,苔黄燥,脉滑数等。治宜取大肠经募穴,下合穴及手足阳明经穴为主,针用泻法,不灸。

(3)大肠虚证:症见大便失禁,脱肛,舌淡苔白,脉细弱等。治宜取足太阴、足阳明经和任督脉腧穴为主,针灸并用,针用补法,重用灸法。

(4)大肠实证:症见大便秘结或下痢不爽,腹痛拒按,苔厚,脉沉实有力等。治宜取手足阳明经腧穴为主,针用泻法,不灸。

(五)肾与膀胱证治

1.肾

肾病变主要表现在藏精、水液代谢、生殖、纳气等方面。常见水肿、遗精、阳痿、五更泄泻、腰痛等。主要有肾气不足,阳虚水泛,肾阴亏虚,肾不纳气等。

(1)肾气不足:症见阳痿,早泄,尿多或遗尿,腰背酸楚,腰膝无力,头昏耳鸣,面色苍白,畏寒,舌淡苔白,脉弱等。治宜取肾经、任、督脉、阳明经腧穴及肾脏背俞、募穴为主,针用补法,以灸为主。

(2)阳虚水泛:症见周身水肿,下肢尤甚,按之陷而不起,肢冷,咳逆上气,动则喘息,痰多稀薄,大便溏泄,舌苔润滑,脉沉迟无力或沉滑等。治宜取肾脏背俞穴、任脉、督脉、足少阴经腧穴,针用补法,以灸为主。

(3)肾不纳气:症见气短喘逆,动则尤甚,自汗、头晕、畏寒,两足逆冷,舌淡苔薄,脉弱或浮而无力等。治宜取肾脏背俞、募穴及任、督脉、足少阴经腧穴为主,针用补法或针灸并用。

(4)肾阴亏虚:症见形体消瘦,头昏耳鸣,少寐健忘,多梦遗精,口干咽痛,或时有潮热,腰膝酸软,或见咳嗽,痰中带血,舌红少苔,脉多细数等。治宜取肾经背俞、足少阴、厥阴经、足太阳经腧穴为主,可配足阳明、手太阳经腧穴,针用补法。

2.膀胱

膀胱病变主要为膀胱启闭失常,常见尿频,遗尿,尿闭,水肿等。可分为虚寒证和实热证。

(1)膀胱虚寒:症见小便频数,或遗尿,舌淡苔白滑,脉沉迟等。治宜取膀胱俞、募穴、任脉穴及足太阳、足少阴经腧穴为主,宜针灸并用。

(2)膀胱实热:症见小便短涩不利,尿黄赤混浊,或淋涩不畅,或闭而不通,或兼脓血砂石,茎中热痛,少腹急胀,舌赤苔黄、脉数或滑等。治宜取膀胱俞穴、任脉、足三阴、足太阳经腧穴为主,针用泻法,不灸。

(六)心包与三焦证治

1.心包

心包病理变化表现在神志方面,心包病变的具体证治与心的证治基本相同,故不再重述。

2. 三焦

三焦主要病变表现在气化功能失司,水道通调不利方面。临床常见肌肤肿胀,腹中胀满,小便不利等。可分为虚实两类。

(1)三焦虚证:症见肌肤肿胀,腹中胀满,气逆肤冷,或遗尿,小便失禁,苔多白滑,脉沉细或沉弱等。治宜取三焦的俞、募、下合穴及太阴经、任脉腧穴为主,针灸并用。

(2)三焦实证:症见身热气逆,肌肤肿胀,小便不利,舌红苔黄腻,脉滑数等。治宜取三焦的俞、募、下合穴及足三阴经腧穴为主,针用泻法。

三、经络证治

经络病变多由风寒湿邪外侵肌表,脏腑热邪内扰经络引起,常导致经络闭阻不通和经络连属的脏腑发生病变。

经络证治,是以经络理论为指导,根据经络的分布规律,与脏腑器官联系的特点、功能特性以及经络异常反应,辨别疾病的部位和性质,并以此制订相应的治疗方法。经络证治内容丰富,在针灸临床中占有重要地位。十二经脉证治是经络证治最重要的内容,介绍如下。十二经脉病变主要由外邪闭阻及邪热上扰所致。

(一)手太阴肺经证治

1. 外邪痹阻

风寒湿邪痹阻经脉,可致经脉循行部位酸重疼痛、拘急、痿软麻木,肩臂痛等。治宜取肺经腧穴、大肠经络穴及邻近腧穴为主,针用泻法,或针灸并用。

2. 肺热上扰

肺热循经上冲,可致咽喉红肿疼痛,鼻衄,缺盆中痛等。治宜取手太阴、阳明经腧穴为主,针用泻法,或用三棱针点刺出血,禁灸。

(二)手阳明大肠经证治

1. 风寒湿邪痹阻

症见上肢外侧前缘痛,肩臂痛不能举、麻木,大指次指不用等。治宜取本经腧穴为主,针用泻法,或艾灸。

2. 邪热上扰

症见头痛,齿痛,颈肿,目黄或口眼歪斜,口干,口臭,咽喉肿痛,鼻衄,鼻不闻香臭等。治宜取手足阳明经腧穴为主,针用泻法,或点刺出血,禁灸。

(三)足阳明胃经证治

1. 外邪痹阻

症见洒洒振寒,缺盆中痛,髀股前廉痛,膝髌肿痛,胫外侧及足背痛等。治宜取足阳明经腧穴为主,针刺用泻法,并灸。

2. 胃热上冲

症见身热汗出,口渴唇干,颈肿,咽喉肿痛,口舌生疮,鼻衄,鼻渊,苔黄,脉洪数等。治宜取手足阳明经腧穴为主,针刺用泻法,或点刺出血,不灸。

(四)足太阴脾经证治

1. 外邪痹阻

症见膝股内侧痛,足跗肿痛,屈伸不利,足拇指引内踝痛,痿痹不仁,或运动障碍等。治宜取本经及其邻近腧穴为主,针刺用泻法,针灸并用。

2.邪热上扰

症见舌强,舌痛,口舌生疮等。治宜取足太阴、阳明经腧穴为主,针刺用泻法,不灸。

(五)手少阴心经证治

1.外邪痹阻

症见胸痛,肩背痛,臑臂内后廉痛,麻木不仁等。治宜取手少阴、太阴、太阳经腧穴为主,针刺用泻法,或针灸并用。

2.邪热上扰

症见目赤,口舌糜烂,舌肿,舌麻木等。治宜取本经、手厥阴、太阳经腧穴为主,针刺用泻法,或用三棱针点刺出血,不灸。

(六)手太阳小肠经证治

1.外邪痹阻

症见头项强痛,臂痛不举,痛引肩胛,上肢外侧痛,麻木,痿痹不用等。治宜取本经及其邻近部位腧穴为主,针刺用泻法,或针灸并用。

2.邪热上扰

症见耳鸣耳聋,目赤,咽喉肿痛等。治宜取本经手少阴经腧穴为主,针用泻法,或三棱针点刺出血,不灸。

(七)足太阳膀胱经证治

1.外邪痹阻

症见头项强痛,不可转侧,背、腰、骶、髀、股等经脉循行部位疼痛、酸楚、拘急,或痿痹麻木不用等。

治宜取本经及其邻近部位的腧穴为主,针用泻法,或针或灸,或针灸并用。

2.邪热壅滞

症见鼻衄,头痛,目胀痛似脱,痔疾等。治宜取本经和足少阴经腧穴为主,针刺用泻法,不灸。

(八)足少阴肾经证治

1.外邪痹阻

症见腰痛,膝软,股内后廉痛,或麻木不仁,痿痹不用,足冷不能立地等。治宜取本经及邻近部位腧穴,针灸并施。

2.虚热上扰

症见咽喉干痛,干咳咳血等。治宜取手足少阴经腧穴为主,针刺补泻兼施。

(九)手厥阴心包经证治

1.外邪痹阻

症见上肢痿痹,臑臂内侧疼痛、麻木,心胸疼痛而牵引腋下等。治宜取本经及邻近腧穴为主,针用泻法,或针灸并用。

2.热壅经脉

症见腋肿,手掌发热,心烦等。治宜取本经及邻近部位腧穴,针用泻法,或三棱针点刺出血,不灸。

(十)手少阳三焦经证治

1. 外邪痹阻

肩臂外侧酸胀,疼痛无力,麻木,臂痛不能举,肘臂屈伸不利,小指、次指不用等。治宜取本经及邻近部位腧穴为主,针用泻法,并灸。

2. 邪热上扰

症见耳聋耳鸣,目眩,耳后痛,目眦痛,瘰疬,颧肿,胁肋痛,小便黄赤,大便秘结等。治宜取手足少阳腧穴为主,针用泻法,或三棱针点刺出血,不灸。

(十一)足少阳胆经证治

1. 外邪痹阻

症见胸胁及髀、股、膝外侧痛,麻木,下肢不能转动,小趾次趾不用等。治宜取本经及病变部位邻近腧穴为主,针刺用泻法,或针灸并用。

2. 邪热上冲

症见耳鸣耳聋,偏头痛,耳痛,耳后痛,目外眦痛,口苦等。治宜取本经及足厥阴经腧穴为主,针用泻法,或三棱针刺血,不灸。

(十二)足厥阴肝经证治

1. 外邪闭阻

症见经脉循行部位疼痛,麻木,转筋拘急,或少腹冷痛,疝气,睾丸偏坠胀病,痛引少腹,遇寒则痛加剧等。治宜取本经及任脉经腧穴为主,针刺泻法,并用灸法。

2. 风火上扰

症见头晕目眩,眼面肌肉润动,口眼歪斜,吞咽不利,饮水即呛等。治宜取本经、手厥阴经腧穴为主,针刺用泻法,不灸。

四、气血证治

气血证治,是指利用气血的理论,分析气血的病理变化,辨别气血病变所反映的不同证候,并提出相应的康复治疗方法。

(一)气的证治

气的病变很多,一般可以概括为气虚、气滞和气逆三个方面。

1. 气虚证

气虚证是指正气不足,功能减退的病理现象。症见头晕目眩,呼吸气短,少气懒言,倦怠乏力,自汗,饮食不振,舌淡少苔,脉虚无力,甚者脱肛,小便失禁,子宫脱垂等。

治宜取任脉、足太阴、足太阳、足阳明经腧穴为主,如气海、足三里、脾俞、胃俞、太白、太渊、百会等穴,针用补法,可灸。

2. 气滞证

气滞证是指人体脏腑气机阻滞、运行不畅所表现的证候。症见气机阻滞部位或脏腑闷胀,疼痛。其疼痛特点为胀痛,且往往胀重于痛;痛的发作时轻时重,部位常不固定,嗳气或屎气后减轻。由于引起气滞的原因和发生病变的脏腑不同,所以气滞证候除胀闷、疼痛外,又有各自的特点,详细内容见脏腑辨证。

治宜理气、行气,取穴以气海、膻中、内关、合谷、支沟、太冲、阳陵泉等穴为主,针用平补平泻法或泻法。

3. 气逆证

气逆证是指脏腑之气上逆,失其和降,气机升降失常表现的证候。一般多指肺胃之气上逆,肝气升发太过,肾不纳气所表现出来的病理现象。肺气上逆症见咳喘,呼多吸少等;胃气上逆症见呃逆,嗳气,呕吐等;肝气上逆症见头痛眩晕,甚则昏厥吐血等,如为奔豚气者,则患者自觉有气上冲胸腔作痛;以上气逆多为实证。肾不纳气症见喘息汗出、小便失禁等,属于虚证。

实证治宜理气降逆,虚证治宜补肾纳气,取穴以内关、太冲、天突、尺泽、足三里、公孙、太溪等为主,实证用泻法,虚证用补法。

(二)血的证治

血的病变很多,一般可概括为血虚、血瘀、血热、出血四个方面。

1. 血虚证

血虚证表现为血液不足,不能濡养脏腑所出现的证候。症见面色苍白或萎黄,唇色苍白,头晕眼花,心悸失眠,手足发麻,舌质淡,脉细或细弱无力等。

治宜补血、益气,取穴以足三里、三阴交、太冲、膈俞、肝俞、脾俞、胃俞等为主,针用补法,可灸。

2. 血瘀证

血瘀证多由跌打损伤,外邪袭于血脉,气滞血流不畅等形成。症见疼痛,肿块,出血,有瘀斑,局部肿胀疼痛,痛如针刺,拒按,痛处固定不移,夜间加剧;烦躁,身热,肌肤甲错,面色晦暗、唇紫,舌质有瘀斑或瘀点等。

治宜活血化瘀,取穴以膻中、膈俞、血海、三阴交、合谷、太冲、痞根等穴为主。针用平补平泻法,或泻法,或三棱针点刺出血。

3. 血热证

血热证是由血分有热或邪热侵犯血分而出现的证候。症见心烦,口干不欲饮,身热以夜间为甚,甚或躁狂,舌红绛,脉细数。若邪热迫血妄行,可见衄血、吐血、尿血,妇女月经先期或经量过多等。

治宜清热凉血,取穴以然谷、行间、三阴交、血海、大陵、神门、曲泽、膈俞等为主,针用泻法或平补平泻法,热盛者可三棱针点刺出血。

4. 出血

引起出血的原因,主要多由血热、脾气虚、瘀血内积、外伤等。血热妄行者,症见血色鲜红,心烦,舌质红绛,脉细数等;脾气虚而不摄血者,症见血色多淡而持续不止,舌质淡,脉细弱等;瘀血内积者,症见血色紫暗呈块,常伴刺痛,舌色暗紫或有瘀斑瘀点,脉涩等。

治宜止血。血热妄行者,常取大陵、郄门、孔最、太渊、太溪、太冲、三阴交、梁门、内庭等穴,针用泻法,以凉血止血;气不摄血者,取隐白、足三里、关元、气海、大椎、百会等穴,针用补法或用灸法,以补气摄血;瘀血内积者,取膈俞、膻中、三阴交、血海、气海等穴,针用平补平泻法,或泻法,以祛瘀生新。

第五章 心血管疾病针灸推拿治疗

第一节 高血压病

高血压病或称原发性高血压,是指病因不明的体循环动脉血压升高伴有血管、心脏、脑、肾等器官出现的生理或病理性异常的全身性疾病,常引起全身严重的心、脑、肾并发症,占总高血压患者的95%以上。此外,在不足5%患者中,血压升高是某些疾病的一种临床表现,本身有明确而独立的病因,称为继发性高血压。应与之区别。本患者群患病率已达10%以上,40岁以上患病率为40岁以下的3~4倍,北方高于南方。本病属中医学"头痛""眩晕""肝风"等范畴。

一、病因病理

西医学认为,本病的病因和发病机制尚未完全清楚,目前一般与中枢神经系统及内分泌体液调节功能紊乱有关。另外,与年龄、职业和环境等影响也有密切联系。本病与家族性高血压史、肥胖、高脂血症和高钠盐饮食、嗜酒、吸烟等因素也有一定影响。总之,是在一定的遗传背景下由于多种后天环境因素作用使正常血压调节机制失代偿所致。高血压早期仅表现为心排出量增加和全身小动脉张力的增加,并无明显病理学改变;日久即可引起全身小动脉病变,表现为小动脉玻璃样变、中层平滑肌细胞增生、管壁增厚、管腔狭窄,使高血压维持和发展并进而导致重要靶器官如心、脑、肾缺血损伤。同时,高血压可促进动脉粥样硬化的形成及发展,该病变主要累及中、大动脉。

中医学认为,本病的发生与先天禀赋、情志、劳倦、饮食等多种因素有关。先天禀赋不足,或因房事不节,以至肾精亏耗、肾阴不足、肝阳偏亢,或因情志不调、肝气内郁、久郁化火、上扰头目为病。素体肥胖或饮食劳倦伤脾、脾虚生痰、痰浊随肝风上扰清窍;或痰浊夹瘀阻于络脉均可导致本病。总之,本病病位在肝肾,以肾为本;肝肾阴阳失调、阴虚阳亢则是最根本的病机。

二、临床表现

原发性高血压通常起病及进展均缓慢,早期可无自觉症状,仅在体格检查时发现。高血压患者可有头晕、头胀、头痛、耳鸣、心悸、失眠等症状,但并不一定与血压水平相关,且常在患者得知患有高血压后才注意到。体检时可听到主动脉瓣第二心音亢进、主动脉瓣区收缩期杂音或收缩早期喀喇音。长期持续高血压可有左心室肥厚并可闻及第四心音。后期随着心、脑、肾、血管等靶器官动脉硬化,可有相应的临床表现;如可伴发冠状动脉病变、高血压性心脏病、脑动脉硬化等;如肾功能减退时,可有多尿、夜尿、蛋白尿、管型尿、尿比重下降,进而出现肾衰竭;部分患者可出现脑血管意外,如血压急剧升高,导致脑血管循环障碍发生脑血肿与颅内压升高,可出现剧烈头痛、眩晕、恶心呕吐、昏迷惊厥等,此时为高血压脑病。本病据临床表现可分为缓进型高血压、恶性高血压(以肾小动脉纤维样坏死为突出特征)、高血压危重症(分为高血压危象和高血压脑病)、老年人高血压(年龄超过60岁达诊断标准者)几种类型。

三、诊断要点

(1)诊断标准:即收缩压≥140 mmHg① 和(或)舒张压≥90 mmHg 即诊断为高血压。据血压增高的水平,可进一步分为高血压第1级[收缩压为140～159 mmHg 和(或)舒张压为90～99 mmHg]、高血压第2级[收缩压为160～179 mmHg 和(或)舒张压为100～109 mmHg]、高血压第3级[收缩压≥180 mmHg 和(或)舒张压≥110mmHg]。

(2)本病危险度的分层可以血压水平结合心血管疾病危险因素及合并的靶器官受损情况将患者分为低度危险组(高血压1级,不伴有危险因素者)、中度危险组(高血压1级伴1～2个危险因素或高血压2级不伴有或伴有不超过2个危险因素者)、高度危险组(高血压1～2级伴至少3个危险因素者)、极高危险组(高血压3级或高血压1～2级伴靶器官损害及相关的临床疾病者)。

(3)本病应与继发性高血压相区别。

四、针灸治疗

(一)毫针法

处方一:主穴取曲池、合谷、内关、足三里、三阴交;配穴则肝火上炎型取太阳、风府、风池、行间、阳陵泉,阴虚阳亢型取阳陵泉、悬钟、通里、神门、百会、太冲、人迎,肾精不足取太溪、复溜、阴陵泉、血海、关元。

操作:辨证选穴,针刺得气后用提插捻转之泻法或平补平泻法,每日1次或隔日1次,留针20～30 min,10次为1个疗程。

处方二:曲池、丰隆。

操作:取双侧曲池、丰隆,针刺手法先用泻法,待血压下降到正常后改为平补平泻,开始每日针刺1次,2周后根据血压变化情况改为每周2～3次。

处方三:风池、太冲;头痛剧烈、目赤目胀加太阳,热盛面赤加合谷。

操作:取上穴针刺,得气后留针20～30 min,每日1次,10次为1个疗程。

处方四:风池、太冲、行间、曲池、合谷;烦躁失眠加神门,便秘加支沟,咽干舌燥加太溪。

操作:各穴除风池外,均视病情予以捻转提插行补法或泻法,间歇留针,针感要求"气至病所",留针20～30 min,每日1次,10次为1个疗程。

处方五:石门。

操作:由脐至耻骨联合,用折量寸法,找准脐下2寸,刺入2寸,按身体虚实使用补泻手法,留针20 min,每日1次,连针3次。多用于妇女任脉偏盛,胸腹胀满,或经闭,或白带下而血压偏高者。

处方六:风池、曲池、合谷、血海、丰隆、太冲。配穴:肝阳上亢者配行间、百会;痰火上扰者配丰隆、阴陵泉;阴虚阳亢者配肝俞、肾俞、三阴交、太溪;失眠烦躁者可配神门;便秘者可配支沟;胸脘痞闷者可配内关、足三里;肢麻者可配阳陵泉。

操作:根据证候虚实施行补泻手法。轻者留针30 min,每隔10 min行针1次,每日或隔日

---

① 临床上仍习惯用毫米汞柱(mmHg)作为血压单位,1 kPa=7.5mmHg。全书同。

1次,10次为1个疗程;重者适当延长留针时间,每隔 3~5 min 行针 1次,每日 1次,30次为1个疗程。

处方七:内关、水沟、人迎、头维透率谷、足三里、太冲、三阴交。

操作:先针双侧内关,直刺 0.5~1 寸,采用捻转提插的泻法,施手法 1 min。水沟向鼻中隔方向斜刺 0.5 寸,施雀啄手法至眼球湿润为度。人迎平甲状软骨避开颈动脉,直刺 1~1.5 寸,施捻转补法行手法 1 min。足三里直刺,进针 1.5~2 寸,施捻转补法 1 min。太冲直刺,进针 0.5~1 寸,采用捻转或提插泻法,施术时间 1~3 min。头维透率谷进针 2.5~3 寸,采用捻转提插泻法,施手法 1 min。三阴交直刺,进针 1.5 寸,采用捻转补法得气为宜。本法适用于阴虚阳亢型。

处方八:内关、水沟、风池、丰隆、足三里、太冲。

操作:风池进针 1.5 寸,施提插之泻法。丰隆、足三里均直刺 2 寸,施提插捻转之泻法。内关、人中操作同阴虚阳亢型。本法适用于痰湿中阻型。

处方九:内关、水沟、太冲、阳辅、风池、太溪。

操作:阳辅针尖向下斜刺 1.5 寸,施捻转之泻法。太溪直刺 1 寸,施捻转之补法。内关、水沟、风池操作同痰湿中阻型。本法适用于肝郁化火型。

处方十:束骨(双)。

操作:取双侧穴,用泻法,斜刺进针 0.5 寸,针尖朝向小趾端,采用提插捻转手法,留针 40 min,每 10 min 行针 1 次。

处方十一:风池、肾俞、足三里、百会。

操作:用 0.35 mm×50 mm 毫针行捻转平补平泻法后留针 15 min;阳虚者加艾条温和灸 5 min。本法适用于心脾肾虚型。

处方十二:肝火上炎型取曲池、风池;头痛头晕加百会、太阳,头胀加合谷,急躁易怒加太冲,口苦咽干加少泽。痰火内盛型取曲池、丰隆;配穴可取百会、中脘、内关、阳陵泉、足三里。阴虚阳亢型取肾俞、风池;配穴可取百会、上星、丝竹空、翳风、安眠 2、膻中、太溪、三阴交。阴阳两虚型取肝俞、肾俞;配穴可取神门、安眠 2、关元、气海、三阴交。

操作:辨证选穴,选用 28、30 号 1.5~2 寸的毫针,根据体质胖瘦和选穴深浅而针刺,运针得气后,用捻转提插手法,实证用泻法,虚证用平补平泻,1 min 后停止运针,每隔 5 min 行手法 1 min,留针 30 min。每日 1 次,12 次为 1 个疗程,休息 5 d 再行第 2 疗程。

处方十三:主穴取百会、风池、内关、三阴交。配穴:肝阳上亢型取行间、侠溪、太冲、太溪、肝俞、肾俞;痰湿内阻型取中脘、丰隆、头维、公孙;阴阳两虚型取关元、足三里。

操作:风池穴进针 1.5 寸,针尖刺向对侧鼻孔方向,针感循足少阳胆经在头部由后向前窜至前额或后顶部,以沉胀为主,起针后患者感觉头目清利为佳。内关、三阴交上下交叉捻转,刺激量以患者能够耐受为度,双侧对称。配穴丰隆,用泻法先提插后捻转,间歇行针。余穴宜平补平泻,得气后静止留针 20~30 min,每日 1 次。

(二)耳针法

处方一:主穴取心、肝区、脑点、降压点;配穴则失眠者加神门,多梦者加胆,心悸者加心脏点,四肢麻木者加耳郭四肢相应穴位,严重头晕痛者加耳尖,均取双侧。

操作:耳郭常规消毒,用镊子持耳环针,准确刺入穴位,再用菱形胶布固定,隔日 1 次,嘱患者每日按压数次,加强刺激,10 次为 1 个疗程。

处方二：降压沟、神门、交感、心、枕。

操作：每次选用3～5个耳穴，中等刺激，留针20 min，每日1次。或埋揿针夏季2～3 d，冬季5～7 d。

处方三：耳尖、降压沟。

操作：先将患者耳尖轻轻揉搓，局部以75%酒精消毒，用三棱针直刺耳尖约0.1寸深，并挤压针眼，令其出血，或在降压沟上放血。

处方四：皮质下、神门、心、交感、降压沟。

操作：每穴强刺激半分钟后，留针30 min，每日1次。或用揿针埋藏，每次选2～3穴，每次埋藏1～2 d。

处方五：神门、肝、肾、缘中、肾上腺、交感、皮质下。

操作：每次选3～5穴，毫针用中强刺激，留针30 min，每隔10 min行针1次，每日1次，30次为1个疗程。

处方六：肝、肾、心、耳尖、降压沟、神门、肝阳、额、枕、交感。

操作：用毫针中等刺激，每次选3～5穴，留针30 min，每日1次，10次为1个疗程。或用揿针埋耳穴2～3 d，隔日更换1次，10次为1个疗程。或用王不留行籽压穴位，胶布固定，保留2～3 d，每日按压1～2次，10次为1个疗程。

处方七：主穴取肾上腺、降压沟、心、神门；配穴取内分泌、太阳、额、肝、肾。

操作：每次选4～5穴，每日1次，留针1～2 h，10次为1个疗程。或用王不留行籽贴压穴位，嘱患者每4小时自行按压1次，每次1 min。每周更换1次，10次为1个疗程。

（三）电针法

处方：太阳、曲池、头维、风池、内关、肾俞、足三里、三阴交、太冲。

操作：每次选取2～3穴，针刺得气后接电针仪，采用疏密波，每次20 min，隔日1次，10次为1个疗程。

（四）三棱针法

处方一：大椎、曲泽、委中、太阳。

操作：每次取1穴（双侧），三棱针点刺出血，曲泽、委中可缓刺静脉放血，每次出血量5～10 mL，每隔5～7 d 1次，5次为1个疗程。

处方二：太阳、耳尖、耳背沟。

操作：每次选用1～2穴，用三棱针放血数滴，隔日1次，连续治疗10次。适用于肝阳上亢者。

处方三：百会、太阳、印堂、和髎、天柱、大椎。

操作：常规消毒后，以三棱针在穴位上点刺出血（不出血者，可用两手拇指挤压局部出血），每穴出血2～4滴，每周2次，10次为1个疗程。

处方四：太阳（双）、印堂。额痛加攒竹（双），巅顶痛加百会、四神聪，项强加风池（双），眩晕、眼花、耳鸣加头维（双）。

操作：以三棱针点刺各穴约0.2 cm深，每穴令出血5～6滴，体质壮实而头痛严重者可多至10余滴，隔日1次，10次为1个疗程。

（五）皮肤针法

处方一：两胸锁乳突肌部、足太阳膀胱经颈部至腰部。

操作:在上述部位反复叩刺 8～16 遍,以皮肤隐隐出血为度。隔日 1 次,10 次为 1 个疗程。

处方二:后颈部、腰骶部脊柱两侧、乳突区、前臂掌面正中线。

操作:用皮肤针轻刺激,先从腰骶部脊柱两侧自下而上,先内后外,再刺后颈部、乳突区及前臂掌面正中线,每日 1 次,10 次为 1 个疗程。

处方三:背部督脉、太阳两经为主;肘膝以下手足三阴经为辅。

操作:用滚筒式皮肤针,自上而下,缓慢轻浅地反复刺激 15～20 min 至皮肤轻度充血呈红疹样,隔日 1 次,10 次为 1 个疗程。

处方四:颈部前后、骶部、耳甲、外耳道、乳突部、头顶部。

操作:采用轻刺法、正刺法或重刺法。先轻刺骶部,休息数分钟后,再中等度(正刺)刺激颈后部,再休息后,重刺颈前部,中刺耳甲、耳后之乳突部,再轻刺头顶部。每日叩打 1 次。

处方五:脊柱两侧、颈前区、颈椎 1～7 及其两侧、枕区、头顶区、肋间区,重点刺激胸椎 5～8 及其两侧与骶部两侧和检查异常发现部。

操作:采用正刺法或重刺法。先叩刺脊柱两侧 3 行 2 遍,再重点刺激胸椎 5～8 及其两侧 5 行各 5 遍,骶椎及两侧 3 行(椎间隙均横刺)5 遍及异常发现部位,然后对颈前区、颈椎及其两侧、枕区(轻刺)、头顶区(轻刺)、肋间区作局部刺激。每日叩打 1 次,10 次为 1 个疗程。

处方六:脊柱两侧、上腹部、左侧前后肋间区,并结合患者的主诉症状的病变局部,重点刺激胸椎 1～5 及其两侧与检查异常发现的部位。

操作:采用轻刺法或正刺法。先叩刺脊柱两侧 3 行 2 遍,再重点刺激胸椎 1～5 及其两侧 5 行 5 遍及异常发现部位,然后对上腹部、前后肋间区(左侧),和病变部位作局部刺激。每日叩打 1 次,10 次为 1 个疗程。

(六)穴位注射法

处方一:曲池、三阴交、太冲、足三里。

操作:每次选用 2 穴,取利血平 0.2 mL(1 mg/mL),用 0.5% 普鲁卡因加至 2 mL,轮流注入上穴,每穴 0.5～1 mL,每 2～3 日 1 次,10 次为 1 个疗程。

处方二:①足三里、内关;②三阴交、合谷;③曲池、太冲。

操作:3 组穴位轮流使用,每次取 1 组穴位,每穴注射 0.25% 盐酸普鲁卡因 1 mL 或利血平 0.1 mg,隔日 1 次,10 次为 1 个疗程。

处方三:①肝俞、膈俞;②足三里、三阴交;③脾俞、肾俞;④太溪、行间。

操作:选用硝酸士的宁药液,每次取 1 组穴,各组交替使用,穴位常规消毒,快速进针,得气后将药液缓缓注入,每次 0.5～1 mg 分注 2 个穴位,隔日 1 次,10 次为 1 个疗程,疗程间隔 3～7 d,适用于高血压所致眩晕。

处方四:主穴取心俞、膻中;配穴取肺俞、期门。

操作:每次选 2 穴,主、配穴各 1,按穴位注射方法注入 0.5～1 mL 的丹参注射液,上述两组交替使用。每日 1 次,10 次为 1 个疗程。适用于高血压性心脏病。

处方五:内关、间使、定喘、肺俞、心俞。

操作:穴位常规消毒,快速进针,得气后回抽无血,将当归注射液缓慢注入,每穴 0.5 mL,每日 1 次,10 次为 1 个疗程。适用于高血压性心脏病心力衰竭的患者。

处方六:心俞、内关。

操作:穴位常规消毒,快速进针,将安定 2 mg 和葡萄糖 4 mL 混合后的药液分别注入上述 2 穴,每日 1 次,5 次为 1 个疗程。适用于高血压病躁动不安之人。

处方七:瘈脉穴(双)。

操作:穴位常规消毒,快速进针,每次穴注射维生素 B_{12} 注射液 1 mL,每日 1 次,7 次为 1 个疗程。

处方八:曲池、足三里、风门,均取双侧。

操作:取汉防己液 1 mL、当归注射液 2 mL、丹参注射液 1 mL,按穴位注射常规操作,分注双侧曲池、足三里、风门各 0.5 mL,每日 1 次,10 次为 1 个疗程。

(七)手针法

处方一:取奇穴虎口、手心。

操作:虎口针刺 0.4～0.6 寸,使有胀麻感觉放射至指尖为度;手心直刺 0.2～0.5 寸,留针 20 min。

处方二:取手针穴心。

操作:毫针直刺 0.1～0.2 寸,留针 10 min。

处方三:手伏象、手伏脏及桡倒像、桡倒脏之相应头部位。

操作:毫针浅刺,捻转提插后不留针。

(八)足针法

处方一:解溪、太冲、行间。

操作:毫针刺,行平补平泻手法,留针 20 min,每 10 min 行针 1 次。每日 1 次,10 次为 1 个疗程。

处方二:奇穴前后隐珠。

操作:毫针直刺 0.3 寸,捻转使酸麻感觉放射至趾尖。

处方三:取足针穴心、肾、内太冲、眩晕点、22 号、23 号。

操作:每次选其中一组穴,用 0.5 寸 28 号针刺 0.2～0.3 寸,行平补平泻手法,留针 5～10 min。

处方四:胫倒像、腓倒像及胫倒脏、腓倒脏之相应肝、肾、头部位。

操作:肝阳上亢者,行大幅度提插捻转,其余行小幅度提插捻转,可留针 20 min。

处方五:主穴取肝阳、肝灵;配穴取太冲、定神、固精、临后、天郄。

操作:肝阳、肝灵、固精行捻转泻法;太冲、定神、临后行呼吸补法;天郄行平补平泻法;其中肝阳可刺络出血。适用于肝阳上亢型。

处方六:主穴取里太冲、公孙;配穴取临泣、膈中、太白、中焦俞、内庭。

操作:里太冲、公孙、太白行呼吸泻法;内庭、膈中、中焦俞行捻转泻法;临泣行平补平泻法。其中公孙、中焦俞隔生姜片灸 3～5 壮,壮如枣核大,以红晕为度。适用于痰浊上扰型。

处方七:主穴取大敦、内庭;配穴取肝阳、行间、太冲、定神、侠溪、丘墟、足通天、太溪。

操作:承敦、肝阳、足通天行呼吸泻法,并刺络出血;内庭、行间、侠溪、丘墟行捻转泻法;太冲、定神行青龙摆尾泻法;太溪行捻转补法。适用于肝火亢盛型。

处方八:主穴取太溪、肝灵;配穴取太冲、固精、大钟、丘墟、大敦、阴脉。

操作:太溪、太冲、固精行呼吸补法;大钟、肝灵、丘墟行捻转补法;大敦行平补平泻法。本法适用于肝肾阴虚型。

处方九：主穴取涌泉、大敦；配穴取定神、足窍阴、至阴、肝阳、清泉、冲谷、金门。

操作：涌泉、清泉、定神行呼吸补法；冲谷、大敦、肝阳行呼吸泻法；金门行青龙摆尾和法；足窍阴、至阴点刺出血。适用于心肾不交型。

处方十：主穴取涌泉、天癸；配穴取足中平、固精、阴脉、照海、天顶、太溪、督脉。

操作：涌泉、固精、天癸、阴脉行呼吸补法；其中涌泉隔附子片灸3～5壮，壮如麦粒大，以红晕为度；足中平、照海、太溪、督脉行捻转补法；太溪温针灸20～30 min；督脉隔附子片灸3～5壮，壮如麦粒大，以红晕为度；天顶行平补平泻法。适用于肾阳虚型。

(九)头针法

处方一：双侧晕听区。

操作：用2.0寸毫针平刺深达骨膜，中度刺激，留针30 min，每日1次，10次为1个疗程。

处方二：书写、呼循、思维、听觉、伏象头部。

操作：书写穴以冠矢点为顶点，向左、右各画1条线与矢状缝成45°夹角，在此两线上距冠矢点3 cm处；呼循穴为风池穴内上方、枕骨外粗隆尖下5 cm旁开4 cm处；思维穴为印堂穴直上3 cm处；听觉穴为耳尖上1.5 cm处；伏象头部为冠矢点前1～3 cm处，宽为2 cm。进针须达骨膜，留针30 min，中间捻针1次。每日1次，10次为1个疗程。

(十)眼针法

处方：肝区、心肾、肾区。

操作：用32号0.5寸毫针，沿皮刺入穴区，得气后留针5～10 min，每日1次，10次为1个疗程。

(十一)艾灸法

处方一：足三里、绝骨。

操作：一般先灸足三里，后灸绝骨，用米粒大小之艾炷施无瘢痕灸。每周1～2次，每次1穴，每穴灸1～3壮，两穴轮换，10次为1个疗程。疗程间隔1～2周。

处方二：百会。

操作：点燃艾条，从远处向百会穴靠近，以患者感觉烫热为一壮，艾火与皮肤表面距离以患者能够耐受为度。每次灸10壮，每壮之间间歇片刻，以免起泡。每日1次，10次为1个疗程。

处方三：主穴取足三里、绝骨、涌泉、神阙、内关、百会；配穴取风池、曲池、丰隆、太溪、太冲、关元。

操作：用隔姜灸法，每次选用2～4个穴位，每穴每次灸治5～7壮，艾炷如黄豆或枣核大，每日或隔日灸治1次，5～7次为1个疗程，疗程间隔3～5 d。

(十二)穴位埋线法

处方：①曲池、足三里；②大椎、膈俞；③心俞、血压点。

操作：每次选1组穴位，3组交替使用，采用三角缝针埋线法埋入羊肠线，每隔15～20 d埋线1次。

(十三)拔罐法

处方一：大椎。

操作：患者正坐垂头，用28号2寸毫针直刺大椎穴1.5寸，不捻转提插，待有下穿针感时，在针柄上放一酒精棉球点燃，叩上火罐10 min。隔日1次，10次为1个疗程，疗程间隔

5~7 d。一般治疗 3 个疗程。

处方二:膀胱经背部第 1 侧线腧穴、肩髃、曲池、手三里、委中、承筋、足三里、丰隆、风池。

操作:根据被拔部位的范围大小,选用相应大小的火罐,每次拔罐 10 个左右,拔罐时间 15 min。

(十四)穴位敷贴法

处方一:神阙、涌泉。

操作:取吴茱萸(胆汁拌制)100 g、龙胆草 60 g、土硫黄 20 g、朱砂 15 g、明矾 30 g,将上药共研细末,加入适量小蓟根汁,调和成糊状。取药糊 10~15 g,分别贴敷于穴位上,覆盖纱布胶布固定,隔日一换,1 个月为 1 个疗程。

处方二:心俞、肝俞、肾俞均为双侧,关元。

操作:取白花蛇 3 条、蜈蚣 9 条、土鳖虫 6 只、地龙 9 g、蝉蜕 9 g、葛根 15 g、玄胡 6 g、三七 3 g,以上共研细末,用姜酊拌成膏,做成直径 2 cm、厚 0.5 cm 的药饼,药物中心放少许麝香末,置放在有纱布的塑料纸上。将上述穴位用酒精擦净,以便药力局部渗透和固定。

(十五)鼻针法

处方:印堂、素髎。

操作:用 5 min 以 45°角斜刺。

(十六)芒针法

处方:主穴取天窗透人迎。配穴:肝火上炎取上脘、中脘、三阴交、大椎七点;阴虚阳亢取大赫、风池、阴陵泉、三阴交;肾精不足取完骨、阴陵泉透阳陵泉、太冲透涌泉。

操作:天窗透人迎须捻转缓进,待头部轻爽感产生后即可缓缓退针。风池、完骨针感沿头顶上部至额部,以头脑清醒感为佳,其他穴均用泻法,使针感下行。

(十七)皮内针法

处方:膈俞。

操作:常规找准穴位,酒精消毒,埋藏 1 号皮内针 1 支,双侧埋针,可留针 3~7 d,适于体胖、畏针者。

五、推拿治疗

处方一:肩背至足跟的督脉和膀胱经穴、血压点、大椎、肩井、梁门、太阳、风池、头顶及侧头部、涌泉。

操作:患者俯卧,医者居于其旁,用双手掌自肩背部向足跟方向直推 3~5 次,再用双手掌揉背部及揉拿下肢后侧 2~3 次;再用双手拇指按压第六颈椎旁开 2 寸的血压点半分钟,以患者头部轻微胀痛为宜,然后依次点按大椎、肩井、肺俞穴。患者再取仰卧位,医者居患者右侧,做腹部一般按摩,然后点按梁门穴,重点点按右梁门穴 1~3 min;然后医者移居患者头顶侧,用双手掌自太阳至风池穴做推法 3~5 次,再用双手五指交替抓拿头顶及侧头 3~5 次;最后揉摩涌泉穴半分钟。

处方二:关元、气海、章门、风池、完骨、足三里、涌泉、申脉、梁门、天枢、中极。

操作:患者先取坐位,医者自前发际始,一指禅推头部五经至后发际 3~5 遍,患者头部有酸胀、舒适为宜;然后指拨 C_6 棘突旁开 2 寸的血压点约 2 min,患者有从头至足发凉感;再双拇指交替指拨 C_4 前缘椎旁心脏点,患者感觉胸部舒畅,继之轻敲头部 3~5 圈,患者顿感头轻目爽。令患者再取卧位,医者位于左侧,抚按关元、气海各 1 min,指按梁门、天枢、中极各 1 min。然后轻拨肋部;再以中度力量轻按推风池、完骨各 1 min;最后分别一指禅推涌泉、申脉各 1 min。

处方三:桥弓(在颈部两侧,沿胸锁乳头肌成一线。配穴:恶心呕吐者加内关、涌泉;头胀头痛者加风池、肩井;腰膝酸软者加足三里、鹤顶。

操作:以拇指握定,余四指并拢,施于一侧胸锁乳突肌前缘,上起翳风穴,下抵缺盆穴,自上而下推,推完一侧再推另一侧。配穴除肩井用拿法处,其余穴均用揉法。以此法每日推拿 1 次,每次 30 min,症状较重、血压较高时,每日可推 2~3 次。6 次为 1 个疗程,休息 3~5 d 再行下 1 个疗程。

处方四:太阳或合谷穴。

操作:患者取坐位,全身放松,医者面对患者,用双中指或食指旋揉双太阳穴或合谷穴各 500 次,用力度及频率均中等,持续约 20 min。

处方五:合谷(双)、曲池(双)、印堂等穴。

操作:患者取坐或卧位。按压上述穴位时应先下后上,每穴大约 5 min 左右;按压合谷穴时可适当延长时间。有项部强硬感者加推压风池穴;偏头痛加点压太阳穴。按压时,应先找到麻酸胀痛敏感点,再点压按摩。每穴点压 400~500 次,每日 1 次。刺激量先轻后重,最后再轻轻摩揉而结束治疗。

处方六:哑门、风池、肩井、缺盆、天宗、百会。

操作:患者正坐,医者立于旁侧。先用左手固定头部,用右手拇指腹按压哑门穴,然后仍用左手固定头部,右手从风池沿颈肌向下到肩井,用食指和拇指施术揉拿法,反复操作并点揉二穴。再用右手小鱼际和大鱼际缓揉滚动,由上而下,以热感为度。后用拇、示和中指在颈项部和缺盆处施术拿捏法,以有上下传导感觉最好。再用一手固定头部,另一手仔细触摸偏歪之棘突及颈项韧带剥离情况,施以弹拨理筋,最后双手叩击患者肩背部而结束,时间约 25 min。

处方七:曲池、内关、风池、足三里、太冲、合谷、涌泉。

操作:先全身推拿放松,推拿次序从头面部→躯干部→四肢手足;然后用点、掐、按、捏、揉、滚等手法,以指代针,对曲池、内关、风池、足三里、太冲、合谷穴按摩,用手掌擦涌泉穴而结束。时间均在 30 min 以上。

处方八:足太阳膀胱经、足少阳胆经及督脉经在头面、颈项所循行的路线。

操作:在上述部位用按、揉、抹、拿、扫、散等手法进行轻快、柔和地操作。每次治疗约 15 min。

处方九:印堂、太阳、人迎、风池、风府、百会、颔厌、心俞、肺俞、肩井、合谷。

操作:患者坐位,医者站于患者正面,用一指禅推印堂 1 min,双拇指同时推两侧太阳,医者站至患者身后,双食指成钩状,勾太阳至人迎,拇指及示、中两指平抹风池、风府,以上手法反复一遍,每遍 5 min;医者仍站于患者身后,用拇指按百会,食指按揉颔厌,勾太阳至人迎。一指禅推心俞、肺俞,拿肩井,医者站至患者正面,左手握住患者左手腕部,用右手轻轻握住患者左上臂,由腋部至前臂推拿上肢,最后推合谷,然后作另一侧。以上手法约需 10 min。患者仍坐位,医者立于患者前面,一指禅推印堂、睛明、攒竹、平抹印堂、眼眶部,以上手法约需 2 min。另外根据证型选取体穴,用一指禅推。

处方十:以肝、肾、心经为主,配合脾胃二经。并根据症状选穴:肝阳上亢,选章门、期门、气海为主,便秘则加大横、天枢,配足三里、三阴交,同时取背部膀胱经之肝俞、脾俞、肾俞诸穴;有肝风内动者加揉膈俞,有胸闷心痛加膻中、心俞,配内关、大陵、天宗诸穴;有肝肾阴虚者加命门、肾俞,有头面部症状者揉风池、风府、上星、百会、头维、太阳等穴。

操作:以推、抹、揉、抖、摇法为主,结合点穴捏拿,自上而下,由内向外。

处方十一:肝俞、心俞、肾俞、涌泉、曲池、内关、足三里、百会、太阳、风池。

操作:患者先取俯卧位,医者立于其旁,用双手掌自肩背部向足跟方向做推法5～7次,再用双手掌揉背部及揉拿下肢后侧3～5次,点按肝俞、心俞、肾俞、涌泉2 min;再取仰卧位,双手揉拿上肢及下肢3～5次,再提拿腹部3～5次,点按曲池、内关、足三里2 min;再让医者立于头顶侧,用双手掌自太阳穴至风池穴做推法3～5次,然后一手拇指和中指相对捏住太阳穴,另一手拿揉头部两侧3～5次,点按百会、风池2 min。

六、按语

(1)针灸治疗本病疗效好,且降压作用相对缓和,很少发生类似降压药所导致的血压骤降的不良反应。

(2)推拿治疗本病有一定的疗效,降压作用相对缓慢,但疗效巩固较好。

(3)平时生活规律,饮食有节,勿嗜烟酒;保持心情舒畅,注意劳逸结合,适当参加体育锻炼和体力劳动;尽量早发现,早治疗。

第二节 心律失常

心律失常是指心脏收缩的频率或节律的异常,又称心律紊乱。临床特征主要为心率的过快、过慢、不规则或(及)心脏过早搏动、扑动、颤动、停搏和相应的综合征表现。常可分为快速性心律失常和慢速性心律失常两类。本病属中医学"心悸""怔忡""眩晕"等范畴。

一、病因病理

西医学认为,引起心律失常的原因较多,如各种器质性心脏病、房室旁道传导引起的预激综合征、内分泌代谢疾病、电解质紊乱、药物毒性作用、外科手术和诊断性损伤、急性感染、急性颅内病变等,同一种心律失常可有两种以上的病因。在致病因素的影响下,心搏的起源和冲动传导发生异常,两者既可单独存在,也可互相并存,使心脏收缩的频率、节律单一或共同异常,因而发生多种心律失常。

中医学认为,本病的发生多与精神刺激伤及心肝肾;或久病血虚,心失所养;或心阳不足,搏动无力;或热病之后,伤及气阴,或气滞血瘀,痹阻心脉等因素有关。

二、临床表现

心律失常表现为心率和心律的异常。心率异常主要表现为快(每分钟超过100次)和慢(每分钟低于60次);节律异常主要表现为期前收缩、扑动、颤动、停搏、逸搏等。但有些心律失常另有特殊表现:室上性心动过速可出现心悸、昏厥和心力衰竭;室性心动过速可出现低血压、昏厥、呼吸困难、心绞痛和少尿；房颤可出现昏厥、心力衰竭；室扑和室颤可迅速出现阿—斯综合征；病态窦房结综合征轻者可见头昏乏力、失眠、记忆力减退、反应迟钝，重者出现阿—斯综合征；房室传导阻滞可出现头昏、乏力、昏厥、抽搐及心功能不全等。

三、诊断要点

(1)患者可有心悸、胸闷、气短或心绞痛，甚则头晕、昏厥等临床表现。
(2)听诊可闻及心率过快、过缓或节律不规整等阳性体征。
(3)心电图呈心律失常改变。

四、针灸治疗

(一)毫针法

处方一：厥阴俞、心俞、膈俞、内关、足三里。
操作：厥阴俞、心俞、膈俞向椎体方向斜刺1.5寸，施捻转补法，针感向前胸放散，施手法1 min。内关直刺，进针1.5寸，施捻转补法，令针感向肘部放散，持续手法1 min。足三里直刺，进针1.5寸，施捻转补法1 min。适用于心气虚弱证。

处方二：脾俞、膈俞、足三里、神门。
操作：脾俞、膈俞操作同上。足三里直刺，进针1.5寸。神门向大陵透刺0.5～0.8寸，施捻转补法，针感向掌部放散，施手法1 min。膈俞、脾俞、足三里亦可用艾条灸。适用于心血亏虚证。

处方三：心俞、内关、足三里、三阴交。
操作：心俞向椎体方向斜刺1.5寸，施捻转补法，针感向前胸放散，施手法1 min。内关直刺，进针0.8～1寸，足三里直刺，进针1～1.5寸，三阴交直刺，进针1～1.5寸，均施捻转补法1 min。适用于气阴两虚证。

处方四：夹脊胸4或胸5、膻中、内关、郄门、血海、丰隆。
操作：夹脊穴直刺0.5～1寸，施捻转补法，每穴约3 min。膻中向皮下沿皮下横刺0.8～1寸，施捻转的平补平泻法1 min。内关、郄门均直刺0.5～1寸，施捻转的平补平泻法1 min。血海直刺1～1.5寸，丰隆直刺1～1.5寸，均施捻转提插之泻法。适用于心脉瘀阻证。

处方五：心俞、厥阴俞、膻中、巨阙、内关、间使、神门、三阴交。心胆虚怯配阳陵泉、大陵；痰火扰心配丰隆、太渊；心血不足配足三里、血海；瘀血阻络配膈俞、郄门；心阳不振配气海、关元、肾俞；头晕目眩配百会、风池；呼吸困难配天突；昏厥配水沟、素髎。
操作：针膻中穴用1.5寸毫针，向左乳根方向沿皮刺入1寸，使针感放散到心前区，再用强刺激捻转行针。根据证候虚实施行补泻。轻者留针30 min，每隔10 min行针1次，每日或隔日1次，10次为1个疗程；重者适当延长留针时间，每隔3～5 min行针1次，每日1次，30次为1个疗程。

处方六：①膻中、神封、神藏、乳根、内关；②胸4和胸5夹脊、心俞、心平。
操作：上两组穴交替选用。患者取卧位，针胸背部穴位时，宜斜刺，针身与皮肤表面呈45°角，背部针尖斜向脊柱，胸部穴针尖斜向上方，四肢直刺为宜。进针得气后，留针20 min，中间行针1～2次，根据患者的具体情况选用适当的补泻手法。每日1次，15次为1个疗程，疗程间休息5 d。

处方七：主穴：内关、神门、夹脊（胸4～5）。配穴：心气虚加膻中、列缺、足三里、素髎；心阴虚加三阴交、太冲、太溪；心脉痹阻加膻中、膈俞、三阴交、列缺；心阳虚加素髎、大椎、关元、足三里。

操作：患者取卧位，选用30～34号不锈钢1～1.5寸毫针。以捻转结合提插补法为主，或用平补平泻，一般留针5～20 min，中间须行针2～4次。心动过缓者，留针5～15 min，不宜过久。刺素髎时要刮针柄1～2 min。对心气虚及心脉痹阻、心阳虚型等，可配合温和灸或温针灸。每日或隔日针灸1次，10次为1个疗程。

处方八：百会、膻中、通里、大陵、内关、神门。

操作：选用28号1～2寸毫针，每穴针感以酸、麻、胀为度，采用平补平泻法。每日1次，10次为1个疗程。

处方九：迎香。

操作：取双侧穴，向外下沿鼻唇沟斜刺1.5寸，提插捻转数次，以后每隔2 min提插捻转数次，针刺20 min。适用于快速性心律失常。

处方十：内关、郄门、大陵、人中。

操作：本法适用于房颤。内关，快速房颤先用大提插捻转，采用捻转补法，时间1～3 min，无效时隔1 h后作第2次，连续3次无效者为复律失败；郄门，根据心室率做提插泻法和捻转补法，施针3～5 min；大陵，采用提插泻法，施针3 min，主要用于快速房颤时加之；人中，于慢速房颤时加之，雀啄法。

处方十一：内关、足三里，均取双侧。心脾两虚加脾俞、心俞或神门；心气阴两虚加三阴交或厥阴俞；心肺气虚加肺俞、列缺；气虚血瘀加关元。

操作：针刺时一般用中等刺激，每5～10 min行针1次，留针20～30 min，每日1次，10次为1个疗程。

处方十二：俞府。

操作：取俞府穴，向璇玑方向，呈45°～55°角缓慢进针，得气，须向右颈项部及左肩放射，采用平补平泻手法，持续3 min后，胸闷、心悸诸症即消。对无器质性病变者效更显。

（二）穴位注射法

处方一：主穴：内关（双）。配穴：失眠加神门；前额头痛加印堂；前侧头痛加太阳；后侧头痛加风池；头顶痛加百会。

操作：常规消毒皮肤，用6～7号注射针头扎入穴位，待患者有针感时边出针边推药，每穴0.5～1 mL，每日1次，维生素B_1与2%普鲁卡因隔日交替使用，10次为1个疗程，每疗程之间休息5～7 d。

处方二：心俞、厥阴俞、膏肓俞、膈俞、三阴交、内关。

操作：每次选用2穴，每穴注入复方当归注射液或丹参注射液0.5～1 mL，每日1次，10次为1个疗程。

处方三：心俞、内关。

操作：用安定注射液2 mL加5%葡萄糖4 mL，每次每穴注入0.5～1 mL药液，每日1次，5次为1个疗程。本法对自主神经功能失调引起的心律失常疗效较好。

处方四：厥阴俞、郄门。

操作：可以用维生素B_1注射液，每次每穴注入药物0.5～1 mL，每日1次，可适用于心动过缓。

处方五：心俞、厥阴俞、神门、风池。

操作：用复方丹参注射液，每次 1～2 穴，轮流使用，每次注入 0.5～1 mL，此法较适用于伴有心绞痛发作之患者。

(三)耳针法

处方：心、神门、交感、内分泌、脾、肾、小肠、皮质下、枕。

操作：每次选 4～5 穴，用 0.5～1.0 寸毫针中度刺激，留针 30 min。心房颤动者以心为主，留针期间行针 2～3 次，每日 1 次，10 次为 1 个疗程。

(四)耳压法

处方一：心、口、小肠、神门、三焦。

操作：用耳部信息探测仪，在耳部探及上述穴位阳性反应点，然后以 0.6 cm×0.6 cm 之胶布，中央放一粒王不留行籽，贴敷于上述穴位上，按压 5 min 致耳部发热。本法适用于窦性心动过速。

处方二：主穴：心、交感、皮质下。配穴：心脏点、神门、肾上腺。

操作：用耳穴诊断治疗仪找出穴位阳性反应点，再将准备好的贴有王不留行子的胶布准确地贴压在穴位上，用拇、食指对压耳穴，使之有酸、麻、胀感为度，不易重压。每日按压 3～5 次，每隔 5 d 更换 1 次，6 次为 1 个疗程。

(五)电针法

处方：①心俞、间使；②厥阴俞、灵道；③膻中、乳根(左)、内关、通里。

操作：上述三组穴位交替使用，心俞、厥阴俞针刺时针尖斜向椎体刺 0.8～1.2 寸，膻中、乳根于皮下肌层相互透刺；内关、通里、灵道、间使逆经斜刺，接电针仪，频率 120～150 次/分钟。留针 20 min，每日 1 次，7 次为 1 个疗程。

(六)灸法

处方一：心俞、厥阴俞、膏俞、肾俞、关元、气海、足三里。

操作：每次选用 3～5 穴，用大艾炷施无瘢痕灸，每穴 5～7 壮，也可用艾条灸或温针灸。每日 1 次，10 次为 1 个疗程。

处方二：心俞、内关、神门、巨阙。

操作：艾条温和灸，每穴灸 15 min，每日 1 次，10 次为 1 个疗程。

处方三：膻中。

操作：按隔姜灸操作常规操作，每日灸 1 次，每次灸 5～7 壮，10 次为 1 个疗程。

(七)拔罐法

处方：心俞、巨阙、厥阴俞、膻中。

操作：拔罐 5～10 min，每日 1 次，10 次为 1 个疗程。

(八)三棱针法

处方：心俞、厥阴俞、膈俞、神门、足三里、三阴交。

操作：用三棱针点刺上述诸穴，少量出血，隔日 1 次，5 次为 1 个疗程。

(九)皮肤针法

处方一：项背部、腰骶部、气管两侧、颌下部、内关、三阴交、膻中、人迎。

操作:用皮肤针叩刺,中度刺激,发作时每日治疗2次,10次为1个疗程。

处方二:脊柱两侧、胸骨柄区、前肋间区、剑突,重点刺激胸椎1～8及其两侧与异常发现的部位。

操作:采用轻刺法或正刺法。先叩刺脊柱两侧3行1～2遍,再重点刺激胸椎1～8及其两侧5行各5遍和异常发现的部位,次对胸骨柄区、前肋间区、剑突作局部刺激。每日叩打1次。主治心动过速。

处方三:肾俞、心俞、内关、神门、通里、阴郄。

操作:采用正刺法或轻刺法。用梅花针在上述穴位皮区各叩刺20下左右。每日叩打1次。主治心动过速。

(十)头针法

处方一:双侧胸腔区。

操作:以2.0寸毫针由后向前平行刺入,施快速捻转手法,留针30 min,隔日1次,10次为1个疗程。

处方二:足运感区、胸腔区。

操作:手法同上,每日或隔日1次,每次治疗20 min,10次为1个疗程。

(十一)手针法

处方一:奇穴内阳池。

操作:刺0.5寸,行提插捻转,使酸麻感觉放射至指尖。

处方二:手针穴心点。

操作:毫针刺0.5寸,中等度提插捻转,留针5 min。

处方三:手伏脏、横伏脏之相应心部位。

操作:毫针浅刺,小幅度提插捻转,不留针。

处方四:上1区(神门穴处)、上2区(内关穴处)。

操作:用1.5寸毫针向上沿皮平刺,留针30 min,每日或隔日1次,10次为1个疗程。本法对阵发性快速房颤疗效较好。

(十二)足针法

处方一:足临泣、申脉、然谷。

操作:毫针刺,提插捻转轻刺激,留针20 min。

处方二:奇穴前后隐珠。

操作:直刺0.3～0.5寸,留针20 min。

处方三:足针穴心、心痛点、4号、18号。

操作:足针常规操作,毫针刺0.1～0.3寸,轻刺激,留针10 min。

处方四:足伏脏、胫倒脏及腓倒脏之相应心部位。

操作:毫针刺,小幅度提插捻转,留针20 min。

(十三)穴位埋线法

处方:心俞、内关、郄门。

操作:每次选1穴,用三角缝针埋线法埋入羊肠线,15～20 d后再埋其他穴位,3次为1个疗程。

(十四)芒针法

处方一:天窗透人迎。

操作:患者取卧位,针尖由天窗穴刺入,向下平对人迎穴止,深度1~1.5寸,以局部有胀感为度。每日或隔日1次,10次为1个疗程。

处方二:主穴:心俞、内关、风池。配穴:气海、太溪。

操作:心俞穴施行捻转补泻,内关穴捻转百次,气海穴可用补法,针加灸。

(十五)穴位敷贴法

处方:膻中、心俞、虚里。

操作:将丹参、红花、川芎、当归、乳香、没药、丁香、人工麝香等药制成粉剂,加入姜汁,调成糊状,用胶布固定于上述穴位,约12 h,揭去胶布,若见小水泡,任其自然吸收,如已溃破则涂以龙胆紫收干,此法尤适宜于中、轻度患者。

五、推拿治疗

处方一:郄门、内关、心俞、身柱、颈动脉窦、睛明。

操作:患者仰卧,医者站于其旁,双拇指轻按压两睛明穴15~30 s。按压时,力量要均、稳。同时按压颈动脉窦(在颈侧相当于甲状软骨上缘水平,颈动脉分叉处)15~30 s。一般先按压右侧,再按压左侧,切忌两侧同时按压,以免造成头晕。再点按郄门、内关、心俞、身柱穴3 min结束。适用于心动过速者。

处方二:内关。

操作:两名医者同时推患者双侧内关穴5 min,以患者感觉酸沉而能接受为度。刺激由轻渐加重,至症状缓解。对锑剂中毒性心动过速(伴有呕吐者)及其他原因的心动过速既可止呕又可使心率减慢。

处方三:心俞、厥阴俞、膻中、巨阙、内关、神门、三阴交、身柱、神堂、郄门等。

操作:先令患者取坐位,医者用双拇指点按心俞、脾俞、肾俞,以补益心气、培补肾气、健脾运胃,再点按内关、神门穴;再令患者俯卧位,医者站其旁,用双手在背部做揉法3~5遍,并用双拇指沿脊柱两侧由1~7胸椎做按压法3~5遍,重点取心俞、神堂、身柱穴各按压1 min;再令患者仰卧位,医者由胸部向上经前臂做轻推法3~5遍,重点推膻中、巨阙、郄门、内关等手少阴心经穴,每穴推压1 min,并点按太溪穴而结束。心动过速急性发作时,医者可先用拇指按压右侧眼球,再按压左侧,还可用拇指自大陵经劳宫至中指指根,每侧做推按法5次,点内关穴1~2 min,力量向手指方向。

处方四:内关、神门、血海、三阴交、心俞、膈俞、厥阴俞、膻中、背部。

操作:①患者取俯卧位,医者位于患者右侧,以右手拇指按揉心俞、膈俞、厥阴俞诸穴各1 min,以透热为度。继则分别以右手掌或右手拇指、食指按摩头项部及背部5 min,使全身轻松、皮肤发热为佳。②患者取仰卧位,医者位于患者左侧,用拇指按揉内关、神门、血海、三阴交诸穴,每穴持续按压约1 min,以得气为度。然后以拇指推膻中穴3 min。适用于心血瘀阻型。

处方五:内关、神门、天突、中府、膻中、中脘、丰隆、心俞、肺俞、脾俞、三焦俞、胸部、腹部。

操作:①患者取仰卧位,医者位于患者左侧,用双手拇指按揉双侧神门、内关两穴,及下肢丰隆穴,每穴持续按压1 min,以得气为度。然后以右手中指勾揉天突穴2 min。再以胸部掌梳法,梳于胸部中府、膻中穴各2 min,以心中快然,痰浊自口中咳吐而出为度。最后用右手掌,以中脘为中心揉、运腹部约 5 min。②患者取俯卧位,医者位于患者右侧,以右手拇指推心俞、肺俞、脾俞、三焦俞诸穴,每穴施术 1 min。适用于痰饮上犯型。

处方六:风池、风府、印堂、太阳、百会、大椎、肩井、合谷、列缺、膻中、胸胁部。

操作:①患者取坐位,医者位于患者身后,以右手食指关节及拇指指腹揉、拿风池穴 3 min。然后按、揉风府、大椎、百会诸穴各 1 min。继以双手拇指从印堂向上推至百会穴,向左、右推至太阳穴,反复施术 10 次。最后双手分别提拿双侧肩井穴 3~5 min。②患者取仰卧位,医者位于患者左侧,用拇指按、揉合谷、列缺穴各 1 min,以得气为度。继以胸部掌梳法,沿胸骨正中自上而下向左右腋中线推、梳,施术 3 min,以胸部豁然,周身微汗,胸中热透为度。适用于邪伤心脉证。

六、按语

(1)平时要保持心情愉快、避免情志内伤;饮食有节,起居有常;注意寒暑变化,防止外邪诱发;适度参加体力劳动和体育锻炼,增强心脏功能。

(2)针灸推拿对于功能性心律失常者有较好的疗效,对于器质性心律失常者中的某些病症,也有不同程度的疗效,在治疗的同时应积极配合药物治疗,以免贻误病情。运用针灸推拿治疗本病,疗效确切而迅速,能有效地控制病情。

第六章 妇产科疾病针灸推拿治疗

第一节 月经不调

月经不调是以月经的周期、经量、经色、经质异常为表现的妇科常见病证,其中主要是月经周期改变。月经先期指月经周期提前 7 d 以上,并连续 2 个月经周期以上,又称月经提前、经行先期、经早等。月经后期指月经周期延后 7 d 以上,并连续 2 个月经周期以上,也称经水过期、经行后期、经期错后、月经稀发、经迟等。月经先后无定期指月经周期时而提前或时而延后达 7 d 以上,并连续 2 个月经周期以上,亦称经水无定、月经延期、经乱等。

本证相当于西医学中的功能失调性子宫出血、盆腔炎症、子宫肌瘤等引起的月经紊乱。

一、病因病机

本证多与肝脾肾功能失调、情志不畅、外邪侵犯、冲任不调等因素有关。

(一)血热内扰

素体阳盛,或过食辛热,或肝郁化火,热蕴胞宫;或阴血亏耗,阴虚阳盛,热迫血行,致月经先期而下。

(二)血寒凝滞

经行之际,过食生冷或感受寒凉,胞宫受寒,血为寒凝;或因素体阳虚,阴寒内生,血寒凝滞,致使月经后期才下。

(三)肝气郁滞

情志抑郁或愤怒,气机郁滞,若气滞血行不畅,冲任受阻,则月经后期;若肝气逆乱,疏泄失调,血海蓄溢无常,则经来无定期。

(四)痰湿阻滞

痰湿之体,湿浊内壅;或脾虚生湿聚痰,滞留冲任,致月经后期而下。

(五)气血不足

劳倦过度,饮食失节或素体亏虚,致使脾气虚弱,气血生化之源不足;或久病体虚、产乳、失血过多,气血俱虚。若气虚统摄无权,冲任不固,致月经先期而下;若血虚不能渗灌冲任,则月经后期而至。

(六)肾气亏虚

素体肾虚,或房事不节,孕育过多,损伤冲任,以致肾失闭藏,血海蓄溢无常,则经来无定期。

二、辨证

(一)月经先期

证候:月经周期提前。气不摄血者,经量或多或少,色淡质稀,神疲乏力,气短懒言,小腹坠胀,食欲缺乏便溏,舌淡,脉细弱。血热内扰者,兼经量多,色红质黏,夹血块,烦热或潮热,口干,尿黄便干,舌红苔黄,脉弦数或细数。

治法:气不摄血者补气摄血调经;血热内扰者清热凉血调经。

(二)月经后期

证候:月经周期延后,经量少。血寒凝滞者,经色暗,有血块,小腹冷痛,得热痛减,畏寒肢冷,苔白,脉沉紧。肝气郁滞者,兼见经色暗红,或有小血块,小腹作胀,胸胁、乳房胀痛,脉弦。痰湿阻滞者,经色淡紫质黏,胸脘痞满,形体渐胖,舌胖苔腻,脉濡。阴血亏虚者,兼见经色淡,无血块,或小腹隐痛,头晕眼花,心悸少寐,面色苍白或萎黄,舌淡红,脉细弱。治法:血寒凝滞者温经散寒调经;肝气郁滞者理气行血调经;痰湿阻滞者化痰除湿调经。

(三)月经先后无定期

证候:月经周期不定。肾气不足者,兼见经量少,色淡质稀,神疲乏力,腰骶酸痛,头晕耳鸣,舌淡苔少,脉细尺弱。肝气郁滞者,兼见经量或多或少,色紫红,有小血块,经行不畅,胸胁、乳房及小腹胀痛,脘闷不舒,时叹息,苔薄白或薄黄,脉弦。

治法:肾气不足者补肾调经;肝气郁滞者理气行血调经。

三、针灸治疗

(一)刺灸

取穴:气海、三阴交。随症配穴:气不摄血见月经先期者,加足三里、脾俞;血热内扰见月经先期者,加太冲、血海血寒凝滞见月经后期者,加关元、命门、归来;肝气郁滞见月经后期或先后无定期者,加太冲、蠡沟;痰湿阻滞见月经后期者,加丰隆、阴陵泉;阴血亏虚见月经后期者,加肝俞、血海;肾气不足见月经先后无定期者,加肾俞、关元、太溪;月经量多者,加隐白;小腹冷痛者,加灸关元;胸胁胀痛者,加支沟;腰骶痛者,加次髎。

刺灸方法:针用补泻兼施法,可加灸。方义:气海属任脉,可调理冲任;三阴交为肝、脾、肾经交会穴,为调经要穴;补足三里、脾俞可健脾益气以统经血;泻太冲、血海可清血热以调经;针补艾灸关元、命门、归来可温经散寒,暖宫调经;泻太冲、蠡沟可疏肝理气,活血调经;丰隆、阴陵泉以健脾化痰;补肝俞、血海可滋养肝血,以渗灌冲任;取肾俞、关元、太溪可补益肾气,调理冲任。

(二)耳针

耳针取内生殖器、内分泌、肝、脾、肾、皮质下,每次选 2~4 穴,毫针中度刺激,留针 15~30 min,每日或隔日 1 次,或埋针、埋王不留行籽刺激。

(三)穴位注射

穴位注射取子宫、足三里、肝俞、脾俞、肾俞,每次选 2~4 穴,以当归注射液或丹参注射液每穴注射 0.5 mL,每日或隔日 1 次。

(四)头针

头针取额旁三线,毫针刺激,留针 30 min。

四、推拿治疗

(一)基本治法

取穴:气海、关元、子宫、膈俞、肝俞、脾俞、肾俞、八髎、血海、三阴交等。

手法：一指禅推、按、揉、摩、滚、擦等法。

操作：患者仰卧位，先用掌摩法治疗下腹部，从患者右下腹开始向上与脐平，向左移至脐左旁，再向下与中极穴平，然后又向右下腹移动，如此反复数次。接着以一指禅推气海、关元、子宫、中脘。然后，用拇指按揉血海、三阴交。

患者俯卧位，用一指禅推法在背部两侧膀胱经第一侧线上进行治疗，重点在膈俞、肝俞、脾俞、肾俞。

再按揉肝俞、脾俞、肾俞及八髎。滚腰骶部，随之以小鱼际擦法横擦八髎，以有温热感为度。再自下向上捏脊3遍。

（二）辨证加减

气不摄血见月经先期者，着重按揉气海、足三里、脾俞。血热内扰见月经先期者，加点按血海、委中、三阴交、太冲。血寒凝滞见月经后期者，加按揉关元、命门、神阙，直擦背部督脉、两侧膀胱经线，透热为度。肝气郁滞见月经后期或先后无定期者，加按揉章门、期门、膻中、太冲，斜擦两胁。痰湿阻滞见月经后期者，加按揉中脘、丰隆、阴陵泉，横擦左背部、腰骶部，透热为度。阴血亏虚见月经后期者，加按揉足三里、太溪，横擦左背部、腰骶部。肾气不足见月经先后无定期者，着重按揉肾俞、关元、太溪，直擦背部督脉、两侧膀胱经线，横擦腰骶部，透热为度。

第二节　功能失调性月经紊乱

功能失调性月经紊乱是一种妇科常见疾病，又称为功能失调性子宫出血（简称功血），是指无周身及生殖器官器质性病变，而由神经内分泌系统功能失调所致的子宫异常出血和月经紊乱。临床上分为排卵型和无排卵型两大类，排卵型主要见于生育期妇女，而无排卵型多见于青春期和更年期妇女，后者约占功能失调性月经紊乱发病总数的80%。

本病属中医学崩漏、月经不调等范畴。

一、病因病机

本病与性腺内分泌失调有关。任何能影响下丘脑—垂体—卵巢性腺轴功能的因素，如精神过度紧张、恐惧、忧郁、劳累、环境和气候骤变、营养不良、代谢紊乱等均可通过大脑皮质的神经介质干扰性腺轴的互相调节和制约机制，致使卵巢功能失调，性激素分泌失常，无排卵或排卵性月经周期紊乱，子宫内膜不规则剥落出血。

中医认为本病多由血热、脾虚、肾虚、血瘀致冲任失调引起。

（一）血热内扰

素体阳盛，或肝气郁结，郁久化火，热郁胞宫，迫血妄行。

（二）气不摄血

素体亏虚，或房劳过度，脾虚气弱，血失统摄，冲任不固。

（三）肾虚失藏

素体肾亏，或房劳、孕产、惊恐伤肾，肾气不固，肾失闭藏。

(四)血寒凝滞

经期受寒,或阳虚寒生,经血凝滞,冲任不调。

二、辨证

无排卵型主要表现为子宫异常出血,正常的月经周期、经期打乱,如发生数月或数周停经,继之大量流血,达 2~3 周或更久,或不规则流血,可兼见贫血。排卵型表现为月经周期缩短,月经频发,孕早期流产乃至不孕;或表现为月经周期正常但经期流血量大,时间长达 9~10 d。

(一)血热内扰

证候:经血非时忽然大下,或淋漓不止,血色鲜红,烦热口渴或心烦潮热,舌淡,脉数。

治法:清热凉血,调经止血。

(二)气不摄血

证候:经血非时而至,血色淡,质稀,淋漓不净,面色苍白,神疲气短,手足不温,纳少便溏,舌淡苔白,脉沉弱。

治法:健脾益气,调经止血。

(三)肾虚失藏

证候:肾阳虚者,经来无期,出血量多或淋漓不净,色淡质稀,形寒肢冷,面色晦暗,腰膝酸软,舌淡苔白,脉沉细。肾阴虚者,经乱无期,淋漓不止,色鲜红,质稍稠,头晕耳鸣,心烦,舌偏红,苔少,脉细数。

治法:肾阳虚者温补肾阳,调理冲任;肾阴虚者滋阴补肾,调理冲任。

(四)血寒凝滞

证候:经行延迟,漏下淋漓不断,或骤然血崩,色紫黑有块,小腹疼痛拒按或胀痛,舌紫暗,脉涩。

治法:活血行瘀,理气通经。

三、针灸治疗

(一)刺灸

取穴:气海、肾俞、子宫、三阴交。

随症配穴:血热内扰者,加血海、曲池、行间;气不摄血者,加足三里、膏肓;肾阳虚者,加关元、命门;肾阴虚者,加太溪、阴谷;血寒凝滞者,加地机、太冲、膈俞。

刺灸方法:虚证针用补法;实证针用泻法,阳气虚、血寒者可加灸。

方义:气海属任脉,补益元气通胞宫,施用补法具有调和冲任之功。肾俞补肾气,益精血而调经。子宫为局部取穴,能调气血止疼痛。三阴交既能健脾益气血生化之源,又可调理冲任。血海、曲池、行间清泄血热。足三里、膏肓健脾益气。关元、命门以温补肾阳。太溪、阴谷可滋养肾阴。地机、太冲、膈俞可理气行血化瘀。

(二)穴位注射

取关元、中极、子宫、肾俞、关元俞等穴,每次选 2~4 穴,可用复方丹参注射液,每穴注射 2~3 mL,每日 1 次,10 次为 1 个疗程。

(三)耳针

取内生殖器、内分泌、肾、肝、脾、神门,每次选 3~5 穴,毫针中度刺激,留针 30~45 min,

每日或隔日1次,或埋针、埋王不留行籽刺激。

(四)皮肤针

出血期用皮肤针在腰骶部、带脉区、百会、小腿内侧轻叩,以皮肤微微潮红为度。出血停止后,用皮肤针在带脉区、下腹部、腹股沟、中脘、第七至第十二胸椎夹脊穴、腰骶部、小腿内侧轻叩,以皮肤潮红为度。

四、推拿治疗

(一)基本治法

取穴:中脘、气海、关元、子宫、膈俞、肝俞、脾俞、肾俞、血海、三阴交、复溜等。

手法:一指禅推、按、揉、擦、捏脊等法。

操作:患者仰卧位,先用一指禅推法自中脘经气海至关元,用中指揉气海、关元和子宫。一指禅推法推血海,用拇指按揉足三里、三阴交、复溜、交信,再用掌擦法擦复溜、交信,以温热感为度。患者俯卧位,用一指禅推法自膈俞沿膀胱经第一侧线向下经肝俞、脾俞至肾俞,用拇指指端按揉上述诸穴。以小鱼际擦法直擦背部膀胱经第一侧线,以温热为度。自腰部至上背部施捏脊法3遍。

(二)辨证加减

血热内扰者,加点按血海、委中、三阴交、太冲。气不摄血者,着重按揉气海、足三里、脾俞。肾虚失藏者,着重按揉肾俞、关元、太溪,横擦腰骶部,擦涌泉,透热为度。血寒凝滞者,着重按揉关元、命门、神阙。

第三节 痛 经

妇女在行经前后或行经期间发生周期性小腹疼痛称为痛经,以青年未婚者多见。本证相当于西医学中的原发性痛经和继发性痛经,后者如子宫过度前倾或后倾、子宫颈狭窄、子宫内膜增厚、子宫异物、盆腔炎、子宫内膜异位症等所引起的痛经,均可参照本节辨证论治。

一、病因病机

本证多由情志所伤、六淫为害、气血亏虚、肝肾不足所致。

(一)气血瘀滞

素多抑郁,致肝气不舒,气机不利,气滞则血瘀,胞宫受阻,经血流通不畅,不通则痛。

(二)寒湿凝滞

多因经期冒雨涉水,或贪凉饮冷,或久居湿地,风冷寒湿于胞中,以致经血凝滞不畅,不通而痛。

(三)肝郁湿热

肝郁脾虚,水湿内生,郁而化火;或经期、产后调摄不当,湿热之邪,蕴结胞中,流注冲任,湿热与经血相搏结,瘀滞而成痹阻,不通则痛。

(四)气血亏虚

禀赋不足,脾胃素虚,或大病久病,气血两亏,经期行经下血,血海空虚,冲任、胞宫濡养不足,不荣则痛。

(五)肝肾亏损

禀赋素弱,或多产房劳,损及肝肾,精亏血少,冲任不足,行经之后,精血更虚,胞脉失养而痛;若肾阳不足,冲任、胞宫失于温煦濡养,经行滞而不畅,亦致痛经。

二、辨证

(一)气血瘀滞

证候:经前或经期小腹胀痛拒按,或伴乳胁胀痛和经行量少不畅,色紫黑有块、块下痛减,舌紫暗或有瘀点,脉沉弦或涩。

治法:理气活血,化瘀止痛。

(二)寒湿凝滞

证候:经行小腹冷痛,得热则舒,经量少,色紫暗有块,伴形寒肢冷,小便清长,苔白,脉细或沉紧。

治法:温经暖宫,化瘀止痛。

(三)肝郁湿热

证候:经前或经期小腹疼痛,或痛及腰骶,或感腹内灼热,经行量多质稠,色鲜或紫,有小血块,时伴乳胁胀痛,大便干结,小便短赤,平素带下黄稠,舌红,苔黄腻,脉弦数。

治法:清热除湿,理气止痛。

(四)气血亏虚

证候:经期或经后小腹隐痛喜按,经行量少质稀,神疲肢倦,头晕目花,心悸气短,舌淡,苔薄,脉细弦。

治法:益气养血,调经止痛。

(五)肝肾亏损

证候:经期或经后小腹绵绵作痛,经行量少,色红无块,腰膝酸软,头晕耳鸣,舌淡红,苔薄,脉细弦。

治法:补益肝肾,养血止痛。

三、针灸治疗

(一)刺灸

1. 气血瘀滞

取穴:气海、次髎、太冲、三阴交、合谷。

随症配穴:乳胁胀痛甚者,加乳根。

刺灸方法:针用泻法,可加灸。

方义:气海、次髎、太冲理气活血,化瘀止痛。三阴交为调气血、化瘀滞的常用穴,配气海有理气化瘀止痛的作用。合谷配太冲为开"四关",能调气止痛。

2. 寒湿凝滞

取穴:关元、中极、水道、地机。

随症配穴:小腹冷痛甚者,加次髎;湿重者,加阴陵泉。

刺灸方法:针用泻法,可加灸。

方义:关元温补元气,加灸可温经暖宫。中极、水道调理冲任,灸之可温经利湿。地机为脾经的郄穴,既可健脾利湿,又可调经理血止痛。

3.肝郁湿热

取穴:期门、中极、次髎、行间。

随症配穴:乳胁胀痛甚者,加阳陵泉、乳根。少腹热痛者,加蠡沟、血海。大便干结者,加支沟。

刺灸方法:针用泻法。

方义:期门疏肝解郁,清热利湿。中极、次髎能清热除湿,调理冲任。行间为肝经荥穴,可疏肝凉肝,清利湿热。

4.气血亏虚

取穴:脾俞、足三里、关元、三阴交。

随症配穴:心悸失眠者,加神门;头晕者,加百会。

刺灸方法:针用补法,可加灸。

方义:脾俞、足三里健脾和胃,益气养血。关元、三阴交益气养血,调经止痛。

5.肝肾亏损

取穴:肝俞、肾俞、照海、关元、三阴交。

随症配穴:头晕耳鸣者,加太溪、悬钟。腰膝酸软者,加命门、承山。

刺灸方法:针用补法,可加灸。

方义:肝俞、肾俞、照海补养肝肾,调理冲任。关元有益肝肾精血、调冲任督带的作用。三阴交可补肾调肝扶脾,加强调经止痛之功。

(二)耳针

耳针取内生殖器、内分泌、交感、肝、肾、神门,每次选2~4穴,毫针中度刺激,经期每日1次或2次,经前经后隔日1次。

(三)皮肤针

皮肤针扣打少腹任脉、肾经、脾经和腹股沟部以及腰骶部督脉、膀胱经,疼痛剧烈者用重刺激;发作前或疼痛较轻或体质虚弱者用中度刺激。

(四)穴位注射

穴位注射取三阴交、十七椎,选用当归注射液、安痛定各4 mL,于月经来潮前2~3 d或经期内每穴注入2 mL。共注射2~4次,治疗2个月经周期。

(五)艾灸

艾灸以艾条温灸关元、曲骨、子宫、三阴交诸穴,每穴3~5 min。

四、推拿治疗

(一)基本治法

取穴:气海、关元、曲骨、肾俞、八髎、三阴交等。

手法:一指禅推、摩、按、揉、滚、擦等法。

操作:患者仰卧位,用摩法顺时针方向摩小腹,一指禅推或揉气海、关元、曲骨。

患者俯卧位,滚腰部脊柱两旁及骶部,用一指禅推或按揉肾俞、八髎,以酸胀为度。擦八髎,以透热为度。按揉三阴交,以酸胀为度。

患者坐位或侧卧位,实证痛经患者若第一至第四腰椎(大部分在第二腰椎)有棘突偏歪及轻度压痛者,可用旋转复位或斜扳法。

(二)辨证加减

气血瘀滞者,加按揉章门、期门、肝俞、膈俞,拿血海、地机。寒湿凝滞者,加按揉血海、阴陵泉、三阴交。直擦背部督脉、膀胱经,横擦肾俞、命门,以透热为度。肝郁湿热者,加按揉曲泉、蠡沟、行间、委中。气血亏虚者,加按揉脾俞、胃俞、中脘、足三里。直擦背部督脉、膀胱经,横擦脾俞、胃俞,以透热为度。肝肾亏损者,加一指禅推或按揉太溪、复溜、肝俞。直擦背部督脉、膀胱经,横擦肾俞、命门、八髎,以透热为度。

第四节 子宫内膜异位症

子宫内膜异位症是指子宫内膜生长于子宫腔面以外的组织或器官而引起的疾病,临床上分为内在性和外在性两种。当异位的子宫内膜出现在子宫体的肌层时,因其尚在子宫内,称为内在性子宫内膜异位症;而当异位的子宫内膜发生于子宫壁层以外的任何其他部位时,统称为外在性子宫内膜异位症。外在性子宫内膜异位症最常发生于卵巢、子宫骶骨韧带、盆腔腹膜等处。子宫内膜异位症是一种常见的妇科疾病,多见于30~45岁的妇女,但20岁以下的年轻患者也并不罕见。

本病属中医学痛经、月经不调、不孕等范畴。

一、病因病机

子宫内膜异位症的病因目前尚不完全清楚。多数认为由子宫内膜种植所致,但也有人认为与体腔上皮化生、淋巴静脉播散、免疫因素等有关。主要病理变化是异位内膜周期性出血和周围组织纤维化。

中医认为本病多由气虚、热郁、寒凝而使冲任受阻所致。

(一)气虚血瘀

素体虚弱,或脾失健运,气虚不能行血,经脉不通。

(二)热郁血瘀

素体阳盛,或嗜食辛辣肥甘,湿热内蕴,阻滞胞宫,冲任不调。

(三)寒凝血瘀

素体阳虚,或寒邪侵袭,经脉阻滞,气血不通。

二、辨证

外在性子宫内膜异位症表现为继发性、渐进性痛经,月经不调和原发性或继发性不孕。内在性子宫内膜异位症除了继发性痛经外,还见经量增多、经期延长、子宫增大、继发性不孕等。

（一）气虚血瘀

证候：病程较长，痛经，小腹拒按，经血有瘀块，或月经不调，性交痛，不孕，神疲乏力，便溏，或肛门下坠疼痛感，舌淡胖或紫暗，或舌边有齿印，苔薄，脉沉细弱。

治法：益气化瘀。

（二）热郁血瘀

证候：痛经，小腹拒按，经血有瘀块，或月经不调，性交痛，不孕，经期发热，带下黄臭，口干思饮，大便秘结，舌红有瘀点，苔薄黄，脉弦数。

治法：清热化瘀。

（三）寒凝血瘀

证候：月经不调，行经小腹或脐周疼痛，或有会阴部坠痛，带下清，腹胀便溏，舌青紫，苔白滑，脉弦而沉涩。

治法：散寒化瘀。

三、针灸治疗

（一）刺灸

1. 气虚血瘀

取穴：关元、气海、脾俞、足三里、次髎、带脉。

随症配穴：月经不调者，加三阴交。

刺灸方法：针用补法，可加灸。

方义：关元、气海补元气，调冲任。脾俞、足三里能健脾益气。次髎、带脉能通调冲任，活血化瘀。

2. 热郁血瘀

取穴：曲池、支沟、三阴交、子宫、血海、行间。

随症配穴：大便秘结者，加天枢。

刺灸方法：针用泻法。

方义：曲池、支沟可通腑泄热。三阴交、子宫调理冲任，疏通胞宫。血海、行间泄热理气。

3. 寒凝血瘀

取穴：关元、命门、三阴交、带脉、天枢。

随症配穴：小腹冷痛者，加灸神阙。

刺灸方法：针用平补平泻法，可加灸。

方义：血得寒则凝，寒气散则经通，故取关元、命门以温经散寒，调理冲任。三阴交、带脉以通经活血。天枢能散寒止腹痛。

（二）穴位激光照射

穴位激光照射取子宫、中极、气海、血海、三阴交、足三里，每次选2～4穴，每穴用氦－氖激光治疗仪照射 10～15 min，隔日治疗。

（三）穴位注射

穴位注射取中极、水道、次髎，可用当归注射液或红花注射液每穴注射 1 mL，每日 1 次，10 次为 1 个疗程。

四、推拿治疗

(一)基本治法

取穴：气海、关元、子宫、血海、阴陵泉、三阴交、膈俞、肾俞、肝俞、八髎等。

手法：一指禅推、按、揉、摩、震、颤、擦法。

操作：患者仰卧位，先用一指禅推法推气海、关元、子宫，后用中指按揉气海、关元、中极、子宫。用摩法顺时针方向摩腹，用掌颤法震颤腹部。用一指禅推法推血海、三阴交，用拇指按揉血海、阴陵泉、三阴交。

患者俯卧位，用一指禅推法在背部沿膀胱经第一侧线上下往返操作2次，后用拇指按揉膈俞、肝俞、肾俞、八髎。以小鱼际擦法直擦背部两侧膀胱经第一侧线，以透热为度，以小鱼际擦法横擦八髎，以温热为佳。

(二)辨证加减

气虚血瘀者，加按揉脾俞、足三里。热郁血瘀者，加按揉章门、期门、曲池。寒凝血瘀者，加小鱼际擦法横擦肾俞、命门，以透热为度。

第五节　闭　经

闭经是以女子年满18周岁，月经尚未来潮，或已行经非怀孕又中断3个月以上的月经病。前者称为原发性闭经，后者称为继发性闭经。闭经又名经闭或不月，妊娠期、哺乳期或生活变迁、精神因素影响等出现停经(3个月内)，因月经可自然恢复不属闭经的范畴。

一、病因病机

本证病因病机较为复杂，但不外虚实两端。虚者因肝肾亏虚或气血虚弱，实者由气滞血瘀、痰湿阻滞、血寒凝滞引起。

(一)肾气不足

禀赋不足；肾精未充，冲任失于充养，天癸不至；或多产房劳，堕胎久病，肾气受损，导致闭经。

(二)气血亏虚

饮食劳倦，或忧思过极，损伤心脾，化源不足；大病久病，堕胎小产，吐血下血，虫积伤血，致冲任空虚，无血可下。

(三)气滞血瘀

情志怫郁，郁怒伤肝，肝气郁结，气滞血瘀，胞脉壅塞，经血不得下行。

(四)痰湿阻滞

形体肥胖，痰湿内生；或脾阳失运，湿聚成痰，脂膏痰湿阻滞冲任，胞脉闭而经不行。

(五)阴虚内热

素体阴虚，或久病耗血，失血伤阴，精血津液干涸，均可发为虚劳闭经。

（六）血寒凝滞

经期产后，过食生冷；或外感寒邪，寒凝血滞，而致经闭。

二、辨证

（一）肾气不足

证候：年逾18周岁，月经未至或来潮后复闭，素体虚弱，头晕耳鸣，腰腿酸软，腹无胀痛，小便频数。舌淡红，苔少，脉沉弱或细涩。

治法：益肾调经。

（二）气血亏虚

证候：月经周期后延，经量偏少，经色淡而质薄，继而闭经，羸瘦萎黄，头晕目眩，心悸气短，食欲缺乏，神疲乏力。舌淡边有齿印，苔薄，脉无力。

治法：益气养血调经。

（三）气滞血瘀

证候：月经数月不行，精神抑郁，烦躁易怒，胸胁胀满，少腹胀痛或拒按。舌边紫暗或有瘀点，脉沉弦或沉涩。

治法：理气活血调经。

（四）痰湿阻滞

证候：月经停闭，形体肥胖，神疲嗜睡，头晕目眩，胸闷泛恶，多痰，带下量多。苔白腻，脉濡或滑。

治法：豁痰除湿通经。

（五）阴虚内热

证候：月经先多后少，渐至闭经，五心烦热，颧红升火，潮热盗汗，口干舌燥。舌红或有裂纹，脉细数。

治法：滋阴清热调经。

（六）血寒凝滞

证候：经闭不行，小腹冷痛，得热痛减，四肢欠温，大便不实。苔白，脉沉紧。

治法：温经散寒调经。

三、针灸治疗

（一）刺灸

1. 肾气不足

取穴：肾俞、关元、太溪、三阴交。

随症配穴：腰酸者，加命门、腰眼。

刺灸方法：针用补法，可加灸。

方义：肾俞、关元补肾益气调经。太溪为肾经原穴，有益肾的作用。三阴交补肾调肝扶脾，养血调经。

2. 气血亏虚

取穴：脾俞、膈俞、气海、归来、足三里、三阴交。

随症配穴：纳少者，加中脘。心悸者，加内关。

刺灸方法:针用补法,可加灸。

方义:脾俞与血会膈俞健脾养血。气海、归来益气养血调经。足三里配三阴交健脾益气,养血调经。

3.气滞血瘀

取穴:太冲、气海、血海、地机。

随症配穴:少腹胀痛或拒按者,加四满。胸胁胀满加期门、阳陵泉。

刺灸方法:针用泻法,可加灸。

方义:太冲配气海可理气通经,调理冲任。血海配地机,能行血祛瘀通经。

4.痰湿阻滞

取穴:脾俞、中脘、中极、三阴交、丰隆。

随症配穴:白带量多者,加带脉、阴陵泉。胸闷泛恶者,加膻中。

刺灸方法:针用平补平泻法,可加灸。

方义:脾俞、中脘健脾胃化痰湿。中极、三阴交利湿调经。丰隆健脾化痰湿。

5.阴虚内热

取穴:肾俞、肝俞、关元、三阴交、太溪、行间。

随症配穴:潮热盗汗者,加膏肓、然谷。大便燥结者,加照海、承山。

刺灸方法:针用补法。

方义:肾俞、肝俞补益肝肾,滋阴清热。关元、三阴交补肾滋阴,调理冲任。太溪配行间养阴清热调经。

6.血寒凝滞

取穴:关元、命门、三阴交、归来。

随症配穴:小腹冷痛者,加灸神阙。

刺灸方法:针用泻法,可加灸。

方义:关元、命门可温经散寒,调理冲任。三阴交、归来活血通经。

(二)耳针

耳针取内生殖器、内分泌、皮质下、肝、脾、肾、神门,每次选用2~4穴,毫针中度刺激,隔日或每日1次。

(三)电针

电针取归来、三阴交,中极、地机,天枢、血海三组穴位,每次选1组或2组,或各组穴位交替使用。

针刺后通疏密波脉冲电流10~20 min,隔日或每日1次。

四、推拿治疗

(一)基本治法

取穴:关元、气海、肝俞、脾俞、肾俞、血海、足三里、三阴交等。

手法:一指禅推、摩、按、揉、滚、擦法。

操作:患者仰卧位,用摩法顺时针方向治疗小腹,手法要求深沉缓慢,按揉关元、气海、血海、足三里、三阴交。

患者俯卧位,用一指禅推法治疗腰背部膀胱经,重点在肝俞、脾俞、肾俞,或用滚法在腰背部、脊柱两旁治疗,然后再按揉上述穴位,以酸胀为度。

(二)辨证加减

肾气不足者,着重按揉肾俞、命门、八髎;直擦背部督脉及两侧膀胱经,横擦腰骶部,以透热为度。气血亏虚者,摩腹重点在关元、气海、中脘;直擦背部督脉,横擦脾俞、胃俞,透热为度。气滞血瘀者,加按揉期门、膻中、太冲,直擦背部督脉及两侧膀胱经,斜擦两胁。痰湿阻滞者,加按揉中脘、建里、八髎,横擦左侧背部及腰骶部,以透热为度。阴虚内热者,加直擦背部督脉及两侧膀胱经,横擦左侧背部及腰骶部,擦涌泉,按揉太溪。血寒凝滞者,加按揉神阙、命门,直擦背部督脉及两侧膀胱经,透热为度。

第六节 经前期紧张综合征

经前期紧张综合征是指出现在月经来潮前数日的一系列症状,如乳房胀痛、烦躁易怒、胸闷、头晕、头痛、四肢面目水肿、失眠或嗜睡、倦怠无力、盆腔沉重感、腰背部钝性疼痛等。一般在月经来潮前7~14 d出现,经前2~3 d加重,月经来潮后症状随之消失。大多数妇女有轻度的经前期紧张综合征,少数患者有精神症状及性格和行为的改变,以至影响生活和工作。

本病与中医学月经前后诸症、经行乳房胀痛等相似。

一、病因病机

在月经周期中,由于雌雄激素比例失调、雌激素相对过高可使血液内液体进入组织,也使抗利尿激素和醛固酮升高,致使水钠潴留而引起水肿、头痛、烦躁、乳房胀痛等症状。精神紧张也可通过内分泌调节引起醛固酮分泌增加,加重水钠潴留。平素情绪紧张、急躁、忧郁的妇女反应更明显。

中医学认为本病的发生由肝气郁滞、脾肾阳虚、肝肾阴虚等引起。

(一)肝气郁结

情志抑郁,肝失条达,气机失畅,经脉不通。若肝郁日久,肝火上炎。

(二)脾肾阳虚

素体阳虚,或久病体弱,脾肾不足,气血亏虚,水湿停留。

(三)肝肾阴虚

素体阴虚,或久病房劳伤肾,阴虚阳亢。

二、辨证

经前精神神经症状见情绪激动,精神紧张,忧郁,不安,烦躁易怒,失眠或嗜睡,疲乏,注意力不集中,健忘等。水钠潴留则引起全身水肿(以足踝、眼睑部明显)或体重增加,胃肠功能紊乱、食欲缺乏、腹胀、腹泻,下腹和腰骶部坠痛、盆腔沉重感,头痛、偏头痛,鼻塞、咳嗽和个别患者哮喘发作,全身疼痛、乳房胀痛(并有触痛性结节)。这些症状周期性地于经前期出现,在经期内多数减轻或消失。有些患者可能伴有舌炎、颊部黏膜溃疡、外阴瘙痒、湿疹、荨麻疹及痤疮样疹等。

（一）肝气郁结

证候：经前紧张或抑郁，胸胁胀满，乳房胀痛，舌淡苔薄，脉弦。若肝火上炎，可见头痛，烦躁易怒，小便短黄，吐衄血。舌红苔黄，脉弦数。

治法：疏肝解郁，清肝泻火。

（二）脾肾阳虚

证候：经前肢体面目水肿，嗜睡，倦怠乏力，身痛，腰膝酸痛，食欲缺乏，腹胀腹泻。舌淡，脉沉细。

治法：温补脾肾。

（三）肝肾阴虚

证候：经前心烦不安，头痛头晕，潮热盗汗，心悸失眠。舌红，苔少，脉细数。

治法：滋养肝肾。

三、针灸治疗

（一）刺灸

1. 肝气郁结

取穴：太冲、内关、膻中、三阴交。

随症配穴：乳房胀痛者，加阳陵泉。头痛者，加百会。烦躁易怒者，加行间。

刺灸方法：针用泻法。

方义：太冲可疏肝理气解郁。内关、膻中宽胸理气。三阴交调经通络。

2. 脾肾阳虚

取穴：脾俞、肾俞、关元、中脘、足三里、三阴交。

随症配穴：腹胀腹泻者，加天枢。面浮足肿者，加三焦俞、水分。

刺灸方法：针用补法，可加灸。

方义：脾俞、肾俞温补脾肾。关元可温阳利水。中脘、足三里健脾益气化湿。三阴交可补脾肾，调冲任。

3. 肝肾阴虚

取穴：肝俞、肾俞、太溪、阴郄、三阴交。

随症配穴：头痛者，加行间、风池。潮热盗汗者，加复溜、合谷。心悸失眠者，加神门。

刺灸方法：针用补泻兼施法。

方义：肝俞、肾俞滋补肝肾。太溪可滋肾养阴。阴郄可养阴清热。三阴交可补肝肾，调冲任。

（二）耳针

耳针取内分泌、皮质下、神门、心、肝、肾、脾、内生殖器，每次选 2~4 穴，毫针中度刺激，或埋籽压迫刺激。

四、推拿治疗

（一）基本治法

取穴：印堂、神庭、太阳、风池、百会、内关、神门、心俞、肝俞、膈俞、脾俞等。

手法：一指禅推、按、揉、擦等法。

操作：患者坐位，用一指禅推或揉印堂、神庭、太阳，抹前额数遍。按揉风池、百会、内关、神门。擦胸胁，以透热为度。

患者俯卧位，用一指禅推肺俞、心俞、膈俞、肝俞、脾俞、胃俞，按揉三阴交，用小鱼际擦法直擦背部督脉和膀胱经第一侧线，以温热为度。

（二）辨证加减

肝气郁结者，加按揉章门、期门、膻中、太冲，搓两胁。肝火旺加颞部扫散法，击百会数次，拿肩井。脾肾阳虚者，加摩腹，按揉脾俞、肾俞、命门，横擦腰骶、擦四肢，透热为佳。肝肾阴虚者，加按揉肝俞、肾俞、心俞、太溪、阴郄，横擦腰骶，擦涌泉。

第七节　崩漏病

崩漏病是指妇女不规则的阴道出血。"崩"是指经血量多、暴下不止，"漏"是指经血量少、淋漓不尽。在发病过程中，两者常交替出现或互相转化，故以崩漏并称。又称崩中、漏下或崩中下血，是妇科常见病，亦是疑难重症。发病以青春期、更年期或产后为多见。

西医学中的功能性子宫出血、子宫内膜脱落不全、盆腔炎及生殖系统肿瘤等引起的阴道出血可参照本节治疗。

一、病因病机

本证主要因冲任损伤、固摄无权、经血失其制约，故非时而至。

（一）血热

素体阳盛，或感受热邪，或过食辛辣助阳之品，酿成实火；或情志失畅，肝郁化火，伏于冲任，内扰血海，迫血妄行。

（二）瘀血

七情损伤，肝气郁结，气滞血瘀；或经期、产后余血未尽，复感外邪，或夹内伤，瘀阻胞宫，恶血不去，新血不得归经而成崩漏。

（三）肾虚

素体肾虚，或早婚、房劳、多产、年老而致肾衰竭，肾阳不足，肾失封藏之司，冲任不固，发为崩漏；或肾阴不足，虚火内炽，血海扰动，冲任失约而成崩漏。

（四）脾虚

忧思过度或饮食劳倦，伤及脾胃，中气下陷，统摄无权，致气不摄血，冲任失固，经血妄下。

二、辨证

（一）血热内扰

证候：经血非时忽然大下，或淋漓日久不净，色深红或紫色，质黏稠，面红，口干身热，溲赤便秘。舌红，苔黄或干糙，脉弦数或滑数。

治法：清热凉血，止血调经。

(二)瘀滞胞宫

证候：阴道出血淋漓不净或忽然急下量多，经色紫暗，质稠，夹有血块，小腹疼痛拒按，血块下则痛减。舌紫暗，苔薄白，脉弦紧或沉涩。

治法：活血化瘀，止血调经。

(三)肾虚

证候：肾阳亏虚见阴道出血量多或淋漓不尽，色淡质稀，形寒肢冷，面色晦暗，小腹冷痛，腰膝酸软，小便清长。舌淡胖，有齿痕，苔薄白，脉沉细。肾阴亏虚见阴道出血量时多时少或淋漓不止，色鲜红，质稍稠，头晕耳鸣，五心烦热，失眠盗汗。舌红，无苔或花剥苔，脉细数。

治法：肾阳亏虚者温肾固冲，止血调经；肾阴亏虚者滋肾养阴，止血调经。

(四)气不摄血

证候：阴道出血量多或淋漓不尽，色淡质稀，伴少腹坠胀，面色萎黄，动则气促，神情倦怠，纳呆，便溏。舌淡，苔薄白，脉细弱或芤而无力。

治法：益气摄血，养血调经。

三、针灸治疗

(一)刺灸

1. 血热内扰

取穴：血海、中极、行间、水泉、隐白。

随症配穴：面红身热者，加大椎、曲池。便秘者，加天枢。

刺灸方法：针用泻法，隐白可刺血。

方义：血海调理血分，有清热凉血的作用。中极穴近胞宫，可疏调局部经气。行间为肝经荥穴，配肾经水泉以凉血止血。隐白刺血可泄热凉血止血，是治疗崩漏之效穴。

2. 瘀滞胞宫

取穴：地机、血海、膈俞、中极、三阴交。

随症配穴：小腹痛甚者，加四满、太冲。

刺灸方法：针用泻法，可加灸。

方义：地机配血海、膈俞可活血化瘀，调经止血。中极、三阴交祛瘀血，理胞宫。

3. 肾虚

取穴：肾俞、交信、三阴交、子宫。

随症配穴：肾阳亏虚者，加关元、命门。肾阴亏虚者，加阴谷、太溪。腰膝酸软者，加大肠俞、委阳。失眠者，加神门、四神聪。

刺灸方法：针用补法，肾阳亏虚可加灸。

方义：肾俞强壮肾气。交信为阴跷脉郄穴，可调经止血。三阴交为足三阴经之交会穴，可补肾调经。子宫为经外奇穴，可固胞宫止崩漏。配关元、命门以温肾助阳。配阴谷、太溪以滋肾养阴。

4. 气不摄血

取穴：脾俞、足三里、气海、百会、隐白。

随症配穴：便溏者，加天枢、公孙。

刺灸方法：针用补法，可加灸。

方义：脾俞、足三里、气海健脾益气，固摄经血。百会升提阳气，止下漏之血。隐白为治疗崩漏之效穴。

（二）耳针

取内生殖器、内分泌、肝、脾、肾、神门，每次选2～4穴，毫针中度刺激，留针1～2h，每日或隔日1次。

（三）皮肤针

扣打腰椎至尾椎、下腹部任脉、腹股沟部、下肢足三阴经，中度刺激。

四、推拿治疗

（一）基本治法

取穴：中脘、气海、关元、中极、八髎、肝俞、脾俞、肾俞、血海、三阴交等。

手法：一指禅推、按、揉、振、擦、摩等法。

操作：患者仰卧位，先用一指禅推中脘、气海、关元、中极等穴，并于少腹部施摩法，再施振法于少腹部。按揉血海、三阴交。

患者俯卧位，用一指禅推法从背部沿两侧膀胱经上下往返8～10次，然后用较重的按揉法施于肝俞、脾俞、肾俞，施擦法于八髎，透热为度。

（二）辨证加减

血热内扰者，加点按血海、委中、三阴交，按揉大椎。瘀滞胞宫者，加按揉章门、期门、膈俞，摩少腹部，使热量渗透。肾虚者，加直擦背部督脉及两侧膀胱经，横擦肾俞、命门、八髎，透热为度；肾阴虚者再加擦涌泉。气不摄血者，着重摩中脘，点按脾俞、胃俞、地机。

第八节　围绝经期综合征

妇女在更年期前后可出现一系列因性激素减少所致的症状，包括自主神经功能失调的症状，称为更年期综合征，其突出表现为潮热和潮红，易出汗，情绪不稳定，头痛失眠等。更年期为妇女卵巢功能逐渐直至完全消失的一个过渡时期，在更年期的过程中月经停止来潮，称绝经，一般发生于45～55岁之间。绝经为妇女一生中的一个生理过程，正常的卵巢遭到破坏或手术切除，也可能提前绝经，更年期综合征也随之发生。更年期综合征的持续时间因人而异，可持续数月至3年或更长。

本病相当于中医学的经断前后诸证或绝经前后诸证。

一、病因病机

本病是因卵巢功能衰退、体内雌激素水平降落所直接产生的，且与机体老化也密切相关，它们共同引起神经血管功能不稳定的综合征。

中医认为本病由肝肾阴虚、肾阳亏虚引起。

(一)肝肾阴虚

素体阴虚,或房劳多产伤肾,天癸将竭,肾阴益亏,阳失潜藏。

(二)肾阳亏虚

素体阳虚,或劳倦过度,大病久病,过用寒凉,日久伤肾,肾阳不足,天癸渐竭,元阳更虚,经脉五脏失于温养。

二、辨证

由于绝经前无排卵周期的增加,月经开始紊乱。表现为月经周期延长,经量逐渐减少,乃至停闭;或周期缩短,经量增加,甚至阴道大出血,或淋漓不断,或由月经正常而突然停止来潮。常见潮红或潮热、汗出、眩晕、心悸、高血压等心血管症状,往往有抑郁、忧愁、多疑、失眠、记忆力减退、易激动,甚至喜怒无常等精神神经症状。因雌激素逐渐减少,外阴及阴道萎缩,分泌物减少可产生老年性阴道炎、外阴瘙痒或灼热感、性交时疼痛、阴道血性分泌物等。常伴骨质疏松,可造成腰部疼痛,易发生骨折或关节痛。因活动减少及新陈代谢改变易致肥胖,消化功能改变产生肠胃胀气及便秘,内分泌改变致水钠潴留而出现水肿等。实验室检查见促性腺激素中促卵泡素(FSH)和促黄体生成素(LH)的含量均增加,但 FSH 的增加比 LH 多。血中的雌激素水平很低。阴道细胞学检查,涂片中出现中层及低层细胞。

(一)肝肾阴虚

证候:经行先期,量多色红或淋漓不绝,烘热汗出,五心烦热,口干便艰,腰膝酸软,头晕耳鸣。舌红少苔,脉细数。兼肝旺者,多见烦躁易怒。兼心火旺者,可见心悸失眠。

治法:滋养肝肾,育阴潜阳。

(二)肾阳亏虚

证候:月经后愆或闭阻不行,行则量多,色淡质稀,或淋漓不止,神萎肢冷,面色晦暗,头目晕眩,腰酸尿频。舌淡,苔薄,脉沉细无力。兼脾阳虚者,可见纳少便溏,面浮肢肿。兼心脾两虚者,可见心悸善忘,少寐多梦。

治法:温肾助阳,调理冲任。

三、针灸治疗

(一)刺灸

1. 肝肾阴虚

取穴:肝俞、肾俞、太溪、三阴交、神门、太冲。

随症配穴:烦躁易怒者,加行间。心悸失眠者,加内关。潮热汗出者,加复溜、合谷。月经量多者,加地机。外阴瘙痒者,加蠡沟。

刺灸方法:针用补泻兼施法。

方义:取肝俞、肾俞调补肝肾。太溪补肾滋阴。三阴交交通肝、脾、肾经,调理冲任。神门养心安神。太冲补可柔肝养血,泻可疏肝解郁。

2. 肾阳亏虚

取穴:肾俞、关元、命门、三阴交。

随症配穴:腰酸者,加腰阳关。纳少便溏者,加脾俞、足三里。少寐者,加神门。神疲肢冷者,加灸关元。

刺灸方法：针用补法，可加灸。

方义：针补艾灸肾俞、关元、命门可益肾助阳。三阴交为足三阴经交会穴，可健脾益肾，调理冲任。

（二）耳针

取内分泌、内生殖器、肾、肝、神门、皮质下，每次选 2～4 穴，毫针中度刺激，留针 30～40 min，或用埋针、埋籽刺激。

四、推拿治疗

（一）基本治法

取穴：中脘、气海、关元、阴陵泉、三阴交、足三里、太阳、攒竹、百会等。

手法：指禅推、摩、按、揉、拿、擦法。

操作：患者仰卧位，用一指禅推法推中脘、气海、关元，然后掌摩腹部。按揉阴陵泉、三阴交、足三里。

患者俯卧位，用拇指按揉厥阴俞、肝俞、脾俞、肾俞、命门，然后用小鱼际蘸取少许冬青油膏直擦背部督脉及膀胱经第一侧线，横擦肾俞、命门，以透热为度。

患者坐位，用一指禅推前额部，拇指按揉太阳、攒竹、迎香、百会。五指拿头顶约 5 次，拿风池、肩井各约 10 次。

（二）辨证加减

肝肾阴虚者，着重按揉肝俞、肾俞、心俞、期门、内关、太溪、照海，擦涌泉。肾阳亏虚者，着重按揉肾俞、脾俞、胃俞、章门、关元。

第九节　带下病

一、非炎性带下病

带下量明显增多，或色、质、量、气味异常，而非生殖器炎症所致者，称为"非炎性带下病"，与某些内分泌失调、盆腔充血及精神因素有关。其内容散见于中医医籍对带下病的记载中，并无此病名。

（一）病因病理

西医学认为，本病主要是由于雌激素偏高或孕激素不足而雌激素相对升高，使黏膜中腺体细胞分泌增多；盆腔充血类疾病，如盆腔静脉淤血综合征、盆腔部分肿瘤等，引起盆腔静脉血液回流受阻，组织渗出液过多，从而导致本病的发生。中医学认为，是因为内生之湿，伤及任、带二脉所致。湿之内生，病因较多：有饮食不节，劳倦，思虑过度损伤脾胃，水湿运化失常者；有素体肾气不足，命门火衰，或久病伤肾，房劳、多产致肾气亏乏，肾阳不振，封藏功能不及，气化不行者；有忧思多虑，五志过及，致肝火太盛，反克脾土，水湿失运者；有经产之时感受外邪或手术损伤，致冲任瘀阻，血行迟滞，水湿不行，流注下焦，损伤任带二脉而致带下病者。带下为机体的一种阴液,乃由脾化运,肾封藏,任带二脉约束。且脾肾为母子之脏,故脾损可伤肾,肾损可及脾。然湿为阴邪,阴盛必伤及阳,可致脾肾阳虚;同时肝气郁滞,克伐脾土,亦能导致肝郁脾虚。

(二)临床表现

本病的共同临床表现为带下量明显增多,淋漓不断。色白,质稀,气味无明显改变。可见疲乏无力,食欲缺乏,小便清长等全身症状。临床上应与炎性白带病,经间期出血和子宫黏膜下肌瘤相鉴别。

(三)诊断要点

(1)症状:带下量明显增多,色白、质稀,气味无异常。有些伴有全身症状。

(2)妇科检查:无明显器质性病变,阴道内白带量多,质稀,无明显异味。

(3)辅助检查:内分泌检查示基础体温多呈单相曲线,或为双相但高低温差小于0.3 ℃;孕酮分泌量降低,或雌激素分泌量过低。子宫内膜活检示经潮12 h内;若子宫内膜组织活检为增生期或分泌反应欠佳,怀疑盆腔充血类疾病,应作盆腔B超,可提示盆腔静脉淤血,或有子宫、卵巢肿瘤存在。

(四)针灸治疗

1. 刺灸

处方一:气海、中极、关元、带脉、肾俞、次髎。

操作:气海向下斜刺。中极向耻骨联合方向斜刺,深1~1.5寸,施提插平补平泻法,使针感传至会阴部为佳。关元直刺,针1~1.5寸,施捻转补法。带脉朝脐中方向斜刺,深1~1.5寸,施捻转补法。肾俞直刺,深1寸,施捻转补法。次髎宜刺入第2骶后孔内,深1~2寸,施捻转补法。

处方二:关元、肾俞、照海、带脉、次髎。

操作:局部皮肤常规消毒后,关元、肾俞、照海3穴用补法。带脉、次髎施以艾灸。

处方三:关元、三阴交、肾俞、足临泣、带脉。

操作:用毫针中等强度刺激,手法宜用补法,得气后,留针30 min,每日1次,10次为1个疗程,疗程间隔3~5 d。

处方四:足临泣、中极。

操作:穴位局部常规消毒后,毫针刺,足临泣直刺0.5寸,捻转运针,中等刺激;中极穴直刺1~1.2寸,中等刺激。使针感放散至前阴部,留针20~60 min,每10~15 min捻转运针1次。每日或隔日1次,3次为1个疗程。10次为1个疗程。

处方五:曲骨。

操作:患者排空尿液,取仰卧位,穴位常规消毒后,直刺或稍向会阴部刺2.5~3寸深,以麻电感放射至阴道为佳。每10 min捻转1次,用平补平泻法,留针1 h,每3 d 1次,2次为1个疗程。

2. 耳针

处方一:内生殖器、肾上腺、脾、肺、肾、肝、子宫。

操作:耳部消毒后,每次选3~4穴,毫针中度刺激,留针15~30 min。每日或隔日1次,两耳交替。

处方二:内分泌、肾、卵巢、子宫。

操作：取单侧耳穴，消毒后，用 0.5 分毫针刺，刺入耳软骨，留针 30～60 min，每日 1 次。本方用于肾虚者。

处方三：膀胱、子宫、肝、脾、肾、神门、内分泌。

操作：每次选 3～5 穴，耳部常规消毒后，毫针中度刺激，每日 1 次，留针 20 min。10 次为 1 个疗程。

处方四：内生殖器、肾上腺、膀胱、肾、三焦、内分泌。

操作：每次选 3～5 穴，局部常规消毒后，毫针中度刺激，留针 20 min，每日或隔日 1 次。

3. 穴位注射

处方一：中极、曲骨、关元、足三里、三阴交。

操作：每次取 2 个穴，皮肤常规消毒后，每穴注入 5% 当归注射液 2 mL，隔日 1 次，7 次为 1 个疗程，疗程间隔 3～5 d。

处方二：带脉、曲骨、三阴交、地机。

操作：穴位常规消毒后，选用红花注射液或鱼腥草注射液。每次取腹部及下肢各 1 穴，每穴注入 1～2 mL，隔日 1 次，10 次为 1 个疗程。

4. 电针法

处方一：带脉、三阴交。

操作：局部穴位常规消毒后，毫针刺，再通脉冲电流 15～20 min。每日 1 次，7 次为 1 个疗程。

处方二：①归来、阴陵泉；②曲骨、太冲；③气海、阴陵泉。

操作：每次选用 1 穴，局部穴位常规消毒后，毫针中等刺激，再通疏密波，脉冲流电 20 min，每日 1 次，7 次为 1 个疗程。

5. 灸法

处方一：隐白、大都。

操作：用艾卷点燃靠近穴位施灸，灸至局部皮肤红晕温热为度，每穴施灸 10 min，隔日 1 次，10 次为 1 个疗程。

处方二：中极、关元、气海、三阴交。

操作：用艾卷点燃靠近穴位施雀啄灸，灸至局部皮肤红晕温热为度，每穴施灸 10 min，隔日 1 次，10 次为 1 个疗程。

二、炎性带下病

带下量多，色、质、气味异常，外阴、阴道肿痛或瘙痒，或伴有全身症状，实验室检查可见病原体，称为"炎性带下病"，属于中医学"带下病""阴痒"等范畴。本病首先记载于《素问·骨空论》。多见于已婚妇女。西医学的"阴道炎""宫颈炎"等所致的白带增多，属于本病的范畴。

（一）病因病理

西医学认为，当阴道、宫颈的自然防御功能受到损害，可导致疾病的发生。阴道和宫颈常被侵袭和感染的病原体主要有以下几类：①细菌：常见的有链球菌、葡萄球菌、大肠埃希菌等；②病毒：常见的有单纯疱疹病毒、巨细胞病毒等；③原虫或真菌：如阴道滴虫、白色念珠菌等。主要由于生殖器与外界直接相通，经期或性卫生不良，流产和引产、分娩、产妇阴道宫颈损伤、阴道手术损伤或医源性的污染；异物、腐蚀性物质损伤阴道和邻近器官炎症向下蔓延至阴道和宫颈。病原体直接扩散于外阴、阴道、宫颈，引发宫颈炎和阴道感染；也可通过淋巴扩散、血行传播，但比较少见。

中医学认为，本病主要是外感热毒之邪，或秽浊郁遏化毒生虫，伤及任带，任脉失调，带脉失约，导致带下量多、色、质、气味异常，发为炎性带下病。经行、产后、人流术后等，胞脉虚损，或洗浴用具不洁或不洁性交等，或肝郁化火，木克脾土，湿热内生伤及任带；或饮食不节，思虑过度，或劳倦伤脾，脾气虚损，运化失常，湿热内生流注下焦伤及任带，蓄于阴器化热，郁遏生虫；或素体肾虚，房劳、多产，或多次人流伤肾，封藏失职，伤及任带，或复感湿热之邪，伤及阴器发为炎性带下病。

(二)临床表现

炎性带下病主要症状是带下量多，色、质、气味异常，如呈现黏液脓性或血性带，或泡沫黄绿色带，或白色豆渣样或凝乳样带，或黏液性黄色淡红色带，或黄色水样带，或赤白带下，或灰白色乳状带下等，秽臭、腐臭、血腥臭气，或伴有阴部灼热肿痛，或坠痛不适，或腰腿酸胀，或尿频、尿急、尿痛，或性交痛，甚或下腹或全身不适，或不孕，或月经量少，经期延长，或闭漏交替。

(三)诊断要点

(1)症状：带下量明显增多，不同病邪引起白带的颜色、气味各不相同，或伴有阴部瘙痒、灼热、疼痛等；或兼有尿频、尿痛，或有腥臭味。

(2)妇科检查：外阴、阴道炎急性期可见局部潮红肿胀；慢性期局部体征明显。滴虫性阴道炎的带下为稀薄泡沫状的黄带，阴道壁可见散见的出血点；念珠菌阴道炎为凝乳或豆渣样的稠厚白带，阴道黏膜附有白色膜状物；老年性阴道炎白带稀薄，为淡黄色或血样脓性赤带，外阴、阴道黏膜呈老年性改变，易出血；淋病性阴道炎白带呈黄色或脓样，常见尿道口充血，经阴道挤压尿道旁腺，可见尿道旁腺出口处有脓样分泌物排出；支原体或衣原体阴道炎的白带多无明显改变或有黄带；细菌性阴道炎多为稀薄黄带，可有腥臭味；宫颈糜烂或宫颈管、子宫内膜炎时，白带呈黏液样、脓样从宫颈管流出。

(3)辅助检查：阴道分泌物涂片或宫颈拭子病原体培养有助于诊断。

(四)针灸治疗

1. 毫针法

处方一：三阴交、足三里、带脉、气海、脾俞。

操作：脾俞朝督脉方向斜刺，进针0.5～1寸，施捻转补法。气海向下斜刺，带脉针尖向脐斜刺，均深1～1.5寸，施提插平补平泻法。足三里、三阴交均直刺，施捻转补法。

处方二：气海、次髎、肾俞、足三里、带脉、关元。

操作：气海、关元直刺，针1～1.5寸，施捻转补法，或用大艾炷灸疗。带脉朝脐中方向斜刺，深1～1.5寸，施捻转补法。肾俞直刺，深1寸，施捻转补法。次髎宜刺入第2骶后孔内，深1～2寸，施捻转补法。足三里直刺，进针1～2寸，施捻转补法。

处方三：中极、太溪、次髎、关元、带脉、肾俞。

操作：关元、带脉、肾俞、次髎刺法同处方二。中极向耻骨联合方向斜刺，深1～1.5寸，施提插平补平泻法，使针感传至会阴部为佳。太溪直刺，深0.5寸，施提插平补平泻法。

处方四：照海、关元、肾俞、带脉、次髎。

操作：局部皮肤常规消毒后，关元、肾俞、照海3穴用补法。带脉、次髎施以艾灸。

处方五：复溜、关元、三阴交、血海。

操作:局部皮肤常规消毒,用毫针中等刺激,手法宜平补平泻,得气后,留针30 min左右,每日1次,10次为1个疗程,疗程间隔3～5 d。

处方六:关元、复溜、三阴交、肾俞、足临泣、带脉。

操作:用毫针中等强度刺激,手法宜用补法,得气后,留针30 min,每日1次,10次为1个疗程,疗程间隔3～5 d。

处方七:白环俞、三阴交、关元、带脉、气海。

操作:诸穴以常规针刺为主;关元、气海针尖向下斜刺,使针感传至耻骨联合上下;带脉向前斜刺,不宜深刺;白环俞直刺,使骶部出现较强的酸胀感。

2.耳针法

处方一:内生殖器、肾上腺、神门、脾、肾、肝、三焦。

操作:耳部消毒后,每次选3～4穴,毫针中度刺激,留针15～30 min。每日或隔日1次,两耳交替。

处方二:脾、肺、子宫。

操作:取单侧耳穴,局部消毒后,用0.5寸长毫针刺,刺入耳软骨,留针30～60 min,每日或隔日1次。适用于脾虚型。

处方三:内分泌、肾、卵巢、子宫。

操作:取单侧耳穴,消毒后,用0.5寸长毫针刺,刺入耳软骨,留针30～60 min,每日1次。本方用于肾虚型。

处方四:膀胱、子宫、肝、脾、肾、神门、内分泌、三阴交。

操作:每次选3～5穴,耳部常规消毒后,毫针中度刺激,每日1次,留针20 min。10次为1个疗程。

处方五:内生殖器、肾上腺、膀胱、肝、脾、肾、内分泌、三焦。

操作:每次选3～5穴,局部常规消毒后,毫针中度刺激,留针20 min,每日或隔日1次。

处方六:子宫、内分泌、三焦、肾、膀胱。

操作:耳部常规消毒后,用毫针捻转入穴,中度刺激,留针15～20 min,留针期间可捻针2～3次,隔日1次,双耳同时施治,7～10次为1个疗程,疗程间隔5～7 d。

3.穴位注射法

处方一:三阴交(双)。

操作:局部皮肤消毒后,每穴注入黄连素注射液1～3 mL。

处方二:耳穴:子宫、内分泌。体穴:血海、关元、中极、三阴交。

操作:选耳穴或体穴注射,或交替穴注。耳穴每穴每次注入0.1 mL 3%～5%当归注射液,体穴每次0.5 mL,每日1次,10次为1个疗程。

处方三:中极、曲骨、关元、足三里、三阴交。

操作:每次取2个穴,皮肤常规消毒后,每穴注入5%当归注射液2 mL,隔日1次,7次为1个疗程,疗程间隔3～5 d。

处方四:曲骨、三阴交、横骨、地机。

操作:穴位常规消毒后,选用红花注射液或鱼腥草注射液,每次取腹部及下肢各1穴,每穴注入1～2 mL,隔日1次,10次为1个疗程。

处方五:中极、关元、带脉、血海、三阴交。

操作:穴位常规消毒后,每穴注入1~2 mL当归注射液或鱼腥草注射液,隔日1次,7次为1个疗程。

4. 皮肤针法

处方:下腹部、脊柱两侧、腹股沟、三阴交、期门、带脉区。

操作:常规皮肤消毒后,中度或重度叩击。重点叩打腰骶部、三阴交、期门、带脉、带脉区以及小腹部、腹股沟、腰骶部等处的阳性反应区,反复叩刺4~5遍,每日1次,7次为1个疗程。

5. 腕踝针法

处方:双侧下2穴。

操作:患者取仰卧位,采用30号的1.5寸毫针,用拇、食、中三指持针柄,针体与皮肤表面呈30°角,用拇指端轻旋针柄,使针尖进入皮肤。过皮后即将针放平,贴近皮肤表面,针尖向下顺直线沿皮下表浅进针。进针速度稍缓慢,如有阻力或出现酸麻胀疼等感觉,则表示针刺太深已入肌层,应将针退至皮下,重新刺入。刺进皮下的长度一般为1.4寸,留针20~30 min,每日治疗1次,7次为1个疗程。

6. 电针法

处方一:带脉、三阴交。

操作:局部穴位常规消毒后,毫针刺,再通脉冲电流15~20 min,每日1次,7次为1个疗程。

处方二:①归来、阴陵泉;②曲骨、太冲;②气海、阴陵泉。

操作:每次选用1穴,局部穴位常规消毒后,毫针中等刺激,再通密波脉冲电流20 min,每日1次,7次为1个疗程。

7. 拔罐法

处方:十七椎、腰眼、骶骨孔周围的络脉。

操作:局部消毒后,用三棱针点刺出血,然后拔罐5~10 min,出血量3~5 mL,最多可达60 mL。每3~5 d复治1次。用于湿热下注型。

8. 灸法

处方一:隐白、大都。

操作:用艾卷点燃靠近穴位施灸,灸至局部皮肤红晕温热为度,每穴施灸10 min,隔日1次,10次为1个疗程。本方用于脾肾阳虚带下色白稀薄者。

处方二:双俞(膈俞、胆俞)、小肠俞(双)、带脉(双)、中极、归来(双)。

操作:蘸水湿润穴位,使艾炷不易坠落,用艾绒如炷状粘土,以绒香引火燃着,一炷燃完,第二炷粘在第一炷灰上继续,连灸七壮。先灸背部,再灸腹部。轻者每天1次,连续灸1周,重症连灸3周。

(五)推拿治疗

处方一:关元、神阙、中脘、三阴交、血海、八髎、命门、肾俞、中极、气海俞、腰阳关。

操作:患者仰卧位,先用一指禅推法自中脘向下至关元、中极,反复数次;继之揉神阙,摩腹;再按揉血海、三阴交。再俯卧位,擦腰骶部,按揉肾俞、气海俞、命门、腰阳关,然后横擦八髎,以透热为度。

处方二:神阙、中脘、气海、关元、中极、血海、阴陵泉、足三里、三阴交、命门、肾俞、次髎、长强、腰阳关、八髎、环跳。

操作:患者仰卧于床上,施术者站其身旁,先用手掌着力,反复按揉腹部,调补神阙,再用中指着力,反复按揉中脘、气海、关元、中极等穴。再捏揉下肢肌肉及血海、阴陵泉、足三里、三阴交等穴各约半分钟。再用手掌反复推摩小腹数次,抓提拿揉3次。然后,让患者翻身俯卧,术者用拇指或中指着力,点揉命门、肾俞、次髎、长强等穴。再用双手掌反复按揉腰骶及臀部,在肾俞、命门、腰阳关、八髎、环跳等穴处,进行重点按揉,并进行搓摩,使其温热之感传至小腹为度。

处方三:白环俞、腰阳关、中脘、下脘、气海、关元、中极、章门、带脉、肾俞、命门。

操作:患者仰卧位,医者施摩法于腹部,以腹部自感微热为适,时间约 5 min。继用掌根揉法从中脘沿任脉向下至中极穴往返治疗,重点在中脘、下脘、气海、关元、中极等穴,时间约 5 min。

然后按揉章门、期门穴及带脉穴两侧,重点在带脉穴约 5 min。患者再俯卧,医者先施四指推法于腰骶部约 5 min;再施一指禅推法于肾俞及白环俞穴各 1 min;然后按揉肾俞、命门、腰阳关、白环俞穴各半分钟,以酸胀为度,最后搓两胁肋部。

第十节 妊娠恶阻

妊娠恶阻是指妊娠早期冲脉之气上逆、胃失和降,出现呕吐、厌食,甚至食入即吐的病证,古称子病、患儿、病食、阻病。一般在妊娠 6 周至 12 周发生,多见于精神过度紧张的年轻初孕妇女。

本证西医学称为妊娠呕吐,亦称妊娠剧吐、恶性妊娠呕吐。

一、病因病机

本证的病因多与素体虚弱、情志不舒、痰湿阻滞等因素有关。

(一)脾胃虚弱

孕妇脾胃素虚,受孕之后,经血不泻,冲脉之气较盛,冲气上逆犯胃,胃失和降,发为呕恶。

(二)肝胃不和

孕后阴血聚以养胎,肝血不足,肝失所养,肝火偏旺,肝气肝火夹冲气犯胃;或情志不舒,肝气郁结,肝失疏泄,上逆犯胃,胃失和降。

(三)痰湿阻滞

脾虚失运,痰湿内生,阻于中焦,冲脉之气夹湿上涌,而致呕恶。

二、辨证

(一)脾胃虚弱

证候:妊娠初起,恶心呕吐,或食入即吐,或吐清水,头晕体倦,脘痞腹胀。舌淡,苔薄白,脉缓无力。

治法:健脾和胃,降逆止呕。

（二）肝胃不和

证候：妊娠初期，呕吐酸水或苦水，恶闻油腥，脘闷。胁痛，心烦口苦，嗳气叹息，情志不畅，头胀而晕，苔薄黄，脉弦滑。

治法：泄肝和胃，降逆止呕。

（三）痰湿阻滞

证候：妊娠早期，呕吐痰涎，口淡乏味，不思饮食，胸腹满闷，舌胖，苔白腻，脉滑。

治法：化痰除湿，和胃降逆。

三、针灸治疗

（一）刺灸

1. 脾胃虚弱

取穴：足三里、中脘、内关、公孙。

随症配穴：腹胀者，加天枢、阴陵泉。

刺灸方法：针用补法，可加灸。

方义：胃之下合穴足三里配胃募中脘，可健脾和胃，降逆止呕。八脉交会穴内关配公孙，可增强健脾和胃、降逆平冲之功。

2. 肝胃不和

取穴：内关、太冲、中脘、足三里。

随症配穴：呕吐苦水者，加阳陵泉。胁痛者，加章门、膻中。

刺灸方法：针用泻法。

方义：内关为八脉交会穴，可理气和胃止呕。太冲为足厥阴肝经原穴，可疏肝泻火以和胃。中脘、足三里和胃降逆。

3. 痰湿阻滞

取穴：阴陵泉、丰隆、足三里、中脘、内关。

随症配穴：胸闷者，加膻中。

刺灸方法：针用平补平泻法，可加灸。

方义：脾经合穴阴陵泉配胃经络穴丰隆，可健脾除湿，理气豁痰。足三里、中脘、内关和胃降逆止呕。

（二）耳针

耳针取胃、肝、神门、交感，每次选 2~4 穴，毫针轻刺激，留针 15 min，每日 1 次。

（三）皮肤针

皮肤针取中脘、胃俞、脾俞、梁丘、足三里、内关、太冲，轻度叩刺，每日 1 次，5~10 次为 1 个疗程。

（四）穴位注射

穴位注射取足三里、至阳、灵台、肝俞、脾俞，每次选 2 穴，每穴注射生理盐水 2 mL 或维生素 B_6 注射液 0.5 mL，每日 1 次，轻症隔日 1 次。

（五）穴位敷贴

穴位敷贴采用的是生姜 6 g 烘干，研为细末，过筛，以水调成糊状，敷内关或神阙穴，外用伤湿止痛膏固定。

(六)艾灸

艾灸取上脘、足三里、大敦、公孙,用艾条施雀啄灸法,每日2次,每次每穴灸5~10 min。

四、推拿治疗

(一)基本治法

取穴:膻中、中脘、天枢、脾俞、胃俞、内关、足三里等。

手法:一指禅推、按、揉、摩、擦等法。

操作:患者仰卧位,一指禅推中脘,揉膻中,摩中脘,按揉内关、足三里。患者俯卧位,一指禅推脾俞、胃俞。

(二)辨证加减

脾胃虚弱者,加轻手法按揉中脘、神阙、关元,横擦脾俞、胃俞,微透热为度。肝胃不和者,加一指禅推或揉天突、膻中、中脘,按揉章门、阳陵泉、太冲,搓两胁。

第十一节 子 痫

妊娠期或临产时及新产后,眩晕头痛,突然昏不知人,两目上视,牙关紧闭,四肢抽搐,角弓反张,少顷可醒,醒后复发,甚则昏迷不醒者,称子痫或妊娠痫证,常见于初产妇。如发病前见患者下肢水肿、头痛、眩晕、上腹不适、胸闷、恶心等,称子痫先兆。子痫一旦发生,严重威胁母婴生命。本证相当于西医学的重度妊娠高血压综合征。

一、病因病机

(一)肝风内动

素体阴虚,孕后精血养胎,肾精益亏,肝血愈虚,血不荣筋,肝风内动;或精不养神,心火偏亢,风火相煽,遂发子痫。

(二)痰火上扰

阴虚热盛,灼津成痰,痰热互结;或肝气郁结,气郁痰滞,蕴而化火,痰火交炽;或脾虚生湿,聚湿生痰,郁久化热,以致痰火上蒙清窍,神志昏冒。

二、辨证

(一)肝风内动

证候:妊娠晚期,或临产时及新产后,头痛眩晕,突发昏仆,两目上视,牙关紧闭,四肢抽搐,角弓反张,时作时止,或久作不省,手足心热,颧赤息粗。舌红或绛,苔无或花剥,脉弦细而数。

治法:平肝熄风,养阴清热。

(二)痰火上扰

证候:妊娠晚期或临产时及新产后,头痛胸闷,突然昏仆,两目上视,牙关紧闭,口流涎沫,面浮肢肿,息粗痰鸣,四肢抽搐,角弓反张,时作时止。舌红,苔黄腻,脉弦滑而数。

治法:清热开窍,豁痰熄风。

三、针灸治疗

(一)刺灸

1.肝风内动

取穴:太冲、三阴交、太溪、风池、百会。

随症配穴:昏仆不醒者,加水沟、涌泉。牙关紧闭者,加下关、颊车。四肢抽搐者,加阳陵泉。

刺灸方法:针用补泻兼施法。

方义:太冲平肝息风。三阴交、太溪育阴潜阳,配风池可养阴清热息风。百会醒神开窍。

2.痰火上扰

取穴:百会、劳宫、丰隆、中脘、行间。

随症配穴:痰涎盛者,加天突、上脘。昏仆不醒、牙关紧闭、四肢抽搐者,配穴同"肝风内动"型。

刺灸方法:针用补泻兼施法。

方义:百会、劳宫清热开窍,安神镇惊。丰隆、中脘清热化痰,配行间可泄热息风。

(二)耳针

取肝、肾、神门、交感、皮质下、枕,每次选2~4穴,毫针中度刺激,每日1~3次。

四、推拿治疗

(一)基本治法

取穴:水沟、涌泉、风池、百会、合谷、三阴交、足三里、丰隆等。

手法:掐、按、揉、拿等法。

操作:发作时令患者仰卧位,掐水沟、涌泉直至苏醒。苏醒后患者坐位,五指从头顶拿至风池数次,按揉风池、百会、曲池、合谷、神门、三阴交、太溪、足三里、丰隆等穴。

(二)辨证加减

肝风内动者,加按揉肾俞、太冲、行间,擦涌泉。痰火上扰者,加摩腹,按揉中脘、膻中、章门、期门、肝俞、脾俞、胃俞、内关,头颞侧扫散法。血压高或不稳定者,推双侧桥弓10~20次。

第十二节 胎位不正

胎位不正是指妊娠30周后,胎儿在子宫内的位置不正而言,又称胎位异常。正常胎位为枕前位,即胎头向下、后枕部向前,除此之外均为异常胎位,如臀位、横位、斜位等。本病是引起难产的一个重要因素,应及时治疗,以保证临产时的母婴安全。

中医学根据异常胎位的不同情况,有多种名称,如足位称倒生、逆生,臀位称坐生、坐臀生等。

一、病因病机

本病原因复杂,可能与子宫腔大或子宫畸形、骨盆狭窄、羊水过多、腹壁松弛、胎儿因素等有关。

中医认为本病由孕妇、胎儿两方面原因所致。

(一)气血虚弱

孕妇素体虚弱,或脾虚气血不足,胞中胎儿亦弱,无力转头向下,而致胎位异常。

(二)气机郁滞

孕妇孕期多食,胞中胎儿过大,胎头下移受限;或情志不畅,气机受阻,而致胎位不正。

二、辨证

证候:妊娠30周后发生胎位不正,对孕妇来说并无自觉症状,经产前检查方能明确诊断。若气血虚弱者,或兼见气短,神疲乏力,面色不华,食少便溏,舌淡脉弦。气机郁滞者,或兼见精神抑郁,急躁易怒,胸胁胀满,嗳气,苔薄,脉弦。

治法:调理胎位。

三、针灸治疗

(一)刺灸

取穴:至阴。

随症配穴:气血虚弱者,加足三里、血海。气机郁滞者,加太冲、阳陵泉。

刺灸方法:艾条灸至阴,余穴针用平补平泻法。

方义:至阴为足太阳膀胱经之井穴,与肾经相连,胞络者系于肾,灸至阴可调节少阴之气,以矫正胎位。配足三里、血海益气养血。取太冲、阳陵泉疏通气机。

(二)电针

电针取至阴、足三里,针刺后通脉冲电流,以密波刺激30 min,每日或隔日1次。

四、推拿治疗

取穴:膻中、气海、关元、肾俞、命门、腰阳关、三阴交、至阴等。

手法:揉、振、按、点等法。

操作:患者仰卧位,膝关节屈曲,腹部外露以确定胎头位置和胎心位置。先施掌揉法于腹部。然后,一手托住腰部,一手按于腹部施振法,使腹部透热为度。再轻轻按揉膻中、气海、关元、三阴交等穴。患者侧卧位,施掌揉法于肾俞、命门、腰阳关,再点按足三里、三阴交、至阴。患者仰卧位,一手按准胎儿头部,一手按准胎儿臀部,双手同时施振法。可配用妇科外倒转术,使胎位趋于正常。

第十三节 滞 产

滞产是以总产程超过 24 h 为主要表现的产科疾病。若处理不及时,往往可导致母子双亡或产后留下严重后遗症。滞产主要因产力异常、产道异常、胎儿或胎位异常所引起。所谓产力,主要是指促使胎儿自宫内娩出的一种动力,包括子宫收缩力及腹压两方面的力量,其中以子宫收缩力为主。如果子宫收缩乏力、收缩不协调或收缩过强,则可导致滞产。

本证主要指西医学中由产力异常所致的异常分娩。

一、病因病机

本证多与产妇气血虚弱、气机郁滞等有关。

(一)气血虚弱

孕妇素体虚弱,正气不足;或产时用力过早,耗伤精力;或临产胞水早破,浆干血竭,以致滞产。

(二)气滞血瘀

临产过度紧张,心怀忧惧;或产前过度安逸,以致气不运行,血不流畅;或感受寒邪,寒凝血滞,气机不利,以致滞产。

二、辨证

(一)气血虚弱

证候:腹部阵痛微弱,宫缩时间短,间歇时间长,产程进行缓慢,或下血量多而色淡,面色苍白,神疲肢软,心悸气短。舌淡苔薄,脉大而虚或沉细而弱。

治法:益气补血催产。

(二)气滞血瘀

证候:腰腹疼痛剧烈,宫缩虽强,但间歇不匀,产程进行缓慢,或下血量少暗红,面色紫暗,精神紧张,胸脘胀闷,时欲呕恶。舌暗红,苔薄,脉弦而至数不匀。

治法:理气活血催产。

三、针灸治疗

(一)刺灸

1. 气血虚弱

取穴:足三里、三阴交、合谷、复溜、至阴。

随症配穴:精神疲惫者,加灸气海、关元。心悸气短者,加内关、神门。

刺灸方法:针用补法。

方义:补足三里、三阴交强壮脾胃,化生气血。合谷配三阴交可催产下胎。用复溜以补肾,助其产力。至阴为足太阳膀胱经之井穴,为催产之经验穴。

2. 气滞血瘀

取穴:合谷、三阴交、太冲、独阴。

随症配穴:胸胁胀满者,加内关、肩井。

刺灸方法：针用泻法，可加灸。
方义：合谷配三阴交可理气行血，催产下胎。太冲为足厥阴肝经之原穴，泻之可疏肝理气，以助行血之功。独阴为经外奇穴，有催产的作用，灸之可引产。

(二)耳针

耳针取内生殖器、皮质下、内分泌、肾，毫针中度刺激，每隔 3～5 min 捻转 1 次。

四、推拿治疗

(一)基本治法

取穴：关元、气海、子宫、中脘、合谷、三阴交、足三里、太冲等。
手法：一指禅推、摩、按、揉、拿、振、搓等法。
操作：患者屈膝仰卧位，先用摩法在腹部操作，手法宜平稳和缓、节律均匀，时间约15 min。然后以一指禅推法或揉法施于气海、关元、天枢、子宫、中脘等穴，最后施振法于腹部。

(二)辨证加减

气血虚弱者，加按揉合谷、三阴交、足三里，手法刚柔相济。气滞血瘀者，加拿合谷、三阴交，掐揉太冲、至阴，手法由轻而重。一指禅推水道、归来，然后搓摩胁肋。

第十四节　胞衣不下

胞衣又称胎衣、胎盘，胎儿娩出后，胎盘经长时间不能娩出者，称为胞衣不下，又称胎衣不下、儿衣不下、息胞。本证多伴有阴道出血不止。

一、病因病机

(一)气虚

产妇体质素虚，元气不足；或产程过长，用力过度，分娩后气血两虚，无力送出胞衣而致。

(二)血瘀

多由产时调摄失宜，败血恶露，瘀滞胞中，胞衣不出。

(三)寒凝

临产或产时感受寒邪，外寒趁虚搏于血分，致气血凝滞，胞衣不能及时排出。

二、辨证

(一)气虚

证候：产后胞衣不下，少腹微胀，按之有块，不痛不坚，恶露量多色淡，面色苍白，神疲肢怠，心悸气短。舌淡苔薄，脉细无力。
治法：补气养血祛瘀。

(二)血瘀

证候：产后胞衣不出，小腹疼痛拒按，腹部坚硬有块，恶露量少，色暗红，面色暗紫，脉细涩。

治法：行气活血祛瘀。

（三）寒凝

证候：产后胞衣不下，小腹冷痛拒按，得热痛减，恶露甚少，色淡暗，面色青白。舌淡苔白，脉沉迟或紧。

治法：温经活血祛瘀。

三、针灸治疗

（一）刺灸

1. 气虚

取穴：关元、三阴交、独阴。

随症配穴：阴道出血多者，加隐白。神疲肢怠者，加足三里。

刺灸方法：针用补法，可加灸。

方义：关元为元气交关之所，属任脉而通于胞宫，配三阴交则益气养血。独阴为经外奇穴，是治疗胎衣不下的经验效穴。

2. 血瘀

取穴：肩井、中极、合谷、三阴交、昆仑。

随症配穴：小腹疼痛拒按者，加天枢、阴交。

刺灸方法：针用泻法，可加灸。

方义：肩井有活血利气、催下胎衣的作用。中极属任脉，通胞宫。合谷、三阴交行气活血，祛瘀止痛。配昆仑治胞衣不下。

3. 寒凝

取穴：神阙、气海、三阴交、独阴。

随症配穴：小腹冷痛甚者，加灸肾俞、关元。

刺灸方法：针用泻法，可加灸。

方义：神阙与气海均为任脉穴，通于胞宫，灸之可散寒活血，温经通络。三阴交通经活血，以下胞衣。独阴是治疗胎衣不下的经验效穴。

（二）电针

电针取合谷、三阴交，毫针刺入后，以高频脉冲电流刺激 30 min。

（三）穴位敷贴

穴位敷贴是以巴豆 1 粒，蓖麻籽 1 粒，麝香 0.3 g，捣碎外敷神阙、涌泉。

第十五节　产后恶露不绝

恶露是指产妇分娩后由阴道排出的败血和浊液，产后 1~2 周内属正常现象，产后恶露持续 3 周以上仍淋漓不断者，称产后恶露不绝，又称恶露不尽或恶露不止。

一、病因病机

本证多与气虚下陷、血热内扰、气血瘀滞致冲任不固有关。

(一)脾虚气陷

体质素虚,正气不足,或产后失血耗气,或产后操劳过早,劳倦伤脾,脾虚气陷,导致冲任不固,摄血不能,以致恶露不断。

(二)血热内扰

素体阴虚,复因产时失血,阴液亏耗,阴虚生内热;或产后过食辛辣助阳之物,或邪热内扰,或情志不畅,肝郁化火,以致热扰冲任,迫血妄行。

(三)气血瘀滞

产后胞脉空虚,寒邪乘虚而入,血为寒凝;或肝气郁结,气血瘀滞;或胞衣残留,阻滞冲任,以致瘀血不去,冲任失畅,血不归经,恶露不绝。

二、辨证

(一)脾虚气陷

证候:产后恶露过期不止,量多或淋漓不断,色淡红,质稀薄,无臭味,小腹空坠,神倦懒言,面色淡白。舌淡,脉缓弱。

治法:健脾益气摄血。

(二)血热内扰

证候:产后恶露过期不止,量较多,色深红,质稠黏臭秽,面色潮红,口燥咽干,舌红。脉虚细而数。

治法:育阴清热止血。

(三)气血瘀滞

证候:产后恶露淋漓涩滞不爽,量少,色紫暗有块,小腹疼痛拒按,舌紫暗或边有瘀点,脉弦涩或沉而有力。

治法:活血化瘀止血。

三、针灸治疗

(一)刺灸

1. 脾虚气陷

取穴:关元、足三里、三阴交、百会。

随症配穴:恶露量多者,加脾俞、隐白。小腹下坠者,加中脘、子宫。

刺灸方法:针用补法,可加灸。

方义:关元属任脉,益气而调理冲任。足三里、三阴交健脾摄血,补益中州。百会居于高巅,用于升提阳气以举陷。

2. 血热内扰

取穴:中极、次髎、中都、行间、阴谷。

随症配穴:口舌干燥者,加照海。面色潮红者,加太溪。邪热甚者,加曲池、合谷。

刺灸方法:针用补泻兼施法,可用三棱针点刺出血。

方义：中极属任脉，通胞宫，配次髎清泻胞宫之热。中都为足厥阴肝经郄穴，有疏肝清热的作用。行间为足厥阴肝经之荥穴，泻之可清胞宫血热。配足少阴肾经合穴阴谷用于育阴清热止血。

3.气血瘀滞

取穴：气海、中极、血海、地机。

随症配穴：小腹冷痛拒按者，加灸关元、归来。

刺灸方法：针用泻法，可加灸。

方义：气海、中极均属任脉，用于调理冲任气血。血海、地机属足太阴脾经，能活血化瘀，使瘀去新血归经。

(二)耳针

耳针取内生殖器、内分泌、交感、肝、脾、肾、皮质下、神门，每次选2～4穴，毫针中度刺激，留针15～20 min，每日1次。

(三)艾灸

艾灸取神阙，用艾条灸30 min，每日1次。

第十六节 产后恶露不下

胎儿娩出后如宫内瘀血和浊液滞留不下，或虽下甚少，称为恶露不下，又称恶露不来、恶露停结。本证以新产后多见。如恶露虽少，但腰腹不痛、全身状况良好者，不作本节论。

西医学中的产后感染粘连、胎盘胎膜残留或滞留、产后宫缩乏力、产后子宫过度后倾后屈等影响恶露排出的疾病，可参此治疗。

一、病因病机

本证多与情志不畅、寒邪侵袭有关。

(一)气滞血瘀

情志不畅，肝气郁结，气机不利，血行受阻，气滞血结，致恶血滞留，瘀阻胞宫。

(二)寒凝胞宫

感受寒邪，饮食生冷，恶露为寒所凝，瘀结不下。

二、辨证

(一)气滞血瘀

证候：产后恶露不下或所下极少，色紫暗，小腹胀痛拒按。胸胁胀满。舌紫，苔薄白，脉沉弦或沉涩。

治法：理气活血祛瘀。

(二)寒凝胞宫

证候：产后恶露不下或所下甚少，小腹冷痛拒按，喜热熨，畏寒肢冷。舌淡苔白，脉沉迟。

治法：温经活血祛瘀。

三、针灸治疗

（一）刺灸

1. 气滞血瘀

取穴：气海、中极、地机、太冲。

随症配穴：胸胁胀满者，加期门、膻中。小腹疼痛者，加阴交、气冲。

刺灸方法：针用泻法，可加灸。

方义：气海与中极属任脉，通于胞宫，能调理冲任。

地机为足太阴郄穴，用于活血化瘀，再配足厥阴原穴太冲疏肝理气，可以共奏行气活血化瘀之功。

2. 寒凝胞宫

取穴：关元、气冲、地机。

随症配穴：小腹冷痛者，加灸神阙。

刺灸方法：针用泻法，可加灸。

方义：关元通于胞宫，针并加灸能温经通络，调理冲任。气冲为足阳明和冲脉的交会穴，可活血祛瘀，通经下血。地机可活血化瘀。

（二）耳针

耳针取内生殖器、内分泌、肝、肾、神门，每次选 2～4 穴，毫针强刺激，留针 30 min，每日 1 次。

（三）皮肤针

皮肤针是扣打腰椎至尾椎、下腹部任脉、腹股沟部、下肢足三阴经，强刺激。

第十七节　产后血晕

产妇分娩后突然头晕目眩，不能坐起，或心胸满闷，恶心呕吐，痰涌气急，心烦不安，甚则口噤神昏，不省人事，称"产后血晕"，为产后急重症之一，"血晕"即产后失血过多或停瘀或气血虚脱引起的上述症状。产后血晕始载于《经效产宝》，全称"产后血晕闷绝"。

一、病因病理

中医学认为，导致产后血晕的病因病机，有虚实二端。虚者，乃属阴血暴亡，心神失守，多由产后血崩发展而来。实者，则为瘀血上攻，扰乱心神所致。产妇素体气血虚弱，复因产时失血过多，以致营阴下夺，气失依附，阳气虚脱。或因产后胞脉空虚，感受寒邪，血为寒凝，瘀滞不行，加因产后元气亏虚，气血运行失度，以致血瘀气逆，并走于上，扰乱心神，而致血晕。

二、临床表现

产妇分娩后突然头晕目眩，不能坐起，或心胸满闷，恶心呕吐，痰涌气急，心烦不安，甚则口噤神昏,不省人事。血虚气脱型表现为产时产后流血过多,突然晕眩,心悸烦闷不适,甚则昏不知人。面色苍白,眼闭口开,手撒肢凉,冷汗淋漓,舌淡无苔,脉微欲绝或浮大而虚。瘀阻气闭型表现为产妇刚分娩后,恶露不下或量少,少腹阵痛拒按,甚至心下急满,气粗喘促。

三、诊断要点

(1)发病以新产后数小时内多见。

(2)产妇分娩后突然头晕目眩,不能坐起,或心胸满闷,恶心呕吐,痰涌气急,心烦不安,甚则口噤神昏,不省人事。

四、针灸治疗

(一)针刺

处方一:三阴交、人中、内关、中极、支沟、十宣。

操作:中极施捻转泻法,三阴交、支沟施提插泻法,人中施提插泻法,内关施提插捻转之平补平泻法,每穴均留针15~30 min。十宣则用三棱针点刺放血。本法适宜于瘀阻气闭型。

处方二:三阴交、足三里、合谷。

操作:针刺以上穴位,施捻转补法,每穴连续捻补5~8 min或更长时间。本法适宜于血虚气脱型。

处方三:阴交、三阴交、支沟、中极、公孙。

操作:用毫针刺以上穴位,施捻转泻法,另可加灸这些穴位。本法适宜于血瘀气逆型。

处方四:百会、关元、人中、内关、足三里、三阴交、气海。

操作:毫针刺,人中施提插泻法,内关施提插捻转之平补平泻法。余穴均施捻转补法,留针15~30 min,但是百会用艾条悬灸。本法适宜于血虚气脱型。

处方五:胃俞、膏肓俞、脾俞、肺俞、足三里、中脘。

操作:毫针刺,施捻转补法,留针20~30 min,诸穴均加用艾条悬灸法,约30 min。每日1次,7~10次为1个疗程。本法适宜于肺脾气虚型。

(二)耳针

处方一:内生殖器、交感、神门、肾上腺、心、肝。

操作:毫针强刺激以上穴位,间歇运针,留针30~60 min。

处方二:子宫、下脚端、神门、下屏尖、肝、心。

操作:局部消毒,毫针刺之,强刺激,留针1~2 h,或留针至神清识人。

处方三:脑、心、脾、肝、肺、肾、下屏尖、平喘、神门、下脚端。

操作:每次选3~6穴,每日或隔日针1次,每次留针30~60 min。或采用耳穴压籽法,每3 d 1次,10次为1个疗程。

(三)灸法

处方:百会、神阙、足三里、关元。出血过多者,加隐白;心悸者,加神门;抽搐者,加太冲;牙关紧闭者,加颊车。

操作:以上穴位轮番用艾条灸,灸至神清为度。

(四)穴位注射

处方:三阴交、足三里。

操作:将催产素1～2 U,或麦角0.1～0.2 mL,用0.5%普鲁卡因稀释到1～2 mL,进针得气后,每穴注入0.5 mL。本法适宜于血虚气脱型。

(五)电针

处方:中脘、关元、脾俞、肾俞、膻中、三阴交、太溪、足三里。

操作:每次选2～4穴,每次通电20～30 min,每日1次,10次为1个疗程。

(六)皮肤针

处方:五脏俞、夹脊穴、背部足太阳膀胱经第一侧线。

操作:在以上部位,用梅花针中等刺激,以皮肤潮红为度,每日1次,7次为1个疗程。

五、推拿治疗

处方一:关元、气海、八髎、肾俞、中脘、百会、足三里、脾俞、胃俞。

操作:摩小腹6 min,揉关元、气海各2 min,按八髎、肾俞,以酸胀为度,然后按揉百会2 min,直擦背部督脉,以透热为度,揉中脘2～3 min,揉足三里、脾俞、胃俞各1 min,本法适宜于气随血脱型。

处方二:膻中、印堂、太阳、百会、水沟、承浆、关元、膈俞、肝俞、心俞、脾俞、血海、中极、八髎、太冲。

操作:患者仰卧位,先用拇指掐承浆、水沟,再按揉印堂、百会,分抹印堂至太阳。按揉中脘、膻中、内关、三阴交、支沟等穴。然后患者俯卧位,按揉膈俞、脾俞、肝俞、心俞。最后按揉中极、血海、太冲,擦八髎,以透热为度。本法适宜于血瘀气逆型。

处方三:关元、中脘、气海、心俞、肺俞、脾俞、肾俞、命门、三阴交、足三里、合谷、内关。

操作:一指禅推或揉关元、中脘、气海,一指禅推心俞、肺俞、脾俞、肾俞,擦命门,捏脊,按揉三阴交、足三里。最后,按揉内关,拿合谷。

第十八节 缺 乳

产妇在哺乳期乳汁分泌量少或乳汁全无,称为产后缺乳,亦称产后乳不下、产后乳不足。本证可出现在产后及整个哺乳期。如哺乳期由于再度妊娠或妇人先天无乳,皆不能作产后缺乳论。

本证相当于西医学中由于内分泌障碍、营养不良及精神因素导致的产后乳汁分泌过少或无乳。

一、病因病机

本证多因身体虚弱、气血生化之源不足,或因肝郁气滞、乳汁运行受阻所致。

(一)气血亏虚

素体脾胃虚弱,或分娩失血耗气,或孕期产后调摄失宜,或产后思虑过度伤脾,气血生化之源不足,导致乳汁缺乏。

(二)肝气郁滞

产后情志抑郁,肝失条达,气机不畅,经脉壅滞,乳汁运行受阻,发为缺乳。

二、辨证

(一)气血亏虚

证候:产后乳少甚或全无,乳汁清稀,乳房柔软无胀感,面色少华,唇爪苍白,神疲食少。舌淡,脉细弱。

治法:益气补血通乳。

(二)肝气郁滞

证候:产后乳汁甚少或全无,乳汁稠,乳房胀满而痛,情志抑郁,胸胁胀痛,食欲减退。舌暗红或尖边红,苔薄黄,脉弦细或弦数。

治法:疏肝解郁下乳。

三、针灸治疗

(一)刺灸

1.气血亏虚

取穴:乳根、膻中、脾俞、足三里、少泽。

随症配穴:食少便溏者,加天枢、中脘。血虚甚者,加膈俞、三阴交。

刺灸方法:针用补法,可加灸。

方义:乳房为阳明所过,取乳根可疏通阳明经气而催乳。气会膻中益气调气,以助催乳。脾俞、足三里健运脾胃,益气补血。少泽为催乳效穴。

2.肝气郁滞

取穴:膻中、乳根、内关、太冲、少泽。

随症配穴:胸胁胀满者,加肝俞、期门。乳房胀满而痛者,加合谷、梁丘。

刺灸方法:针用泻法,可加灸。

方义:膻中、乳根调气通络催乳。内关与太冲分属手足厥阴经,可疏肝解郁,理气通络。少泽为通乳效穴。

(二)耳针

耳针取胸、内分泌、交感、肝、脾、肾,每次选 2~4 穴,毫针中度刺激,留针 15~20 min,隔日或每日 1 次。

(三)艾灸

艾灸取膻中、乳根,以艾条温和灸 10~20 min,每日 2 次。

(四)穴位注射

穴位注射取膻中、乳根、肝俞、合谷,用 0.5% 普鲁卡因 20 mL 加入维生素 B_1 100 mg,每穴注射 3~5 mL,每日 2 次,3 d 为 1 个疗程。

(五)皮肤针

皮肤针主要是以扣打肺俞至三焦俞、天宗、膻中、乳房周围,根据证候虚实分别给予轻、重刺激。

四、推拿治疗

(一)基本治法

取穴:膻中、乳根、天宗、厥阴俞、膏肓、足三里、太冲、合谷、少泽等。

手法:一指禅推、按、揉、推、抹、掐等法。

操作:患者仰卧位,一指禅推膻中、乳根,在患者胸部乳房周围轻轻按揉数次,沿乳腺分布由乳根向乳头推抹。按揉足三里、太冲,以酸胀为度。

患者俯卧位,按揉天宗、厥阴俞、膏肓、合谷,掐少泽。

(二)辨证加减

气血亏虚者,加一指禅推中脘、气海、膈俞、足三里,横擦脾俞、胃俞,透热为度。肝气郁滞者,加一指禅推章门、期门,按揉内关、肝俞,斜擦两胁。

第十九节 阴 挺

阴挺系指子宫位置下垂,甚至脱出阴户之外,形如鸡冠、鹅卵、色淡红的病证,古称阴痔、阴脱、阴菌、苏子疾、阴癫。

多发生于产后,故又称产肠不收、子肠不收。体质虚弱、老年妇女、产后过早劳动、孕产过多及从事体力劳动的妇女易患本证。

本证可见于西医学中的子宫脱垂,阴道壁膨出也可参考本节论治。

一、病因病机

本证多与中气下陷、肾气不足、湿热下注等因素有关。

(一)脾虚气陷

素体虚弱,或分娩用力过度,或产程过长,或产后操劳过早,劳伤中气,致中气下陷,系胞无力。

(二)肾阳亏虚

禀赋不足,或房劳过度,孕育频繁,损伤肾气,带脉失约,冲任不固,系胞无力。

(三)湿热下注

感受湿热之邪,或脾虚失运,水湿内聚,郁而化热,湿热下注,损伤任带,致胞脉弛纵,不能束胞;或阴挺于外,兼感湿热之邪,浸淫胞宫。

二、辨证

(一)脾虚气陷

证候:子宫脱垂,小腹、阴道、会阴部有下坠感,劳则加剧,卧则减轻或消失,面白少华,四肢乏力,少气懒言,带下色白,量多质稀。舌淡,苔薄少,脉细弱。

治法:益气健脾,升阳举陷。

(二)肾阳亏虚

证候:子宫脱垂,小腹下坠感,腰酸腿软,头晕耳鸣,畏寒肢冷,小便频数,夜间尤甚,舌淡,苔白滑,脉沉弱。

治法:温补肾阳,固摄胞宫。

(三)湿热下注

证候:胞宫下脱日久,胞面糜烂,黄水淋漓,或兼阴部灼痛,小便黄赤,或口干口苦,舌红,苔黄腻,脉滑数。

治法:健脾利湿,清热解毒。

三、针灸治疗

(一)刺灸

1.脾虚气陷

取穴:百会、气海、维道、足三里。

随症配穴:小腹坠胀甚者,加中脘、脾俞。

刺灸方法:针用补法,可加灸。

方义:百会升阳益气举陷。气海益气,以固摄胞宫。维道为足少阳、带脉之会,可维系带脉,收摄胞宫。足三里补中益气。

2.肾阳亏虚

取穴:关元、大赫、照海、子宫。

随症配穴:腰酸腿软者,加肾俞、太溪。头晕耳鸣者,加百会、肾俞。

刺灸方法:针用补法,可加灸。

方义:关元针灸并用可温补肾中元气,固摄胞宫。大赫、照海补益肾气,升提胞宫。子宫为治疗阴挺的验穴。

3.湿热下注

取穴:脾俞、阴陵泉、行间、中极、次髎。

随症配穴:阴部灼热者,加太冲、蠡沟。

刺灸方法:针用泻法。

方义:脾俞、阴陵泉健脾利湿。行间、中极、次髎可清热利湿,调理冲任。

(二)耳针

耳针取内生殖器、皮质下、肝、脾、肾、交感,每次选2~4穴,毫针中度刺激,每日1次,也可压丸或埋针刺激。

(三)穴位注射

穴位注射取曲泉、维胞(关元旁开6寸)、肾俞,选用催产素10 U加生理盐水至10 mL,或维生素B_1、维生素B_{12}注射液,或复方当归注射液,每个穴位注入1~2 mL,每日1次,7次为1个疗程。

(四)电针

电针取子宫、足三里,针刺后通低频脉冲电流15~20 min。

四、推拿治疗

（一）基本治法

取穴：气海、关元、中极、子宫、百会、肾俞、命门等。

手法：一指禅推、按、揉、摩、擦法。

操作：患者仰卧位，一指禅推气海、关元、中极，按揉子宫，再掌摩下腹部。患者俯卧位，横擦肾俞、命门，以透热为度。

（二）辨证加减

脾虚气陷者，加按揉百会、脾俞、足三里，摩中脘。肾阳亏虚者，加按揉肾俞、命门、关元、太溪，直擦背部督脉，横擦肾俞、命门，透热为度。湿热下注者，加按揉阴陵泉、蠡沟、八髎。

第二十节 不孕症

凡育龄妇女未避孕，配偶生殖功能正常，婚后有正常性生活，同居 2 年以上而未怀孕者称为原发性不孕。曾有过生育或流产，已避孕而又 2 年以上未怀孕者，称继发性不孕。中医学称原发性不孕为"无子""全不产"，称继发性不孕为"断绪"。

一、病因病理

西医学认为，引起不孕的原因有卵巢、输卵管、子宫体、子宫颈、阴道以及精子等方面的因素。

此外，还有性器官以外的因素以及部分妇女血清中含有抗精子抗体而不孕者。其中由于卵巢功能低下或卵巢内分泌功能障碍以及下丘脑、垂体、卵巢之间内分泌平衡失调而引起月经异常、无排卵月经或黄体功能不全所致的不孕占有很大比例。

中医学认为，导致不孕的原因很多，如古人所说的五不女，即螺、纹、鼓、角、脉五种，大多属于先天性生理缺陷，这是针灸所不能奏效的。就脏腑气血而论，本症与肾精关系密切；如先天肾虚，或精血亏损，使冲任虚衰，寒客胞脉而不能成孕；或情志不畅，肝气郁结，气血不和，或恶血留内，

气滞血瘀；或脾失健运，痰湿内生，痰瘀互阻，胞脉不通均可致不孕。

二、临床表现

婚后 2 年以上未孕，多见有月经不调，经期紊乱，或先或后，经量不一，量少或淋漓不断，或量多而出血凶猛。经色或淡或红或紫黑，或有瘀块，由于导致不孕的原因不同，则可伴不同的症状。

三、诊断要点

(1)育龄妇女未避孕，配偶生殖功能正常，婚后有正常性生活，同居 2 年以上而未怀孕，或曾有过生育或流产，未避孕而又 2 年以上未怀孕。

(2)因男方因素导致不孕症约占30%,首先应排除男方因素。要注意有无慢性病、结核、腮腺炎、附睾炎、睾丸炎等病史,有无接触铅、磷或放射线。还应作局部检查及精液检查。

(3)女方应了解月经史、分娩史及流产史,有无生殖器感染,性生活情况,是否采取避孕措施。还要进行体格检查、卵巢功能检查、性交后试验、输卵管通畅试验,必要时进行腹腔镜、宫腔镜、免疫等项检查,以查明原因。

(4)妇科检查、基础体温,基础代谢率和血清雌激素、孕激素的测定以及诊断性刮宫、输卵管通畅试验、宫颈黏液检查等有助于诊断。

四、针灸治疗

(一)针刺

处方一:肾俞、太溪、照海、关元、三阴交、足三里。

操作:常规针刺,施提插捻转补泻法,关元穴可加用灸法。每日1次,10次为1个疗程。适用于肾虚型之不孕。

处方二:肾俞、关元、中极、子宫、三阴交、足三里、血海、脾俞。

操作:常规针刺,施补法。得气后留针20~30 min,每日1次,10次为1个疗程。适用于血虚型之不孕。

处方三:中极、气冲、足三里、丰隆、三阴交、阴陵泉、子宫。

操作:常规针刺,施泻法。得气后留针20~30 min,每日1次,10次为1个疗程,适用于痰湿型之不孕。

处方四:中极、四满、三阴交、太冲、子宫。

操作:中极向曲骨方向斜刺,针刺1~1.5寸,施提插泻法,以针感向会阴传导为佳。四满直刺,进针1~1.5寸,施捻转平补平泻法。三阴交直刺,进针1寸;太冲直刺,进针0.5~0.8寸;子宫穴直刺1.5寸,使患者感到局部酸胀,均施捻转泻法,每日1次,10次为1个疗程,适用于肝郁型之不孕。

处方五:主穴取关元、中极、子宫、血海。肾虚配肾俞、命门;气血亏虚配百会、足三里,肝郁气滞配内关;痰湿郁滞配丰隆、阴陵泉、三阴交;宫寒血瘀配归来、膈俞;湿热内阻配阴陵泉。

操作:每次取主穴2~3个加配穴,施平补平泻手法。针刺关元穴时,针尖应向下斜,进针2寸左右,使针感向会阴部扩散。子宫穴直刺达1.5~3寸,使患者感到局部酸胀,并向下腹部扩散为宜。留针20~30 min,留针期间行针2~3次,每日1次,10次为1个疗程,疗程间隔5~7 d,经期暂停。

处方六:主穴取中极、三阴交、大赫、地机。肾虚型配肾俞、气穴、照海;血虚型配膈俞,血海、足三里;肝郁型配太冲、阴廉、气门;痰湿型配四满、丰隆、阴陵泉;血瘀型配气冲、胞门、次髎。

操作:在月经周期第12 d开始针刺,连续3 d,每日1次,留针15 min,均用平补法。月经期和增生期,根据辨证取穴治疗,每日1次。

处方七:主穴取中极、大赫、三阴交、地机。肾虚者配肾俞、关元、太溪;血虚者配肝俞、血海、足三里;痰盛者配中脘、丰隆、阴陵泉;肝郁者配阴廉、曲泉、太冲;血瘀者配膈俞、次髎、血海。

操作:虚证施以补法,实证施以泻法,并可配合采用艾灸。针灸治疗在月经期及增生期根据证型,辨证用穴,隔日治疗1次,月经周期第12 d开始,用上述处方的主穴,每天治疗1次。

处方八:中极、归来、子宫、气穴、三阴交。

操作:中极、归来、气穴、子宫均直刺,可刺1~2寸,施捻转泻法。三阴交直刺,针1~1.5寸,施提插捻转泻法。每日1次,10次为1个疗程。

处方九:中极、气冲、丰隆、三阴交、阴陵泉。

操作:中极直刺,进针1~1.5寸,施提插捻转泻法。气冲直刺或稍向上斜刺,进针0.5~1寸,施捻转泻法。丰隆直刺,进针1~1.5寸,施提插泻法。阴陵泉、三阴交直刺,进针1~1.5寸,施捻转平补平泻法。每日1次,7次为1个疗程。

处方十:关元、气海、中极、血海、天枢、三阴交、八髎、肾俞。

操作:针刺用平补平泻法,每次引出强烈针感。每次留针30 min,每10 min行针1次。针刺完毕后可配合以按摩手法在腹部及腰骶部操作。

手法以按法、揉法为主,手法要求深透柔和,以患者感觉局部明显温热感为度。治疗自月经来潮前15 d开始,每日1次,12次为1个疗程。

(二)芒针

处方:志室透肾俞、血海、气海透中极、八髎、昆仑透太溪。

操作:针刺八髎时,由上髎进针沿皮平刺至下髎。气海穴透中极穴时,先直刺气海0.5~1寸,得气后,将针稍稍退出少许,沿皮浅刺透中极穴。余穴用常规针法。隔日1次,每次留针20~30 min,7~10次为1个疗程,疗程间隔5~7 d。经期暂停。

(三)皮肤针

处方一:肾俞、命门、八髎、关元、气海、中极、足三里、三阴交。

操作:用皮肤针中、重度刺激,每日1次,7次为1个疗程,疗程间隔7 d,于每次月经前7 d施治。适用于各型不孕症。

处方二:气海、关元、中极、天枢、命门、肾俞、八髎。

操作:用中、重度刺激,下腹部由脐向下至耻骨联合上缘反复叩刺2~3行,可加叩横向3~4行,重点叩刺气海、关元、中极、天枢穴。腰、骶部可沿督脉及其夹脊穴自上而下每条经脉叩刺1~2行,每日施治1次,7次为1个疗程,疗程间隔7 d,可于每次月经前7 d左右开始施治。

(四)耳针

处方一:子宫、肾、屏间、脑、卵巢。

操作:穴位常规消毒,用中等刺激,留针20 min,每日1次,10次为1个疗程,或用锨针耳内埋入法、压豆法,亦可用耳穴磁疗法。适用于本病各型。

处方二:内分泌、肾、子宫、皮质下、卵巢。

操作:穴位严格消毒,毫针刺,用中等刺激,每日1次,每次2~3穴,10次为1个疗程。亦可用锨针耳内埋入法。

处方三:子宫、脑点、腹、皮质下、内分泌、肝、肾。

操作:先用75%酒精在穴位上消毒,用28号毫针刺激,留针20~30 min,留针期间捻针刺激1~2次,每日或隔日1次,10次为1个疗程。

处方四:内分泌、肾、子宫、卵巢。

操作:毫针刺,经期第12 d开始治疗,连续3 d,中等刺激,留针30 min,每日1次。

处方五：子宫、卵巢、肾、肝、内分泌、皮质下。

操作：每次选用2~4穴，或两耳交替。毫针刺法在月经周期第12 d开始，连续3 d，中等刺激，留针30 min，每日1次。

处方六：子宫、肾、卵巢。肝郁加肝；痰湿加内分泌。

操作：毫针中等刺激，每日1次，10次为1个疗程，亦可用耳穴埋针治疗。

（五）三棱针

处方：主穴曲泽、腰俞；配穴阴陵泉、委阳。

操作：用三棱针点刺放血，若出血量少，可配合针刺后拔罐。主要用于血瘀型不孕。

（六）皮内针

处方：肾俞配关元，志室配中极，气海配血海，三阴交配足三里。

操作：每次取1组穴，局部常规消毒后，用皮内针平刺入皮肤0.5~1.2 cm，用小块胶布固定针柄，埋针时间为2~3 d，7次为1个疗程，疗程间隔5~7 d。

（七）穴位注射

处方一：肾俞、气海、关元、天枢、归来、子宫、足三里、三阴交。

操作：每次取2~3穴，每穴注入5%当归注射液或胎盘组织液0.5~1 mL，隔日1次，10次为1个疗程，经期暂停。适用于各型不孕症。

处方二：肾俞、关元、天枢、归来、三阴交、足三里。

操作：每次只取2~3个穴，上穴轮换使用，用5%当归注射液或胎盘组织液，每穴注入0.5~1 mL，隔日1次，10次为1个疗程，经期暂停。

处方三：子宫、次髎、肾俞、关元、曲骨、足三里、三阴交、然谷。

操作：用胎盘组织液2 mL或绒毛膜促性腺激素或当归注射液，每次选3~4穴，每穴注入0.5~1 mL，治疗从经期第10 d开始，每日1次，连续5 d。

处方四：中极、大赫、三阴交、地机。

操作：每次选用2穴，或选用胎盘注射液、当归注射液、绒毛膜促性腺激素等，每穴注入药液1~2 mL，治疗从月经周期第12 d开始，每天1次，连续5次。

（八）电针法

处方：关元、天枢、中极、曲骨、血海、三阴交。

操作：每次取3~4个穴，针刺得气以后接通电G-6805电针仪，使用连续波中等刺激，每次治疗20~30 min，每日或隔日1次，10次为1个疗程，经期暂停。

（九）激光照射法

处方一：关元、气海、水道、子宫。

操作：月经后3~5 d，用氦-氖激光仪照射上穴，每穴5 min，每日1次。适用于无排卵性不孕症。

处方二：子宫、八髎。

操作：用CO_2激光扩束（功率密度300 mW/cm²）照射穴位，每日1次，每穴10 min。

（十）穴位埋线法

处方：三阴交。

操作：穴位常规消毒后，以注射用针头为套管，1.5寸毫针剪去针尖为针芯，套入长度为

0.2 cm的4号羊肠线。

针刺适当深度后,行轻度提插捻转手法至患者自觉局部有酸、麻、重、胀感,然后边推针芯边退针将羊肠线埋于穴位内。15 d治疗1次,3次为1个疗程。

(十一)灸法

处方一:神阙、关元、石关、子宫。

操作:以直接无瘢痕灸,每穴25～50壮,或隔附子饼灸7～9壮,每日1次,15次为1个疗程。

处方二:神阙、关元、足三里、三阴交、中极。

操作:每次选腹部、下肢各1穴,神阙用隔盐灸,余穴用隔附片发泡灸。每月经周期治疗1次,治疗时间在经期第12 d左右为宜。平时用艾条温和灸气海或中极15～20 min,隔日1次。

处方三:关元、中极、神阙、子宫、肾俞、命门、脾俞、足三里、三阴交。

操作:每次取4～5穴,每穴用艾条温和灸10 min,每日1次,10次为1个疗程,适用不孕症。

处方四:关元、中极、子宫、神阙、命门、肾俞、血海、三阴交。

操作:每次取3～4穴,每穴用中号艾炷隔姜施灸5～7壮,隔日1次,7次为1个疗程,疗程间隔7 d。适用于肾阳虚型不孕症。

(十二)温针法

处方:关元、中极、肾俞、命门、足三里、三阴交。

操作:先用毫针刺入穴位,得气以后,用1寸长艾条插在针柄上,点燃,使针体温热,待艾条燃尽,再留针10 min左右,每日1次,10次为1个疗程,疗程间隔5～7 d。

(十三)磁疗法

处方:耳穴:子宫、脑点、内分泌、肝、肾。

操作:先用毫针刺入耳穴,然后在针柄上贴小磁片,每次留针30 min左右,双耳交替施治,每日1次,10～15次为1个疗程。

五、推拿治疗

处方一:关元、子宫、气海、胞门、三阴交、次髎为主穴,配合背部膀胱经第一线。

操作:先用禅推法分别施治于关元、中极、子宫、气海、胞门、子户穴,每穴约2 min,然后按揉双侧三阴交穴2 min,再用小鱼际擦次髎穴,以透热为度,最后用小鱼际擦背部膀胱经第一线5～8遍。肾虚不孕者,加按揉命门、肾俞、照海,每穴2 min;肝郁不孕者,加按揉蠡沟、太冲穴,每穴2 min;痰湿不孕者,加按揉脾俞、丰隆、足三里穴,每穴2 min;血瘀不孕者,加掌摩腹部约5 min,然后按揉血海穴约2 min。

处方二:关元、气海、曲骨、中极、肾俞、命门、然谷、太溪、腰眼、阳谷。

操作:首先患者仰卧位,医者施摩法于小腹部,以小腹部微热为宜,时间约10 min。再按揉关元、气海、曲骨、中极各1 min,以酸胀为度。然后患者取俯卧位,医者施四指推法、滚法于腰部,重点在肾俞与命门穴,时间约5 min。接着擦腰骶部,透热为度。最后点按气海、然谷、太溪、腰眼、阳谷穴2 min,振百会穴。

第七章　眼科和耳鼻喉科疾病针灸推拿治疗

第一节　青少年假性近视

青少年假性近视,又称功能性近视,是指远视力低于1.0,近视力正常,使用睫状肌麻痹药后,屈光度消失,呈现远视或正视者。临床主要表现为视近物较为清楚,视远物模糊不清。多见于年龄较小的中小学生。本病属于中医学"能近怯远证""视近怯远证"的范畴。

一、病因病理

青少年假性近视的病因目前尚不十分清楚,多数学者认为本病与过度阅读和近距离工作、遗传等因素有关。近距离作业如读书、写字等造成眼睛长时期的调节紧张,头部前倾,眼球内不断充血,眼压相应增高以及眼外肌的紧张和压迫,或因调节时牵引涡状静脉妨碍血液流通,使巩膜抵抗力减弱,致使眼轴延长而形成假性近视,若长期调节紧张,随之而来的则为睫状肌肥厚、晶状体屈折力增加等一系列器质性变化,由假性近视逐渐形成轴性近视。

中医学认为本病可由先天禀赋不足,或后天学习和工作时光线昏暗,体位不正,或因病后目力未复,久视疲劳等原因,引起心阳衰弱,或为肝肾两虚,精血不足,目失濡养,以致神光衰微,光华不能及远。

二、临床表现

多数患者除远视力不好外,无其他症状。做近工作时感到舒适,因无须调节,故睫状肌萎缩,调节力变弱,但高度近视在做近工作时,因用集合力过多,也会出现不舒适之感。视力易疲劳,微畏光,有时眼前见有黑点与闪光,度数高的眼球变长而大,故出现眼球突出症状,远视力显退,常眯目视物。

三、实验室及器械检查

眼底检查可见视乳头颞侧弧形斑,甚至成环形萎缩斑,豹纹状眼底,黄斑区可有色素增生与出血,形成富克斯角膜凹,致中心视力明显下降,视网膜周边部可有囊样变性,发生裂孔引起视网膜脱离。

四、诊断与鉴别诊断

(一)诊断

根据患者近看清楚,远看模糊,结合主觉验光法和他觉检查法以及眼底检查可初步做出诊断。

(二)鉴别诊断

(1)真性近视:为器质性改变,眼轴延长所致,当用睫状肌麻痹药后,其屈光度数不变,而假性近视在使用睫状肌麻痹药后,屈光度消失。

(2)变性近视：造成变性近视眼的主要原因是眼轴延长，屈光度通常为-6.00 D～-10.00D或更高，且常伴有眼内病变。

五、治疗

(一)治疗原则

治疗原则是补益肝肾，调补心气，养血濡络。

(二)刺法

1.毫针

(1)常用穴位：风池、承泣、四白、睛明、球后、攒竹、肝俞、肾俞、心俞、合谷、太溪、光明。

(2)操作方法：每次选用4～6穴，用毫针轻轻刺入，留针30 min，每日或隔日1次。针刺承泣、球后等穴应沿眶下缘慢慢刺入眼球后，轻轻捻转后，留针30 min；针风池穴应向对侧眼球方向进针1～1.5寸，施以平补平泻法，每日或隔日1次。

(3)随症加减：伴有失眠者加神门、安眠；食少加足三里、三阴交；头昏目眩者加百会、印堂。

2.皮肤针

运用皮肤针轻叩风池、大椎、内关、肾俞、心俞、肝俞等穴，每日1次。

3.氦-氖激光

选用睛明、承泣、光明等穴位，用3～7 mW的氦-氖激光作上述穴位照射，每穴5 min，每日1次。

4.耳针

选用眼、目1、目2、心、肝、肾等穴，中等刺激后留针30 min，或用王不留行籽按压上述耳穴。

(三)推拿

1.主要手法

主要手法是一指禅推法、点按法、揉法、拿法、分推法等。

2.常用穴位与部位

常用穴位与部位除有毫针施穴部位外，还有太阳、鱼腰、翳风、丝竹空、瞳子髎以及合谷部、太冲部、小腿外侧部等。

3.操作程序

(1)令患者正坐，术者立于旁侧，先点按攒竹、鱼腰、丝竹空、瞳子髎各1 min，再用分推法分推眉弓10～20次。

(2)继上，以一指禅推法分别施于四白、阳白、睛明等穴约5 min，再以点揉法于两侧太阳、翳风，施术力量由一般逐渐加重，每穴各1 min。

(3)继上，术者立于患者之后，用拿法施于双侧的风池处，一拿一松，反复进行10～15次。

(4)令患者仰卧，用捏拿法施于合谷、太冲和小腿外侧部，时间约5 min。

(四)其他疗法

内服定志丸加味，处方为党参、远志、茺蔚子、五味子、枸杞子、石决明等。

六、预后

青少年假性近视患者若注意改善学习习惯，注意用眼卫生，视力常有所恢复，很少超过－6.0屈光度,成年后不再发展或发展缓慢,并发症也较少。但部分患者可发展成轴性或真性近视。

七、附注

(1)针灸配合推拿治疗青少年假性近视,在短期内可取得较好的疗效,故治疗应保持一定的疗程,以巩固治疗效果。

(2)在治疗过程中或治疗后的一段时期内,应嘱咐患者保持良好的用眼卫生,如尽可能不看电视、小说,切不可在暗淡的光线下或连续较长时间的看书学习,以免使眼肌过度疲劳,影响治疗效果。

(3)应注意嘱咐患者坚持做眼保健操,对预防和治疗青少年假性近视具有重要作用。眼保健操方法如下:第1节按摩上眶角(攒竹下3分天应穴);第2节挤按鼻根(睛明穴);第3节按揉面颊(四白穴);第4节按揉太阳穴,轮刮眼眶上下1圈。手法以平揉为主,明确穴位固定解剖位置,操作时要求闭眼,伴随音乐操练,每次需时4.5 min。操练后远望窗外片刻,使眼睛更好地得到充分休息。主要用于中小学校上下午课间操或家庭作业后,可做1~2次,从而起到放松调节,保护视力及预防近视。

第二节　麻痹性斜视

麻痹性斜视指由一条或数条眼外肌完全或不完全性麻痹引起的眼位偏斜。为临床常见眼病,多一眼发病,起病突然,伴有复视、头晕、恶心呕吐、步态不稳等症状。本病属于中医学"目偏视""风牵偏视"的范畴。

一、病因病理

本病可由下列原因引起:颅内疾病如脑炎、脑膜炎、颅脑外伤、肿瘤等;脑炎侵犯神经核和神经束,可以引起眼外肌麻痹;颅底骨折可导致第Ⅵ脑神经损伤,而出现眼外肌麻痹;眼眶局部病变如外伤、炎症、肿瘤等;眶内肿瘤可压迫第Ⅲ、Ⅳ、Ⅵ脑神经,鼻咽癌颅底转移压迫第Ⅵ脑神经;全身性疾病如感冒、白喉、糖尿病等,均可损害第Ⅵ脑神经而使眼肌麻痹。

中医学认为,本病多因卫外失固,风邪乘虚侵入经络,导致眼部经筋缓缩不利;或因劳累太过,将息失宜、肾阴亏虚,水不涵木,肝风内动;或因跌仆损伤,肿瘤压迫,致使头颅经络受损,气滞血瘀,目珠维系失衡所致。

二、临床表现

常突然发病,单眼发病者较多,其主要症状为眼球运动受限,表现为向某一方向偏斜,即向麻痹肌行使功能的相反方向偏斜,愈向麻痹肌作用方向转动,眼球的偏斜愈明显,向相反方向转动,偏斜度减小,甚至消失。复视亦为本病的主要症状,表现为双眼注视目标时,将一个物体看成离开的两个物体的现象。由于复视的干扰,患者常伴有头晕目眩、恶心呕吐、步态不稳等全身症状,遮盖患眼后,眩晕等症状即可消失。

三、实验室及器械检查

炎症引起者血常规检查白细胞及分类可升高,肿瘤和外伤引起者X线片及头颅CT可发现相应的征象。

(一)检查眼球运动

嘱患者两眼向右、左、右上、右下、左上、左下运动,观察眼肌受限:若一眼向鼻侧受限,表示内直肌麻痹;向颞侧受限,表示外直肌麻痹;向颞上方受限,表示上直肌麻痹;向颞下方受限,表示下直肌麻痹;向鼻上方受限,表示下斜肌麻痹;向鼻下方受限,表示上斜肌麻痹。眼球固定不能向各方转动,称完全性眼外肌麻痹。

(二)检查斜视角

第2斜视角大于第1斜视角。即用麻痹眼固视时出现的斜视度数大于用健眼固视时的斜视度数,因为麻痹肌固视时,大脑发生较大的神经冲动同样发给健侧的配偶肌,使该肌过度收缩。

(三)复像检查

通过复像检查可进一步确定麻痹的眼外肌,检查中如发现复像的位置比较零乱,则可能是多数肌肉受累的结果,此时应仔细分析复像的情况,并结合反复的眼球运动检查,予以综合判断。

从中医学辨证来看,属风邪袭络者,可伴见恶风寒,发热头痛,舌苔薄白,脉浮。属肝风内动者,可伴见头晕目眩,耳鸣,烦躁易怒,面赤,肢麻震颤,舌红苔黄,脉弦。属外伤瘀滞者,有外伤、手术史,眼痛眼胀,或有胞睑、白睛瘀血,舌暗红,有瘀点、瘀斑,脉涩。

四、诊断与鉴别诊断

(一)诊断

根据眼球运动受限、复视,偏斜,第2斜视角大于第1斜视角,复像检查,即可做出诊断。

(二)鉴别诊断

本病主要应与共同性斜视相鉴别。共同性斜视多逐渐发生,眼球运动正常,无复视及代偿头位,第2斜视角与第1斜视角相等,往往有屈光不正或弱视存在,无眩晕、恶心及步态不稳等全身症状。

五、治疗

(一)治疗原则

治疗原则是祛风通络,活血化瘀,养血舒筋。

(二)刺法

1. 毫针

(1)常用穴位:睛明、攒竹、印堂、瞳子髎、丝竹空、太阳、上明(眉弓中点,眶上缘下)、承泣、球后、四白、风池、合谷、足三里、太冲、太溪、肝俞、肾俞。

(2)操作方法:每次局部选用患侧2~3穴、远部选用2~3穴中等刺激强度,留针20~30 min,间歇行针2~3次,每日或隔日1次,10次为1个疗程。

(3)随症加减:伴恶寒发热头痛者加外关、大椎,伴头晕、耳鸣者加中渚、耳门。

2. 皮肤针

皮肤针叩击患侧眼区皮肤,重点叩击睛明、上明、瞳子髎、承泣、球后、攒竹、阳白、丝竹空、太阳、四白等穴,远部可叩击风池、肝俞、太冲、足三里等穴,用中强度刺激,每次20～30 min,每日或隔日1次。

3. 水针

(1)用当归注射液4 mL,作太阳、风池、肝俞、足三里注射,每日或隔日1次。

(2)用加兰他敏2.5 mg、维生素B_{12} 0.5 mg、呋喃硫胺20 mg,作上述穴位注射,每日或隔日1次。

4. 氦－氖激光

氦－氖激光选用睛明、球后、瞳子髎、合谷、太冲等,采用3～7 mW的氦－氖激光照射,每穴5 min,每日1次。

5. 耳针

耳针选用眼、目1、目2、目内眦、目外眦、肝、肾、心等。毫针针刺,每日或隔日1次;或皮内针埋植上述穴位,留针3～5 d,每隔4 h压埋针处1～2 min。

6. 头针

头针选眼球协同运动中枢(前额入发际2 cm,中线旁开2 cm)、枕上正中线、枕上旁线。方法平行刺入0.5～3寸,得气后快速捻转2～3 min,留针20～30 min,留针期间反复捻针2～3次。每日或隔日1次。

(三)推拿

1. 主要手法

主要手法是揉法、按法、掐法、捏法等。

2. 常用穴位及部位

太阳、巨髎、下关、颧髎、迎香、合谷等。

3. 操作程序

(1)患者仰卧,医者站在其头前方,用双手拇指螺纹面分置于头部两侧太阳穴处揉动1～3 min;再以一手扶定头部,另一手拇指自左或右侧从头维穴、经太阳至耳门穴止,反复摩动6 min。揉动宜轻,摩动宜重。

(2)继上:以一手拇、食指分置两巨髎穴处施行按法,再以两手拇指掌侧分置两侧鼻旁迎香处,自内而外经巨髎至颧髎穴止,反复摩动1～3 min。

(3)继上:以双手拇指分置其鼻旁迎香,沿上颌下缘经颧髎、下关至耳门穴止,先施行指掐迎香穴后,再进行指摩法,反复操作1～3 min。指掐可稍重,摩法从轻从缓。

(4)继上:以手拇、食指掌侧分置两侧上、下关穴位处,施以指按法,然后以拇指掌侧置上关处,自上关向上推动至颔厌穴,再以拇指掌侧向下推动,自下关至颊车穴止,反复操作1～3 min。

(5)患者正坐,手指微屈曲,医者坐其侧,以手拇指置腕部桡侧之阳溪穴处,其余四指置其外侧,自阳溪穴起向下沿1～2掌关节间隙,经合谷穴沿食指桡缘向下指摩至商阳穴止,反复摩动1～2 min。再以手拇指端置合谷穴处捏2～3 min。

(四)其他疗法

属风邪袭络者,内服中药牵正散加味;属肝风内动者,服天麻钩藤饮;属外伤瘀滞者,服桃红四物汤。

六、预后

因炎症、中毒、代谢障碍等原因引起者,预后一般较好;因外伤引起者,预后较差。单条眼肌麻痹者,如内直肌、外直肌、上斜肌麻痹者,预后较好;多条眼肌麻痹者预后较差。本病一旦治愈,远期疗效好,不会因停止治疗而倒退。

七、附注

针灸推拿等综合治疗是本病提高疗效的有效措施,可显著缩短疗程,防止并发症。

第三节 急性卡他性结膜炎

急性卡他性结膜炎是一种细菌感染引起的急性传染性眼病。以结膜明显充血,有脓性或黏液性分泌物为主要临床表现。本病好发于春秋两季,在家庭、学校、托儿所或其他集体生活场所容易流行。本病属中医学"暴风客热""天行赤眼"范畴。民间俗称"红眼""火眼"。

一、病因病理

本病多由柯－魏杆菌、肺炎链球菌、金黄色葡萄球菌、流行性感冒杆菌引起。这些细菌多通过手帕、毛巾、手、水等媒介接触传染,有的还可同时引起上呼吸道流行病,可借助咳嗽、喷嚏传播。

中医学认为,本病多因外感风热,或感受时气邪毒;或因肝胆火盛,肺胃积热,以致经气阻滞,气滞血壅,火郁不宣,攻冲于目所致。

二、临床表现

因炎症轻重不同而症状有异。轻者眼部瘙痒不适和异物感。重症患者则有畏光、眼灼热感、眼睑沉重、异物感等。眼部有大量黏稠灰黄色脓性分泌物。视力一般不受影响,有时有一时性视物模糊或有虹视视像,是因分泌物附于角膜表面所致,当擦拭或冲洗掉分泌物后视力即可恢复。异物感和分泌物上午较轻,逐渐加重,晚间尤甚。夜晚睡眠后分泌物附于睫毛处结痂,使上下睑睫毛黏合在一起,翌晨睁眼困难。本病除以上局部症状外,有时还伴有发热、流涕、咽痛等全身症状。

从中医学辨证来看,本病属风热外袭者,伴见发热、恶风、头痛、脉浮数等症状;属肝胆火盛者,伴见口苦、烦热、舌边尖红、脉弦数等症状;属肺胃积热者,伴见咽痛、口渴、舌苔黄、脉数等症状。

三、实验室及器械检查

眼底检查一般无异常发现。血常规检查白细胞及其分类计数偶可升高。

四、诊断与鉴别诊断

(一)诊断

根据本病发病较急,具有传染性,容易流行,急性结膜充血,以睑结膜和穹隆部为甚,大量黏液或脓性分泌物,自觉瘙痒不适,异物感,灼热感,甚至眼痛、畏光等症状,不难确立诊断。

(二)鉴别诊断

(1)淋病性结膜炎:有淋病接触史,具有强烈的传染性。局部症状反应剧烈,以眼睑及结膜高度充血水肿和大量脓性分泌物为特征,易致角膜溃疡、穿孔,出现多种并发症而失明,细菌学检查可见淋病奈瑟菌。

(2)流行性结膜角膜炎:好发于 20~40 岁的成人,常一眼发病,数日后对侧眼发病。自觉眼内异物感、灼热感、畏光、流泪、视物模糊;眼睑红肿,结膜充血水肿,穹隆部有大量滤泡形成,耳前淋巴结肿大压痛;角膜中央区有浅层点状灰白色浸润;分泌物涂片中单核细胞较多。结膜炎症于发病后 2~4 周消退,角膜病损多于半年内消失。

五、治疗

(一)治疗原则

治宜疏风清热,泻火解毒。近部取穴与辨证取穴相结合。

(二)刺法

1. 毫针

(1)常用穴位:太阳、攒竹、鱼腰、风池、合谷、曲池、太冲、行间、侠溪、少商、陷谷、内庭。

(2)操作方法:每次选用 4~5 穴行强刺激手法操作之后,留针 30 min,可加用电针,每天针刺 1 次,病情较重者可针刺 2 次。

2. 皮肤针

皮肤针取眼区、颞部、项部。眼区轻叩刺,颞部与项部重叩刺,太阳、风池穴重叩击。每次叩刺 15~20 min,每日 1 次。

3. 三棱针

(1)点刺:穴取太阳、鱼腰、耳后静脉等。运用三棱针点刺太阳穴,然后拔罐 1~3 min。鱼腰穴点刺之后,用手挤压,出血少许。以手揉耳壳,使之充血,耳后数条小静脉怒张,以三棱针刺小静脉,令出血数滴。每日 1 次,连续 1~3 次。

(2)挑刺:可在肩胛间,或在大椎穴旁开 0.5 寸处寻找敏感点挑刺。敏感点呈红色或暗褐色,摸之碍手,压之褪色。在严格消毒之后,将针横向刺入皮肤,挑破皮肤 0.2~0.3 cm,再深入皮下,挑断皮下的白色纤维组织,术后碘酒消毒,外贴创可贴。每次挑 2~3 点,每日挑刺 1 次。

4. 氦-氖激光

氦-氖激光取睛明、球后、太阳、风池、合谷及耳穴眼、肝等。采用氦-氖激光作穴位照射,输出功率为 5~7 mW,每穴每次照射 3~5 min,每日 1 次。

5. 耳针

耳针可选用眼、耳尖、肝、胃、神门等。毫针强刺激,留针 30 min,间歇捻针数次。或耳尖、耳背小静脉刺络放血。每日 1 次。

(三)灸法

1. 灯火灸

灯火灸取患侧耳背上三角窝处,对光反照,可见明显的小血管向耳背部分叉。在血管上部和分叉处各取一点。用75％乙醇消毒皮肤,点燃灯草后迅速灼在取穴点上,各点均灼一下。

2. 药线灸

药线灸取眼区周围穴位为主。采用广西中医学院壮医门诊部精制的药线(成人用Ⅱ号线,直径0.7 mm;小儿用Ⅲ号线,直径0.25 mm),右手拇、食指持线的一端,露出线头1～2 cm,将线头点燃后扑灭火焰,形成圆珠状炭火,随即将火星对准穴位,顺应腕和拇指的屈曲动作,拇指指腹稳重而敏捷地将有火星的线头直接点按于穴位上,一按火灭为1壮,每穴点灸1壮,灸后可有轻微灼热感、蚁咬感。初诊连续点灸2壮(间隔10～15 min),以后每天点灸1壮。

3. 敷灸法

敷灸法取少商、合谷。取新鲜毛茛草适量,与食盐少许共捣如膏状,制成黄豆大或绿豆大药丸数粒,备用。敷灸时取药丸1粒,敷于少商或合谷穴处,待局部起疱后将药丸去掉,水疱不必挑破;左眼病敷右侧穴,右眼病敷左侧穴,双眼病敷双侧穴。

(四)火罐

火罐取太阳、大椎。先点刺太阳,散刺大椎,然后用火罐拔于上述穴位5～10 min,隔日1次。

(五)其他方法

1. 内服中药

属风热外袭者,口服银翘散;属肝胆火盛者,口服龙胆泻肝汤;属肺胃积热者,口服泻肺汤。

2. 磁疗法

(1)旋磁法:将旋转磁疗机机头对准患眼,每次10～15 min,每日1～2次。

(2)磁片贴敷法:取太阳、睛明、球后、合谷等穴,用表面磁感强度为0.8～1.5 T的磁片常规贴敷。

(3)冷敷法:每日冷敷患眼2～3次,每次20～30 min,可减轻症状,但若并发角膜炎者不作冷敷。

六、预后

急性卡他性结膜炎有自愈倾向,预后较好。

七、附注

(1)针灸推拿治疗可以减轻痛苦,缩短病程,加速痊愈,防止角膜溃疡等并发症出现。

(2)急性结膜炎炎症涉及范围比较表浅,因此无须取如睛明、球后之类的眶内穴位,选用眶周穴位如太阳、攒竹之类,便可解决问题。

(3)本病传染性极强,一旦发现患者要隔离治疗,患者用过的毛巾等要消毒。患者不应去公共游泳池游泳、公共浴室洗澡。平时要注意个人卫生,不要用脏手脏帕擦眼,不用公共面具洗脸。流行期间,集体单位如学校、幼儿园,可滴用预防性药物(不宜共用)或用板蓝根、大青叶煎汤内服,以资预防。

第四节 睑腺炎

睑腺炎又名麦粒肿,是由细菌感染所致的急性化脓性炎症。本病有内外之分,外睑腺炎为睫毛毛囊所属的外睑腺炎;内睑腺炎为睑板腺发炎,即内睑腺炎。本病以眼睑部硬结、疼痛、脓肿为临床特征,多发于上睑,也有上下睑、双眼同时发病的。本病有复发倾向。本病属于中医学"针眼"的范畴,又称"土疳、土疡"。

一、病因病理

睑腺位于眼睑组织深部,但开口于睑缘,当卫生习惯不良,人体抵抗力下降时,细菌容易通过睑腺的开口进入而引远炎症。致病菌多为金黄色葡萄球菌。

中医学认为,本病多因风热客于胞睑,煎灼津液而成疮疖;或因多食辛辣炙馎,蕴结湿热,脾胃热毒壅盛,瘀滞胞睑而成。若反复发作,可因余邪未消,热毒蕴伏,或体质虚弱,眼部卫生不良所致。

二、临床表现

本病初起时睫毛根处或睑内呈局限性红肿硬结,状如麦粒,轻者数日后可自行消散,重者经3~4 d后成脓,红肿加重,硬结变软,表面出现黄色脓头,脓溃始愈。若发生于眦部特别是外眦部者,局部红肿较剧,可涉及同侧面颊部,外侧球结膜也发生水肿,状若鱼泡。耳前淋巴结常肿大触痛,自觉眼睑灼热疼痛,成脓时疼痛加剧,若低头或咳嗽时疼痛尤为明显,有些患者可出现畏寒发热等全身症状。

若为内麦粒肿,因睑板腺较大,故其炎症也较重。成脓时在睑结膜面出现黄白色脓头,多数穿破睑结膜面,脓出痊愈。也有从睑板腺口排脓者。如细菌毒素强烈,又未能溃破,可广泛侵犯睑板,形成眼睑脓肿。

从中医学辨证来看,此病属风热外袭者,疾病初起,眼睑微有红肿痒痛,局部硬结,伴见发热,头痛,全身不适,苔薄黄,脉浮数;属脾胃热毒者,眼睑红肿涉及面颊,疼痛明显,硬结变软欲成脓,伴见口干口苦,便秘溲赤,苔黄,脉数;属脾胃虚弱、余毒未尽者,睑腺炎反复发生,面色少华,倦怠无力,舌质淡,苔薄白,脉弱。

三、实验室及器械检查

血常规检查白细胞总数及其分类计数常可升高。

四、诊断与鉴别诊断

根据临床表现,本病即可明确诊断。但应与睑板腺囊肿相鉴别。睑板腺囊肿又名霰粒肿,发病缓,进展慢,眼睑皮下可触及大小不等的圆形核状硬结,按之不热不痛,与皮肤无粘连,若自行溃破,则排出胶样物质,一般无畏寒发热等全身症状。

五、治疗

(一)治疗原则

初期宜疏风清热;中期宜泻火解毒;后期脾虚而余毒未尽者宜补脾益气,扶正祛邪。

(二)刺法

1. 毫针

(1)常用穴位:太阳、合谷、曲池、攒竹、睛明、瞳子髎、丝竹空、阳白、鱼腰、承泣、四白等。

(2)操作方法:每次选取4～6穴,可加用电针,主用平补平泻手法,得气后行补泻操作之法,留针20～30 min,留针期间反复行针数次。每日治疗1次。

(3)随症加减:风热外袭加风池、外关;脾胃热毒加内庭、行间;脾虚邪恋加足三里、三阴交。

2. 皮肤针

(1)第1组:运用皮肤针轻叩眼区患部,重叩颈1～4椎体两侧、风池、背部红色疹点处以及合谷等穴。本组适用于急性期、实证患者。

(2)第2组:皮肤针轻叩眼区患部,中等度叩击后颈部、胸1～12椎体两侧、肺俞、心俞、肝俞、脾俞等,本组适用于反复发作、虚证者调理治疗。

3. 三棱针

三棱针是在肩胛区胸1～7椎体两侧寻找淡红色疹点或敏感点,常规消毒后,用三棱针点刺,挤出黏液或血水,并挑断疹点处的皮下纤维组织。每次3～5个,每日1次,3次为1个疗程。

4. 火针

火针是用细火针或1.5寸的粗毫针或圆利针,在酒精灯上烧红后,对准睑腺炎的脓点正中或隆起正中直刺2～3 mm,速进速出,挤出脓血后外敷金霉素软膏或红霉素软膏。

5. 水针

水针取耳穴眼,选用维生素B_{12} 0.5 mg,用4.5号针头,在患眼同侧耳垂眼穴皮下注射0.3～0.5 mL,每日1次,3 d为1个疗程。

6. 氦一氖激光

氦一氖激光取睛明、承泣、合谷、阿是穴。采用输出功率为2～7 mW的氦一氖激光,光斑直径1～4 mm,每次每穴照射5 min,每日1～2次。

7. 耳针

耳针取眼、目1、目2、肝、脾、肾上腺,短毫针强刺激,留针20 min,留针期间运针2次。每日1次。也可取耳尖,耳背小静脉刺络放血。还可以在上述耳穴埋针。屡发者可在上述耳穴用王不留行籽贴压。

(三)火罐

火罐取太阳、大椎等穴,局部常规消毒后,太阳穴点刺放血,大椎穴散刺放血,然后在两穴上拔罐10～15 min,隔日1次,5次为1个疗程。

(四)其他疗法

1. 内服中药

属风热外袭者,银翘散加减;属脾胃热毒者,黄连解毒汤加减;属脾虚邪恋者,补中益气汤加减。

2. 磁疗法

(1)旋磁法:将旋转磁疗机的机头对准患区,嘱患者闭眼,每次治疗10～15 min,每日1～2次。

(2)贴敷法:用0.8～1.5 T的磁片贴附于患区附近的腧穴。

(3)敷药法:用如意金黄散纱布隔垫后,外敷患区。
(4)热敷法:早期可采用患区湿热敷,每处 2～3 次,每次 20～30 min,促其硬结消散。

六、预后

本病具有疥疮病变过程的一般规律,化脓后脓溃流出即愈,预后良好。但也有因治疗不彻底,热毒内伏而致常发者。

第五节 视神经炎

视神经炎是指视神经任何部位发生炎变的总称。根据发病部位不同,临床上可分为视神经乳头炎和球后视神经炎。临床主要表现为视力下降或伴眼球深方疼痛。多发于青少年。中医学称之为"暴盲""视瞻昏渺"。

一、病因病理

引起视神经炎的病因较为复杂,概括起来有如下几个方面:颅内病变如脑炎、脑膜炎等;全身性疾病如结核、流感、麻疹、伤寒、疟疾及带状疱疹等;局灶性感染如鼻窦炎、扁桃体炎、口腔科疾病等;眼球本身疾病如色素层炎,视网膜脉络膜炎,交感性眼炎,眶蜂窝织炎等;代谢性疾病如糖尿病、B 族维生素缺乏等。

上述病因均可引起视神经发生炎性病变,病变部位早期可出现血管扩张充血,炎性渗出,由于病变可致组织境界不清,后期可导致视神经萎缩。

中医学认为本病的病因常为情志郁结,肝失条达,气机失于调畅,或外感急性热病,损肝伤肾,肝肾阴虚,目失所养,均可损伤神光,精明失用而致暴盲。

二、临床表现

视神经乳头炎,多一眼发病,视力急降,或中心暗影,视野向心性缩小,甚至完全失明,眼周围有疼痛或眼动时微痛,有压痛但少见。急性球后视神经炎患者常一眼发病,视力急剧减退,甚至在短期内完全失明,常有头痛和眶内疼痛,眶内疼痛在眼球转动或压眼球向后时加重。视野的变化与病变部位损害的程度有密切关系,视乳头黄斑束受累,视野内有中心相对性暗点或绝对性暗点,此暗点有时与生理盲点相连而呈哑铃状,亦可形成包括生理盲点在内的圆形或椭圆形暗点。

有时亦可出现视野缩小及部分视野缺损现象,瞳孔光反应迟钝。慢性球后视神经炎常双眼发病,其发生与发展均极缓慢,主要症状也是中心暗点的出现与视力减退。

从中医学辨证来看,本病因邪热引起者,多伴有烦躁,口渴,舌红苔黄,脉洪数;因阴虚阳亢引起者,多伴有心烦,腰酸,手足心热,舌红少苔,脉细数;因肝郁引起者,多伴见急躁易怒,头痛目涩,苔薄脉弦;因气血虚弱引起者,多伴见头昏心悸,四肢倦怠,舌淡苔少,脉细数。

三、实验室及器械检查

眼底检查:视神经乳头炎早期见乳头有轻度充血和边缘模糊,视乳头附近视网膜水肿,静脉怒张迂曲等;晚期见视神经乳头苍白,呈萎缩现象。球后视神经炎眼底多无改变,或仅有视神经乳头轻度充血,境界稍模糊,黄斑区有时发暗,但看不见有渗出物及病变。晚期视乳头颞侧出现苍白的萎缩性变化,视网膜及其血管正常。

四、诊断与鉴别诊断

1. 诊断

根据患者视力下降,视野及眼底的改变,可初步诊断为视神经炎,还需注意以下情况。

(1)注意观察有无与本病发作相关的全身性疾病,如糖尿病、急性传染病和各种中毒性疾病等。

(2)观察眼球邻近组织有无感染病灶,如副鼻窦炎、扁桃体炎、牙病等。

(3)若患者一只眼患病时,应作两侧眼底检查,注意两眼之间相互比较,以协助诊断。

2. 鉴别诊断

(1)颅内或眶内的占位性病变:表现为视盘水肿,早期视力无改变,视野的改变以生理性盲点扩大为主,多为双侧,且常可因颅内压增高出现剧烈头痛、恶心呕吐等症状而与视神经炎有别。

(2)高度近视眼:表现为假性视乳头炎,为屈光不正引起,早期视力正常或可以矫正,视野无改变,视乳头周围的视网膜无出血,静脉不扩张,发病多为双侧。

五、治疗

(一)治疗原则

治疗原则以清解郁热,补益肝肾,活血明目为主。

(二)刺法

1. 毫针

(1)常用穴位:球后、攒竹、承泣、睛明、瞳子髎、太阳、肝俞、肾俞、合谷、三阴交、太溪、太冲等。

(2)操作方法:每次选用4～6穴,眼周穴位宜用30号毫针轻轻刺入,稍作捻转,不宜提插,留针15～30 min,每日1次,10次为1个疗程。

(3)随症加减:伴胸闷胁胀者加日月、期门;伴头痛眩晕者加风池、百会;伴体虚乏力者加膈俞、气海、足三里。

2. 皮肤针

皮肤针叩刺背部膀胱经第1侧线的穴位为主,以皮肤潮红为度。

3. 水针

水针用维生素 B_1 100 mg、维生素 B_{12} 1 mg 分别注射于膈俞、肝俞、肾俞穴位中,每次选用2穴为1组,交替使用,10 d 为1个疗程。

4. 耳针

耳针选用肝、肾、眼、目1、目2等穴,中等刺激后留针,邪热外受者加刺耳尖与轮1～6。

(三)推拿

1. 主要手法

主要手法有一指禅推法、点压法、按法、揉法、拿法等。

2.常用穴位及部位

攒竹、丝竹空、太阳、四白、头临泣、百会、风池、合谷、太冲、肩井、曲池、外关和背部膀胱经第 1 侧线等。

3.操作程序

(1)急性者：令患者仰卧位，在攒竹、丝竹空、太阳、四白等穴施以一指禅推法 10～15 min，再用掌根部揉头临泣、百会等穴部 5～10 min。再令患者坐位，先用点压法施以风池部 2 min，再用拿法拿风池 3 min，最后拿肩井、合谷，揉拿曲池、外关结束治疗，每日 1 次。

(2)慢性者：缓慢发病者，令患者取仰卧位，先以一指禅推法推面部攒竹、丝竹空、太阳、四白诸穴 5～10 min，再揉按头部百会、头临泣等穴，为防止损伤眼周皮肤，可用凡士林作介质。再令患者坐位，先以点按法施以风池穴 2 min，再以拿法拿风池穴 3 min。最后令患者取俯卧位，用点揉法施于背部膀胱经第 1 侧线的肝俞、膈俞、脾俞、肾俞等穴 15 min，再揉拿合谷、太冲穴结束治疗。每日 1 次。

(四)其他方法

1.内服中药

急性者可内服龙胆泻肝汤或加味逍遥散；慢性者内服知柏地黄汤或杞菊地黄汤。

2.药物离子导入

可运用 50% 决明子水溶液或 0.8%～3% 川芎水溶液，通过电离子导入仪作双侧风池穴位导入。

六、预后

视神经乳头炎，虽然有时痊愈甚速，但多数病程较长，大部分病侧预后较佳，经治疗后能恢复到正常视力，但也有因部分视神经萎缩，而使视力减退，有少数严重者，也可因视神经萎缩而失明。急性球后视神经炎预后较好，大部分经治疗后视力可恢复正常，只有少数严重病例可留下中心暗点，视乳头颞侧变苍白，极少有永久性失明者。慢性球后视神经炎发展缓慢，颞侧视乳头苍白常较急性病例显著，很少导致完全失明。

七、附注

(1)针灸结合推拿治疗视神经炎具有一定的疗效，可以缩短疗程，提高视力，但对部分症状严重的视神经炎应早期进行综合抢救治疗，如应用血管扩张药、皮质类固醇、抗生素等。

(2)视神经炎在治疗期间应嘱患者多闭目休息，避免情绪刺激，保持二便通畅，配合服用维生素 B_1、维生素 B_6，哺乳妇女应立即停止给奶。

第六节　视神经萎缩

视神经萎缩为视神经的退行性变化，是一切视神经病变的后果。主要症状为视力逐渐减退，检眼镜检查视乳头苍白或灰白。根据视乳头有无炎症的痕迹及眼底的改变分为单纯性萎缩和继发性萎缩。前者多见于中年人,后者多见于儿童及老年人。本病属于中医学"视瞻昏渺""青盲"等范畴。

一、病因病理

单纯性视神经萎缩常为脊髓结核的早期症状,球后视神经炎、颅骨骨折所造成的视神经损伤、肿瘤压迫视神经、药物和毒气中毒、营养障碍、视网膜中央动脉梗阻等均能引起单纯性视神经萎缩。继发性视神经萎缩多见于视神经乳头炎、视神经盘水肿、某些视网膜与脉络膜病之后。各种致病因素作用于视神经引起视神经缺血、水肿,继而发生变性萎缩,传导中断。

中医学认为本病多由肝肾亏损,精血不足,或因久病体虚,气血两亏致目失濡养,神光衰微;或因情绪抑郁,肝失条达,玄府郁闭,目暗不明;或头部外伤,目系受损,脉络瘀滞。

二、临床表现

患眼外观正常,无翳障气色,视力逐渐下降,视野有向心性收缩或周围不规则缺损与扇形缺损。色觉紊乱,有色盲,色盲的发生先是绿色,次为红色,晚期瞳孔扩大。

从中医辨证来看,视神经萎缩因肝肾亏损引起者,可伴有头晕耳鸣,腰膝酸软,舌淡红脉细数;气血两亏所致者,可伴有面色苍白,心悸气短,舌淡红脉细弱;因情志抑郁引起的则多伴头昏目胀,胸胁胀满,苔白或薄黄,脉弦或数。

三、实验室及器械检查

(一)眼底检查

单纯性萎缩时,视乳头呈白色、灰白或蓝白色,比正常乳头稍小,筛板清晰可见,乳头边缘清楚规则,乳头面上小血管消失,乳头附近网膜正常,血管也多正常。继发性视神经萎缩时,视乳头为污白色或灰白,边缘不清楚、不整齐、视乳头面上被渗出物所成结缔组织遮盖,不能看见筛板和视乳头面上的小血管,视网膜动脉变细,静脉正常或微细弯曲,有时血管壁周围有结缔组织所成白线包绕。

(二)头颅 X 线或 CT 检查

可发现相关的影像资料,如颅骨骨折所造成的视神经损伤可找到骨折线及血肿,肿瘤压迫者可发现肿瘤的位置。

四、诊断与鉴别诊断

(一)诊断

根据患者患眼外观无异常变化,视力减退甚至失明,视野缩小,结合眼底检查即可做出初步诊断。

(二)鉴别诊断

(1)视神经炎:常为视神经萎缩的早期阶段,临床以视力下降,或伴有目痛。眼底检查:视神经乳头炎可见视乳头充血、肿胀,境界不清;球后视神经炎眼底多无改变,或仅见视神经乳头轻度充血,境界模糊,与视神经萎缩的眼底检查见视乳头颜色苍白有明显区别。

(2)青光眼:也表现为视力急剧下降,常伴有眼球胀痛,眼压测定显示眼压常持续性或反复性增高。多见于老年人。

五、治疗

(一)治疗原则

补益肝肾,活血明目,疏通经气。

(二)刺法

1. 毫针

(1)常用穴位:睛明、球后、肝俞、肾俞、脾俞、合谷、足三里等。

(2)操作方法:每次选用4~5穴,加用电针,眼周穴位针刺宜微捻缓进,中等刺激强度,球后穴的深方为视神经所在部,进针时宜紧靠眼下眶慢慢捻转至视神经部位,不宜提插,留针20~30 min,10次为1个疗程。

(3)随症加减:伴有眩晕者加百会、风池;伴有乏力身困者加血海、三阴交。

2. 皮肤针

皮肤针叩刺背部足太阳膀胱经的肝俞、膈俞、脾俞、肾俞等穴,以叩至局部皮肤潮红为度。

3. 水针

水针选用山莨菪碱(654-2)10 mg或硝酸士的宁1 mg,或维生素B_1 50 mg或维生素B_{12} 500 μg分别注射于肾俞、肝俞、风池、太阳等穴,每次选用2~3穴,士的宁每周2次。

4. 耳针

耳针选用眼、肝、肾、皮质下、目1、目2等穴,中等刺激强度后留针1 h,每日1次。

(三)推拿

1. 主要手法

主要手法有一指禅推法、点按法、拿法、揉法、滚法等。

2. 常用穴位及部位

头临泣、攒竹、丝竹空、四白、太阳、风池、百会、通天、肝俞、肾俞、合谷、太冲等穴。

3. 操作程序

(1)令患者取坐位或俯伏位,用点按法或一指禅推法施于百会、通天、肝俞、肾俞各2 min,再以揉法或挟法施于上述部位3~5遍。

(2)继上,令患者取坐位,术者立于旁侧,用拿法拿风池部3~5遍。

(3)继上,令患者取仰卧位,用一指禅推法施于头临泣、攒竹、丝竹空、四白、太阳等穴各1~2 min,最后拿太冲、合谷结束治疗。

(四)其他疗法

1. 内服中药

视神经萎缩气血亏虚者可内服归脾汤,情志郁结者可内服逍遥散,肝肾亏损可内服杞菊地黄汤等。

2. 磁贴法

磁贴法是用磁片贴于双侧太阳穴,每隔2~3 d换贴1次,不拘疗程。

六、预后

单纯性视神经萎缩进展缓慢,可拖延数月或数年,最后视力显著减退。继发性视神经萎缩预后较好,特别是早期妥善治疗,视力一般能部分保存。

七、附注

(1) 针灸结合推拿治疗视神经萎缩具有一定的疗效，尤其对病程较短、视力尚好的部分病例，往往可使视力和视野得到较大的改善，但视神经萎缩毕竟是眼科难治性疾病，治疗应及时采取中西医多种方法综合治疗。

(2) 视神经萎缩多由视神经炎或其他原因引起视神经退行性变，发病缓慢，治疗比较困难，治疗需要较长的时间，才能取得疗效，因此，治疗需循序渐进，不能急于求成。

(3) 针刺眼周部穴位，尤其针刺承泣、球后等穴，应缓慢进针，细心体察针下有无阻力，如有阻力感应稍退出再刺入，轻轻捻转，忌上下提插，出针后应立即用消毒棉球轻压针孔 1～2 min，以防出血。

(4) 应注意视神经萎缩患者的护理，保持情绪稳定，注意调整次食结构。

第七节 耳鸣、耳聋

一、概述

耳鸣、耳聋，都是听觉异常的症状。耳鸣尤以老年人多见。噪声刺激，链霉素、庆大霉素、卡那霉素、奎宁等药物毒性，病毒感染，血管硬化所致内耳供血不足等，均是耳鸣的原因，此外在神经衰弱、失眠、劳累、过度紧张等情况下也会耳鸣。

耳聋，从外耳一直到大脑听觉中枢，无论哪一级病变都能影响听力而产生不同程度的耳聋。如病在外耳和中耳引起耳聋，称为传导性耳聋；如病在内耳、听神经和各级听觉中枢引起耳聋，称感音神经性聋。如同时有传导性聋和感音神经性聋，称为混合性聋。

耳鸣是指自觉耳内鸣响，耳聋是指听力减退或听觉丧失，耳鸣常是耳聋的先兆。本病属中医"风聋""虚劳耳聋""劳重聋""厥逆耳聋""久聋"等范畴。

二、病因病机

耳鸣、耳聋的致病因素有外因、内因之分。临床常分为虚实两类。

外因常见者有风邪乘虚入于耳脉，使经气不宣，耳窍闭塞而致耳聋。

内因皆因暴怒伤肝，肝气上逆，壅于经脉，闭塞清窍而致耳聋；肝阳上亢，扰于清窍，听户失其清静，而致司听失聪；肾气亏损，无以上输于耳，耳脉经气不充；或因年老体衰引起肾阴不足，精气亏损，耳窍失其滋养等而为耳聋。

三、诊断要点

(1) 对患者进行详细的病史了解及听觉检查，必要时进行详细的耳鼻咽喉检查，以鉴别出是先天性耳聋或后天性耳聋。先天性耳聋是指出生后即有听力障碍，一直无音响反应，且没有患过致聋疾病。后天性耳聋是指出生后听力正常，有构音能力，因童年得病，发生严重耳聋而致阻碍语言正常发育。

(2)传导性耳聋与神经性耳聋,用音叉检查区别。

(3)临床常见的单纯性耳聋有:①以耳聋为主的单纯性耳聋,症状主要以耳聋为主,无耳鸣或耳鸣较轻(鸣声细、时有时止),有的患者感到耳内发闷,有堵塞感。一般无明显全身症状。②以耳鸣为主的单纯性耳聋,症状主要以耳鸣为主,耳鸣轻则听力上升,耳鸣重则下降。耳鸣声调高低不等,长鸣不止或时轻时重,有时几种声调在耳内鸣响,使患者头昏眼花,脑内鸣响,心情烦闷,睡眠不佳,疲乏无力,或食欲缺乏,情绪沉闷,全身不适。③老年性耳聋,多发生在动脉硬化及内耳神经结构变性的老年人,对高音听力损失较多,这种耳聋进展缓慢但有逐渐加重之势。④癔症性耳聋,多见于因精神刺激所致的癔症患者,耳部检查可无任何改变。其主要特点是不注意听音,听而不闻,常诉双侧性耳聋,但时有变化,无耳鸣、眩晕等症状,有的可突然恢复听力。患者虽主诉耳聋,但语言声调不变。

四、治疗

(一)针灸治疗

1. 针刺

(1)治则:益精补肾,泻肝调气。

(2)主穴:翳风、听会、侠溪、中渚。

(3)配穴:肝胆火盛者加太冲、丘墟;外感风邪加外关、合谷;肾气亏损者加肾俞、关元、照海。

(4)方义:手足少阳经脉均绕行耳之前后,故取手少阳之翳风、中渚,足少阳之听会、侠溪,疏导少阳经气,四穴参合为治疗本病之主方。

肝胆火盛取肝经原穴太冲、胆经原穴丘墟,清泄肝胆之火,用"其病在上,取之下"之意。外感风邪加外关、合谷以疏表邪,外邪解则经气宣扬。肾气亏损,其治在肾,而肾又开窍于耳,肾虚则精气不能上注于耳,故取肾俞、关元、照海以调补肾经元气,补肾益精,使精气上输耳窍,升清聪耳,奏止鸣复聪之效。

2. 穴位注射

穴位注射以维生素 B_1 100 mg 加维生素 B_{12} 250 μg;三磷酸腺苷(ATP)注射液 20 mg 与维生素 B_1 100 mg 或与维生素 B_{12} 250 μg 混合。

当归注射液 2~4 mL;康德灵注射液 1 mL 穴位注射,选用针刺治疗耳鸣耳聋的相应穴位,注意轮换,不宜在同一穴位上连续注射。

3. 耳针

皮质下、内分泌、肝、肾、神门。取同侧或双侧,用电针或留针 20~30 min,每天或隔天 1 次,15~20 次为 1 个疗程。或埋揿针、耳珠、药籽,每天加压 3~4 次,加压处有胀热感即止。

(二)推拿治法

(1)治则:补益肾气,调和脾胃,补中益气,滋阴降火。

(2)主要手法:按、推、拿、摩。

(3)常用穴位:背俞穴。

(4)操作:①外感风邪者,患者坐位,医者以双手拇指点按大肠俞、肺俞、三焦俞、胆俞,再施用推揉夹脊法;嘱患者仰卧位,施用点按膻中;最后施用提拿足三阴法,点按侠溪、阳陵泉、丰隆、三阴交。②肝阳火盛者,患者坐位,医者以双手拇指点按肝俞、胆俞。③肾气不足者,患者坐位,医者先以双手拇指点按肾俞、脾俞,再施用双指开宫法;又嘱患者仰卧位,施用推摩腹部法;最后施用提拿足三阴法,点按太溪。

第八节 聤 耳

聤耳,泛指耳窍化脓性疾病。临床以耳窍流脓为主证,脓色黄者为聤耳,脓带青色者为囊耳,脓带白色者为缠耳,脓水臭秽者为耳疳。聤耳多见于儿童。

本病包括现代医学的急、慢性中耳炎。

一、病因病机

本病可分为虚证和实证两类。实证多由风热之邪入袭耳窍,结聚少阳脉络,或肝胆火旺,热毒内盛,灼伤肌肉,化腐成脓而致。虚证多因脾虚失运,湿浊不化,停聚耳窍,导致聤耳;或聤耳日久不愈,耗伤气血,使耳窍失养,而致聤耳缠绵不愈。

二、辨证

(一)实证

耳底痛,流黄色脓液,甚者听力减退,发热,头痛,口苦,咽干,便秘。舌红,苔黄或黄腻,脉弦数或数。

(二)虚证

长期或终年耳中流脓,脓液清稀或如黏丝状,无臭味,面色无华,头晕目眩,四肢倦怠,食少腹胀,便溏。舌淡,苔白,脉濡弱。

三、康复方法

(一)针灸疗法

1. 实证

治则:清肝泻胆,祛风清热,解毒开窍。

处方:取手足少阳、手阳明经腧穴为主,如风池、听会、翳风、外关、曲池、阳陵泉。

方解:足少阳胆经穴位风池、阳陵泉清肝泄胆;外关为手少阳三焦经穴位,又通于阳维脉,与手阳明曲池相配,可祛风清热解毒,疏通耳窍;翳风、听会分属于手足少阳,两穴邻近耳窍,泻之可消散局部瘀滞热毒,以通耳窍。

随症配穴:头痛加太阳、上星;热盛加行间、关冲。

操作方法:针刺用泻法,每次留针 20~30 min,每日 1 次,10 次为 1 个疗程。

2. 虚证

治则:健脾化湿,补益气血,通络开窍。

处方:取手足少阳、足阳明、足太阴经腧穴为主,翳风、听会、中渚、足三里、阴陵泉。

方解:翳风、听会邻近耳窍,可通络开窍;中渚为手少阳经输穴,有通耳窍,化湿浊的作用;足三里、阴陵泉健脾化湿,补益气血。

随症配穴:眩晕加太冲、脾俞;腹胀加气海。

操作方法:针用补法,并灸,每次留针 20～30 min,每日 1 次,10 次为 1 个疗程。

(二)七星针疗法

处方:耳郭周围穴位,颈椎 1～4、外关、合谷。

操作方法:中等强度叩刺,以皮肤潮红为度,每日 1 次。

(三)穴位注射疗法

处方:参照上述针灸穴位,每次选用 2～3 穴,交替选用。

药物:用银黄注射液,或维生素 B_1、维生素 B_{12} 注射混合液,或 5% 当归注射液。

方法:每穴注入 0.5～1 mL,每日 1 次。

(四)耳穴疗法

处方:肾、内耳、外耳、内分泌、屏间、枕、肝、胆等。

操作方法:每次选 2～4 穴,针刺用中等刺激,留针 30 min,间歇运针,每日或隔日 1 次;或用揿针埋藏,或用王不留行籽贴压,每 3～5 d 更换 1 次。双耳交替。

四、注意事项

(1)应积极治疗急、慢性上呼吸道疾病,维持咽鼓管正常的通气和排气功能;应保持耳窍清洁,勿让脏水、脏物进入耳窍;有鼓膜穿孔的患者,不宜游泳或入水前作好防护工作。

(2)少食或不食鱼、虾、蛋类等食物,以防耳内脓液增多。

第九节 鼻 炎

鼻炎是指鼻腔黏膜的急性和慢性炎症。临床表现以鼻塞、流涕为主症。四季均可发病,以冬季为多见。本病属于中医学"伤风""鼻窒"等范畴。

一、病因病理

急性鼻炎由病毒感染引起,常继发细菌感染,受凉、过劳、全身急性或慢性疾病为本病诱因。慢性鼻炎病因很多,但确切病因不明。可能为急性鼻炎反复发作,治疗不彻底,或职业与环境因素等引起。急性鼻炎鼻黏膜初期毛细血管收缩,腺体分泌减少,继之毛细血管扩张,腺体分泌增多。慢性鼻炎黏膜下层血管扩张,可伴有淋巴细胞和浆细胞浸润,最后可出现鼻黏膜肥厚。

中医学认为本病急性者,多为风寒、风热等邪毒停聚鼻窍所致。慢性者多为急性发展而来。

二、临床表现

急性鼻炎发病迅速,起病时表现为全身不适,发热怕风,食欲缺乏,鼻部干燥。渐有鼻塞、打喷嚏、头痛等现象。鼻塞于夜间睡眠时更甚,患者仅能用口呼吸,以致咽喉干燥疼痛,间有咳嗽现象。鼻腔分泌物增多,初为清液,晚期变为黏液脓性;嗅觉失灵,说话带鼻音。检查见鼻咽部黏膜弥散性充血、肿胀。慢性鼻炎全身症状轻微,但鼻塞多涕持续或间歇发作,嗅觉失灵,并常有头闷、头痛等症。

从中医辨证来看,本病可分为急性和慢性两类,急性者可有鼻咽干痒、喷嚏、流涕,属风热者,兼见发热恶风,口渴喜饮,舌红苔薄黄;属风寒者,兼见恶寒发热,鼻音重浊,舌淡苔薄白。慢性者全身症状不明显,但鼻塞流涕反复发作,舌淡苔腻。

三、实验室及器械检查

急性鼻炎白细胞总数常有升高,以中性粒细胞为主。慢性鼻炎白细胞总数常在正常范围。

四、诊断及鉴别诊断

(一)诊断

根据症状和体征,结合实验室检查,可初步做出诊断。

(二)鉴别诊断

(1)流行性感冒:有传染性,全身症状明显,如高热、寒战、头痛、全身关节、肌肉酸痛等。

(2)急性鼻窦炎:每在急性鼻炎的急性期或恢复期发生,鼻分泌物转变为黏脓性至纯脓性,一般仅病一侧,有头痛、发热,鼻黏膜肿胀、充血或息肉样变。

五、治疗

(一)治疗原则

急性者宜宣肺祛邪;慢性者宜健脾化湿。

(二)刺法

1. 毫针

(1)常用穴位:上星、印堂、迎香、列缺、合谷等。

(2)操作方法:每次选3~5穴,可加用电针,急性者予以强刺激手法,属风热者只针不灸,属风寒者针灸并用。慢性者予以中等刺激强度,留针20~30 min,每日或间日1次。

(3)随症加减:伴有发热、头痛者加大椎、曲池;伴有恶寒怕冷者加肺俞、风门;慢性鼻炎出现脘闷纳呆者加阴陵泉、足三里。

2. 三棱针

适用于急性鼻炎辨证属于风热者。运用三棱针刺于商阳、少商等穴,挤出血液数滴,每周2~3次。

3. 水针

(1)急性者用柴胡注射液4 mL注于双侧曲池穴中,每日或间日1次。

(2)慢性者用当归注射液或黄芪注射液4 mL,注于双侧足三里,每日或间日1次。

4. 氦－氖激光

急性和慢性鼻炎在发作期均可运用低功率氦－氖激光照射,常用穴位有印堂、迎香等穴,每穴照射2~3 min,每周5次。

5. 耳针

可选用内鼻、外鼻、肺、脾、肾、内分泌、皮质下等穴,急性者宜强刺激,慢性者宜用中等刺激强度,留针30 min,每日1次。

(三)灸法

灸法适用于辨证属于寒证者。

(1)艾条灸:运用温和灸法施于大椎、肺俞、风门等穴15~20 min,每日1次。

(2)艾炷灸:使用中或小艾炷置于肺俞、风门等穴,每穴灸3~5壮,每日1次。

(3)二氧化碳激光散焦照射:使用二氧化碳激光或加氦-氖激光双光照射于迎香穴各15 min,每日1次。

(四)火罐

火罐适用于属于风寒的急性鼻炎。可选用大椎、风门、肺俞等穴拔罐5~10 min,或从大椎开始推罐至肺俞,每日1次。

(五)推拿

1. 主要手法

主要手法有一指禅推法、点法、拿法、擦法、按法、揉法、抹法、搓法等。

2. 常用穴位及部位

风池、风府、大椎、肩井、风门、肺俞、通天、印堂、迎香、神庭、合谷等。

3. 操作程序

(1)患者取俯伏坐位,术者以拿法施于风池、肩井2 min,再以一指禅推法或按揉法施于风府、大椎、风门、肺俞2~3 min,最后在背部督脉施以擦法3~5遍。

(2)继上,令患者仰卧位,术者以一指禅推法或按揉手法施于通天、印堂、迎香穴各2 min,并以一指禅推法从神庭穴沿督脉推至山根穴,往返4~5遍,最后拿曲池、合谷2 min,再沿手太阴肺经肘以下施以擦法3~5遍结束治疗。

(六)其他疗法

1. 内服中药

急性鼻炎属风寒者可内服通窍汤,属风热者可内服银翘散;慢性鼻炎可内服补中益气汤。

2. 滴鼻法

滴鼻法可运用1%麻黄碱液滴鼻,每日数次。

3. 吹鼻法

吹鼻法以鹅不食草干粉或碧云散吹鼻,每日3~4次。

六、预后

急性鼻炎为时约1周,可产生短期免疫力,预后一般良好,但易转为慢性鼻炎而反复发作,且可发生中耳炎、咽喉炎、支气管炎等并发症。慢性鼻炎可反复发作,可发生鼻甲肥大或萎缩。

七、附注

(1)针灸和推拿治疗急性和慢性鼻炎具有较好的疗效,可显著改善鼻塞症状,并可治疗全身症状。

(2)注重本病的预防,锻炼身体,增强体质,避免感受风凉。戒除烟酒,注意饮食卫生,避免粉尘长期刺激,避免局部长期使用血管收缩剂。鼻塞严重时,不可强行擤鼻,以免邪毒入耳。

第十节 鼻窦炎

鼻窦炎是指鼻窦黏膜的急性和慢性炎症。鼻窦为鼻腔周围含气骨腔的总称,共有4对,即上颌窦、额窦、筛窦和蝶窦,分别位于同名的颅骨内,均开口于鼻腔。临床以上颌窦为最常见,可发生于鼻腔一侧或两侧,以头痛、鼻塞和流脓涕为主要症状。中医学称之为"鼻渊"。

一、病因病理

鼻窦黏膜及其邻近组织的感染是发生鼻窦炎的主要原因,由于各鼻窦均有窦口与鼻腔相通,各种原因所致的鼻炎或异物,均可通过窦口而引起鼻窦炎;邻近器官的感染,也可通过扩散而引起本病。另外,全身原因,如疲劳、受凉、营养不良;全身疾患,如结核、梅毒等以及身体抵抗力减弱时也可诱发本病。中医学认为外感风热或风寒之邪,郁而化热,均可致肺气不宣,肺失清肃,邪毒停聚鼻窍而发为本病;肝胆郁热,循经上犯,亦可发为本病。

二、临床表现

鼻流脓涕,伴有头痛、鼻塞、嗅觉减退是本病主要症状,急性期多伴有发热,不同鼻窦炎可引起头部不同部位的疼痛。上颌窦炎可引起目眶下及前额部头痛,且晨起轻,午后重;额窦炎可引起前额痛,晨起头痛并渐加重,午后减轻,至晚间全部消失,炎症未消,次日可同样发作;筛窦炎头痛较轻,疼痛位于内眦或鼻根部,有时可放射至头顶部;蝶窦炎引起眼球深处疼痛,也可放射至头顶部引起早晨轻、午后重的枕部疼痛。

从中医学辨证来看,本病初期,鼻塞持续严重,头痛剧烈,鼻流浊涕量多,伴有恶寒发热,或口苦咽干等症,多为实证。疾病后期,鼻塞轻重不等,头部钝痛或闷痛,鼻涕黏白而量多,臭味不甚,伴有气短乏力,懒言声低,或食少腹胀等症,多为虚证。

三、实验室及器械检查

急性鼻窦炎白细胞总数及中性粒细胞可见升高。X线片及鼻窦CT检查可显示鼻窦黏膜肥厚,或鼻窦积液。

四、诊断与鉴别诊断

(一)诊断

根据头痛、鼻塞、鼻流脓涕、嗅觉减退等症,结合影像学检查可做出正确诊断。

(二)鉴别诊断

(1)急性鼻炎:发病也有头痛、鼻塞、流涕等类似鼻窦炎的症状,但无流脓涕、流涕腥臭等症,检查见鼻咽部弥散性充血肿胀可与之鉴别。

(2)慢性鼻炎:也有持久性鼻塞多涕、嗅觉不灵敏等症,但无流脓涕、味腥臭等症状,检查慢性鼻炎可见双下鼻甲为暗红色肿胀或紫红色桑葚样增生。

五、治疗

(一)治疗原则

祛风清热,清肝泄热,健脾化浊。

(二)刺法

1. 毫针

(1)常用穴位：上星、印堂、迎香、通天、风池、合谷、侠溪、列缺、百会、内庭、玉枕、后溪、昆仑、脾俞、足三里等。

(2)操作方法：每次选用4～5穴，急性者以毫针，刺用强刺激手法，病久则以毫针施中等刺激、脾俞和足三里等穴可并施艾条灸法，留针30 min，每日或间日1次。

(3)随症加减：伴有恶寒发热者加大椎、曲池、外关；伴有耳鸣、耳聋者加听宫、听会。

2. 水针

水针适用于急性鼻窦炎患者。可选用鱼腥草注射液或当归注射液4 mL，注入肺俞、足三里等穴中，每日1次或隔日1次。

3. 氦-氖激光

3～25 mW氦-氖激光照射印堂、迎香、合谷各5 min，每日1次。

4. 耳针

耳针选用外鼻、内鼻、额、屏间、肺等。急性时毫针强刺激，慢性者用中等刺激强度，每日1次，每次30 min。也可用埋针法或压丸法。

(三)灸法

灸法适用于肺脾气虚的慢性患者。

(1)艾条灸：运用温和灸法施于顖会、前顶、迎香、上星等穴15～20 min，一般以灸至局部皮肤潮红，患者自觉热为宜。

(2)二氧化碳激光散焦照射：使用二氧化碳激光或加氦-氖激光双光散焦照射于印堂、迎香穴15 min，每日1次，照射时应嘱患者闭目。

(四)推拿

1. 主要手法

主要手法有一指禅推法、拿法、揉法、按法、擦法、抹法等。

2. 常用穴位及部位

除用毫针施术的部位外，还有肺俞、肝俞、大椎、肩井、太冲等。

3. 操作程序

(1)令患者取俯伏坐位，以点揉法施于百会、通天、玉枕、大椎、肺俞、脾俞、肝俞等穴各2 min，继以拿法于风池、肩井等穴各1～2 min，再以擦法施于背部督脉3～5遍，以透热为度。

(2)继上，令患者仰卧位，医者以一指禅推法施于上星、印堂、迎香等穴各2 min，从山根沿鼻的外侧施抹法至迎香3～5遍，最后揉列缺，拿合谷，揉捏后溪各2 min，捏拿足三里、昆仑，拿内庭、侠溪各3～5 min结束治疗。

(五)其他疗法

1. 内服中药

肺热实证可内服苍耳子散，肝胆郁热内服龙胆泻肝汤，肺脾气虚可内服温肺汤或参苓白术散。

2. 塞鼻或涂鼻

塞鼻或涂鼻选用孩儿茶60 g、鹅不食草30 g、冰片15 g，共研末用香油调成稠浆，涂鼻或塞于鼻中,每日2~3次。

六、预后

急性鼻窦炎经积极治疗,大多能痊愈,部分急性患者因失去及时治疗,或引流不畅而转为慢性患者,少数患者可并发中耳炎等疾病。

七、附注

(1)针灸和推拿治疗鼻窦炎具有镇痛消炎、提高机体免疫力等多种作用,临床疗效较好,但因鼻窦炎为鼻科顽疾,故对急性鼻窦炎需及时采用综合治疗措施,以免转为慢性而缠绵难愈。

(2)积极预防本病的发生,是控制发作的关键,平时应注意鼻腔清洁,积极锻炼身体,增强体质,预防感冒,戒除烟酒,保持工作环境空气流通等都是预防本病的重要措施。

第十一节 鼻出血

鼻出血即血从鼻孔流出,是多种疾病的常见症状。临床上,轻者仅见涕中带血,重者血从口鼻涌出,可导致失血性休克,反复出血可引起贫血征象。儿童和青年以鼻腔前部出血为主,40岁以后则以鼻腔出血为多。

一、病因病理

鼻出血的原因,局部有外伤、鼻腔炎症、鼻中隔偏曲或糜烂穿孔、鼻腔内肿瘤等;全身有急性传染病、血液病、维生素 C 及维生素 K 缺乏、心血管疾病、肝肾功能不全等。上述因素皆可造成鼻腔局部血管损伤,黏膜破坏而发生出血。

中医学认为外感风热,或嗜食肥甘致胃火炽盛,或肝肾阴虚,虚火上炎,或鼻部外伤,均可损伤鼻部络脉而致鼻衄。

二、临床表现

血从鼻孔流出,轻者仅涕中带血丝,严重者血从口鼻涌出,可伴有咳嗽痰少,咽干口渴,或胸闷胁痛,头痛头晕等。

从中医学辨证来看,本病可分为虚实两类,实证多因肺胃肝之火热为主,虚证多因肝肾阴虚或脾气虚弱所致。

三、实验室及器械检查

感染性疾病引起者白细胞总数及中性粒细胞常增高。凝血机制障碍者出血和凝血时间常延长。肿瘤引起者 X 线片及头颅 CT 可示肿瘤病灶。鼻镜检查可发现出血部位。

四、诊断与鉴别诊断

(一)诊断

根据血从鼻孔中流出,结合鼻腔镜及必要的全身检查可诊断鼻出血。鼻腔镜检查时须仔细寻找出血点,一般鼻腔前段出血易于寻找,若为鼻腔后段出血,须行鼻后孔镜检查。

(二)鉴别诊断

(1)咯血:为肺部出血的表现,其血必随咳嗽而出,痰血相兼,或痰中带血丝,或纯血鲜红,间夹泡沫,与本病的血从鼻中流出有别。

(2)吐血:鼻腔后段出血,常易流入咽部,从口中吐出,与血从胃而来的吐血时有混淆,但吐血其血常随呕吐而出,血色紫暗,往往夹有食物残渣。

五、治疗

(一)治疗原则

实证宜清热凉血;虚证应以益气养阴为主。

(二)刺法

1. 毫针

(1)常用穴位:上星、迎香、合谷、少商、鱼际、内庭、行间、太溪、脾俞、三阴交等。

(2)操作方法:每次选用4~6穴,四肢部穴位可加用电针,实证予强刺激手法,以患者能耐受为度;虚证用中等刺激强度,留针20~30 min,每日1次或数次。

(3)随症加减:伴有头痛、头晕者加百会、风池;伴耳鸣者加听宫、翳风;伴食少乏力者加中脘、足三里、陷谷等。

2. 三棱针

三棱针适用于实证患者。用三棱针刺于少商、中冲、大敦、厉兑等穴出血,每日1次。

3. 水针

水针用当归注射液4 mL注于脾俞、足三里等穴,每日1次。

4. 氦-氖激光

采用3~7 mW氦-氖激光照射于鼻孔黏膜或上星、迎香、合谷等穴各5 min,每日1次。

5. 耳针

耳针选用内鼻、肺、皮质下、额等穴,短毫针行刺激手法后,留针30 min,每日1次。

(三)灸法

灸法适用脾气虚弱的患者。

(1)艾条灸:运用温和灸法施于脾俞、足三里、三阴交等穴15~20 min,每日1次。

(2)二氧化碳激光散焦照射:使用二氧化碳激光散焦照射于鼻孔黏膜或上星、迎香等穴,每日1次。

(四)推拿

1. 主要手法

主要手法有一指禅推法、按法、拿法、擦法、搓法等。

2. 常用穴位及部位

除用毫针施术的部位外,还有曲池、大椎、肺俞、胃俞、肝俞、肾俞等。

3. 操作程序

(1)患者取俯伏坐位或俯卧位,医者以一指禅推法和按法施于大椎、肺俞、脾俞、胃俞、肝俞、肾俞等穴各2 min,再以滚法和擦法施于肺俞至肾俞往返3~5遍。

(2)患者取仰卧位,医者以一指禅推法施于上星、迎香等穴各2 min,揉拿曲池、合谷、内庭、行间、三阴交等穴各 2 min,一指禅推鱼际 2 min,揉捏太溪 2 min,最后搓上肢结束治疗。

(五)其他疗法

1. 内服中药

实证可选服犀角地黄汤或龙胆泻肝汤;虚证可内服知柏地黄汤或归脾汤。

2. 鼻腔填塞法

鼻腔填塞法对于出血较剧或渗血面积较大,用以上方法难以止血者,可运用本法。填塞前先用1%麻黄碱棉片收缩鼻腔黏膜,看清出血点,再用明胶海绵或凡士林纱条填塞患侧鼻腔,若仍未达止血目的,可行后鼻孔填塞法。

六、预后

鼻出血多数患者预后良好,少数患者因大出血而发生出血性休克、DIC形成,重者可导致死亡。

七、附注

(1)针灸和推拿治疗鼻出血具有一定的疗效,但必须查清病因,尤应排除恶性肿瘤,以免贻误病情。

(2)鼻出血患者情绪多较紧张,应注意多安慰患者,以配合治疗。

(3)应让患者取坐位或半坐卧位,嘱患者将流入口中之血液尽量吐出,以免咽下刺激胃部引起呕吐。

(4)积极治疗可以引起鼻出血的各种疾病。

第八章 传染性疾病针灸推拿治疗

第一节 流行性腮腺炎

流行性腮腺炎是一种急性传染性病毒感染的腮腺非化脓性炎症,以肿胀、疼痛为其最常见的症状。好发于儿童。中医学称之为"痄腮""蛤蟆瘟"或"鸬鹚瘟"等。

一、病因病理

流行性腮腺炎病毒通过与患者的飞沫、接触等感染;可侵犯各种腺组织或神经系统及肝、肾、心脏、关节等几乎所有的器官。病毒首先进入上呼吸道,并在该处繁殖,再进入血液循环,并集中于腮腺。

腮腺的非化脓性炎症为本病的主要病变,腺体呈肿胀发红,有渗出物、出血性病灶和白细胞浸润。腮腺导管有卡他性炎症,导管周围及腺体腺质中有浆液纤维蛋白渗出及淋巴细胞浸润,管内充塞破碎细胞残余及少量中性粒细胞。腺上皮水肿、坏死,腺泡间管有充血现象。腮腺四周显著水肿,附近淋巴结充血肿胀。

中医学认为本病病因为风温邪毒,从口鼻而入,壅阻阳明、少阳经脉,郁而不散,结于腮部。

二、临床表现

流行性腮腺炎为世界各地常见的传染病。全年均可发病,冬春两季最多,夏季较少。男女发病率相同,但男子发生中枢神经系统综合征较多。患者年龄大多在5~15岁。但只要经过本病病毒感染(包括隐性感染),都能获得终身免疫。

潜伏期为18 d左右,起病大多较急,有发热、畏寒、头痛、食欲缺乏、恶心、呕吐、全身疼痛等,数小时至2 d后,腮腺即显肿大。发热38 ℃~40 ℃不等,症状轻重也不一致,成人患者一般较严重。腮腺肿胀最具特征性,一侧每先肿胀,也有两侧同时肿胀者;一般以耳垂为中心,向前、后、下发展,状如梨形而具坚韧感,边缘不清,肿胀常使乳突和下颌升支之间的凹陷消失。当腺体肿大明显时,出现胀痛及感觉过敏,张口咀嚼及进食酸味饮食时更甚。

局部皮肤紧张发亮,表面灼热,但多不红,有压痛。腮腺四周的疏松结缔组织也可呈水肿,可上达颞部及颧骨弓,下至颌部及颈部,胸锁乳突肌处也可被波及(偶尔水肿可出现于胸骨前),因而使面貌变形。

通常一侧腮腺肿胀后1~4 d累及对侧,双侧肿胀者约占75%。颌下腺或舌下腺也可同时累及,颌下腺肿大时颈部明显肿胀,颌下可扪及柔韧而具轻触痛的椭圆形腺体;舌下腺累及肿大时,可见舌及颈部肿胀,并出现吞咽困难。

腮腺肿胀大多于1~3 d到达高峰,持续4~5 d逐渐消退而恢复正常。整个病程4~10 d。本病实际上是全身性感染,病毒常累及中枢神经系统或其他腺体或器官而产生相应的症状。常见的并发症有:神经系统并发症,如无菌性脑膜炎、脑膜脑炎等;生殖系统并发症多见于青春期以后的患者,如睾丸炎、卵巢炎等。

从中医学辨证来看,轻则温毒在表,症见发热恶寒,单侧或双侧耳下腮部漫肿疼痛,咀嚼不便,或有咽红、舌苔薄白或淡黄、质红,脉浮数。

重则热毒蕴结,症见壮热烦躁,头痛口渴,食欲缺乏,或伴呕吐,腮部漫肿、胀痛、坚硬,咀嚼困难,咽红肿痛,舌红苔黄,脉象滑数。

三、实验室及器械检查

(1)周围血常规示白细胞计数大多正常或稍增加,淋巴细胞相对增多。有并发症时白细胞计数可增高,偶有类白血病反应。

(2)90%患者的血清淀粉酶有轻至中度升高,尿中淀粉酶也增高,有助诊断。淀粉酶增高程度往往与腮腺肿胀程度成正比。

(3)必要时进行补体结合试验,血凝抑制试验,血、尿、唾液、脑脊液的病毒分离检查。

四、诊断与鉴别诊断

(一)诊断

根据流行情况及接触史以及腮腺肿大的特征,诊断并不困难。不典型病例可依据实验室检查确诊。

(二)鉴别诊断

1.化脓性腮腺炎

化脓性腮腺炎常为单侧性,局部红肿压痛明显,晚期有波动感,挤压时有脓液自腮腺管流出,血常规中白细胞总数和中性粒细胞明显增高。

2.颈部及耳前淋巴结炎

淋巴结肿大不以耳垂为中心,局限于颈部或耳前区,为核状体,较坚硬,边缘清楚,压痛明显,表浅者可活动。可发现与颈部或耳前区淋巴结相关的组织有炎症,如咽峡炎、耳部疮疖等。

3.症状性腮腺肿大

症状性腮腺肿大在糖尿病、营养不良、慢性肝病中,或某些药物如碘化物、羟布宗(羟保泰松)、异丙肾上腺素等可引致腮腺肿大,为对称性,无肿痛感,触之较软,组织检查为脂肪变性。

五、治疗

(一)治疗原则

轻症应用疏风清热,祛邪外出;重症用解毒软坚,消肿止痛。

(二)刺法

1.毫针

(1)常用穴位:颊车、翳风、风池、曲池、外关、合谷。

(2)操作方法:针用泻法,留针20~30 min,每日1~2次。

(3)随症施治:如睾丸肿痛加太冲、曲泉、三阴交,惊厥神昏加人中、涌泉。

2.三棱针

三棱针可刺少商、商阳、关冲出血。

3.氦—氖激光

氦—氖激光于肿胀局部作散焦照射15 min,每日1~2次。

4.耳针

耳针对屏尖、耳神门、耳轮1～6、脑。用毫针强刺激,每次2～3穴,留针1～2 h,每日1～2次。

(三)灸法

单侧腮腺肿者取同侧角孙,双侧腮腺肿者取双侧角孙;先将角孙处的头发剪去,然后用灯芯草蘸植物油点燃,快速点灸该穴,一点即起,听到响声即可。一般1次可消肿,如灸后肿未全部消退,次日可重复1次。

(四)其他疗法

1.内服中药

腮腺炎属温毒在表者,服银翘散;热毒蕴结者服普济消毒饮;伴发睾丸炎、卵巢炎者服龙胆泻肝汤。

2.药物调敷法

(1)青黛散:以醋调敷腮部,每日3～4次。

(2)紫金锭或如意金黄散:以水调匀后外敷患处。

六、预后

本病一般都能痊愈,死亡者极少,死亡原因为脑炎、心肌炎和肾炎。永久性后遗症亦罕见,主要为双侧睾丸萎缩和神经性耳聋。

第二节 流行性乙型脑炎

流行性乙型脑炎简称"乙脑",主要分布在亚洲,特别是东南亚,经蚊传播,多见于夏秋季,儿童发病率最高,典型患者有高热、昏迷、强直性痉挛和脑膜刺激征等。本病属中医学"暑温""暑厥"等范畴。

一、病因病理

本病的传染源为家畜、家禽。经感染乙脑病毒的蚊虫叮咬人体后,绝大多数呈隐性感染,当侵入病毒量多、毒力强、机体免疫功能又不足,尤其在血脑屏障功能低下时容易诱发。病变以大脑皮质、脑干等处最明显,脑桥、小脑和延髓次之,脊髓最轻。基本病变是脑膜与脑实质小血管周围套式细胞浸润、神经细胞变性坏死,液状溶解后形成大小不等的筛状软化灶。部分患者脑水肿严重,颅内压升高或进一步导致脑疝。中医学认为本病的发病原因,在于人体正气内虚,时令暑热疫毒之邪乘虚侵袭,或在卫分,或在气分,且易逆传心包。

二、临床表现

(一)初期

初期病程1～3 d,发热39 ℃～40 ℃,伴头痛、恶心和呕吐,部分患者有精神倦怠或嗜睡,并有颈部轻度强直。

(二)极期

极期在病程的第 4~10 d,体温持续上升,可达 40 ℃以上。初期的各种症状逐渐加重,神志由嗜睡到昏睡、昏迷。重症患者可出现全身抽搐、强直性痉挛或强直性瘫痪,少数可软瘫。可出现中枢性呼吸衰竭,表现为呼吸节律不规则、呼吸暂停等,最后呼吸停止。

体格检查可见脑膜刺激征,瞳孔对光反应迟钝、消失或瞳孔散大,腹壁及提睾反射消失,深反射亢进,巴氏征阳性。

(三)恢复期

患者体温逐渐下降,各种精神、神经症状日渐好转。重症患者可留有神志迟钝、痴呆、失语、吞咽困难、瘫痪等。

(四)后遗症

患者积极治疗,但在发病半年后仍留有精神、神经系统症状。5%~20%患者留有后遗症。

三、分型

根据病情轻重,乙脑可分为 4 型。

(一)轻型

患者始终神志清醒,多数在 1 周内恢复。

(二)普通型

患者有意识障碍,腹壁反射和提睾反射消失,可有短期的抽搐。体温一般在 40 ℃左右,病程约 10 d,无后遗症。

(三)重型

患者体温持续在 40 ℃以上,神志昏迷、抽搐。浅反射消失,深反射先消失后亢进,常有定位症状和体征。可出现中枢性呼吸衰竭。病程常在 2 周以上,部分患者留有后遗症。

(四)暴发型

患者体温迅速上升,呈高热或过高热,伴反复发作或持续强烈抽搐,于 1~2 d 出现深昏迷,有瞳孔变化、脑疝和中枢性呼吸衰竭等表现,如不及时抢救,常因呼吸衰竭而死亡。幸存者都有严重的后遗症。

四、实验室及器械检查

(一)血常规

血常规白细胞总数常在 $(10\sim20)\times10^9/L$,中性粒细胞在 80% 以上;在流行后期的少数轻型患者中,血常规可在正常范围。

(二)脑脊液

脑脊液呈无色透明,压力仅轻度升高,白细胞计数增加,在 $(0.05\sim0.5)\times10^9/L$ $(50\sim500/mm^3)$,个别可达 $1\times10^9/L(1\,000/mm^3)$ 以上。糖正常或偏高,蛋白质常轻度升高,氯化物正常,病初 1~3 d,少数病例脑脊液检查可呈阴性。

五、诊断和鉴别诊断

(一)诊断

主要依据流行病学资料、临床表现和实验室检查的综合分析,可资诊断。

(二)鉴别诊断

1. 化脓性脑炎

化脓性脑炎早期症状与乙脑相似,但嗜睡不如乙脑早而明显。脑脊液外观混浊不清,细胞数高度增加。周围血常规白细胞计数明显增高,可达$(20\sim30)\times10^9$/L$(20\,000\sim30\,000$/mm³),中性粒细胞多在0.9(90%)以上。如为流脑则有明显的季节性特点。早期不典型病例,不易与乙脑鉴别,需要密切观察病情和复查脑脊液。

2. 中毒性菌痢

中毒性菌痢起病更急,常发病第1d即高热、抽搐、休克或昏迷等。乙脑除暴发型外,很少出现休克,可用1%~2%盐水灌肠,如有脓性或脓血便,即可确诊。

六、治疗

(一)治疗原则

急性期清热开窍,息风止痉为主。恢复期及后遗症期,疏通经络,调和气血。

(二)针刺

1. 毫针

(1)常用穴位:急性期:大椎、风府、风池、水沟、十二井、合谷、太冲、丰隆。恢复期:肩髃、曲池、外关、合谷透劳宫、环跳、阳陵泉、悬钟、足三里、肝俞、脾俞、肾俞。

(2)操作方法:急性期泻法强刺激不留针,每日1~2次。恢复期平针法或补法,留针30 min,每日或隔日1次,10次为1个疗程,以上部位可分组交替使用。

(3)随症施治:失语加廉泉、通里;耳聋加耳门、翳风;失眠加睛明、承泣;痴呆加四神聪、印堂。

2. 三棱针

急性期热盛昏迷者可点刺委中、十宣放血。

3. 水针

急性期昏迷高热、惊厥者,可用醒脑静注射液2~4 mL注射于郄门、内关穴,每日1~2次。恢复期可用维生素B_1 100 mg、维生素B_{12} 0.1 mg,注射于哑门、肝俞、脾俞、足三里。

4. 耳针

心、肾、枕、耳神门、脑、缘中,每日毫针强刺激,留针1~2 h,或埋针,压丸。

5. 头针

顶颞前斜线、顶中线用毫针刺后,通以脉冲电流,中等刺激,留针30 min左右,每日1次。

(三)推拿

推拿用于恢复期。

1. 主要手法

主要手法有按法、滚法、捏法、揉法、搓法、擦法、拿法。

2. 常用穴位与部位

秩边、环跳、中脘、肩髃、曲池、合谷、委中、承山、髀关、伏兔、足三里、解溪、足太阳经循行部、头部、上肢、下肢。

3. 操作程序

(1)患者俯卧,先揉按天柱、大椎、心俞、脾俞、秩边、环跳各1 min;再拿风池1 min;后在背部足太阳经从上到下施以㨰法5～10 min。

（2）继上，先点按承扶、殷门、委中、承山等穴各1 min，再在下肢从上到下用㨰法或拿法5 min；后在下肢足太阳经施以擦法，以透热为度。

（3）患者仰卧，先在中脘、天枢、气海等穴施以一指禅推法各1 min，再在胸、腹部施以揉法5 min。

（4）继上，先点按肩髃、曲池、合谷各1 min；再从肩到手将上肢拿捏5 min。

（5）继上，先从腹股沟到踝部施以㨰法或拿法5 min；再点拨或点揉髀关、伏兔、足三里、解溪等穴各1 min；最后在下肢施以擦法，以透热为度。

4. 随症施治

神志不清者，加点揉百会、四神聪各1 min，掐中冲1 min，点揉或点按涌泉1 min，并用五指拿法从上星、头临泣抓梳至后发际3～5遍；失语者，加点揉哑门、风府、率角、天突各2 min；肢体震颤者，加点揉印堂2 min，拿合谷、太冲各1 min；四肢瘫痪者，根据瘫痪肢体重点施治，并施以搓法。

（四）其他疗法

暑袭卫分，服银翘散加减；暑湿犯气，用白虎加苍术汤加减；气营两燔以白虎汤合清营汤加减；邪气逆传心包者，予安宫牛黄丸、局方至宝丹加减。

七、预后

视病情轻重而定，轻症预后良好，重症常留有后遗症，暴发型者常易致死。

第三节　急性病毒性肝炎

急性病毒性肝炎是指由多种肝炎病毒引起的以肝炎为主的全身性传染病。按病原学分为甲型、乙型、丙型、丁型、戊型和庚型。急性病毒性肝炎起病急，以短期的轻度或中等度发热，伴有全身乏力、食欲减退、肝肿大、肝功能损害、可有黄疸为主要临床表现。本病属于中医学"黄疸""胁痛"等范畴。

一、病因病理

本病的发病机制未能完全明确。一般认为肝炎病毒经各种途径进入人体后，经过一段潜伏期，才产生短暂的病毒血症，然后汇集于肝脏，引起各种病理变化。而肝炎的发生、进展与人体的免疫状态有关，主要与细胞免疫、体液免疫和自身免疫有关。有人认为肝炎病毒进入肝细胞后，能在其中复制、繁殖、逸出，但并不引起肝细胞明显病变，只有当人体的免疫系统在消灭病毒的同时也损害了肝细胞，表现为肝细胞的炎症和坏死，临床表现为急性肝炎，较轻者表现为无黄疸型，较重者表现为黄疸型，免疫反应过分亢进者表现为急性重症肝炎，免疫功能低下者，感染病毒后多演变成慢性肝炎或病毒携带者。

中医学认为本病主要由于脾胃正气不足，湿热邪毒入侵脾胃所致（可有湿重、热重之分）。

二、临床表现

急性黄疸型肝炎早期以乏力和胃肠道症状为主,如恶心、厌油腻、腹胀、不思饮食等,可见腹不适或疼痛以及胁肋隐痛。继而黄疸期则出现睛黄、肤黄、尿色深如浓茶等黄疸表现。扪体可见肝大,可达肋下 2~4 cm,质软,边缘钝,表面光滑,可有压痛及叩击痛。上述早期临床表现在黄疸出现之前,而在黄疸出现之后逐渐缓解和改善。黄疸消退后多进入恢复期,胃肠道症状消失,饮食明显好转,肿大的肝脾亦渐回缩。急性非黄疸型肝炎上述症状可较轻,有的仅表现为乏力甚至无症状,仅因体格检查偶被发现。从中医辨证分型来看,一般热重者发热,脉洪数,苔黄;湿重者纳少,脉濡数,苔腻。

三、实验室及器械检查

血常规检查白细胞计数正常或偏低,淋巴细胞相对增多。肝功能检查可见血清转氨酶大幅升高,急性黄疸型肝炎伴有血清胆红素升高,尿胆红素升高。

四、诊断与鉴别诊断

根据症状、体征和实验室检查即可确诊。但黄疸前期及无黄疸型肝炎应与胃肠炎、消化性溃疡等相鉴别,黄疸期应与胆囊炎、胆石症、钩端螺旋体病、中毒性肝炎、肝硬化、肝癌等相鉴别。

五、治疗

(一)治疗原则

清热解毒,化湿退黄。

(二)刺法

1. 毫针

(1)常用穴位:行间、足三里、阳陵泉、支沟。

(2)操作方法:针用泻法,下肢穴可配合电针中强刺激,留针 30 min,每日、间日 1 次或每周 5 次。

(3)随症加减:热重加大椎;湿重加阴陵泉;黄疸加至阳、腕骨;腹泻加天枢;胁痛加期门、三阴交;腹胀加中脘。

2. 水针

发热重者用茵栀黄注射液或田基黄注射液 2 mL,轮注于脾俞、胆俞、曲泉等穴,每日 1 次;不发热者用茵陈甘草注射液 2 mL,亦轮注于上穴,每日 1 次,以上可连续注射 10~20 d。或用维丙胺注射液 40 mg,或肌苷注射液 0.1~0.2 g,轮注于肝俞、脾俞,每日 1 次,或每周 5 次,15~30 d 为 1 个疗程。

(三)其他疗法

热重者,宜服茵陈蒿汤加板蓝根 30 g、连翘 30 g、蒲公英 20 g、炒白术 10 g、炒白芍 10 g、山药 10 g、茯苓 10 g、甘草 6 g、白茅根 30 g;湿重者服茵陈蒿汤合五苓散。

六、预后

甲型肝炎除极少数转为重症肝炎外,绝大多数经 2~4 月内顺利恢复,一般不转为慢性;戊型肝炎亦如上述,但发展为重症肝炎者似稍多;乙型肝炎有 80%～85% 顺利恢复,1%～5% 发展为重型肝炎,5% 左右转为乙肝表面抗原(HBsAg)携带者,5%～10% 变为慢性迁延性肝炎,1%～3% 发展为慢性活动性肝炎,极少数(小于 1%)可发展为肝硬化;由输血引起的丙肝慢性化率可高达 40%～60%,且大多数变为慢性活动性肝炎,其中 10%～20% 发生肝硬化,而且,少数患者病情发展迅速,预后不良。

第四节 慢性病毒性肝炎

慢性病毒性肝炎是指由肝炎病毒引起的慢性肝脏炎性疾病。通常指病程在半年以上者,主要分为慢性迁延性肝炎和慢性活动性肝炎。

一、病因病理

肝炎病变是以细胞免疫为主的免疫反应,免疫反应的强弱可能决定了肝炎的严重程度。肝炎病毒感染肝细胞后,刺激 T 细胞变成致敏淋巴细胞,后者释放多种淋巴因子,攻击带病毒的肝细胞,导致其变性坏死,同时杀灭其释放逸出的肝炎病毒。因为慢肝患者细胞免疫功能低下或有缺陷,T 细胞功能低下,不能全部清除体内的肝炎病毒,导致其肝炎迁延持续。肝炎的发病与遗传因素的关系也日益引起学者的重视,另外,丙肝病毒可能具有直接损害肝的作用。

中医学认为本病因治疗失当,病程迁延,耗伤正气,或素体虚弱,正虚邪恋等,以致肝气郁结,湿热稽留,脾虚及肾而成。

二、临床表现

慢性迁延性肝炎症状一般较轻,甚至全无症状,仅因急性肝炎病程超过半年而肝功能仍未恢复,血清转氨酶仍轻度升高。一般表现为轻度乏力,头昏,面色欠华,腹胀,食欲缺乏,精神萎靡,肝区疼痛,大便不实或便溏。肝脏可见轻度肿大,质地中等偏软,有触痛及叩击痛。

慢性活动性肝炎上述症状多很明显且复杂多样。因对雌激素灭活减弱,可见到蜘蛛痣、肝掌和男性乳房发育,病程日久,可见血痣赤缕,面色晦滞黝黑以及齿鼻衄血等,严重者可见下肢水肿、腹腔积液等。另可见关节炎、脉管炎、肾小球肾炎等肝外损害表现。

三、实验室及器械检查

肝功能检查慢性迁延性肝炎以血清转氨酶反复升高为主,慢性活动性肝炎则还可见清蛋白(A)下降,球蛋白(G)上升,A/G 比例下降甚至倒置,蛋白电泳 γ-球蛋白明显升高,蛋白絮状试验持续阳性,γ-谷氨酰转肽酶也可见升高,甲胎蛋白可呈阳性,免疫球蛋白 IgG、IgH、IgA 升高,以 IgG 最显著,胆红素可不正常。

四、诊断与鉴别诊断

(一)诊断

有确诊或可疑急性肝炎的病史(有时不明确),病程超过半年而表现慢性肝炎症状、体征和实验室检查,即可诊断。

(二)鉴别诊断

1.肝硬化

早期肝硬化是慢性活动性肝炎最终的病理演衍变结果,两者的临床表现和实验室检查结果无大区别,鉴别主要依靠肝组织检查。

2.血吸虫病

血吸虫病是有疫水接触史,急性期有持久发热、肝肿大,慢性期肝脾大。

3.原发性肝癌

肝癌有进行性肝肿大和质地坚硬的癌结节,肝区呈剧痛。B超、CT、放射性核素扫描等检查可发现肝癌的占位性影像。慢性活动性肝炎的血清甲胎蛋白亦可呈阳性,但以转氨酶活力增高为主,而肝癌以甲胎蛋白升高为主。

五、治疗

(一)治疗原则

慢性迁延性肝炎宜健脾益气活血;慢性活动性肝炎宜同时清热解毒,疏肝化湿。

(二)刺法

1.毫针

(1)常用穴位:肝俞、脾俞、期门、中脘、足三里、太冲。

(2)操作方法:以上为治疗慢性迁延性肝炎的基本方,每次选3~5穴,一般予平针法,留针30 min,躯干部腧穴可加电针,中刺激或弱刺激。间日1次或每周5次,30次为1个疗程,未治愈者,可休息1周,继续第2个疗程。

(3)随症加减:慢性活动性肝炎,应在用上法的基础上,参照急性肝炎进行治疗。腹胀腹泻加天枢;胁痛加阳陵泉、三阴交;如出现清蛋白下降,脾虚及肾,面色黧黑,精神倦怠者加肾俞、三阴交或太溪。

2.水针

水针用黄芪注射液2 mL,复方丹参注射液2 mL,或清开灵注射液10 mL,或蜂毒0.5 mL,或维丙胺40 mg作肝俞、脾俞、足三里、三阴交等轮换注射,每周3次,3个月为1个疗程。

(三)灸法

如久病体弱,可用艾条灸肝俞、脾俞、中脘、气海、足三里等穴,每日30 min。

(四)其他疗法

慢性迁延性肝炎内服参苓白术散加减,如为慢性活动性肝炎,则采用参苓白术散合茵陈蒿汤加减。

六、预后

慢性迁延性肝炎预后较乐观,可迁延十数年(甚至20年)而最终康复。少数发展为慢性活动性肝炎。慢性活动性肝炎预后较差,10%~20%发展为肝硬化,少数发展为重症肝炎,但亦有部分患者经积极治疗而长时间稳定或恢复者。

第五节 急性细菌性痢疾

急性细菌性痢疾(简称菌痢)是由痢疾杆菌引起的急性肠道传染病,以结肠化脓炎症、黏膜弥散性溃疡为主要病变,有全身中毒症状、腹痛、腹泻、里急后重、排脓血便等临床表现。中医学古有"肠澼""滞下""痢疾"等名,今则通称"痢疾",但因症情不同,又有湿热痢、寒湿痢、禁口痢、疫毒痢等的区分。

一、病因病理

病原为痢疾杆菌经口食入而感染,常见的为志贺氏、宋氏、福氏等菌属。志贺氏菌毒力最强,感染后能引起严重症状;宋氏菌感染多呈不典型,发作症状较轻;福氏菌感染介于两者之间,但易转为慢性。铜绿假单胞杆菌引起人体发病的决定因素是其对肠黏膜上皮细胞的侵袭力,如无此侵袭能力,并不会致病。人吞食痢疾杆菌后,抵抗力较强者其胃酸可将细菌大部分杀死,正常肠道菌丛对其亦有干扰作用;如人体抵抗力下降,即便感染少量细菌,亦会引起发病。

痢疾杆菌侵入肠黏膜上皮后,于该处繁殖,继而通过基膜进入固有层生长繁殖,引起肠黏膜炎性反应,固有层内小血管亦痉挛充血以致上皮细胞缺血、缺氧,发生变性和坏死,脱落后形成小而浅表的溃疡。临床上则出现腹痛、腹泻等消化道症状以及发热等全身症状,后者系细菌内毒素引起。

肠道病变主要分布于结肠,以直肠、乙状结肠等部位为最常见,但升结肠、回肠下端亦不少见。

中毒性菌痢主要见于儿童,由于痢疾杆菌内毒素的作用和病者特异性体质的强烈反应,而出现微循环障碍、组织缺氧和循环衰竭。患者因脑水肿而出现呼吸衰竭。结肠黏膜的炎症反应而极轻。

中医学认为本病多由外受湿热、疫毒之气,内伤饮食生冷,损伤脾胃与肠腑而成。

二、临床表现

潜伏期为数小时至 7 d,多数为 1~2 d。

(一)西医学分型

按毒血症及肠道症状轻重,可分为 4 型。

1. 普通型(典型)

普通型急起畏寒高热,伴头痛、乏力、食欲减退,继之出现阵发性腹痛及腹泻。多数患者先为稀水样大便,1~2 d 后转为脓血便,日泻 10~20 次或更多,大便量少,里急后重显著。伴有肠鸣音亢进,左下腹压痛。自然病程 1~2 周,多数能自动恢复。

2. 轻型(非典型)

轻型无明显发热。急性腹泻,每日大便 3~5 次,稀黏液便,一般无脓血,有腹痛及右下腹压痛,里急后重较轻甚至阙如。病程多在 3~5 d。

3. 重型

重型多见于年老体弱及脾胃虚弱者。急起发热,日泻 30 次以上,甚至大便失禁,腹痛,里急后重明显,后期可有重度腹胀及中毒性肠麻痹。可有呕吐。可引起周围循环衰竭。

4. 中毒性菌痢

中毒性菌痢多见于2～7岁儿童,起病急骤,突起高热39 ℃～41 ℃或更高,常伴寒战、烦躁、谵妄、惊厥,继而出现面色苍白、四肢厥冷,迅速发生中毒性休克。临床上又分为休克型、脑水肿型、混合型。

(二)中医学分型

1. 湿热痢

湿热痢起病急,畏寒、发热、头痛,乏力、纳减,腹痛腹泻、里急后重、大便日十数次,便少甚而下痢赤白脓血,苔腻微黄,脉滑数。本型又有热重于湿和湿重于热的区分,前者发热较高,后者发热较低但纳少苔腻明显。

2. 疫毒痢

疫毒痢主要表现在骤然发病,烦躁不安,甚而高热惊厥,或神色淡漠,精神萎靡,痢下鲜紫脓血(相当于中毒性菌痢)。舌质红绛,苔黄腻,脉洪数,甚至出现昏迷、抽搐、大汗、肢冷、脉伏的危候。

3. 寒湿痢

寒湿痢会痢下赤白黏液,白多赤少,无脓血便,或纯为白冻,少腹冷痛,脘腹痞闷。舌淡、苔厚腻,脉濡缓。

4. 噤口痢

噤口痢会下痢赤白黏稠,脘腹胀闷,呕吐不食,或食入即吐,高热,口气秽臭,神疲嗜睡,舌红、苔黄腻,脉滑数。

三、实验室及器械检查

(一)血常规

多有白细胞和中性粒细胞中等度增高。

(二)粪便检查

取新鲜脓血黏液便,镜检可见成堆脓细胞,其中有红细胞及巨噬细胞,大便培养可检出痢疾杆菌。

四、诊断及鉴别诊断

(一)诊断

根据流行季节和接触史,有腹痛、腹泻、里急后重、脓血便及发热等临床表现,大便镜检发现巨噬细胞即可确诊。

(二)鉴别诊断

1. 阿米巴痢疾

阿米巴痢疾为散发性,潜伏期数周至数月,起病缓,大便次数少,量多,以血便为主,呈果酱样,有恶臭,腹痛,里急后重不明显,腹部压痛多在右侧,发热不高,少有毒血症状。镜检红细胞多,白细胞及脓细胞少,无巨噬细胞。

2. 急性胃肠炎

近期有明显饮食不洁史,呕吐较著,水样大便,无脓血,无里急后重。病程多在2～3 d。

3. 流行性乙型脑炎

本病临床表现与重型或中毒型菌痢相似,但后者发病更急,进展迅猛,且易并发休克,可以温盐水灌肠并做镜检与培养。

五、治疗

(一)治疗原则

以清热化湿,调气和血为法。湿热型清热化湿,寒湿型温中化湿,噤口痢开噤解毒,疫毒痢解。毒清热、凉血开窍。

(二)刺法

1. 毫针

(1)常用穴位:天枢、气海、上巨虚。

(2)操作方法:行提插结合捻转的泻法。提插幅度宜大,捻转频率宜快。反复行针以加强针感,以天枢、气海之针感向四周放射,上巨虚向上下传导为宜。留针1~2 h,每隔5~10 min行针1次,留针期间如有便意,给予行针即可控制,腹痛在此期间多可缓解。在开始治疗的第1、2次,特别是第1次治疗常为成败的关键,应严格按要求操作,以期顿挫病势。随着症状的缓解,逐渐减轻刺激。初始可每天针刺2~3次,直至大便细菌培养连续3 d阴转后停针。

(3)随症加减:发热38 ℃以上者,加大椎、曲池、合谷;初起有恶寒体痛等表证者,加风池、合谷;后重甚者,加中膂俞;脘闷胃呆者,加中脘、足三里;恶心者加内关、内庭;噤口不能食而且呕吐者,加上脘、下脘、内庭、内关;湿重于热者,加中脘、阴陵泉、三阴交。

2. 电针

选穴同毫针的腧穴,初起中强刺激,随着病情减轻则采用中刺激,留针30~60 min。

3. 水针

水针用穿心莲注射液2 mL,或注射用水2 mL,作大肠俞、天枢、关元等穴位轮换注射,每天1次。

4. 耳针

耳针选用大肠、小肠、直肠等穴,口噤不能食者加刺贲门,用毫针强刺激,每天1~2次。症状较重者,每天3次,连续3~7 d;耳针治疗不仅症状可迅速改善,而且大便镜检或细菌培养亦可转阴。

(三)灸法

1. 艾条灸

艾条灸适合于寒湿痢。天枢、气海、足三里、阴陵泉、隐白等穴针刺后加艾条灸15~30 min,每日1次。

2. 电药灸

电药灸在针刺的同时,将刺腹部腧穴的毫针在得气后改为平刺,灸头置于该穴上,外覆以毛巾,灸30~60 min,也可再适当延长灸疗时间。

(四)其他疗法

生大黄、槟榔、白芍、黄连、黄芩、肉桂、当归、甘草煎汤剂内服,每日1剂。

六、预后

绝大多数患者在发病1周后出现免疫力,症状逐渐好转,多可痊愈。但婴儿及年老体弱患者,特别是营养不良者预后较差。另外,志贺氏痢疾杆菌可产生内毒素与外毒素,毒血症及肠道症状均较重,并发症较多。治疗不及时、不彻底的患者易转为慢性。

第六节 肺结核

肺结核是结核分枝杆菌引起的慢性肺部感染性疾病。主症为发热、咳嗽、咯血、消瘦等。中医学称为"肺痨""痨瘵"。

一、病因病理

肺结核病大多为结核菌经呼吸道侵入而成,有原发性和继发性两类:原发性肺结核,全身反应较强,多发生于儿童;继发性肺结核,病变有局限化倾向,故以局部反应为主,多发生于成人。一般常见的肺结核,大多属于后者中的浸润性肺结核。本病的发生发展,与机体的抵抗力和细菌侵入数量与毒力强弱有密切关系。

如患者抵抗力较强,加之及时治疗,就能抑制细菌的生长繁殖,使炎症消失,或被纤维组织包围,则病变逐渐消散或硬结、钙化而痊愈。如患者体质虚弱加之治疗不妥当,则炎症发展,而致组织坏死,形成干酪样变,或液化而成空洞;如病灶溃破,结核菌可随血液循环引起扩散,出现严重的毒血症。中医学认为本病为内伤体虚,阴精耗损,易为"瘵虫"侵入,病位主要在肺,日久影响脾肾两脏。

二、临床表现

发热为肺结核最常见的症状,多为长期低热,朝轻暮重,常伴有无力、消瘦、盗汗、月经失调等。肺部病变急剧恶化者,可出现39 ℃～40 ℃的高热。早期多无咳嗽或微咳、痰少,病情加重可咳黏液性痰,肺组织发生干酪性坏死或合并感染时,咳脓性痰。

约半数肺结核患者可有不同程度的咯血,较大血管破裂可发生大咯血,尤以具有空洞的患者为甚,大咯血后如继续高热不退,常示病灶播散。病变波及胸膜或胸膜腔有炎症及渗出液时,可发生患侧胸痛,且随呼吸、咳嗽加剧。晚期肺组织大面积纤维化、钙化、胸膜粘连增厚时,可有呼吸困难。

中医学认为本病以咳嗽、咯血、潮热、盗汗为主症,肺阴亏耗者咳声短促、痰中带血,舌红少津,脉细;阴虚火旺者咳呛气急、痰稠量多,咯血鲜红、口渴、胸痛,舌红绛而干,苔薄黄,脉细数;气阴两虚者伴有无力,气短神疲,舌红边有齿印,苔薄,脉细数无力;阴阳两虚者伴有神疲肢倦,少气,咯血色黯,自汗,水肿,心悸唇紫,肢冷泄泻,男子滑精阳痿,女子闭经,舌光少津,或淡胖,脉微细数或虚大无力。

三、实验室及器械检查

(一)X线检查

X线检查是诊断肺结核的必备检查,对确定病变部位、范围、性质,了解其演变及选择治疗具有重要价值。

(二)痰结核菌检查

痰结核菌检查是确诊肺结核最特异性的方法。抗酸杆菌阳性,诊断即基本成立。

(三)结核菌素试验

阳性反应表示感染,在3岁以下婴儿按活动性结核病论;成人强阳性反应提示活动性结核病可能,应进一步检查。

四、诊断与鉴别诊断

(一)诊断

根据患者的发病情况、既往史、临床表现和体征,结合结核菌素试验、痰结核菌检查、X线检查即可做出明确诊断。

(二)鉴别诊断

1. 慢性支气管炎

慢性咳嗽、咳痰,有少量咯血,反复发作,两肺多有湿啰音,X线检查仅见肺纹理加深或完全正常;而肺结核X线显示结核病灶,痰结核菌阳性。

2. 支气管扩张

患者往往幼年发病,有慢性咳嗽、咯大量黄脓痰、咯血等,反复发作。X线检查,支气管造影和痰液检查结核菌是鉴别要点。

五、治疗

(一)治疗原则

补虚杀虫,轻则治其肺,重则并治脾肾。

(二)刺法

1. 毫针

(1)常用穴位:肺俞、中府、大椎、膏肓、列缺、足三里。

(2)操作方法:补法或平针法,留针30 min,每周5次或隔日1次,20次为1个疗程,可持续几个疗程。

(3)随症施治:阴虚火旺者加泻尺泽、太溪;兼有脾气虚者,加脾俞、胃俞、中脘、内关;兼有肾气虚者,加肾俞、气海俞、气海、关元、阴谷、太溪;阴阳两亏者,加脾俞、肾俞、中脘、气海,并用灸法;盗汗者加阴郄、复溜;咯血者加孔最、膈俞。

2. 皮肤针

皮肤针在胸椎段华佗夹脊及肺俞、脾俞等穴叩击至潮红为度,每日1次。

3. 水针

一般用复方功劳叶注射液4 mL或百部注射液4 mL,注于风门、肺俞、尺泽、孔最等穴,每日1~2次;阴虚火旺者,异烟肼100 mg或链霉素0.5 g,注于上穴,每日2次;伴有脾虚者,加黄芪注射液4 mL,注于肺俞、脾俞、胃俞、足三里;伴有肾虚者,加补骨脂注射液4 mL,注于肾俞、气海俞、气海、阴谷、筑宾等穴;气阴两虚者,加生脉注射液2~4 mL,每日1次;阴阳俱虚者,生脉注射液4 mL合鹿茸精2 mL混合注射,每日1次。

4. 耳针

肺、脾、背、气管、神门。每日或隔日1次,或用埋针、压丸。

(三)灸法

一般用肾俞、气海、足三里、三阴交、太溪等腰以下者,艾条灸为宜,每次灸 15 min,每日或间日 1 次,适用于气阴两虚或阴阳俱虚者,凡脉搏每分钟超过 90 次,或阴虚火旺者均不予施灸。

(四)推拿

1. 手法

按、揉、一指禅推、擦法。

2. 常用穴位及部位

中府、膏肓、夹脊、背部膀胱经、上肢手太阴经。

3. 操作程序

(1)患者取俯卧位,先用拇指按、揉法于肺俞、膏肓穴,每穴操作 1～2 mim,再用揉法或掐法施于膀胱经第 1 侧线,从肺俞至肾俞以及胸椎段夹脊穴,反复操作 5～10 min,后用擦法,以透热为度。

(2)患者仰卧位,用拇指按、揉或一指禅推法于中府、膻中、彧中穴,每穴 1～2 min,再用掌擦法自锁骨下沿肋间隙反复横擦 5 min,后于上肢手太阴经循行部施擦法,以透热为度。

(3)随症施治:脾虚者,加按揉脾俞、中脘、足三里,并在下肢足阳明经施以擦法,以透热为度;肾虚者,加按揉肾俞、气海俞、气海、关元、阴谷、太溪,并在下肢足少阴经施以擦法,以透热为度。

(五)其他疗法

肺阴亏耗型服月华丸加减;阴虚火旺型服百合固金汤合秦艽鳖甲散加减;气阴两亏型服保真汤加减;阴阳两虚型服补天大造丸加减。

六、预后

随着医学的发展,肺结核预后良好。早期发现,早期治疗很重要。除药物治疗外,尚需重视疗养,配合食疗、体疗、加强营养、戒酒色、息妄想、适寒温,方能提高疗效,早复健康。

第七节 疟 疾

疟疾是疟原虫引起的传染病,临床上以间歇性寒战、高热、出汗和脾大、贫血等为特征,多发于夏秋季节。

一、病因病理

疟疾由蚊传播,当疟原虫在人体血液中繁殖达到一定的数量后,由于大量裂殖子进入血浆以及原虫的代谢产物引起异性蛋白反应等,即导致寒战、高热等典型症状。因疟原虫裂殖体在成熟的时间上各不相同,所以有间日疟、三日疟、恶性疟等发作时间上的差异。由于疟原虫寄生在红细胞内,并大量破坏红细胞,故出现贫血。又由于网状内皮系统的增生,吞噬能力增强,可出现脾大和轻度的肝肿大。中医学认为，本病系感染了疟邪所引起的，邪伏少阳半表半里，如久疟不愈，痰瘀互结少阳之络，则胁下聚成疟母。

二、临床表现

周期性和间歇性发作是疟疾的临床特点，且多数患者起病急骤。典型发作可分为 3 个阶段：第 1 阶段出现寒战、面色苍白、唇甲发绀、肢体厥冷、鸡皮样皮肤等，持续 10 min 至 1 h 之久，体温迅速上升；第 2 阶段，寒战停止后继以高热和面色潮红，体温可达 39 ℃～41 ℃，伴头痛、口渴、呼吸急促，一般持续 4～8 h；第 3 阶段，高热后患者突发全身大汗，体温骤然下降，当时除疲劳外，顿感舒服轻松，常安然入睡，此时持续 2～3 h。高热时常伴头痛、全身肌肉关节酸痛和显著乏力，但无毒血症表现，恶心、呕吐较常见。发作过后唇鼻部常有单纯疱疹出现。多次发作后脾脏明显肿大，可有压痛，慢性患者脾质变硬。肝脏常同时肿大并有轻度压痛。

三、实验室及器械检查

本病在血检时可查到疟原虫，以发作时易于查出，如疟久不愈，则红细胞和血红蛋白进行性减少。

四、治疗

（一）方一

1. 取穴

主穴为大椎。高热头痛配风池、太阳；恶心呕吐配内关、中脘。

2. 操作方法

取俯卧位，针大椎 0.8～1.2 寸，徐徐提插手法，短促行针。出针后再取仰卧位，针太阳、风池，或内关、中脘，中脘用提插刮针手法，余穴均用提插捻转手法，持续行针至症状减轻或消失。此方主要用于疟疾发作时。

（二）方二

1. 取穴

主穴为脊柱压痛点。配穴同方一。

2. 操作方法

取俯卧位，医者用拇指腹面，用力大小一致地从第 7 颈椎依次向下移压至第 5 腰椎，寻找压痛点，压痛点处即为针刺点，针刺方法同方一中的大椎。配穴则根据疟疾发作时的症状对症选用，如头痛配风池、太阳，呕吐配内关、中脘。配穴用提插捻转手法，间歇行针 30 min，10 min 行针一次。在发作前 2 h 针刺。

五、按语

针刺治疗疟疾有悠久的历史。《素问·刺疟》中就详细记载了针刺治疗疟疾的方法。现代亦有不少针刺治疗疟疾效果良好的报道。现代科学实验结果证明，针刺后能提高人体抗疟能力，在实验研究中观察到针刺对疟疾的疗效与血清补体值有一定的关系，针后 72 h 血清补体值即可明显增加。

第九章　外科疾病针灸推拿治疗

第一节　神经性皮炎

神经性皮炎以皮肤革化呈苔藓样改变和阵发性剧痒为主症,是一种皮肤神经功能失调所致的肥厚性皮肤病,又称慢性单纯性苔藓。成年人多发,多局限于某处,如颈项、肘窝、腋窝、腘窝、阴部、骶部等,偶可见散发全身,双侧对称分布。中医学称之为"顽癣""牛皮癣""摄领疮"等。中医学认为本病初起多为风热之邪阻滞肌肤,或颈项多汗,衣着硬领摩擦刺激所致;或病久耗伤阴血,血虚生风生燥,或血虚肝旺,情志不遂,郁闷不舒,紧张劳累,心火上炎致气血运行失职,凝滞肌肤而成。

西医学对本病病因未完全阐明,一般认为系大脑皮层兴奋和抑制功能失调所致。

一、辨证

本病以皮肤损害呈苔藓样改变,阵发性剧痒为主要症状。临床根据兼症等可分为风热、肝郁化火和血虚风燥等证型。

(一)风热

发病初期,仅有瘙痒而无皮疹,或丘疹呈正常皮色或红色,食辛辣食物加重,伴小便短赤,苔薄黄,脉弦数。

(二)肝郁化火

每因心烦发怒,情志不畅而诱发或加重。

(三)血虚风燥

病久丘疹融合成片,皮肤增厚,干燥如皮革样,或有少量灰白鳞屑,而成苔藓化,夜间瘙痒加剧。

二、治疗

(一)针灸治疗

(1)治则:疏风止痒,清热润燥。以病变局部阿是穴及手阳明、足太阴经穴位为主。

(2)主穴:阿是穴、合谷、曲池、血海、膈俞。

(3)配穴:风热者,配太渊、风池;肝郁化火者,配肝俞、太冲;血虚风燥者,配脾俞、三阴交、足三里。

(4)操作:毫针刺,阿是穴围刺,并可艾灸,其余主穴用泻法。配穴按虚补实泻法操作。

(5)方义:取阿是穴可直达病所,既可散局部的风热郁火,又能通患部的经络气血,使患部肌肤得以濡养;合谷、曲池祛风止痒;血海、膈俞活血养血,取"治风先治血,血行风自灭"之义。

(二)推拿治疗

(1)治则:舒筋活血,理气解郁,镇静安神,祛风止痒。以足阳明、足太阴经穴位为主。

(2)取穴：百会、风池、足三里、三阴交、血海、膏肓、心俞、肝俞、脾俞、肾俞。

(3)手法：揉法、拿法、点按法、推法等。

(4)操作：患者取俯卧位，于背腰部施以掌揉法，并点按膏肓、心俞、肝俞、脾俞、肾俞；用双手揉拿下肢前面，点按足三里、三阴交、血海；用双拇指分推印堂至太阳穴，揉眉弓；点按百会、风池穴。

(三)其他治疗

1. 皮肤针

皮肤针先轻叩皮损周围，再重叩患处阿是穴以少量出血为度，同时可配合拔罐或艾条灸。

2. 耳针

耳针选肺、肝、神门、相应病变部位，毫针刺，中等强度刺激，或用小手术刀片轻割相应部位耳穴，以轻度渗血为度。

三、按语

(1)针灸推拿治疗本病有一定疗效，以皮肤针叩刺局部及相应夹脊穴较为多用。在此基础上辨证选穴，作整体调整，或在局部加用艾灸与拔火罐，亦均能获得较好的治疗效果。

(2)本病应注意与慢性湿疹、原发性皮肤淀粉样变相鉴别。慢性湿疹多有糜烂、渗液等，苔藓样变不如神经性皮炎显著，但浸润肥厚比较明显，边界也不如神经性皮炎清楚；原发性皮肤淀粉样变好发于小腿伸侧，为绿豆大的半球形丘疹，质坚硬，密集成片。

(3)本病较难痊愈，须坚持治疗。治疗期间应注意劳逸结合，避免精神过度紧张。避免搔抓皮损区，并注意调理饮食，忌食鱼虾、辛辣之品，忌饮酒，忌恼怒。

第二节 痤 疮

痤疮俗称"青春痘""粉刺"，是青春期常见的一种毛囊皮脂腺结构的慢性疾患。多发于青年男女，男性多于女性，一般青春期过后都自然痊愈。

好发于面部、胸背部皮脂腺丰富的部位。可形成粉刺、丘疹、脓肿等损害，有碍美观。如果失治误治，病情恶化，会产生很多瘢痕。

一、临床表现

本病多见于18～30岁的青年男女，损害的部位为颜面、前额部，其次为胸背部。初期为粉刺，可挤出乳白色粉质样物，常对称分布，也可散在发生。之后可演变为炎性丘疹、脓疱、结节、囊肿和瘢痕等，常数种情况同时存在。病程长短不一，成年后多可缓解自愈，遗留或多或少的凹陷状瘢痕或瘢痕疙瘩。

(一)肺经风热

肺经风热以丘疹损害为主，可有脓疱、结节、囊肿等，口渴，小便短赤，大便秘结。舌苔薄黄，脉数。

(二)脾胃湿热

颜面皮肤油腻不适,皮疹有脓疱、结节、囊肿等,伴有口渴、便秘。舌红,苔黄腻,脉濡数。

(三)冲任不调

病情与月经周期相关,伴有月经不调、痛经等。舌红,苔薄黄,脉弦数。

二、治疗

(一)针灸治疗

(1)选穴:合谷、曲池、足三里及病位局部穴位。

(2)加减:肺经风热加大椎、肺俞;脾胃湿热加内庭;冲任不调加血海、关元。操作:毫针刺,每日1次,每次留针20~30 min,6次为1个疗程。

(二)其他疗法

1. 拔罐法

(1)选穴:大椎。

(2)操作:用三棱针散刺出血后拔罐。

2. 耳针

(1)选穴:肺、大肠、膈、内分泌、皮质下、神门、面颊。

(2)操作:可用三棱针在内分泌、皮质下等穴位处进行刺血,或用压籽法。

3. 三棱针法

(1)选穴:大椎、耳背静脉、与病位相关经脉的井穴。

(2)操作:常规消毒后,用三棱针点刺大椎穴,待血液流出后加拔火罐,继而点刺耳背静脉和井穴,双手挤压出血数滴,每周1次。

4. 穴位注射法

(1)选穴:足三里。

(2)操作:穴位消毒后,抽取肘静脉血液3 mL,迅速注射到一侧或两侧足三里穴内,10 d 1次。

第三节　黄褐斑

黄褐斑是一种以颜面部出现局限性黄褐色或淡黑色皮肤色素改变为主症的皮肤病。中医学称为"黧黑斑",此外还有"肝斑""面尘""蝴蝶斑"等别名。本病多发于孕妇及经血不调的妇女,男子或未婚女性亦可患病,皮损日晒后多可加重。本病多由七情内伤,饮食不调,劳倦失宜,妇人经血不调等导致。

西医学认为本病发病机制十分复杂,确切的发病原因目前尚不十分清楚。

一、辨证

本病以对称分布黄褐色或淡黑色斑片,或深或浅,大小不定,形状各异,如钱币、蝇翅状或蝴蝶状,日晒后加重为主要症状。临床根据兼症可分为肝郁气滞、肝脾不和、脾胃虚弱和肾阴不足等证型。

(一)肝郁气滞

肝郁气滞为浅褐色至深褐色斑片,呈地图状或蝴蝶状,轮廓易辨,边缘不整,对称分布于目周、颜面,可伴有胁胀痞满,烦躁易怒,纳后腹胀,月经不调,经前斑色加深,两乳胀痛。舌苔薄白,脉弦。

(二)肝脾不和

肝脾不和为栗皮色,地图斑片状,边缘不整,轮廓较清晰,对称分布于双颧、目、额面、鼻周、口周,伴胸脘痞闷,两胁作痛,腹胀便溏,月经不调。舌苔白,脉弦滑。

(三)脾胃虚弱

脾胃虚弱为灰黑色斑片,状如蝴蝶,境界模糊,自边缘向中央逐渐加深,对称分布于前额、鼻翼、口周,伴气短乏力,腹胀、食欲缺乏,四肢酸软。舌淡苔腻,脉细弱。

(四)肾阴不足

肾阴不足为黑褐色斑片,大小不定,形状不规则,轮廓鲜明,多以鼻为中心,对称分布于颜面,伴头眩耳鸣,腰酸腿软,五心烦热,骨蒸盗汗,舌红少苔,脉细数。

二、治疗

(一)针灸治疗

(1)治则:活血通络,疏肝健脾,滋补肝肾。以足太阴、足厥阴、足少阴经穴位及病变局部穴位为主。

(2)主穴:太阳、阳白、攒竹、颊车、迎香、地仓、下关、血海、三阴交。

(3)配穴:肝郁气滞加期门、太冲、支沟、肝俞、阳陵泉;脾虚加中脘、足三里、脾俞等穴;肾虚加关元、太溪、气海、肾俞。

(4)操作:毫针刺,太冲、支沟、阳陵泉用泻法,其他穴位用补法。

(5)方义:太阳、阳白、攒竹、颊车、迎香、地仓、下关均为局部取穴,以起到活血通络、荣颜祛斑的作用;血海可活血化瘀;本病发生与肝、脾、肾三脏密切相关,以气血不能上承荣于面为其主要病机,故取三阴交以滋补肝肾,健补脾胃。

(二)推拿治疗

(1)治则:疏肝健脾,滋补肝肾。以足太阴、足厥阴、足少阴经穴位及病变局部穴位为主。

(2)取穴:太阳、阳白、攒竹、颊车、迎香、地仓、下关等。

(3)手法:抹法、揉法、擦法、点法、滚法、拍法等。

(4)操作:患者取仰卧位,主要沿眼轮匝肌、额肌、口轮匝肌及面部主要肌群走行方向施以抹、揉、擦、点、滚、拍等手法,于太阳、阳白、攒竹、颊车、迎香、地仓、下关等穴施以点揉法。肝郁气滞者,加期门、三阴交、太冲、支沟、肝俞、阳陵泉按揉法;脾虚者,加中脘、足三里、关元、脾俞按揉法;肾虚者,加关元、太溪、气海、肾俞按揉法。

(三)其他治疗

1.拔罐

拔罐以大椎穴为三角形顶点,两肺俞穴为三角形的两个底角,形成一个等腰三角形为刺络拔罐区,用梅花针在三角区内叩刺,每次选 1~2 个叩刺点,每个叩刺点上形成 15 个左右小出血点。叩刺后用 2 号玻璃罐,以闪火法于叩刺部位上拔罐,每个罐内出血量一般掌握在 1 mL 以内,隔日 1 次,10 次为 1 个疗程。

2. 耳针

选相应部位、缘中、肾上腺、内分泌、肾、肝、脾、肺。月经不调加内生殖器、卵巢,男性加前列腺。相应部位点刺放血,其他主穴和配穴各选 2~3 个,以王不留行籽贴压。每次贴 1 耳,两耳轮换,3 d 1 次,10 次为 1 个疗程。临床治疗时间较长,一般需要 1~3 个月。

三、按语

(1)针灸推拿治疗有一定的疗效。

(2)患者应保持心情舒畅,禁忌忧思恼怒。避免日光暴晒,夏季外出宜打伞戴帽。饮食适量,多食新鲜蔬菜、水果,勿食油腻、辛辣及酒醇之品。局部不宜滥用激素等外用药物。

第四节 扁平疣

扁平疣是一种以发生于皮肤浅表部位的小赘生物为主症,多发生于青年人颜面、手背部的常见皮肤病,尤以青春期前后女性为多,故也称为青年扁平疣。中医学称为"扁瘊""瘊子""疣目"。本病多由肌肤受风热之邪结而赘生,或因肝气郁结,气血凝滞,发于肌肤而成。

西医学认为本病是由人类乳头瘤病毒引起。

一、辨证

本病以颜面、手背和前臂处散在或密集分布淡红色或褐色米粒至芝麻粒大的扁平丘疹为主要症状。临床根据兼症可分为肝郁化火、风热搏结等证型。

(一)肝郁化火

见烦躁易怒,口苦咽干,目眩,脉弦。

(二)风热搏结

发病初期,丘疹呈淡红色或红褐色伴有瘙痒,兼见咳嗽,发热,脉浮数。

二、治疗

(一)针灸治疗

(1)治则:疏风清热,泻肝养阴。以手阳明经穴位为主。

(2)主穴:阿是穴(疣体所在部位)、合谷、曲池、血海。

(3)配穴:肝郁化火者,加行间、侠溪;风热搏结者,加风池、商阳。

(4)操作:毫针刺,泻法。用 26~28 号 0.5~1 寸毫针,在母疣中心快速进针至疣底部,大幅度捻转提插 30 次左右,然后摇大针孔,迅速出针,放血 1~2 滴,再压迫止血;若疣体较大,再于疣体上下左右四面与正常皮肤交界处各刺 1 针,以刺穿疣体对侧为度。施用同样手法,3~5 d 针刺 1 次。

(5)方义:本证刺法以刺疣体局部为主,用粗针刺出血再按压止血,意在破坏疣底部供应疣体的营养血管,使之出血、阻塞,断绝疣体的血液供应,从而使疣体枯萎脱落。因本证为风热毒邪结聚于皮肤所致,故疣数较多者取合谷、曲池针而泻之,散风清热;再针泻血海凉血化瘀、软坚散结,更有助于疣体之枯萎。

(二)其他治疗

1. 激光照射

激光照射选取阿是穴,用 7～25 mW 的氦-氖激光仪散焦做局部照射 20～30 min,每日 1 次。

2. 耳针

耳针选肺、肝、肾、面颊、内分泌、交感,每次取 2～3 穴,毫针刺,中等强度刺激,留针 30 min,每日 1 次。亦可用王不留行籽贴压。

三、按语

(1)针灸治疗扁平疣有较好疗效,多采用局部选穴。若在治疗期间出现局部色泽发红,隆起明显,瘙痒加重,往往是经气通畅之象,为转愈之征兆,应坚持治疗。

(2)治疗期间应忌食辛辣、海鲜等发物,避免挤压摩擦疣体,以防感染。

第五节 斑 秃

斑秃是指头皮部毛发突然发生斑状脱落的病证,中医学称"油风",俗称"鬼剃头"。中医学认为"发为血之余",本病主要由于房劳过度,肾精亏损,或思虑伤脾,气血生化无源;或肝肾阴虚,精血不足,血虚生风而毛发失养脱落;或情志不畅,肝气郁结而致血瘀气滞,瘀血不去,新血不生,血不养发而脱落;或精神刺激,心火亢盛而血热生风,风动脱发。

西医学中由中枢神经功能紊乱、内分泌失调、毛发乳头供血障碍、营养不良所致的斑秃属本病范畴。

一、辨证

本病以患者头部头发突然成片脱落,呈圆形、椭圆形或不规则形,边界清楚,小如指甲,大如钱币,一个至数个不等,皮肤光滑而有光泽为主要症状。临床根据病因不同可分为肝肾不足、气滞血瘀和血虚生风等证型。

(一)肝肾不足

伴头晕目眩,耳鸣,失眠多梦,健忘。舌淡无苔,脉濡细。

(二)气滞血瘀

病程日久,面色晦黯,舌质黯或有瘀点瘀斑,脉弦涩。

(三)血虚生风

兼见患部发痒,头晕,失眠。舌淡红,苔薄,脉细弱。

二、治疗

(一)针灸治疗

(1)治则:养血祛风,活血化瘀。以督脉穴及患部阿是穴为主。

(2)主穴:阿是穴、百会、风池、太渊、膈俞。

(3)配穴:肝肾不足者,配肝俞、肾俞;气滞血瘀者,配太冲、血海;血虚风燥者,配足三里、血海。

(4)操作:毫针刺,主穴中阿是穴用梅花针叩刺,血虚证以局部发红为度,瘀血证以微有渗血为度;太渊、膈俞虚补实泻,余穴用泻法。配穴按虚补实泻法操作。

(5)方义:头为诸阳之会,百会为足太阳经与督脉交会穴,风池为足少阳经与阳维脉交会穴,且二穴皆近脱发患处,同用可疏通患部气血,疏散风邪;肺主皮毛,太渊为肺经原穴,且脉会太渊,血会膈俞,二穴同用补能益气养血,泻能活血化瘀;梅花针叩刺阿是穴,可疏导局部经气,促进新发生长。

(二)推拿治疗

(1)治则:养血祛风,活血化瘀。以督脉穴及患部阿是穴为主。

(2)取穴:百会、印堂、风池、内关、曲池、合谷、足三里、解溪、三阴交、涌泉等。

(3)手法:按揉法、拿法。

(4)操作:患者坐位,于风池穴施以拿法,于风池穴或风池穴下二横指的颈背两侧皮下肌腱或皮下结节处以右手拇指、食指用力按揉,以患者感觉到酸痛、全身发热、前额部出汗为度;于百会、印堂、内关、曲池、合谷、足三里、解溪、三阴交、涌泉等穴施以按揉法。

(三)其他治疗

皮肤针选阿是穴。用梅花针轻叩患部,至皮肤微呈红晕时为止,每日1次,10次为1个疗程。

三、按语

(1)针灸推拿治疗本病有较好效果,但对毛发全脱者则疗效欠佳。

(2)本病应注意与脂溢性脱发相鉴别,脂溢性脱发多从额部开始,延及前头和颅顶部,伴有脂溢,患部毛发稀疏、均匀不一,常有瘙痒及脱屑。

(3)治疗期间及平时宜保持心情舒畅,忌烦恼、悲观、忧愁。

第六节 风 疹

风疹是以皮肤瘙痒异常,出现成块成片、疏密不一的疹团为主证的一种皮肤病,又名"瘾疹"。发病迅速,遇风易发,有急性和慢性之分。其特征是皮肤上出现大小不等、数目不一的风疹块,时隐时现,伴有强烈的瘙痒感。急性者短期发作后多可痊愈,慢性者常表现为疹块反复发生,时轻时重,病程可达数月或经久难愈。本病可发生于任何年龄,但常见于青壮年。

一、临床表现

(一)风热犯表
风疹色红,灼热刺痒,遇热加剧,搔抓后起风团或条痕,伴发热恶寒,咽喉肿痛,苔薄黄,脉浮数。

(二)风寒束表
皮疹色淡微红,遇风寒加重,得暖则减,冬重夏轻,伴恶寒,口不渴。舌淡,苔薄白,脉浮紧。

(三)肠胃实热
皮疹色红,成块成片,瘙痒异常,伴脘腹疼痛、恶心、呕吐、便秘或泄泻。苔黄腻,脉滑数。

(四)血虚风燥
皮疹淡红,反复发作,迁延日久,疲劳时加重,伴心烦少寐、口干、手足心热。舌红,少苔,脉细数。

二、治疗

(一)针灸治疗
(1)选穴:曲池、合谷、血海、三阴交、膈俞、委中。

(2)加减:风热犯表加大椎、风池,咽喉肿痛甚者加商阳、鱼际,呼吸困难配天突、膻中,咽痛加少商点刺出血,腹痛腹泻加天枢;风寒束表加风门、风池,头痛者加太阳,若挟湿兼见面部水肿者加阴陵泉;肠胃实热加足三里,脘腹疼痛者加中脘、天枢,恶心呕吐者加内关;血虚风燥加足三里、三阴交、脾俞,心烦少寐、手足心热者加神门、风池。

(3)操作:毫针刺;每日1次,每次留针20~30 min,6次为1个疗程。

(二)其他疗法

1.耳针

(1)选穴:肺、大肠、肾上腺、神门、内分泌。

(2)操作:每次取2~3穴,毫针刺,用中强刺激,留针20~30 min。或用压籽法,每日按压3~5次,每次每穴按压20~30下,3 d换药1次,两耳轮换,贴压5次为1个疗程。

2.拔罐法

(1)选穴:神阙。

(2)操作:用闪火法拔罐。留3~5 min即可起罐,稍停片刻再行拔罐,反复3次结束。每日1次。

3.三棱针法

(1)选穴:主穴:大椎、血海。配穴:疹发上肢配曲池;疹发下肢配委中;疹发背部配膈俞。

(2)操作:在穴位局部揉按后常规消毒,用三棱针点刺使血溢出,加拔火罐15 min。隔日1次。

三、按语

(1)针灸治疗风疹效果较好,对反复发作者须查明原因,针对病因治疗。

(2)本病属过敏性皮肤病,病原很难找到,某些慢性风疹较难根治。若发作时出现呼吸困难(合并过敏性哮喘),应及时采取综合治疗,以免发生窒息。

(3)忌食鱼腥虾蟹等易致过敏的食物;对易致过敏的药物,也应避免应用;便秘者应保持大便通畅。

第七节 丹 毒

丹毒是以患部皮肤突然变赤,色如涂丹,游走极快为主症的一种急性感染性疾病,常伴有恶寒、高热等。本病多因血分有热,更兼火毒侵袭,或皮肤黏膜破损,邪毒乘隙而入,火热毒邪郁于肌肤,经络气血壅遏而成。

发于头面者,多夹风热;发于胸胁者,多夹肝火;发于下肢者,多兼湿热;发于新生儿者,则多由胎毒内蕴,外邪引动而发。

西医学的溶血性链球菌侵入皮肤或黏膜内的网状淋巴管所引起的急性感染性皮肤病属于本病范畴。

一、辨证

主症起病急骤,皮肤红肿热痛,状如云片,边界分明。

(一)热毒夹风

热毒夹风发于头面,兼见发热恶寒,头痛,骨节酸楚。舌红苔薄白或薄黄,脉浮数。

(二)热毒夹湿

热毒夹湿发于下肢或红斑表面出现黄色水疱,兼见发热心烦,口渴,胸闷,关节肿痛,小便黄赤,脉濡数。

(三)热毒内陷

热毒内陷出现胸闷呕吐、壮热烦躁、恶心呕吐、神昏谵语甚至痉厥等,属危急之候。

二、治疗

(一)针灸治疗

(1)治则:清热解毒,凉血祛瘀。以手阳明、足阳明、足太阳经穴位为主。

(2)主穴:大椎、曲池、合谷、委中、阿是穴。

(3)配穴:热毒夹风者,配风门;热毒夹湿者,配血海、阴陵泉、内庭;热毒内陷者,配十宣或十二井穴。

(4)操作:毫针刺,用泻法。大椎、委中、十宣、十二井诸穴均可用三棱针点刺出血,皮损局部阿是穴用三棱针散刺出血。

(5)方义:阳气过多则为热,热甚则为火,火盛则为毒,故清火毒必当泻阳气。阳明经为多气多血之经,在三阳经中阳气最盛,故本病当取阳明经穴为主。大椎为督脉与诸阳经交会穴,曲池、合谷为手阳明经穴,三穴同用可泻阳气而清火毒。委中又名"血郄",凡血分热毒壅盛之急症,用之最宜。

本病病在血分,诸经穴及皮损局部点刺或散刺出血可直接清泻血分热毒,使热毒出泻则丹毒自消,有"宛陈则除之"之义。

(二)其他治疗

1. 刺络拔罐

刺络拔罐选取皮损局部阿是穴,用三棱针散刺或用皮肤针叩刺出血,刺后拔罐。

2. 耳针

耳针选取肾上腺、神门、耳尖、耳背静脉、皮损对应部位,毫针刺,中度刺激,其中耳尖、耳背静脉点刺出血。

三、按语

(1)针灸治疗本病有效,但一般应配合内服或外用中药以提高疗效,缩短病程。

(2)本病应与接触性皮炎、类丹毒相鉴别。接触性皮炎有过敏物接触史,皮损以红肿、水疱、丘疹为主,伴瘙痒,多无疼痛,且无明显的全身症状。类丹毒则多发于手部,有猪骨或鱼虾之刺划破皮肤史,红斑范围小,症状轻,无明显症状。

(3)病情严重者,须及时应用抗生素控制感染,并给予相应支持疗法。

第八节　蛇　丹

蛇丹是以突发单侧簇集状水疱,呈带状分布,并伴有烧灼刺痛为主症的病证,又称"蛇串疮""蛇窠疮""蜘蛛疮""火带疮""缠腰火丹"等。本病多因情志内伤,或因饮食失节而致肝胆火盛,脾经湿热内蕴,复又外感火热时邪,毒热交阻经络,凝结于肌肤、脉络而成。

一、辨证

本病以皮肤呈带状分布的灼热刺痛,皮色发红,继则出现簇集性粟粒大小丘状疱疹为主要症状。根据临床表现可分为肝胆火毒和脾胃湿热两型。疱疹消失后遗留疼痛者,证属余邪留滞,血络不通。

(一)肝胆火毒

疱疹色鲜红,灼热疼痛,疱壁紧张,口苦,心烦,易怒,脉弦数。

(二)脾胃湿热

疱疹色淡红,起黄白水疱,疱壁易于穿破,渗水糜烂,身重腹胀,苔黄腻,脉滑数。

二、治疗

(一)针灸治疗

(1)治则:清热燥湿,解毒止痛。以局部阿是穴及相应夹脊穴为主。

(2)主穴:阿是穴、局部夹脊穴、合谷、曲池。

(3)配穴:肝胆火盛者,配太冲、支沟;脾胃湿热者,配血海、阴陵泉、三阴交。

(4)操作:毫针刺,用泻法。疱疹局部阿是穴用围针法,即疱疹带的头、尾各刺一针,两旁则根据疱疹带的大小选取1~3点,向疱疹带中央沿皮平刺。或用三棱针点刺疱疹及其周围,再拔罐,令每罐出血3~5 mL。

(5)方义:局部阿是穴围针刺或点刺拔罐可引火毒外出。本病是由疱疹病毒侵害神经根所致,取相应的夹脊穴,直针毒邪所留之处,可泻火解毒、通络止痛,正符合《内经》所言"凡治病必先治其病所从生者也";合谷、曲池合用疏导阳明经气,以清解邪毒。

(二)推拿治疗

(1)治则:清热利湿,通络止痛。以足厥阴、足太阴经穴位及皮损周围邻近部和(或)局部为主。

(2)取穴:大椎、肝俞、胆俞、期门、日月、章门、曲泉、阴陵泉、三阴交、太冲、皮损周围邻近部和(或)局部。

(3)手法:一指禅推法、点压法、按揉法、摩法、拿法、搓法、滚法。

(4)操作:皮疹期,患者取坐位或俯卧位,于大椎、肝俞、胆俞、脾俞等穴以拇指或示、中叠指点压,再在期门、日月、章门等穴施以一指禅推法或按揉法,继在皮损四周3 cm以外做滚法、抹法或摩法。

患者取仰卧位或侧卧位,于曲泉、阴陵泉、三阴交和太冲等穴用拇指或屈食指关节点压,并在足厥阴经、足太阴经和足少阴经膝下部位施以四指推法、拿法或搓法,手法宜较重。后遗疼痛期,于膈俞、肝俞、膻中、气海、血海和三阴交等穴点压或揉拨,在局部和邻近部位施以揉法、摩法、扫散法或振荡法。

疱疹出现在三叉神经第一支分布区域者,加拿风池,点压或揉拨迎香、合谷、中渚、内庭;疱疹出现于颈神经分布区域者,加拿风池,点压或揉按率谷、翳风、阳溪、阳池、阳谷、昆仑或抹桥弓;疱疹出现于肋间神经分布区域或腰骶部者,加点压或揉按支沟、间使、阳陵泉、委中、飞扬、悬钟;伴有发热者,加点压或揉按曲池、合谷,拿肩井、五经;伴食欲缺乏、苔腻者,加点压或揉按胃俞、意舍、中脘、足三里;伴有头痛者,加揉按百会、四神聪,拿风池,抹额部和太阳部。

(三)其他治疗

1. 皮肤针

疱疹后遗的神经痛可在局部用皮肤针叩刺后,加艾条灸。

2. 耳针

耳针选胰、胆、肾上腺、神门、肝。毫针刺,强刺激,捻转3~5 min,每次留针30~60 min,每日1次。

3. 穴位注射

穴位注射选肝俞、足三里、相应夹脊穴。用维生素 B_1 和 B_{12} 注射液,每次每穴注射0.5 mL,每日或隔日1次。

4. 激光照射

激光照射选阿是穴,用氦-氖激光治疗仪局部照射,每次20~30 min,每日1次。

三、按语

(1)针灸推拿治疗带状疱疹效果很好。早期应用针灸治疗能减少神经痛的后遗症状,若遗留有神经痛针灸有较好的止痛效果。少数病例合并化脓感染须外科处理。

(2)本病应注意与单纯性疱疹相鉴别,单纯性疱疹好发于皮肤黏膜交界处,多出现于发热性疾病过程中,且有反复发作史。
(3)治疗时若配合中药内服外敷效果更好。其间应忌食辛辣、油腻、鱼虾等发物。
(4)疱疹期禁止在皮损部施用任何手法。

第九节 疔 疮

疔疮是以病初即有粟粒样小脓头,发病迅速,根深坚硬如钉为主症的好发于颜面部和手足部的外科疾患。本病多因肌肤不洁,邪毒乘隙侵袭,邪热蕴结肌肤;或因恣食膏粱厚味和酗酒等,以致脏腑蕴热,毒从内发。若毒热内盛则流窜经络,内攻脏腑则属危候。

西医学的颜面部疖、痈,急性甲沟炎,脓性指头炎,急性淋巴管炎等由金黄色葡萄球菌感染所致的急性化脓性炎症属于本病范畴。

一、辨证

本病以毛囊口脓疮隆起,呈圆锥形的黄色或紫色炎性硬结,状如粟粒为主要症状。

(一)火毒流窜经络

四肢部疔疮,患处有红丝上窜者,名"红丝疔"。

(二)疔疮走黄

疔疮内攻脏腑之危候,兼见壮热烦躁,眩晕呕吐,神昏谵语。

二、治疗

(一)针灸治疗

(1)治则:清热解毒,行气活血。以督脉穴位为主。
(2)主穴:身柱、灵台、合谷、委中。
(3)配穴:根据患部所属的经脉循经取穴。如发于面部者,属手阳明经,配商阳、内庭;属少阳经者,配关冲、足临泣;属太阳经者,配少泽、足通谷。发于手者,可配足部同名经腧穴;发于足者,配手部同名经腧穴。如系红丝疔,可沿红丝从终点依次点刺到起点,以泻其恶血。疔疮走黄伴高热者,可点刺十宣或十二井穴出血或针刺水沟;伴神昏者配水沟、关冲、内关。
(4)操作:毫针刺,用泻法。或三棱针点刺出血。
(5)方义:督脉总督诸阳,灵台为治疗疔疮经验穴,配合身柱有疏泄阳热火毒之功。合谷为手阳明经原穴,阳明经多气多血,在三阳经中阳气最盛,故泻之可清阳热祛火毒,对面部疔疮更为适宜。疔疮为火毒蕴结血分之急症,委中又名"血郄",刺血可清泻血热。

(二)其他治疗

1.挑刺

挑刺寻找背部脊柱两旁丘疹样突起,用三棱针挑刺,每日1次。或取心俞、脾俞等。

2.耳针

耳针选神门、肾上腺、皮质下、相应部位穴位,每次取2～3穴,毫针刺,中度刺激,留针

30~60 min,每日 1 次。

3.隔蒜灸

隔蒜灸选阿是穴,将蒜片置于疖肿上,艾炷置于蒜片上点燃灸之,每一疖灸 3~10 壮,每日 1 次,10 次为 1 个疗程。轻者灸 3~4 次可痊愈,为防止复发应灸完 1 个疗程,重者一般需 2 个疗程。

三、按语

(1)针灸治疗疔疮有一定的疗效。

(2)疔疮初起,切忌挤压、挑刺,不宜在病变部位拔罐和针刺;红肿发硬时忌手术切开,以免感染扩散;如已成脓,应转外科处理。

(3)疔疮走黄,症情凶险,应采取综合治疗。

(4)治疗期间应忌食鱼、虾及辛辣厚味,多食新鲜蔬菜。

第十节 乳 痈

乳痈是以乳房红肿疼痛、乳汁排出不畅,以致结脓成痈为特征的急性化脓性病证。多发生于产后哺乳期妇女,尤以初产妇为多见,好发于产后 2~4 周。

西医学的急性化脓性乳腺炎属中医的乳痈范畴。

一、病因病机

多因恣食厚味,胃腑积热,或忧思恼怒,肝气不舒,或乳头小结、皮肤破裂,毒热侵入,使毒热与积乳互凝而结肿成痈。

二、辨证

(1)主症:乳房红肿疼痛,舌红,苔黄,脉数。

(2)郁乳期:乳房肿胀而痛,乳汁排泄困难,寒热头痛,恶心烦渴。

(3)酿脓期:肿块增大,焮红疼痛,时时跳痛,寒热不退。

(4)溃脓期:脓肿形成,触之有波动感,局部红紫,经切开或自行溃后脓液大量流出。如排脓通畅,肿消痛减则将渐愈。

三、治疗

(一)针灸治疗

(1)治法:清解热毒,消肿散结。取足阳明、足厥阴经穴为主。

(2)处方:足三里、梁丘、期门、内关、肩井。

(3)配穴:胃热加内庭、胃俞;气郁加行间、太冲;乳汁壅胀加少泽、膻中;发热头痛加合谷、大椎、风池。

(4)方义:乳痈多为胃热、肝郁所致,足三里、梁丘可清降胃火消阳明的结滞;期门、内关能疏肝解郁,宽胸利气;肩井为治乳痈的经验穴,具有消肿散结之功。

(5)操作:毫针刺,用泻法。郁乳期可隔蒜灸。

(二)推拿治疗

(1)治法:行气活血,疏通乳络。用一指禅推、按、揉、搓、拿、摩等手法。适用于乳痈初起尚未成脓者。

(2)取穴及部位:乳根、中脘、天枢、气海、肝俞、脾俞、胃俞、风池、肩井、合谷、胸部、肩背部。

(3)操作:患者仰卧位,医者站于一侧。用拇指或中指按揉乳根、中脘、天枢、气海各 2 min;摩患乳周围部 2 min;以中脘、天枢为重点摩腹 2 min。患者俯卧位,一指禅推法在肝俞、脾俞、胃俞施术 4 min;继之施以按揉法,以酸胀为度。患者坐位,拿风池、肩井各 3 min;搓肩背部 1 min;按揉合谷 1 min。

(三)其他治疗

1. 三棱针

三棱针在背部肩胛区寻找反应点(多为小米粒状的红色斑点,指压不褪色),用三棱针挑刺并挤压出血,或刺血后拔罐,隔日 1 次。

2. 灸法

灸法取阿是穴,用葱白或大蒜捣烂,平铺于患乳部,用艾条回旋灸 15~20 min,每日 1 次,直至肿消为止。

四、按语

(1)针灸推拿治疗乳痈初起未化脓者疗效较好,已成脓者应转外科治疗。

(2)配合局部热敷效果更好。

第十一节 肠 痈

肠痈是外科常见的急腹症,临床上以持续伴阵发性加剧的右下腹痛、肌紧张、反跳痛为特征。可发生于任何年龄,多见于青壮年。

本病多因饮食不节,暴饮暴食,或过食油腻、生冷不洁之物,损伤肠胃,湿热内生蕴于肠间;或因饮食后急剧奔走,导致气滞血瘀,肠络受损;或因寒温不适、跌仆损伤、精神因素等,导致气滞、湿阻、热壅、瘀阻、积热不散。血腐肉败而成痈肿。

一、辨证

本病以持续伴阵发性加剧的右下腹疼痛、肌紧张、反跳痛为主要症状。临床可分为轻症和重症。

(一)轻症

初起上腹部或脐周作痛,阵发性钝痛,数小时后疼痛转移至右下腹部,逐渐加重,伴有恶寒发热,恶心呕吐,便秘,腹胀,溲赤。苔黄腻,脉洪数。

（二）重症

痛处固定不移，痛势加剧，腹肌紧张拘急，拒按，局部可触及肿物，高热不退。

二、治疗

（一）针灸治疗

(1) 治则：清热导滞，行气活血。以足阳明经穴位为主。

(2) 主穴：天枢、上巨虚、阑尾、阿是穴。

(3) 配穴：发热者，配曲池、大椎；呕吐者，配上脘、内关；便秘者，配腹结、天枢；腹胀者，配大肠俞、次髎。

(4) 操作：毫针刺，用泻法。

(5) 方义：本病病位在大肠，故取大肠募穴天枢、下合穴上巨虚（合治内腑）以通调肠腑，清泻肠腑积热。阑尾穴是治疗肠痈的经验效穴。针刺阿是穴可直达病所，畅通患部气血，消痈止痛。

（二）推拿治疗

(1) 治则：行气活血，清热导滞。以足阳明经穴位为主。

(2) 取穴：天枢、上巨虚、阑尾、大肠俞、三焦俞等。

(3) 手法：一指禅推法、点压法、摩法、滚法、擦法、点揉法等。

操作：患者取俯卧位，于大肠俞、三焦俞施以一指禅推法，然后在三焦俞与大肠俞之间施以滚法，接着施以擦法，以透热为度。患者取仰卧位，在天枢穴施以指揉法，然后在压痛点（麦氏点）施以摩法。手法宜轻快柔和，特别是在运用摩法时动作要特别柔和，不可使用暴力，否则会加重病情。患者取坐位或仰卧位，于上巨虚、阑尾穴上施以点压法或揉法，手法应由轻至重，不可用暴力。发热者，可在曲池、合谷穴上施以点压法；腹胀者，可在气海穴施以点揉法；呕吐者，可在中脘、内关穴上施以点揉法；湿热证型者，可在阴陵泉、地机穴上施以一指禅推法。

（三）其他治疗

1. 电针

电针选取右天枢、右阑尾穴，电针刺激，强度以患者能耐受为度，每次 30～60 min，每日 2 次。

2. 耳针

耳针选取阑尾、神门、新阑尾点（位于对耳轮耳腔缘，在臀与腰椎之间），毫针刺，中强度刺激，每次留针 30～60 min，每日 1～2 次。

三、按语

(1) 针灸推拿治疗本病初期或一部分酿脓期患者效果较好，有即刻止痛的作用，但对于重症疗效较差，应采取综合疗法。足三里、上巨虚、阑尾、麦氏点局部针刺对控制疼痛和病情的发展有良好的作用。对于慢性阑尾炎右少腹经常疼痛者，除针刺外，应配合灸法治疗。

(2) 本病初期疼痛多不明显，或无腹痛，或见左侧腹痛等，但不久即固定为右下腹痛。腹痛的性质和程度与本病发病类型有一定关系，单纯性阑尾炎多呈持续性钝痛或胀痛，化脓性或坏疽性阑尾炎呈阵发性剧痛或跳痛，阑尾梗阻则表现为阵发性绞痛。应与急性胃肠炎、急性肠系膜淋巴结炎和胃、十二指肠急性穿孔等病证相鉴别。

(3)对急性阑尾炎症状严重、已化脓有穿孔或坏死倾向者,宜及时转外科处理,采取综合疗法进行治疗。

(4)平素患者可经常自行摩腹,特别是右下腹疼痛处,既可预防、又可缓解因慢性阑尾炎而引发的粘连。

第十二节 痔 疮

痔疮是以肛肠部直肠下端黏膜下和肛管皮下的静脉扩大曲张形成的静脉团块为主症的慢性疾病,男女均可发病,以青壮年、经产妇多见。本病发生多因久坐、久站、负重远行、妊娠所致;或因饮食不节,嗜食辛辣厚味,燥热内生,肠胃受损而得;或因久泻、久痢、便秘,以致湿热内生,脉络郁阻,结壅肛肠而致。

西医学认为痔疮是直肠下端黏膜下和肛管皮下的静脉丛由于各种原因扩大曲张而形成的静脉团块。

一、辨证

本病以肛门部出现小肉状突出物,无症状或仅有异物感为主要症状。临床多根据病变部位不同分为内痔、外痔和混合痔。

(一)内痔

初起痔核很小,质柔软,不痛,早期常因大便时摩擦出血,或出血如射,或点滴不已,血色鲜红或黯红。若反复发作,痔核增大,脱垂于肛门外,不能及时复位,可因感染引起局部剧痛、肿胀,嵌顿时可致糜烂、坏死。

(二)外痔

于肛门外赘生皮瓣,逐渐增大,按之质较硬,一般无痛,也不出血,仅觉肛门部有异物感,如有感染时则肿胀疼痛。

(三)混合痔

直肠上、下静脉丛同时扩大,曲张延长,兼有内、外痔共同症状,痔核常突出于肛外,黏膜经常受到刺激,黏液分泌大量增加,使肛周潮湿不洁、瘙痒,形成肛周湿疹。

二、治疗

(一)针灸治疗

(1)治则:清热利湿,化瘀止血。以足太阳经穴位为主。

(2)主穴:承山、次髎、二白、长强、会阳。

(3)配穴:便秘者,配支沟、天枢;气虚下陷者,灸神阙、百会;肛周肿痛者,配秩边、飞扬。

(4)操作:毫针刺,用泻法。气虚下陷者宜用补法,可灸。

(5)方义:承山、会阳、次髎均为膀胱经穴,足太阳经别又自踝至腘,别入肛中,故取三穴用泻法,清泻肛肠湿热,疏导膀胱经气而消瘀滞;近取长强以加强其作用;二白为经验穴,善治内痔出血。

(二)其他治疗

1. 耳针

耳针选肛门、直肠、大肠、神门、脾、肾上腺。毫针刺,每次取 2~3 穴,中度刺激,每次留针 20~30 min,每日 1 次,10 次为 1 个疗程。

2. 挑治

在大肠俞或第 7 胸椎两侧至骶尾间寻找痔点(紫红色或粉红色丘疹),以腰骶部接近督脉的痔点疗效较好。常规消毒,用粗针将挑刺部位的表皮纵行挑破 0.2~0.3 cm,然后再向深部挑,将皮下白色纤维样物挑断,7 d 左右 1 次,连续 3~4 次。

三、按语

(1)针刺能迅速缓解痔疮肿痛发作症状。

(2)注意内痔和外痔的不同临床表现,内痔主要表现有出血、肛门脱出、痔疮黏液渗出、肛周瘙痒;外痔则是肛门外赘生皮瓣,逐渐增大,一般无痛,也不出血,仅觉肛门部有异物感。

(3)平素少食辛辣刺激性食物,保持大便通畅。

第十三节 粉 刺

粉刺,又称"肺风粉刺"。是指发生于颜面、胸背等处的一种毛囊皮脂腺炎症。本病好发于青年男女,多见于青春期,多数青春期过后自然痊愈,少数严重者终生留有瘢痕。

本病类似现代医学的痤疮。

一、病因病机

本病多由肺经风热,熏蒸肌肤;或过食辛辣油腻之物,脾胃湿热蕴积,侵蚀肌肤;或因冲任不调,肌肤疏泄功能失畅而成。

二、辨证

本病主要见于前额、双颊部,其次为胸背部。初起为粉刺,有的为黑头丘疹,可挤出乳白色粉质样物,常呈对称分布,也可散在分布。

在发展过程中可演变为炎性丘疹、脓疱、结节、囊肿,甚至瘢痕等,往往数种同时存在。病程缓慢,常持续到中年才逐渐缓解而痊愈,遗留或多或少的凹陷状萎缩性瘢痕或瘢痕疙瘩。

湿热蕴积:多有颜面皮肤油腻不适,皮疹有脓疱、囊肿、结节等,伴有便秘。舌苔黄腻,脉濡数。

三、康复方法

(一)针刺疗法

(1)治则:祛风宣肺,清热除湿,通络解毒。

(2)处方:取太阴、阳明经腧穴及局部阿是穴为主,如鱼际、血海、合谷、曲池、足三里、阿是穴。

(3)方解:鱼际祛风宣肺;阳明多气多血,其经脉上走于面,故取合谷、曲池、足三里清泻阳明之湿热,以通络解毒;血海健脾除湿,通络化瘀;阿是穴疏通局部气血,使肌肤疏泄功能得以调畅,则湿热之毒可除。

(4)辨证配穴:肺经风热加少商、风门宣肺祛风清热;湿热蕴结加阴陵泉、天枢健脾清热除湿;冲任不调加血海、三阴交、太冲调理冲任。

(5)操作方法:针刺用泻法,每次留针20~30 min,每日1次,10次为1个疗程。

(二)穴位注射疗法

(1)处方:参照上述针灸穴位,每次选用2~3穴,交替选用。

(2)药物:用银黄注射液,或鱼腥草注射液。

(3)操作方法:每穴注入0.5~1 mL,每日1次,10次为1个疗程。

(三)耳穴疗法

(1)处方:耳尖、肺、脾、肝、胃、大肠、内分泌、皮质下、神门、交感等。

(2)操作方法:每次选2~4穴,耳尖点刺放血,针刺用中、强刺激,留针20~30 min,间歇运针,每日1次,10次为1个疗程;或用锨针埋藏,或用王不留行籽贴压,每3~5 d更换1次。双耳交替。

(四)耳穴割治疗法

(1)处方:交感、耳中、病变相应部位耳穴。

(2)操作方法:用碘酒和酒精常规消毒后,用小手术刀片轻轻在上述耳穴处划割,以渗血为度,稍微出血后用消毒干棉球压迫止血,每周割治1~2次,两耳交替。

四、注意事项

(1)针灸对治疗本病效果较好,局部勿用手挤压,以防感染,勿滥涂外用药物。

(2)宜清淡饮食,忌烟、酒及进食辛辣及鱼虾等食物。

第十四节　牛皮癣

牛皮癣,是一种慢性瘙痒性皮肤病,因患部皮肤状如牛颈之皮,厚且坚,故称为牛皮癣。本病与现代医学的神经性皮炎类似。

一、病因病机

本病初起多由于风湿热之邪气滞阻于肌肤经络所致;或情志不畅,气郁化火;或日久不愈,营血不足,血虚生风化燥,不能润养肌肤经络,以致患处皮肤粗糙脱落白屑而成。若情志不畅,气血失调,不能濡润皮肤,可使症状加剧。

二、辨证

本病好发于颈、肘、腘窝、大腿内侧等部位，尤以颈项部为多。症见局部皮肤初起为干燥、扁平丘疹融合成片，皮肤逐渐增厚，呈淡褐色或深褐色，阵发奇痒，夜间尤甚，烦躁郁闷时瘙痒更剧，搔之不知痛楚，可在病变的周围出现抓痕或血痂。

(一)风湿热郁

病程较短，患处阵发性瘙痒，多因搔抓等刺激，局部皮肤出现多角形或圆形苔藓样皮疹，色淡红或潮红，甚至出现糜烂、渗出和血痂，伴精神抑郁，失眠易怒等症状，苔黄或黄腻，脉濡数或弦数。

(二)血虚风燥

病程较长，丘疹融合成片，皮肤粗糙、肥厚，或有少量白鳞屑，状如牛颈之皮，阵发性瘙痒加剧，常因瘙痒搔抓而见抓痕、血痂，甚则继发感染，舌苔薄白，脉细。

三、康复方法

(一)针刺疗法

(1)治则：祛风清热利湿，养血润燥止痒。

(2)处方：取阳明、厥阴、太阴经腧穴为主，如曲池、合谷、太冲、血海、足三里、阿是穴。

(3)方解：曲池、合谷祛风清热止痒；四关穴合谷、太冲疏肝祛风，养血止痒；"治风先治血，血行风自灭"。

血海为足太阴经穴位，主治血分病，有健脾利湿，养血润燥止痒之功；足三里可益生化之源，养血润燥以治本；阿是穴疏通局部气血，止痒退癣。

(4)辨证配穴：风湿热郁加风池、阴陵泉清热利湿，祛风止痒；血虚风燥加膈俞、三阴交活血养血，润燥止痒。

(5)随症配穴：烦躁失眠加肝俞、心俞、神门；病位于项部者加列缺、委中；肘部者加曲泽、郄门；腘窝部者加委中、昆仑；大腿内侧加三阴交、阴陵泉；上眼睑加阳白、百会。

(6)操作方法：风湿热郁针刺用泻法；血虚风燥用补法。阿是穴的针刺法：由病灶四周沿皮向中心刺数针。每次留针 20~30 min，每日 1 次，10 次为 1 个疗程。

(二)灸法

(1)处方：阿是穴。

(2)操作方法：用艾条悬灸，每次 30 min，每日 1 次。

(三)七星针、拔罐疗法

(1)处方：阿是穴。

(2)操作方法：先轻叩刺病变周围，后重叩刺患处，以微出血为度，再于患处拔火罐，每日 1 次。

本法适用于血虚风燥型牛皮癣。

(四)穴位注射疗法

(1)处方：参照上述针灸穴位，每次选用 2~3 穴。

(2)药物：维生素 B_1 或维生素 B_{12} 注射液。

(3)操作方法：每穴注入 1 mL，每日 1 次，10 次为 1 个疗程。

(五)耳穴疗法

(1)处方:肺、脾、交感、神门、肾上腺、肝、风溪、皮质下、耳廓上相应点等。

(2)操作方法:每次选3~5穴,针刺用中等强度刺激,留针30 min,每日1次,10次为1个疗程;或用揿针埋藏,或用王不留行籽贴压,每3~5 d更换1次。双耳交替。

四、注意事项

(1)针灸治疗本病有一定疗效,有较好的止痒作用。

(2)治疗的同时避免精神过度紧张,注意劳逸结合。

第十章 中医儿科疾病

第一节 厌食

小儿厌食或称"恶食""不嗜食",指小儿长期见食而厌,食欲缺乏,甚而拒食的病证,为小儿消化系统一种常见病、多发病。可发生于小儿的各个年龄段,1～6岁儿童多见,患儿除了食欲缺乏外,常无其他不适,预后良好,但若长期不愈,易致抵抗力下降而罹患他病。

一、病因病机

小儿脏器娇弱,脾常不足,若先天禀赋不足,脾胃薄弱,可致食欲低下;喂养失当,恣食肥甘,零食偏食,饮食无制,饥饱无度,进食杂乱,损伤脾胃而成厌食;病后失调,小儿为稚阴稚阳之体,抗病力差,病时用药不当,过用寒凉或温燥,损伤脾胃,脾胃运化失常而成;情志失调,小儿神气怯弱,易受惊恐,猝受惊吓,或更变环境,而致抑郁,肝失条达,脾胃受刑,形成厌食。上述原因均可致使脾胃损伤,升降失和,胃纳失健,脾运失职而生厌食之证。

临床症见长期食欲缺乏(或不思),厌恶乳食,纳呆食少,甚至拒食。脾虚者则脘腹饱胀,嗳气泛恶,面白体瘦,舌淡、苔白。阴虚者则口干肤燥,便秘尿黄,舌红少津,脉细数。

二、辨证用药

本病治疗原则应以开胃健脾为要。

1. 脾虚

治以健脾和胃。方用参苓白术散加减。

处方:党参、茯苓、白术、莲子肉、薏苡仁、缩砂仁、白扁豆、山药、三仙、鸡内金、甘草。

方中党参、茯苓、白术、甘草健脾益气;莲子肉、薏苡仁、白扁豆、山药健脾和胃渗湿;缩砂仁理气醒脾开胃;三仙、鸡内金健胃消食。合用能健脾和胃,消食益气。

2. 阴虚

治以滋阴养胃。方用麦门冬汤加减。

处方:麦冬、沙参、石斛、白芍、乌梅、甘草、粳米、大枣。

方中麦冬、沙参、石斛、粳米清养胃阴;白芍、乌梅、甘草养胃生津;大枣健脾和胃。

第二节 小儿积滞(消化不良)

小儿消化不良中医学称为"积滞",又称"伤食""食积""宿食"。是由于小儿内伤乳食,乳食停积中焦,聚而不化,气滞不行的常见脾胃病证。小儿各年龄段均可发生,以婴幼儿为多见。

一、病因病机

本病发病原因主要由于小儿脏腑娇嫩,脾胃虚弱,因乳食不节,喂养失宜,损伤脾胃,食聚中脘,气机阻滞而成。

胃主受纳,脾主运化。小儿脾胃娇嫩,脾常不足,乳食不能自控,如喂养不当,过急超量,冷热不适,饥饱失度,或肥甘厚味,贪食生冷,杂食坚硬,而致乳食内积,脾胃失健,纳化呆滞;或由于先天不足,脾胃素虚,或饮食失节,哺乳无度。或病后失调而致脾胃虚弱,运化无力,致使饮食停滞不化,形成积滞。

临床症见不思乳食,食而不化。嗳腐吞酸,大便不调,脘腹胀满,烦躁不安。舌红、苔腻,脉见弦滑,指纹紫滞或淡滞。

乳积者不欲吮乳,呕吐乳瓣,气味酸秽,口有乳酸味;腹满胀痛,大便酸臭;睡卧不宁,时时哭闹。食积者呕吐酸馊食物残渣,腹部胀满拒按,夜卧不安,烦躁多啼,溲短色黄。脾虚夹积者,面黄积瘦,体倦乏力;不思乳食,食后饱胀,便溏酸腥,便下乳瓣或不消化食物,夜卧不宁,舌淡、苔白腻,指纹淡滞。

二、辨证用药

本病治疗原则当以消食导滞,行气调中为主。

1. 乳积

治以消乳化食,和中导滞法。方用消乳丸加减。处方:香附、神曲、麦芽、陈皮、砂仁、炙甘草、生姜。

方中神曲、麦芽消乳化积;香附、陈皮、砂仁理气消滞除胀;炙甘草、生姜和中止呕。合用共收消乳化食,和中导滞之效。

2. 食积

治以消食化积,和中导滞。方用保和丸加减。

处方:山楂、神曲、半夏、茯苓、陈皮、连翘、莱菔子。

方中山楂、神曲、莱菔子消食化积;半夏、茯苓、陈皮和胃渗湿,理气止呕;连翘清解积热,合用共奏消食化积,和中导滞之效。

3. 脾虚

食积治以健脾和胃,消食化积。方用健脾丸治之。处方:党参、白术、陈皮、枳实、麦芽、山楂、神曲。

方中党参、白术益气健脾;陈皮、枳实理气导滞;麦芽、山楂、神曲消食化积。合用共奏健脾和胃,消食化积之效。

第三节 顿咳(百日咳)

百日咳中医学称为"顿咳""鹭鹚咳""天哮呛",本病是由于感受时邪疫气而发病。有很强的传染性,冬春季发病较多。临床以阵发性痉挛性咳嗽,咳嗽时伸长颈项,咳后有鸡鸣样吸气性回声为特征。

一、病因病机

小儿脏腑娇嫩,腠理不密,时邪外犯,侵袭肺卫,化火生痰或痰火内伏,痰热互结,闭郁肺经,气道壅遏,肺失肃降,逆气冲上而发病。

二、辨证用药

本病治疗以清肺降气,化痰止嗽为原则。

1. 初期

(1)风寒:治以疏风散寒,宣肺降气,化痰止咳。方用杏苏散加减。

处方:紫苏叶、杏仁、半夏、茯苓、前胡、苦桔梗、枳壳、生姜、陈皮、防风、紫菀。

方中紫苏叶、前胡、防风、生姜散寒解表;杏仁、桔梗、紫菀、枳壳宣肺降气,祛痰止咳;半夏、茯苓、陈皮理气燥湿化痰。合用共收解表散寒,宣肺降气,化痰止咳之效。

(2)风热:治以疏风清热,宣肺降气,化痰止咳。方用麻杏石甘汤加减。

处方:麻黄、杏仁、生石膏、桑叶、菊花、连翘、桔梗、芦根。

方中麻黄、杏仁、桔梗宣肺降气,化痰止咳;桑叶、菊花、连翘疏风清热,宣肺解表;石膏、芦根泄热清肺。合用共收疏风清热,宣肺降气,止咳化痰之功。

2. 中期(痰火阻肺)

治以泻肺清热,降逆化痰。方用桑白皮汤加味。

处方:桑白皮、半夏、紫苏子、杏仁、浙贝母、黄芩、葶苈子、百部、浮海石、竹茹。

方中桑白皮、黄芩清肺泄热;浙贝母、浮海石清热化痰;半夏、竹茹降逆化痰止呕;紫苏子、杏仁、葶苈子、百部降逆化痰止咳。合用共奏清肺泄热,降气宣肺,化痰止咳之效。

3. 末期(气阴耗伤)

治以益气健脾,养阴清肺。方用人参五味子汤加减。

处方:党参、白术、茯苓、五味子、麦冬、芦根、石斛、甘草、浙贝母、白前、百部、生姜、大枣。

方中党参、白术、茯苓、甘草、生姜、大枣益气健脾;五味子、白前、百部、浙贝母敛肺止咳;麦冬、石斛、芦根养阴润肺。合用能益气健脾,养阴润肺,止咳化痰。

第四节 小儿遗尿

遗尿又称"遗溺",指已达控制排尿年龄(5周岁以上)睡中小便自遗,醒后方觉的一种证候。婴幼儿时期,因经脉未盛,气血未充,脏腑未坚,智力未全,排尿自控力差,排尿正常习惯未养成,或学龄期因游戏过度,精神疲劳,睡前多饮而致偶有尿床,不属病态。

一、病因病机

本病病因主要由于先天禀赋不足,下元虚冷,肾气不固,导致气化无力,膀胱失约而成遗尿证。

先天禀赋不足，重病久病之后，肾阳亏虚，下元虚冷，不能温养膀胱，气化失调，闭藏失职而成遗尿。

寒袭饮冷，悲哭过度，损伤肺气，肺气虚弱，治节失司，不能通调水道，下输膀胱，或饥饱无度，损伤脾胃，脾气虚弱，不能散精于肺，水无所制，膀胱失约，津液不藏而为遗尿。尤在泾所言："脾肺气虚，不能约束水道而病为不禁者，《金匮》所谓上虚不能治下者也。"（《金匮翼》）

肝主疏泄，调畅气机，通利三焦，疏通水道，郁怒伤肝，气机不畅，湿热蕴结，下注膀胱，开阖失司而为遗尿。

临床症见每于睡中遗尿，甚者每夜1~2次或更多，可伴有面白唇白，畏寒肢冷，腰膝酸软，纳呆自汗，精神不振，智力低下，尿清便泄。下元虚寒症见睡中遗尿，多则一夜数次，小便清长，神疲乏力，面白肢冷，腰膝酸软，智力较差，舌淡、苔薄、脉沉无力；肺脾气虚症见睡中遗尿，面色无华，少气懒言，纳差便溏，自汗，易于感冒，舌淡、苔薄白、脉沉细无力；肝经湿热症见睡中遗尿，量少色黄，气味腥臊，急躁易怒，睡中梦语磨齿，唇红目赤，舌红、苔黄、脉见弦数。

二、辨证用药

本病治疗原则虚证扶正培本；实证祛邪。

1. 下元虚寒

治以温阳补肾，固摄缩尿。方用《济生》菟丝子丸。

处方：菟丝子、肉苁蓉、牡蛎、附子、五味子、鹿茸、鸡内金、桑螵蛸、益智、乌药、山药。

方中菟丝子、肉苁蓉、鹿茸、附子温补肾阳，以暖下元；五味子、牡蛎益肾固涩，以缩尿；鸡内金、桑螵蛸补肾益精，固涩止遗；益智温肾纳气，暖脾摄津，固涩缩尿；乌药温散下焦虚寒，以助膀胱气化，固涩小便；山药健脾补肾，固涩精气。其中益智、乌药、山药三药相合为《妇人良方》缩泉丸，有温补心肾，缩尿止遗之效。

2. 肺脾气虚

治以补肺健脾，固涩止遗，方用补中益气汤合缩泉丸。

处方：人参、白术、黄芪、山药、炙甘草、升麻、柴胡、当归、益智、乌药、陈皮。

方中人参、白术、黄芪、山药、炙甘草补肺益气，健脾和中；升麻、柴胡升阳益气；当归合黄芪为《内外伤辨惑论》当归补血汤，有补气生血之功；益智、山药、乌药培元补肾，固涩止遗；陈皮兼利气机。诸药共用有补肺健脾，固涩止遗之功效。

3. 肝经湿热

治以泻肝清热，固涩止遗。方用龙胆泻肝汤加味。

处方：龙胆、黄芩、栀子、泽泻、木通、车前子、当归、生地黄、柴胡、生甘草、白蔹、益智。

方中龙胆上清肝胆实火，下清下焦湿热；黄芩、栀子泻热清肝；泽泻、木通、车前子清热利湿，使湿热从水道排出；当归、生地黄养血补阴，以防苦寒燥湿诸药耗阴伤血之弊；柴胡是为引经药引导诸药入于肝胆；生甘草和药泻火；白蔹、益智固摄小便。

第十一章　中医风湿免疫疾病

第一节　证　候

一、风寒痹阻证

1. 临床表现

肢体关节冷痛，痛势较剧，游走不定，遇寒则痛剧，得热则痛减，关节屈伸不利，局部皮肤不红或有寒冷感，恶风畏寒，舌质淡红或黯红，舌苔薄白，脉弦紧或弦缓。

2. 病机分析

风为阳邪，善行而数变；寒为阴邪，其性凝滞，主收引，因此风寒之邪侵袭肌体，可闭阻经络关节，凝滞气血，阻遏经络，使气血运行不通，而见肢体关节冷痛，屈伸不利，游走不定。寒为阴邪，易耗阳气，故局部皮肤不红或有寒冷感，恶风畏寒；遇寒则血易凝，故遇寒痛剧得热则痛减；舌苔薄白也属寒，舌质淡红或黯红，脉弦紧或弦缓皆属寒属痛之症。

3. 诊断要点

主症：肢体关节疼痛，痛无定处，关节屈伸不利。

次症：①遇寒痛剧，得热痛减；②恶风畏寒，四肢不温。

舌脉：舌质淡红或黯红，舌苔薄白，脉弦紧或弦缓。

具备主症，或兼次症1项及舌脉表现者即可诊断。

4. 本证辨析

本证常见于风湿病中的行痹、痛痹、历节风等，由于各自病因病机不同，临床表现各具特点：如行痹，由风邪偏盛为患，以痹痛游走不定，多发于上肢肩背，时兼恶寒发热表证为特点；痛痹为寒邪偏盛，以疼痛剧烈，部位多固定，下肢、腰膝多见，遇寒加重，得热则舒等为特点；历节风则为肝肾不足，气血亏虚，复感外邪而致，以关节疼痛剧烈，痛如虎咬，遍历关节，或者关节肿痛如掣，甚则肿大变形等症为特点。

本证与风湿病中常见的风湿痹阻证、寒湿痹阻证、风寒湿痹阻证等均可见肢体关节疼痛，屈伸不利等症状。但风湿痹阻证为风、湿外邪所伤，以肢体关节痛无定处，重着肿胀为主症；寒湿痹阻证为寒、湿外邪所伤，以肢体关节冷痛，痛有定处为主症；风寒湿痹阻证是由风、寒、湿等外邪所伤，具有风湿、寒湿、风寒三证的症状，以关节冷痛，重着肿胀，痛处游走不定为特点；而本证为风、寒外邪所致，以肢体关节冷痛，痛处游走不定为主症，可以此为辨。

5. 治疗方法

祛风散寒，温经通络。

6. 代表方剂

(1) 乌头汤《金匮要略》：方中以制川乌、麻黄温经散寒，通络镇痛，两药合用能搜剔入骨之风寒，为方中主药；黄芪能益气固表，且能利血通痹；芍药、甘草、蜂蜜缓急止痛解毒。诸药合用为温经散寒、逐痹止痛之方剂。

(2)防风汤《宣明论方》：防风、麻黄祛风散寒；当归、秦艽、葛根活血通络，解肌止痛；肉桂温经散寒；当归并用有"治风先治血，血行风自灭"之意；茯苓可健脾渗湿；姜、大枣、甘草和中调营。诸药共奏祛风散寒、活血通络之功。

(3)麻黄附子细辛汤《伤寒论》：方中麻黄、细辛祛风散寒；附子散寒止痛、补火助阳。诸药合用，有温经助阳、祛风散寒之功。

以上诸方临床使用时可随症加减：如疼痛以肩周等上肢关节为主者，可加选羌活、白芷、威灵仙、姜黄、川芎祛风散寒止痛；疼痛以膝踝等下肢关节多见者，可加选独活、牛膝等通经活络；疼痛以腰背等关节为主者，多与肾气不足有关，酌情可加桑寄生、杜仲、续断、巴戟天等温补肾气。

二、风湿痹阻证

1.临床表现

肢体关节肌肉疼痛、重着、游走不定，或肿胀，可随天气变化而发作，恶风不欲去衣被，汗出，头痛，肌肤麻木不仁，或身体微肿，肢体沉重，小便不利，舌质淡红，舌苔薄白或腻，脉浮缓或濡缓。

2.病机分析

由于素体虚弱或饮食起居失宜，或冒风淋雨涉水，或汗出当风，风湿之邪趁机侵入肌体，闭阻经络、关节而致。"风则伤卫，湿流关节，风湿相搏，故骨节疼痛、不得屈伸……风胜则卫气不固，汗出，短气，恶风不欲去衣，为风在表；湿胜则水气不行，小便不利或身微肿，为湿外搏也"(《注解伤寒论·辨太阳病脉证并治》)。风者善行而数变，故风邪治病多痛无定处；湿性黏腻、重着，故湿邪治病多肿胀重着；风湿相搏，痹阻气血，经络失和，故肌肤麻木不仁；舌苔薄白，脉浮缓为风邪之征；舌苔腻，脉濡缓为湿邪之象。

3.诊断要点

主症：肢体关节肌肉疼痛、重着、肿胀、游走不定，屈伸不利。

次症：①发热，或头痛，或汗出；②肌肤麻木不仁；③身肿胀或小便不利。

舌脉：舌质淡红，舌苔薄白，或薄腻，脉浮腻，或濡缓。

具备主症1项，或兼次症1项及舌脉表现者，即可诊断。

4.本证辨析

本证常见于风湿病中的行痹、着痹、肌痹、皮痹、周痹、历节风等。这些病种由于病机不同，主症各异，不难鉴别。行痹者，因人体卫阳不固，腠理空虚，以致风邪乘虚而入皮肤、肌肉、经络、关节等，出现肌肉关节疼痛，游走不定，多见于上肢肩背，初期多兼表证为主；着痹者，因素体脾虚失运，或久居潮湿、涉水冒雨、贪凉冷饮等，以致水湿之邪侵袭肌肤、经络、关节，出现肢体关节肌肉疼痛、肿胀、重着或麻木不仁；肌痹者，为风寒湿热毒邪侵袭肌肤，消烁肌肉，阻闭经脉，以肌肉尽疼、麻木不仁、肢体倦怠、四肢痿软无力为特征；皮痹者，因阳气虚弱，卫外不固，外邪侵袭，皮络瘀闭，以皮肤肿胀、麻木为主；周痹者，为痹邪入侵血脉，随脉上下，出现周身皆痛，痛无歇止，不能左右，步履艰难等；历节风者，为肝肾亏虚，气血不足，复感外邪所致，以关节疼痛剧烈，痛如虎咬，遍历关节，甚则肿大变形为主。

本证与风湿病中常见的风寒痹阻证、寒湿痹阻证等证宜加以辨别。这些证候均可见关节肌肉疼痛、屈伸不利等症,但风寒、寒湿、风寒湿等痹阻证均具有寒邪治病特点,如关节冷痛、畏寒喜暖、遇寒痛剧、得热则舒等症状,而本证则不具有寒邪治病的特点,表现为风湿之邪入侵肌肉、经络、关节,以致肌肉、关节疼痛,多见肿胀、重着为主。

5. 治疗方法

祛风除湿,通络止痛。

6. 代表方剂

(1)羌活胜湿汤(《内外伤辨惑论》):方中以羌活、独活为主药,羌活善祛上部风湿;独活善祛下部风湿,两者相合,可散周身风湿,疏利关节;防风、藁本发汗止痛,祛肌表之风湿,为辅药;佐以川芎活血祛风止痛,合蔓荆子升散在上的风湿而止头痛;使以炙甘草调和诸药。诸药合用,主治风湿痹阻证。

(2)蠲痹汤(《医学心悟》):方中以羌活、独活、桂枝、秦艽、海风藤、桑枝祛风除湿通络;辅以当归、川芎、木香、藿香理气活血通络,并辅以甘草调和诸药。诸药合用,祛风湿,止痹痛。偏风盛者,可加防风;偏湿盛者,可加苍术、薏苡仁;兼寒者,可加附子;痛在上肢者,可加威灵仙;痛在下肢者可加牛膝、续断。

三、寒湿痹证

1. 临床表现

肢体关节冷痛、重着,痛有定处,屈伸不利,昼轻夜重,遇寒痛剧,得热痛减,或痛处肿胀,舌质胖淡,舌苔白腻,脉弛缓或沉紧。

2. 病机分析

本证因人体营卫气血失调,寒湿外邪杂至而成。寒为阴邪,主收引。血气受寒,则凝而留聚,经脉不通,故见肢体关节冷痛、屈伸不利。遇寒则凝滞加重,故痛剧,得热则寒凝渐散,气血得以运行,故得热痛减。湿亦为阴邪,其性黏腻重着,宜阻碍气机,故肢体重着,痛处不移。舌质胖淡,舌苔白腻,脉迟缓或沉紧等寒湿之象。

3. 诊断要点

主症:肢体关节冷痛、重着。

次症:①痛有定处、昼轻夜重;②常于天寒雨湿季节发作,遇寒痛剧,得热痛减。

舌脉:舌质胖淡,舌苔白腻,脉迟缓或沉紧。

具备主症和舌脉表现,或主症加次症1项即可诊断。

4. 本证辨析

本证常见于风湿病中的痛痹、着痹、漏肩风、肌痹、筋痹、骨痹、鹤膝风、历节风等。由于病因病机病位不同,主症各异,容易鉴别:痛痹者,因寒邪偏盛为患,以肢体关节冷痛剧烈为主;着痹者,因湿邪偏盛为患,以肢体关节肿胀、疼痛、重着为主;漏肩风者,一般风寒重于湿,且部位固定于肩部,好发于中老年人;肌痹者,为风寒湿热毒邪,侵袭肌肤,消烁肌肉,痹阻经脉而成,以肌肉尽痛,麻木不仁,肢体倦息,四肢痿软为主症;筋痹者,为风寒湿热之邪客于筋,或外伤于筋,或痰湿留注于筋而致,以筋急拘挛,关节屈伸不利,腰背强直,步履艰难为主;鹤膝风者,以寒湿痹阻于膝,可见膝肿大、膝上肌肉瘦削等症为主;历节风者,以肝肾亏虚,气血不足,复感外邪所致,见疼痛剧烈,痛如虎咬,遍历关节,甚则关节肿大畸形为主。

本证与风湿病中的风湿痹阻证、风寒湿痹阻证、湿热痹阻证等,皆可见肌肉关节酸楚、重着

第十一章 中医风湿免疫疾病

肿胀等湿邪为患的临床表现，但风湿痹阻证和风寒湿痹阻证，皆因风邪致病，故有疼痛游走、痛无定处的特点，与本证的痛有定处有显著区别；湿热痹阻证多因素体阳盛，内有蕴热、外感风寒湿热之邪，或风寒湿邪郁而化热所致，以关节或肌肉局部红肿疼痛、灼热等症为主；又本证与风寒痹阻证，虽均可见肢体关节冷痛等症，但风寒痹阻证者，可见疼痛游走不定，而无湿邪为患的肢体关节重着等症；而本证以寒湿为患，疼痛固定，肢体关节重着，可以此为辨。

5. 治疗方法

温经散寒，除湿通络。

6. 代表方剂

（1）附子汤（《金匮要略》）：方中重用附子温经通阳，散寒除湿，通络止痛；人参、白术、茯苓益气健脾渗湿；芍药、附子同用，温经和营止痛。全方共奏温经散寒、祛湿止痛之功。

（2）乌头汤（《世医得效方》）：适用于寒湿之重症。方中用乌头、附子、肉桂、细辛、花椒等为大辛大热之剂；再配以独活、秦艽、白芍、甘草以和血脉、通经络，引药直达病所。

（3）桂附姜术汤（《痹症防治》）：方中以桂枝、附子、干姜温经散寒；党参、白术健脾渗湿；片姜黄、海桐皮祛湿通络；白芍、甘草和血通络，缓急止痛；大枣、甘草调和诸药。湿胜者，加苍术、茯苓；夹风者，加荆芥、防风。

四、湿热痹阻证

1. 临床表现

关节或肌肉局部红肿、疼痛、重着、触之灼热或有热感，口渴不欲饮，烦闷不安，溲黄。舌质红，苔黄腻，脉濡数或滑数。

2. 病机分析

湿热痹阻证多因素体阳气偏盛，内有蕴热，感受风寒湿热之邪，或风寒湿痹，经久不愈，邪留经络，蕴化为热所致。热为阳邪，阳盛则热，故见发热，烦躁不安，溲黄，舌红之象。湿为阴邪，重着黏腻，湿盛则肿，湿热交阻于经络、关节、肌肉等处，故关节肌肉呈局部红肿、灼热之象，且有重着感。气血痹阻不通，不通则痛，故关节疼痛，关节屈伸不利。湿热交阻于内，故虽口渴而不欲饮。舌苔黄腻，脉濡数或滑数均为湿热所致。由于湿热互结，胶固难解，故其病多呈缠绵之势。

3. 诊断要点

主症：关节或肌肉局部红肿、灼热、疼痛、有重着感。

次症：发热、口渴不欲饮，步履艰难，溲黄，烦躁不安。

舌脉：舌质红，苔黄腻，脉濡数或滑数。

具备主症加舌脉或再兼次症，即可确诊本证。

4. 本证辨析

湿热痹阻证在热痹、脉痹、尪痹等病中都可出现。在以上病证中，均可出现关节肌肉局部疼痛、肿胀、灼热、口渴不欲饮，或发热等湿热痹阻为患的表现，但其病机病位有别，根据其临床表现可予辨析：热痹之病，由素体阳盛，感受热邪，或风寒入里化热而成，表现为痛处喜凉，遇热痛剧，得凉痛减，周身发热明显，或见红斑、结节等主症；脉痹一病，系外邪痹阻，留滞经脉，瘀滞不通为患，以肢体痹痛，局部皮肤暗紫，舌暗脉涩等症为突出表现；尪痹之病，则是痹邪伤及筋骨，内舍肝肾逐渐形成，多见于尪痹早期或病情稳定之后又复感外邪之时，须有形体消瘦、关节僵硬变形、午后发热、五心烦热、盗汗、腰膝关节酸痛等肝肾阴虚等症,其特点为湿热痹阻证与肝肾阴虚证同时出现。

本证与热毒痹阻证、寒热错杂证、肝肾阴虚证等都有热象,但病机不同,主症有别,应予辨识:热毒痹阻证,因热邪而生毒,热毒壅盛,痹阻经络,以壮热烦渴,甚或神昏谵语,关节红紫等为主症,而本证无全身或局部热毒的证候;寒热错杂证,为寒热之邪交错,痹阻经络,以肢体关节红肿热痛,遇寒痛甚或局部冷痛,触之反热为特点,而本证则无寒象之征;肝肾阴虚证,则为虚热证候,而本证属湿热证,临床不难鉴别。

5.治疗方法

清热除湿,宣痹通络。

6.代表方剂

(1)二妙散加味(《丹溪心法》):二妙散以黄檗苦寒,清热燥湿;配苍术辛温,以加强燥湿之力。加萆薢、防己清热利湿,通络止痛;加防风、威灵仙、桑枝、地龙祛风通络;加当归、牛膝等养血活血;忍冬藤、连翘、秦艽清热解毒通络。诸药合用,共奏清热除湿、通络止痛之功,为治疗湿热痹阻证的常用方剂。

(2)白虎加苍术汤(《伤寒论》):方中用知母、石膏以清热;苍术燥湿;佐以粳米、甘草养胃和中,调和诸药。本方具有清热燥湿之功效。可加用黄檗、秦艽、忍冬藤、虎杖、威灵仙等以加强清热通络止痛之功效。

(3)加减木防己汤(《金匮要略》):方中以防己为主药以祛风除湿,配石膏以清热;薏苡仁、滑石、通草等清利湿热;杏仁宣散湿邪;佐以桂枝温经活络,化气以行水湿。全方具有辛开苦降,清化宣利之功效。热重于湿者,去桂枝,加知母并重用石膏;湿盛于热者,可加苍术、萆薢;风胜者加羌活、防风、海桐皮;亦可酌加秦艽、桑枝、牛膝、威灵仙等以通络止痛。

(4)当归拈痛汤(《医宗金鉴》):方中用防风、苦参、黄芩祛风燥湿清热为主;配羌活祛风胜湿;猪苓、茵陈、泽泻清热利湿;苍术、白术燥湿健脾;知母清热;以升麻、葛根清热解肌,当归活血通络止痛,人参补脾益气为佐;甘草调和诸药为使。

五、瘀血痹阻证

1.临床表现

肌肉关节刺痛,部位固定不移,痛处拒按,昼轻夜重,局部有肿胀或有硬结、瘀斑,面色黯淡,肌肤甲错或干燥无光泽,口干不欲饮,舌质紫黯,或有瘀斑,舌苔薄白或薄黄,脉沉涩或细涩。

2.病机分析

外邪痹阻肌肤、关节、经脉,气血运行不畅,而致瘀血停聚,或疾病日久,正虚血瘀,不通则痛,故肌肤、关节剧烈疼痛且部位固定不移;瘀血实邪聚集不散,故局部拒按;经脉痹阻,水湿停聚,血瘀阻络则可见局部肿胀;瘀血阻络,津液不能上承,故口干不欲饮;湿聚生痰,痰气互结,故现硬结;血行不畅,气血不能外达,故可见皮肤干燥无光泽或肌肤甲错;血瘀阻络日久,溢于脉道之外,故见面色黯淡,舌紫黯,脉涩等;血瘀日久,故可见舌苔薄黄。

3.诊断要点

主症:肌肉关节刺痛,痛处固定不移,昼轻夜重。

次症:痛处拒按,局部肿胀,可有瘀斑或硬结,或面部黯淡,肌肤甲错或干燥无光泽,口干不欲饮。

舌脉：舌质紫黯或有瘀斑，脉细涩或沉涩。

凡具备主症或兼有某项次症及舌脉即可确诊。

4. 本证辨析

瘀血痹阻证在脉痹、筋痹、骨痹、心痹等病中最为多见。上述病种中有时可见到瘀血证候，如局部刺痛，面色黧黑，唇青舌紫，脉涩等症。但因瘀血痹阻的部位不同，其临床主症亦不同，不难辨识：脉痹者，邪痹于脉，以肢体疼痛，伴皮肤不仁，皮色紫黯，脉搏减弱或无脉为主；筋痹者，邪痹于筋膜，以筋脉拘急，腰背屈伸不利为主症；骨痹者，邪痹于骨，可见腰膝酸痛，骨重不举为主症；心痹者，邪痹于心，而见心下烦，疼痛，或咽干，易恐等症状。

本证与气虚血瘀证、痰瘀痹阻证、瘀热痹阻证等，临床都可出现肌肉关节刺痛，部位固定不移，舌紫黯，脉涩等瘀血之共性表现，但因病的虚实性质不同，证候表现各具特点：气虚血瘀证可见气短乏力、汗出易感冒、头晕等症，属虚实夹杂证候；痰瘀痹阻证，为痰瘀痹阻，可见肢体关节肿胀或皮下痰核结节、胸脘满闷、纳呆、痰涎、舌苔腻等症；瘀热痹阻证则兼有热象，如关节肌肤发热，或周身发热，入夜尤甚，溲赤苔黄，或舌质黯红等，临床不难鉴别。

5. 治疗方法

活血化瘀，通络止痛。

6. 代表方剂

（1）身痛逐瘀汤（《医林改错》）：方中秦艽、羌活祛风除湿；桃仁、红花、当归、川芎活血祛瘀；没药、五灵脂、香附活血止痛；牛膝、地龙舒经通络以利关节；甘草可调和诸药。全方合用具有活血祛瘀、通经止痛、祛风除湿的作用。

（2）大黄䗪虫丸（《金匮要略》）：本方以大黄、土鳖虫为君，破瘀散结，清热活血；以水蛭、干漆、桃仁、杏仁加强破瘀散结之功为臣；干地黄、芍药、黄芩养血活血兼以清热为佐；甘草调和诸药为使。治疗血瘀阻络，内有瘀血之证。

（3）活络效灵丹（《医学衷中参西录》）：本方活血化瘀、通经止痛。方中当归活血补血，丹参活血通脉，乳香、没药活血祛瘀止痛，对于各种血瘀作痛颇有疗效。对于寒凝气滞所致血瘀者可加桂枝、附子、姜黄；血虚气虚所致瘀血，可加鸡血藤、何首乌、黄芪、人参等；痰瘀并见可加半夏、胆南星，或与二陈汤并用；阴虚血瘀者可加生地黄、玄参、知母、地骨皮等。

（4）桃红四物汤（《医宗金鉴》）：方中以桃仁、红花、熟地黄、当归、白芍、川芎构成养血活血、化瘀通络之剂，从而使瘀血消散、脉络通畅、疼痛可止。

六、痰瘀痹阻证

1. 临床表现

肢体关节疼痛，常为刺痛，痛处不移，甚至关节变形，屈伸不利或僵硬，关节肿胀、皮肤色紫黯，按之稍硬，可有瘀斑，肢体顽麻，面色黧黑，或胸闷痰多，舌质紫黯或有瘀斑，舌苔白腻，脉象弦涩。

2. 病机分析

痰瘀指痰湿和瘀血两种病理产物。津液不行，水湿内停，则聚而生痰，痰湿内阻，血流不畅而为瘀。痰浊水湿与瘀血互结则为痰瘀。痰浊瘀血乃为有形之邪，留阻于经络、关节、肌肉，痹阻脉络，故可见肌肉关节肿胀刺痛；痰瘀留于肌肤，则可见痰核、硬结或瘀斑。邪气深入，痹阻筋骨，可致关节僵硬变形，难以屈伸；痰瘀阻滞，经脉肌肤失于气血荣养，故肢体肌肤麻木不仁；面色黧黑、舌质紫黯或有瘀斑、脉弦涩为血瘀之象；而眼睑水肿、胸闷痰多、舌苔腻等，乃痰湿为患之征。

3. 诊断要点

主症：①肢体肌肉关节刺痛，痛处不移；②关节疼痛，肌肤局部紫黯、肿胀，按之稍硬，肢体顽麻或重着。

次症：关节疼痛僵硬变形，屈伸不利，有硬结、瘀斑，面色黧淡，眼睑水肿，或胸闷痰多。

舌脉：舌质紫黯或有瘀斑，舌苔白腻，脉象弦涩。

凡具备主症之一，兼次症及舌脉者，即可确立诊断。

4. 本证辨析

痰瘀痹阻证常见于肌痹、脉痹、心痹等病。由于其痹阻部位的不同，临床不难鉴别：肌痹者，邪痹肌腠，以肌肤疼痛，肢体倦怠或肢体痿软为主；脉痹者，邪痹于脉，以痹痛局部皮肤紫黯，脉搏减弱或无脉为主；心痹者，邪痹于心，由脉痹不已复感外邪而成，以心下鼓暴或疼痛为主。

本证与瘀血痹阻证、瘀热痹阻证、气虚血瘀证等都可出现瘀血留滞经络而致的肢体刺痛，痛处不移，局部肿胀，舌紫脉涩等症，因其病机不同，又各有不同的主症或兼症，临床不难鉴别：瘀血痹阻证以瘀血痹阻的症状为主；瘀热痹阻证则以瘀血证兼热象为特点，如有发热夜甚，口渴但欲漱口不欲咽；气虚血瘀证以瘀血兼气虚为主，属虚实夹杂证候，而本证则是以瘀血及痰浊并见为特点。

5. 治疗方法

活血化瘀，化痰通络。

6. 代表方剂

(1) 阳和汤(《外科全生集》)合桃红四物汤(《医宗金鉴》)：本方有养血温阳、宣通血脉、化痰祛瘀之功能。方中用熟地黄大补阴血，鹿角胶为有形精血以助之，并配合肉桂、炮姜温阳散寒以通血脉；麻黄、白芥子助姜、桂以散寒化痰滞；桃仁、红花、当归、川芎、赤芍以活血通络、祛瘀止痛。二方和用为治痰瘀痹阻之良剂。

(2) 身痛逐瘀汤(《医林改错》)合二陈汤(《和剂局方》)。

(3) 双合散(《杂病源流犀》)。

(4) 桃红饮加味(《类证治裁》)。

七、热毒痹阻证

1. 临床表现

关节疼痛，灼热红肿，痛不可触，触之发热，得冷则舒，关节屈伸不利，肌肤可出现紫红色斑疹，高热烦渴，面赤咽痛，溲赤便秘，甚则神魂谵语。舌红或绛，苔黄，脉滑数或弦数。

2. 病机分析

本证主要由素体阳盛或阴虚有热，感受风寒湿邪，留滞经络，郁久化热；或平时恣食肥甘厚味，而致蕴热内中，又热为阳邪，热盛可化火，火热炽盛于极，聚而成毒，热毒交阻，使关节、经络痹阻不通，气血运行不畅而致关节红、肿、热、痛；热灼经脉，故关节屈伸不利；热入营血故见高热烦渴，肌肤出现紫红色斑疹；热扰心神，故可见心悸，甚则神魂颠倒；面赤咽痛，溲赤便秘，舌红或绛,苔黄,脉滑数或弦数等皆为热毒炽盛之象。

3. 诊断要点

主症:关节红肿,疼痛剧烈,触之发热,得冷则舒。

次症:关节屈伸不利或肌肤出现紫红色斑疹,心悸,面赤咽痛,溲赤便秘,甚则神昏颠倒。

舌脉:舌红或绛,苔黄,脉滑数或弦数。

具备主症和舌脉,结合次症1项者,即可确立诊断。

4. 本证辨析

本证可见于痹病中的热痹、脉痹、心痹等病。本证可见于上述病中的急性期或发作期,均可见关节红、肿、热、痛,高热烦渴,舌红苔黄等热毒主症,因病种的不同,可出现各有其特征性的表现:热痹可见紫红色的皮疹或皮下结节;脉痹可见周身的络脉灼热疼痛或有条索状物,按之则痛;心痹则可有心悸,甚则神昏谵语等症状。

本证要与风湿病中的湿热痹阻证、瘀热痹阻证、阴虚内热证、寒热错杂证相鉴别。均可出现关节肌肉肿痛并伴有热象,但因其病机的不同,又可出现不同的症状,临床不难鉴别:湿热痹阻证可见关节红、肿、热、痛,但无全身或局部热毒的症状;瘀热痹阻证有瘀血之征,可见关节刺痛,痛处不移,肌肤斑疹,舌紫黯或有瘀斑;阴虚内热证有虚热的证候;寒热错杂证可见身热畏寒,关节肌肉疼痛但触之不热等症状;但本证有壮热烦渴,甚则神昏谵语,紫红色斑疹等热毒征象。

5. 治疗方法

清热解毒,凉血通络。

6. 代表方剂

(1)水牛角汤:本方清热凉血,解毒开窍,为治热毒历节肿痛,或伴有神昏谵语的主方。方中用水牛角、羚羊角以清热凉血,解毒开窍,配以栀子、黄芩、射干、大黄以增清热解毒之功。

(2)清热地黄汤:本方清热养阴,凉血化瘀。方中用水牛角以清热解毒凉血,配以生地黄以养阴清热,壮水制火,佐以牡丹皮、赤芍旨在加强清热凉血化瘀之功。诸药合用,为治疗热入营血之主方。如有肌肤紫斑可酌加玄参、金银花、大青叶等则疗效更佳。

(3)清瘟败毒饮:此方由黄连解毒汤、白虎汤、清热地黄汤三方加减而成。具清热解毒、凉血滋阴之功效。方中重用石膏以退热,佐以水牛角、黄连、黄芩清上焦之火,牡丹皮、栀子、赤芍泄肝经之火,生地黄、知母、玄参扶阴抑火。诸药合用,共奏清热解毒之功。

(4)四妙勇安汤:方中用大剂量玄参、金银花以清热解毒,玄参兼有滋阴清热之功,加用当归以活血和营,甘草清热又可调和诸药。诸药合用,共奏清热解毒、活血和营之功。临床上常用于脉痹关节热、肿、疼痛,溃烂流脓,热毒炽盛而阴血耗伤者。

八、瘀热痹阻证

1. 临床表现

关节红肿热痛呈针刺状,部位固定,肌肤红色斑疹,手足瘀点累累,两手白紫相间,两腿网状青斑,口部溃疡糜烂,低热或自觉烘热,烦躁多怒,小便短赤,舌红苔薄白或有瘀斑,脉弦数或涩数。

2. 病机分析

风湿病日久不愈,脏腑功能虚弱,真阴不足,水亏火旺;或外感风寒湿之邪,郁而化热,血热互结。瘀热阻滞经络关节,可见关节红、肿、热、痛;阻塞体表脉络,可见手足瘀点累累,两手白紫相间,两腿网状青斑;阴虚火旺或外邪瘀而化热,故可见低热或自觉烘热,烦躁易怒;热迫血行,血不循经,溢于脉外则见紫斑;瘀热阻塞下焦可见小便短赤;舌红苔薄白或有瘀斑,脉弦数或涩皆为瘀热之象。

3. 诊断要点

主症:关节红、肿、热、痛呈针刺状,部位固定,肌肤红色斑疹,手足瘀点累累,低热或自觉烘热,小便短赤。

次症:烦躁易怒,两手白紫相间,两腿网状青斑,口腔溃疡糜烂。

舌脉:舌红苔薄白或有瘀斑,脉弦数或涩数。

凡具有上述主症及舌脉,并有1项次症者可确立诊断。

4. 本证辨析

本证可见于热痹、脉痹、皮痹等病。虽均可见关节红、肿、疼痛、暗红色斑疹、身热等表现,但因病位不同,主症各异,亦不难鉴别。热痹者,病体阳气多,热毒症状较盛,可见高热烦渴,甚或神昏谵语等症;脉痹者,邪痹于脉,可见肌肤不仁,皮色紫黯,脉搏减弱或无脉;皮痹者,邪痹于肌肤,以肌肤肿胀,麻木不仁为主;而本证则可为手足瘀点累累,两手白紫相间,两腿网状青斑,口部溃疡糜烂,低热或自觉烘热等症状。

本证需与风湿病中的瘀血痹阻证、痰瘀痹阻证、气虚血瘀证等相鉴别。虽均可出现瘀血留滞经络关节所致的肢体关节刺痛,痛处不移,局部肿胀,斑疹斑块,舌有瘀斑,脉涩等表现。但因其病机的不同,随症各异,临床不难鉴别:瘀血痹阻及痰瘀痹阻为瘀血实证,瘀血痹阻可见肢体关节痛处拒按,伴瘀斑;痰瘀痹阻以关节肢体肿胀或皮下痰核结节为主要表现;气虚血瘀可伴见少气乏力、心悸等气虚症状。

5. 治疗方法

清热凉血,活血散瘀。

6. 代表方剂

玉女煎(《景岳全书》)加味:方中以石膏与熟地黄相配,滋阴降火,治疗低热,烦躁易怒;再用麦冬、知母以加强滋阴清热之力,牛膝可引火下行;配以桃仁、红花以活血化瘀。诸药相配共奏清热凉血、活血散瘀之功。

九、气血两虚证

1. 临床表现

关节肌肉酸痛无力,活动后加重,或肢体麻木,肌肉萎缩,关节变形;少气乏力,自汗,心悸,头晕目眩,面黄少华。舌淡苔薄白,脉细涩。

2. 病机分析

素体虚弱,劳倦思虑过度,或病久不愈,脏腑功能衰退,风寒湿之邪乘虚而入,痹阻经络、关节而发痹证,气虚血少,正虚邪恋,四肢百骸失养,而致关节肌肉酸痛无力,或肢体麻木、肌肉萎缩等;气虚可见少气乏力、心悸自汗;血虚可见头晕目眩、面黄少华;舌淡苔薄白,脉细弱为气血两虚之象。

3. 诊断要点

主症:关节肌肉酸痛无力,活动后加剧,少气乏力,心悸。

第十一章 中医风湿免疫疾病

次症：头晕目眩，面黄少华，肢体麻木，肌肉萎缩或关节变形。
舌脉：舌淡苔薄白，脉细弱。
凡具备上述主症和舌脉及次症1项者，即可确立诊断。

4. 本证辨析

本证多见于风湿病的中晚期，如历节风、尪痹、皮痹、脉痹、脾痹等病久不愈者。本证在上述病种中出现时，皆有关节肌肉疼痛无力、少气乏力、心悸、头晕、面黄少华等气血两虚的表现，但因其病因病位的不同，又各有其特点：历节风者，以四肢小关节疼痛为主，痛剧，有时如虎咬；尪痹者，以关节肿大僵直、变形为特点，可为历节风的晚期重症表现；皮痹者，以局部或周身皮肤紧绷变硬，麻木不仁为特点；脉痹者，以患肢疼痛麻木，皮肤苍白，或脉搏减弱为特点；脾痹者，以肌肤疼痛，麻木不仁，脘腹胀满，四肢倦怠，肌肉消瘦为特点。临床不难鉴别。

本证要与风湿病中气阴两虚、气虚血瘀、脾肾两虚证相鉴别。均属于风湿病日久不愈，正气受损，脏腑功能已损伤，故临床表现皆有正虚表现，但又因其病机的不同，因此临床不难鉴别：本证为痹病日久，气血两虚，故临床表现以肌肉关节酸痛无力、少气乏力、心悸等气血不足之象；气阴两虚证，可见骨节疼痛，僵硬变形，形体瘦弱，低热等气虚兼阴虚发热之象；气虚血瘀则是因气虚不能推动血液运行，以致血行瘀滞，故除有气虚表现外，还可见到血瘀之征，如关节肌肉刺痛，或局部有硬结、瘀斑；脾肾阳虚者，因不能温养肢体，故可见畏寒肢冷，肌肤不仁等表现。

5. 治疗方法

益气养血，通络止痛。

6. 代表方剂

（1）黄芪桂枝五物汤（《金匮要略》）加当归：《时方妙用》称此方为治痹之总方。方中重用黄芪以益气固表，配当归以补血活血，二药合用，益气补血活血；桂枝驱寒温经通络，芍药佐诸药之温燥，又可滋阴止痛，诸药合用可扶正祛邪。

（2）独活寄生汤（《千金方》）：方中用党参、茯苓、地黄、甘草、当归、白芍、川芎寓八珍汤之意，益气补血以扶正；独活、防风、秦艽祛风湿止痹痛；配以杜仲、牛膝、桑寄生既能补肝肾以壮气血生化之源，又可壮筋骨以除顽痹；细辛、肉桂发散风寒，通经活络。诸药合用共奏益气养血，扶正祛邪之功。

（3）三痹汤（《校注妇人良方》）：本方为独活寄生汤去桑寄生，加黄芪、大枣、川续断，本方作用与独活寄生汤相似，由于加了黄芪、大枣，故加强了其益气补血之功，以达到扶正祛邪之目的。

十、气阴两虚证

1. 临床表现

关节肌肉酸楚疼痛，抬举无力，局部肿胀、僵硬、变形，甚则肌肉挛缩，皮肤不仁或见皮肤结节瘀斑，伴形体消瘦，面色苍白，倦怠乏力，心悸气短汗出，眼干鼻燥，口干不欲饮。舌胖质红或有裂纹，苔少或无苔，脉沉细无力或细数无力。

2. 病机分析

风湿病久治不愈，迁延日久，易致气阴两虚之证；或是年老体弱，饮食失调日久，素体气阴两虚而感受风寒湿邪者。气阴两虚则肌肤筋骨关节失于濡养，病邪留滞，闭阻经脉，深入关节故见关节疼痛、肿胀；气阴亏损益重，邪气羁留就益深，以致关节变形、僵硬，甚则筋肉挛缩，不能屈伸；气虚则心悸气短，乏力汗出；气虚失运，生化乏源，则气阴更亏，故见形体瘦弱，肌肤酸楚或麻木不仁，眼干鼻燥，口干不欲饮等症；气虚又运血无力，故可见皮肤结节、瘀斑；面色苍白，舌胖质红或有裂纹，苔少或无苔，脉沉细无力或细数无力，均为气阴两虚之证。

3. 诊断要点

主症：①关节疼痛、肿胀、僵硬、变形，甚则筋肉挛缩；②肌肉酸楚疼痛，活动后加重；③形体消瘦，气短乏力，易汗出。

次症：神疲倦怠，心悸，眼干鼻燥，口干不欲饮，肌肤不仁，皮肤结节或瘀斑。

舌脉：舌胖质红或有裂纹，苔少或无苔，脉沉细无力或细数无力。

凡具备主症①③或②③兼次症某项及舌脉者，即可确立诊断。

4. 本证辨析

气阴两虚证在风湿病中，可见于筋痹、骨痹、脉痹久治不愈，又复感外邪，内舍于脏腑所致的肝痹、心痹、肾痹，更常见于燥痹中。本证在上述脏腑痹症出现时，皆可出现气短、乏力、汗出、形体消瘦、舌胖质红、苔少或无苔等气阴两虚的证候，但又因病位的不同，其主症各异，较易鉴别：肝痹者，邪痹于肝，以筋脉挛急、左胁作痛、易惊等症为主；肾痹者，邪痹于肾，肾主骨，故以腰背酸痛、弯曲不伸、步履艰难；心痹者，邪痹于心，可见"烦则心下鼓，暴则气上喘"或心中疼痛等主症；而燥痹，则以口无津液之滋润，泪涎无水液来源而引起的眼干、口干、关节疼痛、清窍痹阻等特征。

本证同风湿病中的气血两虚证、阴阳两虚证等，均有正气亏虚的临床表现，但因其病机的不同，主症有别，临床不难鉴别：本证气阴两虚，以骨节疼痛、肿胀、僵硬、变形、形体消瘦、易汗出、气短乏力为特点；气血两虚证以肌肉关节酸痛无力、活动后加重，头晕眼花、心悸失眠、面色苍白、唇甲无华等为特点；而阴阳两虚证则以痹邪损伤筋骨，内舍肝肾，以骨节冷痛，或关节僵硬、变形、肿大，形体消瘦，精神萎靡，少气懒言，形寒肢冷，头晕耳鸣等症状。

5. 治疗方法

益气养阴，活血通络。

6. 代表方剂

（1）生脉散（《内外伤辨惑论》）合白虎加桂枝汤（《伤寒论》）：生脉散、白虎汤两方合用，为清热益气生津之用，对顽痹痼疾兼有虚热者，两方合用相得益彰。配以桂枝以解肌达表，调和营卫。对迁延日久之顽痹，气阴耗损，复感外邪，或邪郁化热，郁于肌表，久居不散而见虚热汗出、肌肉酸楚、骨节烦痛者，选用此方为宜。临床可酌加葛根、海桐皮、忍冬藤，以舒筋通络，热邪明显时将桂枝改为桑枝即可。

（2）生脉散（《内外伤辨惑论》）合黄芪桂枝五物汤（《金匮要略》）：生脉散是益气养阴的代表方，有益心气、养血脉之功，合黄芪桂枝五物汤，可对阴阳形气不足，久治不愈，气阴两虚的顽痹患者有较好疗效，方中用人参、黄芪补益正气，配以白芍、五味子、麦冬、生姜、大枣以护阴血助营气止痛，佐以桂枝以通心阳。诸药合用，共奏益气和血、舒筋通络、调和营卫之功。

十一、阴虚内热证

1. 临床表现

患肢骨节疼痛，昼轻夜重或活动后加重，肌肉酸痛，甚则屈伸不利，筋肉挛缩，局部皮肤潮红或黯红,触之微热,伴形体消瘦,长期低热,五心烦热,盗汗,咽痛,口干喜冷饮,头晕耳鸣,双目干涩,虚烦不寐,大便干结,舌质红或红绛,舌体瘦小或有裂纹少津,苔少或苔薄黄,脉细数。

2. 病机分析

患者感受热邪,邪热痹阻关节、经络,热灼津液,日久而致阴虚内热;或久病不愈,迁延日久之顽痹,长期过用温燥之品,阴津耗损;或年老体弱,肝肾阴虚,复感外邪,郁而化热。阴虚则肌肤关节失于濡养,病邪稽留不去,闭阻经脉,深居关节,郁而化热,而致骨节烦痛,肌肉酸楚,肿胀变形,甚则屈伸不利,筋肉挛缩;阴津过度耗散,或年老肝肾阴虚,阴不制阳,阳气相对偏胜,而致低热,五心烦热,形体消瘦;阴虚内热,逼津外泄而致盗汗;阴虚阳亢,虚火上炎而致口眼干燥,咽痛喜冷饮;阴虚不能养心,虚热上扰神明而虚烦不寐;阴虚内热,肠燥津亏,故大便干结。五脏均可阴虚,除具有阴虚的共同症状如颧热潮红,盗汗,手足心热等,每个脏腑还具有其各自特点:如肺阴虚内热者,可见干咳或咳痰少而黏,或痰中带血,口干咽燥,渴则喜饮;脾阴虚内热者,可见肌肉消瘦,饥不思食,食入不化,或进食干呕,嘈杂胃痛,大便干结;肝肾阴虚内热者,可见视物昏花,筋脉拘急,麻木,抽搐,爪甲枯脆,胁痛,眩晕耳鸣,腰膝酸软,齿摇发脱,遗精,虚烦不寐。舌质红或红绛,舌体瘦小有裂纹,苔少或薄黄,脉细数均为阴虚内热之象。

3. 诊断要点

主症:①关节烦痛、肿胀、变形,甚则屈伸不利,筋肉挛缩;②肌肉酸痛,局部触之微热而痛;③长期潮热盗汗,五心烦热,咽干喜冷饮。

次症:头晕耳鸣,口眼干燥,虚烦不寐,大便干结,形体消瘦。

舌脉:舌质红或红绛,舌体瘦小有裂纹,苔少或苔薄黄,脉细数。

凡具备①②或②③,兼次症某项及舌脉者,即可确立诊断。

4. 本证辨析

阴虚内热证在风湿病中,常见于肾痹、筋痹、历节风等病。本证在上述痹病中出现时,均可出现形体消瘦、长期低热、潮热盗汗、五心烦热等阴虚内热的证候表现。但因其病机病位的不同,临床不难鉴别:肾痹者,主要由骨痹不已,久致肾亏,肾阴亏损,筋骨失于濡养,而致关节疼痛、四肢拘挛、偻屈不伸、步履艰难;筋痹者,以筋脉挛急,关节疼痛,不得屈伸为主;历节风则以关节剧痛,遍历关节,痛如虎噬,甚则关节肿大变形,活动受限为特点。

本证应同风湿病中的热痹证、湿热痹阻证、热毒痹阻证、寒热错杂证相鉴别。尽管均有关节红肿热痛之征,但由于其病机病性的不同,其主症各异,临床不难鉴别。本证为阴虚不能制阳,以致阳气相对偏盛而致关节烦痛,昼轻夜重,并伴潮热、盗汗、五心烦热等,属虚证。热痹证、湿热痹证则因患者素体阳气偏盛,内有蕴热,感受湿热之邪或风寒湿邪,经久不愈,邪留经络,郁而化热所致,均属实证,其热重于湿者,则表现为热痹;湿热并重者,则表现为湿热痹阻证。

热痹者表现为关节红、肿、热、痛,局部皮肤灼热,伴发热、口渴欲饮、溲黄等症;湿热痹阻则以关节胀痛,有重着感,触之灼热或有热痛,伴口渴不欲饮,烦闷不安等。热毒痹阻证主要是热毒壅盛,热入营血,内犯脏腑而致关节赤肿,剧烈疼痛,咽喉肿痛,壮热,烦渴或肌肤红紫、斑疹或结节甚或神昏谵语等证候。寒热错杂证,因寒热之邪与气血相搏,交错难分,可表现为全身有热象,而关节局部有寒象,或全身有寒象,而关节局部有热象的证候。

5. 治疗方法

滋阴清热,活血通络。

6. 代表方剂

(1)知柏地黄汤(《医宗金鉴》):本方具有滋阴降火之功效,用于真阴亏损,虚火上炎之证。方中熟地黄滋肾填精为主药;辅以山茱萸养肝肾而涩精,山药补脾阴而固精,三药合用,达到三阴并补之功,又配以茯苓渗淡脾湿,助山药之益脾,泽泻清泄肾火,并可防治地黄之滋腻;牡丹皮清泄肝火,还可制山茱萸之温,共为佐使药,三补三泻,相辅相成,共奏滋阴清热之功。又加入黄檗苦寒清热,知母养阴清热。诸药合用,使之滋阴不留邪,降泄而不伤正,多用于风湿病后期。

(2)青蒿鳖甲汤(《温病条辨》):本方为清虚热的代表方,用于热病后期,邪热未尽,深入阴分,阴液已伤。方中鳖甲咸寒滋阴,直入阴分,以退虚热;青蒿芳香,清热透络,可引邪外出,共为主药;生地黄、知母益阴清热,协鳖甲以退虚热,牡丹皮凉血透热,协助青蒿以透泄阴分之伏热,共为佐使药;另加入桑寄生、当归、络石藤以活血通络。诸药合用,共奏滋阴清热、活血通络之功。

十二、气虚血瘀证

1. 临床表现

肌肉关节刺痛,痛处固定,拒按,往往持久不愈,或局部有硬结、瘀斑,或关节变形,肌肤麻木不仁,甚或肌肉萎缩,面色黧黑或有瘀斑,气短乏力,头晕汗出,口干不欲饮,妇女可见闭经、痛经,舌质黯淡有瘀斑或瘀点,脉沉涩或沉细无力。

2. 病机分析

气为血之帅,血为气之母,气行则血行,气虚则不足以推血,气短乏力、头晕汗出为气虚之证;气虚血运不畅而致血瘀,以致脉道瘀滞,不通则痛,从而出现关节肌肉刺痛、变形、痛处不移,拒按,甚则局部可见瘀斑、硬结;肌肉筋骨失于濡养,可见肌肤麻木不仁,甚或肌肉萎缩;面色黧黑或有瘀斑,口干不欲饮,妇女可见闭经、痛经,舌质黯淡有瘀斑或瘀点,脉沉涩或沉细无力等症均乃气虚血瘀,瘀血停留之证。

3. 诊断要点

主症:①肌肉关节刺痛,痛处固定不移,或有硬结、瘀斑,或关节肿大变形,面色黧黑;②气短乏力、头晕汗出、肌肤麻木。

次症:肌肉萎缩,面色黧黑或有瘀斑,口干不欲饮,妇女可见闭经、痛经。

舌脉:舌质黯淡有瘀斑或瘀点,脉沉涩或沉细无力。

4. 本证辨析

气虚血瘀证在风湿病中,多见于心痹、脉痹、肾痹、皮痹等痹病。本证在上述痹病中出现时,除具有气短、乏力、自汗等气虚症状外,还因血瘀的部位不同,可出现不同的主症,临床不难鉴别:心痹者,邪痹在心,心烦则心下鼓,暴上气则喘,胸部疼痛为主;脉痹者,邪痹在脉,以患肢疼痛麻木,皮肤苍白,或脉搏减弱为主;肾痹者,因肾主骨,故以关节疼痛、四肢拘挛,偻屈不伸,步履艰难为主;皮痹者,邪痹肤络,以皮肤麻木不仁、干燥无光泽或隐疹等为主。

本证与风湿病中常见的气虚痰浊证,虽均可见气虚证候,然而因其邪痹的性质不同,故其痹痛亦各有特点:气虚痰浊之痹痛,可见关节肿胀、疼痛、变形或屈伸不利;而本证则可见肌肉关节刺痛或局部有瘀斑。又本证与血虚血瘀证的鉴别,虽均可有瘀血痹阻的肌肉关节刺痛,部位固定不移,局部肿胀、硬结、瘀斑等症状,但本证有气短乏力、汗出、面色苍白等气虚证候;而后者当有头晕目眩、面色无华、失眠健忘等血虚证候。

5.治疗方法

益气活血通络。

6.代表方剂

(1)补阳还五汤(《医林改错》):本方用于风湿病中正气亏虚、脉络瘀阻、筋脉肌肉失养。方中重用黄芪为主药,以大补元气,使气旺则血行,祛瘀而不伤正;辅以当归、川芎、赤芍、桃红、地龙、红花等活血通络。诸药合用,可使气旺血行,祛瘀通络,诸症即可自愈。若脾胃虚弱者,可加党参、白术以补气健脾;若偏寒者可加附子以温阳散寒。

(2)黄芪桂枝五物汤(《金匮要略》):本方为主治肌肤麻木不仁,补足阳气、温运血行的方剂。本证乃正气不足、营卫不和、感受风邪,从而使气血运行不畅,瘀于肌肤。故本方以黄芪以益气固表为主药;辅以桂枝以温经通脉,助黄芪以达表以运行血脉;佐以芍药以养血和营,使以生姜之辛散;姜、枣同用以调和营卫。合而为剂,可使气行血畅。若气虚则倍用黄芪加党参以补气;兼血虚者加当归、鸡血藤以补血;筋骨痿软者加杜仲、牛膝以强壮筋骨;久患者络,痉挛麻痹较重者可加地龙、蕲蛇等以通络散风;瘀痛重者,加桃仁、红花以活血消瘀,如下肢痛者加牛膝,上肢痛者加羌活;腰膝痛者加狗脊。

(3)黄芪桃红汤(《医林改错》):方中用黄芪补气,桃仁、红花以活血化瘀。三药相配以补气活血,可治气虚血瘀所致之周身痹痛。若气虚心悸多汗者,可加生脉散以益气敛汗,养阴生津;腰背痛者加牛膝、川续断,本方加用川芎、当归、威灵仙为《类证治裁》桃红饮,专治痹证之血瘀者。

十三、肝肾阳虚证

1.临床表现

关节冷痛、肿胀,昼轻夜重,屈伸不利,腰膝酸软无力,畏寒喜暖,足跟疼痛,手足不温,面色苍白,自汗,口淡不渴,齿松或脱落,毛发早白或脱落,或面浮肢肿,或小便频数,女子月经后延或量少,男子阳痿。舌质淡或胖嫩,苔白滑,脉沉弦无力。

2.病机分析

肾藏精、主骨、生髓,为作强之官,肝藏血而主筋,为罢极之本,肝肾阳虚则人体真气衰弱,髓不能满,筋骨失养,气血不行,痹阻经络,遂见关节疼痛、肿胀、屈伸不利。肾阳不足,温煦失职,而致畏寒喜暖,手足不温,面色苍白。腰为肾之府,肾阳不足,故可见腰膝酸软无力。足少阴肾经循足跟,肾虚经脉失养,故可见足跟痛。肾藏精,肝藏血,肝肾阳虚,精血失于濡养,故可见女子月经后延或量少,男子阳痿。齿乃骨之余,肾主骨,发为血之余,肝藏血,肝肾阳虚,故可见齿脱发摇;肾阳虚衰,则膀胱失约,故可见小便频数;阳虚水邪泛滥,可见面浮肢肿。舌苔白滑,脉沉弦无力均为阳虚之象。

3.诊断要点

主症:肢体关节冷痛、肿胀,昼轻夜重,屈伸不利,腰膝酸软无力,足跟疼痛。

次症:畏寒喜暖,手足不温,面色苍白,自汗,口淡不渴,齿松或脱落,毛发早白或脱落,或面浮肢肿,或小便频数,女子月经后延或量少,男子阳痿。

舌脉:舌质淡或胖嫩,苔白滑,脉沉弦无力。

凡具备主症之一和舌脉,或兼次症之一,即可诊断为本证候。

4. 本证辨析

肝肾阳虚证在风湿病中常见于肾痹、历节风、尪痹之肾虚寒盛证、肝痹、筋痹等,病程日久者,更易多见。本证在上述风湿病中,均可出现畏寒肢冷、腰膝酸软无力、女子月经后延、量少、男子阳痿等肝肾阳虚证候,但因邪痹部位的不同,其主症相异,故可鉴别:肾痹者,邪痹于肾,以腰膝酸软无力、足跟痛、骨关节畸形为主;历节风者,邪痹于关节筋骨,可见关节筋骨疼痛,痛如虎咬,遍历关节,甚则肿大变形为主;尪痹之肾虚寒盛证者,寒湿之邪深侵入骨,可见关节肿痛、变形、僵硬;肝痹者,邪痹于肝,以两胁坠痛、阴囊收缩、筋脉挛缩等为主;筋痹者,邪痹于筋,以肢体麻木、筋挛节痛为主。

本证与风湿病中常见的寒湿痹阻证、阴阳两虚证等证,均可出现关节冷痛、畏寒喜暖、遇冷加重、得热则减等表现,由于其病机的不同,故其主症不同,临证不难鉴别:本证有关节冷痛、腰膝酸软无力、足跟疼痛、男子阳痿滑精、女子经期后延量少等肾虚证候;寒湿痹阻证属实证,无虚象表现,以关节冷痛、肢体重着为主;阴阳两虚证除可见肝肾阳虚证候外,还可有骨蒸潮热,盗汗梦遗,舌红无苔等肝肾阴虚证候。

5. 治疗方法

温补肝肾,通络止痛。

6. 代表方剂

(1)附子汤(《宣名论方》):本方有温阳益肾、祛风散寒除湿、活血通络之效。主治因肾阳不足,风寒湿三邪深侵而致的骨痹。方中以附子大辛大热,温阳散寒为主药;防风、细辛、独活、萆薢祛风散寒除湿,山茱萸、牛膝、肉桂可益肾温阳,共为辅药;川芎、当归活血通络,黄芪、枳壳、白术行气补气,菊花清利头目,石菖蒲祛湿通窍,天麻祛风通络,共为佐药;生姜辛温发散,散寒通络为使药。诸药合用,为主治肾阳不足,风寒湿三邪深侵而致的骨痹常用方。

(2)独活寄生汤(《千金要方》):本方具有祛风湿、止痹痛、益肝肾、补气血之功效。方中用独活、防风、秦艽祛风除湿止痹痛,加细辛以发散阴经风寒,且能止痛;杜仲、牛膝、桑寄生以补益肝肾兼祛风湿;以当归、白芍、地黄养血和血,党参、茯苓、甘草以补益正气;再加川芎、肉桂以温通血脉。诸药合用,可使风邪得祛,气血得充,肝肾得补,扶正祛邪,为主治风寒湿三气痹着日久,而致肝肾不足,气血两虚之常用方。

(3)补肝汤(《奇效良方》):本方具有补肝肾、温阳祛寒、舒筋缓急之功。方中用乌头以散寒止痛为主药;附子温补肾阳,散寒除湿,肉桂助肾阳,暖下焦,温通血脉,山茱萸补肝肾,共为辅药;独活祛风湿、止痹痛,薏苡仁、甘草、茯苓健脾祛湿,防风、细辛以祛风散寒,柏子仁以养血安神明目,共为佐药;大枣缓和诸药为使药。诸药合用为主治肝痹之常用方。

十四、肝肾阴虚证

1. 临床表现

关节肌肉烦痛,入夜尤甚,肌肤麻木不仁,步履艰难,筋脉拘急,屈伸不利,腰膝酸软无力,日久甚则关节变形,形体消瘦,或头晕目眩,咽干口燥,耳鸣如蝉,或失眠多梦、健忘、盗汗、五心烦热、两颧潮红,男子遗精,女子月经量少。舌红苔少,脉细数或弦细数。

2. 病机分析

肾主骨,藏精,为先天之本。肝主筋,体阴而用阳,主司全身肢体关节之屈伸。又肝肾同源,肝阴与肾阴相互滋生,肾阴不足可导致肝阴不足,肝阴不足也常可导致肾阴亏虚。风湿病日久伤阴,导致肾水亏虚,水不涵木,筋骨脉络失养,故可见肢体筋骨肌肉疼痛,麻木不仁,屈伸不利,甚则关节变形。腰为肾之府,肾阴亏虚,故可见腰部酸软无力。肝肾阴虚,虚火上炎,头目失于阴精的濡养,故可见头晕目眩,耳鸣如蝉,或失眠多梦、健忘。阴津不能上承,故可见咽干口燥。昼为阳,夜为阴,邪入于阴,正邪相争,故可见昼轻夜重。肝肾阴虚则生内热,故五心烦热、两颧潮红。冲任隶属肝肾,故肝肾亏虚则冲任空虚,可见女子月经量少。舌红苔少,脉细数或弦细数皆为阴虚有热之象。

3. 诊断要点

主症:①关节肌肉烦疼或骨蒸潮热;②筋脉挛急,腰膝酸软,昼轻夜重。

次症:头晕目眩,形体消瘦,咽干耳鸣,失眠多梦,盗汗,关节屈伸不利或变形,男子遗精,女子月经量少。

舌脉:舌红苔少,脉细数或弦细数。

凡具备主症加舌脉,或具备主症之一和2~3个次症加舌脉者即可确诊。

4. 本证辨析

肝肾阴虚证,可见于风湿病中的骨痹、肾痹、肝痹、心痹等病。本证在上述病种中出现时,均可见头晕目眩、咽干耳鸣、骨蒸潮热、形体消瘦、失眠盗汗等肝肾阴虚的症状。但因其邪痹部位及病机的不同,各有其不同的主症,临床不难鉴别:骨痹者,邪痹于骨,多发生于冬季,以骨重不举,僵直变形,屈伸不利,步履艰难为主;肾痹者,多为骨痹不已,内舍于肾而致,以腰膝酸软,偻屈不伸,甚则脊以代头,尻以代踵为主症;肝痹者,为筋痹不已,内舍于肝而成,多见肢体麻木,胸闷胁胀等主症;心痹者,为脉痹不已,内舍于心而成,以心悸怔忡,心下暴痛为主症。

本证与风湿病中常见的气阴两虚证、阴阳两虚证,虽都有骨蒸潮热、失眠盗汗、舌红无苔等阴虚表现,但因其病因病机不同,不难鉴别:气阴两虚者,还可见气短、乏力、自汗等气虚的症状;阴阳两虚者还可见形寒肢冷、关节冷痛、五更泄泻等阳虚症状;而本病则无气虚及阳虚的表现,故不难区分。

5. 治疗方法

滋补肝肾,强壮筋骨。

6. 代表方剂

(1)左归丸(《景岳全书》):本方具有滋补肝肾,填精益髓的功效。主治眩晕耳鸣、腰膝酸软、潮热盗汗、五心烦热、口干咽痛等症。本方为六味地黄丸演变而来,但方中不用牡丹皮清肝火、泽泻清肾火、茯苓渗淡利湿,而是增加了枸杞子、菟丝子滋补肝肾,鹿角胶补精血,龟甲胶滋阴潜阳,怀牛膝强筋健骨。故本方滋肝肾、益精血的作用比六味地黄丸强。

(2)大造丸(《景岳全书》):本方多用于风湿病日久,出现五心烦热、口干咽痛、形羸肌瘦,舌红脉细等肝肾俱损、阴虚水亏等症,方中用紫河车大补先天之亏虚;以龟甲、天冬、麦冬、熟地黄补水以制火,黄檗直折肾中阴火,使水火得以平衡;杜仲、牛膝壮筋骨通脉络,治腰膝酸软。

十五、寒热错杂证

1. 临床表现

本证的临床特点为寒热并存,即在同一患者身上,同时出现寒、热两种矛盾对立的症状。临床上常见的大致可分为以下几种:肢体关节疼痛、肿胀,自觉局部有热,关节活动不灵,可涉及一个或多个关节,又感恶风畏寒,脉象紧数,舌苔黄白相兼;关节红肿热痛,或可见结节红斑,但局部畏寒、喜热,且得寒痛剧,苔黄或白,脉弦紧或数;肢体关节疼痛较剧,遇寒更甚,局部畏寒喜暖、变形,屈伸不利,伴见午后潮热,夜卧盗汗,舌红、苔白。一般而言,舌质表明患者当时的体质,而舌苔则反映邪气当时的属性。舌质、舌苔是症状中最客观的表现,除染苔外几乎不见假象,故为临床症状的主要组成部分。

2. 病机分析

风湿病的产生,与内在体质及外在生活环境、季节变化、气候等条件密切相关。外来风寒湿之邪侵袭人体,阻滞经络,气血流通不畅,而成为痹证。寒热错杂痹也不例外,本证的病因、病机虽较为复杂,但其同样取决于邪气的盛衰及人体的阴阳水平,也可由其他痹证演变而来。素体阴虚,阴虚则阳亢,故患者平日就有午后潮热,夜卧盗汗、口干舌红少苔等虚热之象,但如受风寒湿之邪侵袭,则可见关节肌肉冷痛、拘急、屈伸不利,局部畏寒喜暖等痛痹表现;如患者平日阳虚,阳虚则寒,故可有畏寒、肢冷、喜暖等寒象的表现,但当被外来之湿热之邪侵袭时,则又可同时出现关节红、肿、热、痛等热痹的症状;素体阳气偏盛,内有蕴热,当感受外来寒湿之邪时,也可出现寒热之症状。

3. 诊断要点

因本证的特点为寒热并存,故临床表现寒、热痹同时存在时,即可确诊本证,但应分清热轻热重或寒热并重。如症见关节作痛,自觉局部怕冷,但触之发热;或见关节红肿热痛,但却遇冷痛剧,且触之不热;关节疼痛,自觉局部发热,又感微恶风寒。其舌质可淡、可红,舌苔可黄、可白,或黄白相兼。

4. 本证辨析

本证当临床表现热重寒轻时,应与风湿病中的湿热痹阻证及热毒痹阻证相鉴别:湿热痹阻证及热毒痹阻证,多见于素体阳盛,内有蕴热,或阴虚阳亢之人,感受外邪,湿热留注关节肌肉,症见关节红、肿、热、痛,不能屈伸或结节红斑,局部喜冷恶寒等热象。两证均为正盛邪实之实热表现,没有丝毫寒象可见,且发病急,不难鉴别。当寒重于热时,因寒象表现明显,故与寒湿痹证相鉴别。寒、湿均为阴邪,其性黏腻、重着,故可见肢体关节肌肉肿胀疼痛剧烈,痛有定处,遇寒加重,昼轻夜重,屈伸不利,麻木不仁,舌质淡胖,苔白腻,均为阴寒之证,毫无邪热之象,不难鉴别。当寒热并重时,应于气阴两虚证相鉴别。气阴两虚证,多由痹证日久,气血亏虚,又感受外邪,故其虽有肢体关节肌肉疼痛、局部怕冷等表现,还有气短、乏力、心悸、自汗,舌胖苔白或无苔等症,不难鉴别。寒热错杂证,还可见于多重风湿病中,多见于骨痹、历节风、皮痹等,因其病机病位不同,不难鉴别。上述3种风湿病中,虽然均可出现寒热错杂证,但骨痹多见于痹证之晚期,痹邪深入至骨,表现为肝肾不足的虚损之象;白虎历节,关节疼痛剧烈,痛如虎之咬,且遍历周身关节,痛无定处。

5. 治疗方法

清热除湿,温经散寒。

6. 代表方剂

(1)桂枝汤(《金匮要略》):方中用石膏清热解肌,桂枝温经通络,知母润燥滋阴,甘草、粳米益胃和中,共呈清热泻火温通经脉之剂。多用于热重于寒的寒热错杂证。

(2)知母汤(《金匮要略》):桂枝、麻黄、防风、附子温经散寒止痛;芍药、知母清热和营;白术健脾除湿;生姜、甘草和胃调中。方中诸药共奏温经散寒、清热通络之功。多用于寒热错杂之寒重热轻之证。

十六、营卫不和证

1. 临床表现

汗出,微恶风寒,肢体肌肉关节疼痛,麻木不仁,或身热头痛,项背强急,舌质淡,苔薄白,脉浮缓。

2. 病机分析

卫行于脉外,为阳,主一身之表,卫外抵御外邪。表虚之体,卫阳不固,腠理疏松,若为外邪所侵袭,则势必先犯卫,使卫强营弱,营卫失和,故可见肢体肌肉关节疼痛;卫受邪,失其卫外开阖之功能,故可见汗出恶风等外感表虚证;风寒湿之邪阻于经脉,气血运行失常,不能濡养筋脉,故可见头项强痛;发热之象,乃卫阳奋起与邪抗争之故。

3. 诊断要点

症见关节作痛,肌肤麻木不仁,同时伴有汗出,恶风畏寒,或兼有头项强痛、发热等症,舌质淡,苔薄白,脉浮缓,即可诊断本病。

4. 本证辨析

本证与风湿病中常见的气虚痰阻证、风湿痹阻证、气血两虚证,均可见肢体关节作痛、肌肤麻木不仁、汗出畏寒、舌淡苔白等症,因其病因、病机的不同,不难鉴别。本证为卫气不固,阴部内守,外邪侵袭,致使营卫不和,多见于风湿病的早期;气虚痰阻证,素以脾气虚弱、卫阳不固,脾为生痰之源,脾气虚弱,痰湿内生,复感外邪,故表现为关节肿胀疼痛,身体沉重,浮肿便溏;风湿痹阻证,由外感风湿痹阻经络,故可见关节痛无定处,重着、肿胀之感;气血两虚证,多因饮食劳倦内伤,化源不足,或失血过多,气随血耗,或久病失养,致使气血不足,风寒湿之邪乘虚而入,故可见肌肤麻木不仁、乏力酸痛、面色苍白等症。营卫不和证在风湿病中,可见于皮痹、脉痹等病。本证在上述病中出现时仍须根据其病因、病位、主症等的不同而加以鉴别:皮痹,虽有麻木不仁,但伴见皮肤硬化,甚则萎缩等症。

5. 治疗方法

调和营卫,解肌通络。

6. 代表方剂

(1) 桂枝汤(《伤寒论》):桂枝温通卫阳,解肌发表;芍药,益阴敛阴,桂治卫强,芍治营弱,二药合用,调和营卫。生姜辛温,助桂解肌;大枣甘平,益气和中;甘草调和诸药。

(2) 桂枝加葛根汤(《伤寒论》):本方解肌舒筋,主治太阳表虚证兼项背强。

(3) 黄芪桂枝五物汤(《金匮要略》):桂枝汤加益气固表之黄芪,益气温经,和经通痹。

(4) 牡蛎散(《太平惠民和剂局方》):方中用黄芪、麻黄根、牡蛎固表敛汗。

第二节 治 则

风湿病的治疗原则,是根据四诊所收集的客观的临床表现,以中医的整体观念为指导,运用辨证论治的思想,在对风湿病的综合分析和判断的基础上提出来的临证治疗法则。包括扶正祛邪、标本缓急、三因制宜、正治反治、宣散疏通、同病异治与异病同治等。

一、扶正祛邪

"正"指正气，是人体对疾病的防御能力、抵抗能力、自然修复能力以及人体对内、外环境的调节适应能力。"邪"指邪气，是指各种致病因素，以及由这些致病因素所导致的脏腑功能失调而产生的病理产物。疾病的过程，就是正气和邪气矛盾双方的斗争过程。因此，在治疗原则上，其治疗大法离不开"祛邪""扶正"。

扶正，就是运用补益正气的药物或其他方法以扶助正气、增强体质、提高机体的抵抗能力，力求达到祛除病邪、恢复健康的目的。如风湿病中常见的气虚、血虚、阴虚、阳虚、脾胃虚弱、肝肾不足等表现者，可相应地选用补气、补血、滋阴、助阳、补益脾胃、补益肝肾等方法。适用于正虚为主的各种病证。

祛邪，就是运用宣散祛邪的药物或其他治疗方法（如针灸、推拿等），以祛除病邪，从而达到邪祛正安的目的。适用于以邪盛为主的病证。根据邪气性质不同及其所侵犯的人体部位的不同，选用相应的方法。如风邪盛者，以祛风为主；寒邪盛者，以散寒为主；湿邪盛者，以祛湿为主；热邪盛者，以清热为主；痰浊盛者，以化痰为主；瘀血者，以活血化瘀为主。

运用扶正祛邪的法则，必须根据邪正盛衰的情况，分清主次先后，分别采取以扶正为主兼顾祛邪，或以祛邪为主兼顾扶正，或祛邪扶正同用的方法。如热痹，实热内盛并伤及阴液证候，既出现关节红、肿、热、痛，筋脉拘急，昼轻夜重的症状，又可出现烦渴、舌红少津、脉细数等症。对此，如单纯用清热养阴法，则显不足，故须以祛邪为主，兼顾正气，将清热解毒之药与养阴清热之品合用更为妥帖。再如痹久者，气血衰少，重感风寒湿邪，原病势必加重，实为正虚邪实之证。这时，是先扶正后祛邪，还是先祛邪后扶正，则需根据临床具体证候，灵活掌握。

有些风湿病往往反复发作。一般而言，在发作期以祛邪为主，静止期以扶正为主。扶正不可峻补，祛邪不可过缓。

二、标本缓急

所谓"本"是相对"标"而言。任何疾病的发生、发展过程都存在着主要矛盾和次要矛盾。"本"在疾病中属于主要矛盾和矛盾的主要方面，起着主导的决定作用；"标"在疾病中属于疾病的次要矛盾和矛盾的次要方面，处于次要的从属地位。因此，标本是一个相对的概念，可用以说明多种矛盾间及矛盾双方间的主次关系。如从邪正关系来看，正气为本，邪气为标；从病因与症状来看，病因为本，症状为标；从疾病发生的先后来说，旧病为本，新病为标，原发病是本，继发病是标等。由于标本所指不同，因此在临床上，分清标本，可以决定治疗方法的先后缓急，有了"治病求本"和"急则治标，缓则治本"等治疗原则。

"治病求本"首先就要了解导致疾病的根本所在。病之"本"能除，"标"也就能随之而解，如肢体关节红、肿、热、痛，得凉则舒，屈伸不利，或见壮热烦渴，舌红苔黄，脉滑数，证属热痹。病因病机是热毒之邪侵袭肢体关节，为其"本"。而关节红、肿、热、痛的症状则为"标"，治疗清热解毒、凉血通络以治其本，而其症状之"标"可随之自然缓解。这种针对病因病机的治疗，就是"治病求本"。正如清·李用粹《证治汇补·痹证》云："治当辩其所感，注于何邪，分其表里，须从偏盛者为主，风宜疏散，寒宜温经，湿宜清燥，审虚实标本治之。"拔其本，诸症尽除矣。

"急则治标，缓则治本"，指在表象很急的情况下，如不先治其标，可能会危及生命，或影响该病的预后，或加重病理的改变，或影响本病的治疗，则就要首先治其标。一般情况下，风湿病缓而不急者,皆从本论。但如病之时日已久,气血已虚,正气不足,复感外邪而出现急性发作期症状,可根据"急则治标"的原则,先以祛风散寒之法逐其表邪,待其发作期症状缓解后,再予补气养血等扶正法以治本。可见,"急则治标"多属权宜之计,待危象消除后,还应治本,以祛除病根。

标本同治之法也是风湿病中常用的一个治疗法则。例如,产后感受外邪而见肌肤肢体麻木,酸楚疼痛,或见经脉挛急不舒,面色无华,舌淡,苔白,脉细,这时治疗可用补血之药治其本,同时选用舒筋活络之品以治其标,就是标本同治之法。这种方法有助于提高疗效,缩短病程,故为临床所常用。

三、三因制宜

疾病的发生、发展、转归与自然环境和人体的体质情况密切相关。因此,临床治疗则可根据不同季节、不同地区和不同体质的特点,具体分析,区别对待。

1. 因时制宜

根据不同季节气候的特点来考虑治疗用药的原则称之为"因时制宜"。如春夏之季,气候温热,阳气升发,人体腠理疏松开泄,易多汗出,这是虽感风寒湿痹,但在直用祛风散寒之药时,药量不宜过大,以防阳气耗散或汗多伤阴;秋冬季节,气候寒凉,阴盛阳衰,人体腠理致密,阳气敛藏于内,可根据病情,适当加大温热、宣通之品的用量,以增强祛风、散寒、利湿、通络等作用。

2. 因地制宜

根据不同地区的地理环境特点来考虑治疗用药的原则即是"因地制宜"。不同地区,由于地势高低、气候条件及生活习惯的不同,人的生理活动和病变的特点也不尽相同,所以治疗用药也有所变化。如我国西北地区,地势高而气候寒冷,人体腠理往往紧闭;南方地区,地势低而气候多湿热,人体腠理疏松。西北地区则患风寒痹者较多,治疗时慎用寒凉药;南方地区则患湿热痹者较多,治疗时慎用温热药。正如《素问·六元正纪大论》所云:"用热远热,用凉远凉,用温远温,用寒远寒。"

3. 因人制宜

根据患者的年龄、性别、体质、生活习惯等不同特点,来考虑治疗用药的原则叫"因人制宜"。在同一季节、同一地理环境,虽感受同一种致病邪气,但其发病情况往往也因人而异。

年龄不同、生理状况不同、气血盈亏也不同,治疗用药亦有区别。如小儿生机旺盛,但气血未充,脏腑较娇嫩,易寒易热,易虚易实,病情发展变化较快,因此,在治疗过程中忌用峻剂,少用补剂,而且用量宜轻,有毒峻烈药物,尽量少用或不用。老年人气血多亏虚,生理功能减退,故患病多虚或正虚邪实证,治疗宜顾其正虚,以补为主,邪实须攻时宜慎重,而且祛邪之药亦量轻,以免损伤正气。《温疫论·老少异治论》说:"凡年高之人,最忌剥削。误投承气,以一当十;误投参术,十不抵一。盖老年荣卫枯涩,几微之元气易耗而难复也,不比少年气血生机其捷,其气勃然,但得邪气一除,正气随复。所以年老慎泻,少年慎补,何况误用也。亦有年高禀厚年少赋薄者,又当从权,勿以常论。"总之,用药剂量,亦根据年龄加以区别,药量太小则不足以祛病,药量太大则反伤正气,要加以注意。

男女性别不同,生理特点有异。妇女有经带胎产情况,治疗用药应加以考虑。适逢月经期、妊娠期、产褥期,因此对于峻下、活血化瘀、辛热攻伐之品,应当禁用或慎用。

由于每个人的先天禀赋和后天调养的不同,个体素质也有强弱,而且还有偏寒偏热的差异。一般来说，阳盛或阴虚之体，慎用温热之剂；阳虚或阴盛之体，慎用寒凉之剂。因此，不同体质的人患风湿，治疗用药亦应有所不同。

另外，患者的职业、工作条件及精神状态及性情等，对疾病的发生、发展等都有一定影响，诊治时应有所注意。

四、正治反治

《素问·至真要大论》提出了"逆者正治，从者反治"两种治疗法则。就其本质而言，仍然是治病求本这一根本法则的具体运用。

所谓"正治"，就是根据疾病临床症状和体征，辨别其病变本质的寒热虚实，然后分别采取"寒者热之""热者寒之"等不同的治疗方法。因其属于与疾病证候相逆的一种治疗方法，所以"正治"也称为"逆治"。临床上大多数疾病的表象与疾病的性质相符，如虚病见虚象，实病见实象，寒病见寒象，热病见热象，因此正治法是临床上最常见的一种治疗方法。所谓正治，通过用药物的温、清、补、泻之偏，从而达到补偏救弊，阴阳调和的目的。如热者清之，热痹用清热法；寒者温之，寒痹用散寒温阳法；虚者补之，气血不足、肝肾亏虚者用补气养血、滋补肝肾法等。

所谓"反治"用于疾病的证候本质与临床表现不相一致的病证，属顺从疾病的假象的一种治疗方法，也称为"从治"。究其实质，仍是治病求本。一般而说，疾病的本质与现象是一致的，但也有本质与现象不一致的情况；有些个别情况，虽病势并非严重，但在其病机变化中，阴阳之气可出现逆乱，如出现"寒包火"或"阳气闭郁"，也能出现病证不一致的现象。"反治"的具体临床应用有"热因热用""寒因寒用""通因通用""塞因塞用"等。总之，临床上要知常达变，灵活运用正治法与反治法。

五、宣散疏通

宣散疏通，即为宣散邪气，疏通经络，此为风湿病最常用的治疗法则。风湿病最基本的病机即为"气血闭塞不通""不通则痛"。通过宣散，从而使邪气散除，营卫通畅，经络顺畅，风湿病方能痊愈。在治疗中，必须根据"不通"的具体病因病机，选用不同的宣通方法。如行痹者宜辛散祛风；痛痹者宜辛温散寒通络；着痹者宜燥湿通络；热痹者宜清热通络；气虚者宜益气通络；血虚者宜养血通络；阴虚者宜滋阴通络；阳虚者宜温阳通络。在运用宣散疏通法则时还须结合病邪之痹阻部位、深浅及病程的长短等情况。如病初邪阻肌表经络，病位尚浅，以宣散疏通为主；病久邪气侵入筋骨，病位深者，以搜风通络为主；初病多实，慎用补药；久病多虚，慎用攻伐药。

六、同病异治与异病同治

同病异治与异病同治，是根据中医辨证论治的基本理论而制订的治疗法则。同一种疾病在其病程变化中可出现多种证候，治疗时则根据其证候的不同，选用不同的治疗方法，这种治疗方法即为同病异治。而不同种类疾病，在其病程变化中也可出现相同的证候，如脉痹、肌痹、筋痹等都可见气虚血瘀证候，治疗时均可采用益气活血通络之法，这就叫作异病同治。

第三节 治 法

　　治疗原则与具体的治疗方法不同。治疗原则是对临床病证的总体而言,是用以指导治疗方法的总体原则。治法则是针对某一具体病证所采用的具体方法,是在治疗原则的指导下采用的方法,是对治疗原则的检验。因此,任何一种具体的治疗方法,都从属于某种治疗原则。如各种病证的本质都是正邪斗争,从而表现为阴阳消长的变化,故扶正祛邪是其总的治疗原则,而在此总的治疗原则的指导下采取的滋阴、益气、补血等治法,即为扶正的具体治疗方法;而发汗、涌吐、攻下等治法,就为祛邪的具体治法。

　　由于正气虚弱为本病的内在因素,因此,养气血、健脾胃、和营卫、补肝肾等法为本病常用的扶正之法;而风、寒、湿、热之邪通常为导致本病的外在因素,故祛风、散寒、清热、除湿等常为风湿病常用的祛邪之法。由于邪气有偏盛,部位有深浅,体质有强弱,阴阳有盛衰,以及邪入人体后其从化各异,故其临床表现可有表里俱病、寒热错杂、营卫失和、虚实并见等不同证候,临床上要抓住其主要症状而治之。现将中医风湿病常用的治法分述如下。

　　1.散风宣痹法

　　散风宣痹法指用疏散风邪的药物,治疗由于风邪外袭,邪留肌表、脉络所致的行痹。代表方剂如:防风汤、蠲痹汤等。常用药物如防风、羌活、独活等。

　　2.散寒通痹法

　　散寒通痹法指用辛温散寒的药物,治疗由于寒邪外袭,或素体阳虚,寒邪乘虚而入所致的痛痹。代表方剂有乌头汤、桂枝附子汤、麻黄附子细辛汤等。常用药物如附子、桂枝、乌头、巴戟天、淫羊藿等。

　　3.除湿通痹法

　　除湿通痹法指用具有祛湿作用的方药,治疗由于湿邪所致的着痹。代表方剂有薏苡仁汤、麻杏甘石汤等。常用药物如薏苡仁、苍术、白术、威灵仙、萆薢、木瓜等。

　　4.清热通痹法

　　清热通痹法指用具有清热燥湿、清热凉血、利湿等作用的方药,治疗以热邪为主的热痹。代表方剂有二妙散、三妙散、白虎加桂枝等。常用药物有知母、生石膏、黄檗、薏苡仁、生地黄、赤芍、牡丹皮等。

　　5.祛风散寒法

　　祛风散寒法指用具有疏散风邪与温经散寒的方药,治疗由于风寒之邪侵袭关节经络所致的风寒痹阻证。代表方剂有小活络丹、五积散等。常用药物有羌活、独活、桂枝、防风等。

　　6.温化寒湿法

　　温化寒湿法指用具有散寒除湿的方药,治疗由寒湿之邪所致的寒湿痹阻证。代表方剂有乌头汤、麻黄加术汤等。常用药物有麻黄、桂枝、白术、独活、秦艽等。

　　7.清热祛湿法

　　清热祛湿法指用具有清热祛湿作用的方药,治疗由于湿热之邪流注关节经络、阻滞气血所致的湿热痹阻证。代表方剂有加味二妙散、宣痹汤等。常用药物有防己、秦艽、萆薢等。

　　8.清热解毒泻火法

　　清热解毒泻火法指用具有清热解毒作用的方药,治疗热毒化火深入筋骨所致的热毒痹阻证。代表方剂有白虎汤、清热解毒丸等。常用药物有水牛角、羚羊角、生石膏、黄芩、黄连、黄檗、金银花、栀子、苦参、蒲公英、白花蛇舌草等。

9.祛风散寒祛湿法

祛风散寒祛湿法指用具有祛风、散寒、除湿等作用的方药,治疗因风寒湿邪侵袭关节肌肉而致的风寒湿痹阻证。代表方剂有蠲痹汤、五痹汤等。常用药物有独活、羌活、威灵仙、防风、茯苓、泽泻等。

10.养血祛风法

养血祛风法指用具有养血、祛风的方药,治疗血虚受风所致的肌肤手足麻木、肢体拘挛等。代表方剂有大秦艽汤。常用药物有秦艽、当归、川芎、熟地黄、鸡血藤、威灵仙、防风等。

11.凉血散风法

凉血散风法指用具有凉血与散风的方药,治疗邪热入营血所致的斑疹、夜不能寐等。代表方剂有清营汤。常用药物有犀角、牡丹皮、生地黄、连翘、玄参等。

12.活血祛瘀法

活血祛瘀法指用具有活血化瘀作用的方药来行血、散瘀、通络以治疗风湿病兼有血瘀的治法。代表方剂有活络效灵丹、桃红四物汤等。常用药物有桃红、乳香、没药、红花、地龙、当归、赤芍等。

13.通经活络法

通经活络法指用具有通经活络作用的方药,为治疗风湿病的通用方法。常用药物有海风藤、青风藤、忍冬藤、鸡血藤、桑枝、伸筋草、海桐皮、透骨草、木瓜、穿山龙等。另外,根据不同的部位可分别选用不同的药物,如上肢可用羌活、桂枝、桑枝、片姜黄;下肢可用独活、木瓜、牛膝、草薢;颈项可用蔓荆子、葛根;腰背部可用桑寄生、续断、狗脊;全身可用威灵仙、鸡血藤、天麻等。

14.行气活血法

行气活血法指用具有疏通气机、活血化瘀作用的方药,治疗各种气滞血瘀所致的痹阻证。代表方剂有七厘散、血府逐瘀汤等。常用药物有枳壳、红花、醋香附、延胡索、青木香等。

15.燥湿化痰法

燥湿化痰法指用具有燥湿化痰与通络作用的方药,治疗病程日久、脏腑功能失调、脾胃失运、湿聚成痰、留注关节、痹阻经络而致的痹阻证。代表方剂有二陈汤、小活络丹等。常用药物有苍术、白术、半夏、茯苓、白芥子、丝瓜络、陈皮、五加皮、地龙等。

16.化痰散结法

化痰散结法指用具有化痰与散结作用的方药,治疗由痰湿流注关节、肌肉、经络所致的痹阻证。代表方剂有二陈汤、导痰汤等。常用药物有茯苓、陈皮、半夏、白芥子、白附子、僵蚕、皂角刺等。

17.化痰祛瘀法

化痰祛瘀法指用具有化痰祛瘀、搜风通络作用的方药,治疗风湿病慢性活动期,或中、晚期类风湿关节炎或骨关节炎或颈椎病等。代表方剂有桃红饮加味。常用药物有当归、桃红、制南星、白芥子、红花、僵蚕、地龙等。

18.软坚散结法

软坚散结法指用具有软坚、散结、活血、行气等作用的方药,治疗痰瘀互结,关节僵硬,或皮下瘀血,郁结成块,硬结不散的痹阻证。代表方剂有小金丹、大黄䗪虫丸等。常用药物有大黄、土鳖虫、牡蛎、乳香、没药、血竭等。

19. 化痰通络法

化痰通络法指用具有燥湿化痰通络作用的方药,治疗风湿病日久不愈,痰浊凝结,阻滞经络关节所致的痹阻证。代表方剂有导痰汤、温胆汤等。常用药物有胆南星、半夏、白芥子、茯苓、陈皮、地龙、枳壳等。

20. 温阳化痰法

温阳化痰法指用具有温补阳气、化痰通络作用的方药,治疗阳虚痰浊引起的痹阻证。代表方剂有阳和汤。常用药物有鹿角胶、肉桂、炮姜、白芥子、麻黄等。

21. 渗淡利湿法

渗淡利湿法指用具有渗淡利湿作用的方药,治疗风湿病见肢体关节肿胀、疼痛、沉重的痹阻证。代表方剂有茵陈五苓散等。常用药物有茵陈、泽泻、白术、茯苓、猪苓等。

22. 解肌止痛法

该法使用于营卫不和所致的肌肉酸痛、颈背强而不适等痹阻证。代表方剂有葛根汤、葛根解肌汤等。常用药物有葛根、柴胡、白芍、桂枝等。

23. 行气止痛汤

行气止痛汤指用于具有理气、通络作用的方药,治疗风湿病兼有气滞所引起的痹阻证。代表方剂有柴胡疏肝散等。常用药物有香附、柴胡、延胡索、青皮、川芎等。

24. 益气法

益气法指用具有补气效果的方药,治疗风湿病兼气虚的方法。代表方剂有补中益气汤、四君子汤等。常用药物有黄芪、白术、党参、山药、人参等。

25. 养血法

养血法指用具有补血效果的方药,治疗风湿病兼血虚的方法。代表方剂有四物汤、当归补血汤等。常用药物有鸡血藤、当归、白芍、生地黄、熟地黄、何首乌等。

26. 滋阴法

滋阴法指用具有滋阴效果的方药,治疗风湿病兼阴虚的方法。代表方剂有麦门冬汤、六味地黄汤、二至丸等。常用药物有麦冬、地黄、石斛、山茱萸、枸杞子、女贞子、墨旱莲、玄参等。

27. 温阳法

温阳法指用具有温补阳气的方药,治疗风湿病兼阳虚的方法。代表方剂有附子汤、白术附子汤、真武汤等。常用药物有附子、巴戟天、干姜、川乌、草乌等。

28. 通阳法

通阳法指用具有宣通阳气的方药,治疗风湿病兼有阳气闭阻的方法。代表方剂有瓜蒌薤白桂枝汤。常用药物有薤白、桂枝、瓜蒌等。

29. 通下法

通下法指用具有通下作用的方药,治疗风湿病兼脏腑不通证的方法。代表方剂有大承气汤、小承气汤等。常用药物有大黄、芒硝、枳壳、瓜蒌等。

30. 补益脾胃法

补益脾胃法指用具有补益脾胃作用的方药,治疗风湿病中兼脾胃虚弱的证候。着痹患者也常用此法以治其本。代表方剂有养胃汤、六君子汤等。常用药物有黄芪、白术、党参、玉竹、山药、麦冬、生地黄等。

31. 益气养血法

益气养血法指用具有益气养血作用的方药,治疗风湿病日久、正虚邪恋所致气血两虚证。代表方剂有八珍汤、黄芪桂枝五物汤等。常用药物有黄芪、当归、党参、白芍、鸡血藤、龙眼肉、枸杞子、大枣等。

32. 补气活血法

补气活血法指用具有补气和活血化瘀作用的方药,治疗风湿病中气虚血瘀证。代表方剂有补阳还五汤加减。常用药物有黄芪、当归、川芎、地龙、桃仁、红花等。

33. 益气滋阴法

益气滋阴法指用具有益气滋阴作用的方药,治疗风湿病日久耗气伤阴所致的气阴两虚之痹证。代表方剂有生脉散加减。常用药物有人参、知母、麦冬、五味子等。

34. 滋阴清热法

滋阴清热法指用具有滋阴清热作用的方药,治疗风湿病病久阴虚,阴虚内热或长期过用温燥药物而致的阴虚内热证。代表方剂有鳖甲散加减。常用药物有鳖甲、当归、地骨皮、石斛、桑寄生、知母等。

35. 滋补肝肾法

滋补肝肾法指用具有滋肾阴、养肝血作用的方药,治疗风湿病久病,肝肾亏虚或长期服用温燥药物,耗伤肝肾之阴所致筋骨失于濡养的肝肾亏虚证候。代表方剂有六味地黄汤加味。常用药物有熟地黄、当归、白芍、山茱萸、枸杞子、杜仲等。

36. 温补肾阳法

温补肾阳法指用具有温补肝肾、强壮筋骨作用的方药,治疗风湿病肝肾阳虚证。代表方剂有右归丸、金匮肾气丸、真武汤等。常用药物有补骨脂、骨碎补、地黄、狗脊、肉苁蓉、桑寄生等。

37. 益气固表法

益气固表法指用具有益气固表作用的方药,治疗表虚自汗的痹阻证。代表方剂有玉屏风散。常用药物有防风、黄芪、茯苓、白术、人参、西洋参等。

38. 温阳益气法

温阳益气法指用具有温经散寒与益气助阳作用的方药,治疗风湿病病久伤阳,表卫不固,经络失于温煦的阳虚证。代表方剂有真武汤加减。常用药物有附子、炮姜、桂枝、黄芪等。

39. 疏肝活络法

疏肝活络法指用具有疏肝理气与活血通络作用的方药,治疗肝失疏泄久病延及脏腑的痹证。代表方剂有逍遥散加味。常用药物有柴胡、当归、白芍、陈皮、鸡血藤、旋覆花等。

40. 搜风剔络法

搜风剔络法指用具有搜风剔络作用的方药,治疗风湿病日久,肢体、关节等凝塞不通所致的痹证。常用药物有蜈蚣、全蝎、地龙、土鳖虫、僵蚕、蕲蛇、乌梢蛇等。

41. 缓急止痛法

此法为风湿病中急则治标的权变之意。"通则不痛""痛则不通",凡痛势较剧者,皆可用此法。常用药物有细辛、全蝎、蜈蚣、蕲蛇、延胡索、地龙、马钱子等。

42. 寒温并用法

寒温并用法指用寒温辛苦之方药,治疗风寒湿邪虽已化热但尚未祛除的寒热错杂证。代表方有桂枝芍药知母汤等。常用药物有桂枝、白芍、知母、麻黄、防风、附子、白术等。

43. 温阳化痰

温阳化痰指用具有温阳补气、化痰通络作用的方药。治疗阳虚痰浊痹阻证,代表方剂有阳和汤。常用药物有熟地黄、鹿角胶、炮姜、麻黄、肉桂等。

第四节 系统性红斑狼疮

系统性红斑狼疮(systemic lupus erythematosus,SLE)是一种自身免疫性慢性炎症性结缔组织病,属于风湿病范畴。"狼疮"是由于一些病例的皮肤损害似狼咬之状而得名。SLE 患者多见于青年育龄女性,男女患者人数之比为 1:(7~10)。据美国统计其发病率为 51/10 万人,而上海地区的发病率平均为 70.41/10 万人,女性为 113.33/10 万人。

SLE 可累及全身各系统各脏器,其临床表现多种多样,有发热、红斑、口腔溃疡、脱发、血管炎、关节炎、胸膜炎、心包炎、贫血、血小板减少,以及心、肾、肺、中枢神经的损害等。

随着临床医师的诊断水平和免疫检测技术的不断进步,早期、轻型、不典型病例的诊断率大大提高。重型、暴发型的病例明显减少,大部分病例呈慢性发展过程。加之中西医结合疗法的日益完善,糖皮质激素、免疫抑制药的合理应用,使 SLE 患者的预后有了较大的改善。

古代中医没有红斑狼疮这一病名,对于红斑狼疮复杂的病情及一些临床表现,中医文献中有类似的记载。但 SLE 病情是复杂的,除关节炎、皮损等外在表现之外,还有全身性系统性的损害。因此,对不同临床表现,红蝴蝶疮、痹证、周痹、红斑痹、水肿等名称还不能完全概括这一疾病。目前国家中医药管理局将 SLE 的中医病名统一为"阴阳毒"(出自《金匮要略·百合狐惑阴阳毒病脉证并治第三》)。

一、西医病因

SLE 的病因目前尚未完全阐明,可能与遗传、性激素、环境等诸多因素有关。

1. 遗传因素

近年越来越多的研究表明,机体的遗传因素在 SLE 的易感性发病方面处于主导地位,且是多基因协调控制的,其发生、发展与否有赖于环境因素的激发及促进作用。目前已知多种遗传基因与人类 SLE 易感性有关联。全基因组扫描证实,在人类染色体上,存在着 50 多个与 SLE 相关的区段,在 SLE 家族中存在不同程度的连锁,提示存在免疫相关的候选基因。

2. 性激素

性激素与 SLE 发病之间的密切关系正日益受到各国学者的关注。SLE 好发于育龄妇女,儿童及老年人之间几乎无性别差异。在对 SLE 动物模型 NZB/NZW F1 雄鼠在新生期予以阉割后,其 SLE 发病率增高,与模型雌鼠的发病率相似。而给发病的小鼠使用雌激素后,可加重病情;相反,减少雌激素则可减少发病。在人类,无论是男性还是女性 SLE,体内的雌酮羟基化产物皆增高,故雌激素类口服避孕药能诱发或加重 SLE,而黄体酮则不能,且妊娠亦可诱发或加重本病。实验表明,通过调控体内的性激素水平,可使某些 SLE 动物模型或患者的病情得到缓解。雌激素有可能延长自身反应性 B 细胞和 T 细胞的寿命,是疾病发生的易感因素。由此可见,性激素与本病的发生密切相关。

3.环境因素

(1)感染:感染参与免疫反应的各个方面,分子模拟、细胞凋亡及微生物破坏导致抗原表位暴露,进一步引发免疫紊乱;基因异常如补体缺陷或甘露糖黏附因子缺陷,则会影响感染因素的清除,感染因素在宿主体内持续存在破坏自体免疫。

最早发现于内皮细胞和淋巴细胞内的病毒样管状结构可以增高血清中干扰素的水平,提出了病毒参与 SLE 发病的可能性。EB 病毒(EBV)和麻疹病毒则被认为通过多种途径参与了 SLE 的发病。当 SLE 患者受到 EBV 感染时,B 淋巴细胞数目明显增加,抗 EB 病毒核抗原-1(EBNA-1)的抗体滴度升高,认为主要核抗原在感染了 EBV 的 B 淋巴细胞中表达。NZB/NZWF1小鼠组织中可分离出 C 型 RNA 病毒,并在肾小球沉积物中查到抗 C 型病毒抗体。近年来,使用分子生物学技术检测病毒蛋白包括逆转录酶在内,目前正处于研究中。

(2)日光照射:光过敏见于 40% 的 SLE 患者,70% 的 SLE 患者暴露于紫外线之后会出现疾病活动,紫外线照射使皮肤的 DNA 转化为胸腺嘧啶二聚体,提高了免疫原性,并使角质细胞产生白介素-1,加强了免疫反应,成为诱发因素。

(3)食物:改变实验动物的饮食成分,如脂肪种类、蛋白含量、能量水平等,均能影响病情,如猕猴饲以苜蓿可以产生狼疮样症状。饮食在人类疾病中的作用还不是很清楚,但建议 SLE 患者尽量减少发芽食物、高热量食物和饱和脂肪酸的摄入,食物的变化与本病的发生有关。

(4)药物:药物进入人体后可以改变其细胞而成为自身抗原。在服用某些药物如普鲁卡因胺、肼屈嗪、氯丙嗪、甲基多巴、米诺环素、他汀类和肿瘤坏死因子抑制剂等时,易感个体有可能诱发 SLE,即药物性狼疮(drug-induced lupus)。主要表现为关节炎、浆膜炎、疲倦、乏力、低热,肾炎和中枢神经系统表现罕见,均有抗核抗体(+),抗组蛋白抗体(+)很常见,但高滴度的抗 ds-DNA 和(或)严重的低补体血症很少见,停药后其症状均自动消失。此外,药物作为抗原或半抗原所引起的过敏反应,有加重 SLE 的可能。但这些药物是否能引起 SLE 则尚未得到证实。

二、西医病理

SLE 的基本病理变化是结缔组织水肿、变性,以及广泛的血管炎。

1.坏死性血管炎

SLE 的病理基础是广泛的血管炎,多累及小动脉及微小动脉,在许多病变组织内,动脉炎的特征是部分血管壁的坏死并含有类纤维素沉积,慢性血管炎呈血管壁增厚、管腔狭窄,随血管周围淋巴细胞的浸润,可伴有显著的水肿和基质增加。

2.结缔组织病变

结缔组织是 SLE 的主要累及部位。基本的病理变化是纤维组织黏液样水肿和纤维蛋白样变性。皮肤、肌肉、血管、关节、内脏的包膜、浆膜、间质等均有不同程度的水肿、变性、萎缩和坏死。

3.免疫复合物沉积

在做 SLE 肾脏活检时,可在基底膜及其附近见到致密沉积物,以及基底膜的肥厚和分裂。这些沉积物含有 IgG、IgM、IgA 免疫球蛋白及补体的蛋白成分。

4. 狼疮肾炎的病理

狼疮肾炎在做光镜、电镜、荧光免疫检查时,有一些特殊的表现,借此可与原发性肾炎相鉴别。

三、中医病因病机

1. 真阴本亏

本病多属先天素体禀赋不足,阴阳失调,肾阴本亏。

2. 外感六淫

外感六淫之邪,常使狼疮引发或加重。风、暑、燥、火为阳邪,阳热亢盛,消灼阴液。邪入于阴则痹,痹阻先在阴分。内有真阴不足,外有六淫化火,外火引动内火。狼疮发作,或壮热,或虚热,外能伤肤损络,内传损及营血、脏腑和三焦,病情渐深渐重。

3. 瘀血阻络

血热则瘀,血寒则凝。不论真阴不足,水亏火旺,还是外感六淫,郁而化热。血与热结而成瘀热。故本病瘀热为多,瘀寒为少。急性发作期、慢性活动期患者大多有火旺内热之象,其瘀亦必为血热,约有90%至后期脾肾两虚者可有瘀寒的表现。

4. 经络痹阻

经脉痹阻,气血运行不畅而血脉瘀滞,阴阳失调,脏腑痹阻而成五脏之痹、六腑之痹,久则五脏虚损,六腑为患。

5. 三焦阻塞

(1) 气火通行失调：三焦阻塞,气血运行不畅,营卫失调。三焦气化失司,气血营卫流行受阻,肝肾三焦阴火内盛,内不能和润五脏,洒陈六腑,外不能通利肢节,濡养肌肤所致。

(2) 水液运行失调：三焦损伤,水道阻塞,水液不能运行气化。

总之,本病的基本病因病机为素体虚弱,真阴不足,瘀热内盛,痹阻脉络,外侵肌肤,内损脏腑,常由外感、劳累、情志、损伤、阳光、产后所引发。病位在经络血脉,以三焦为主,与心、脾、肾密切相关,可及心、肝、肺、脑、皮肤、肌肉、关节、营血,遍及全身多个部位和脏腑。

本病的性质是本虚标实,肾阴虚为本,晚期则五脏与气血阴阳俱虚。郁热、火旺、风湿、瘀滞、积饮、水湿为标。

本病初起在表,四肢脉络痹阻,先表后里,由表入里,由四肢脉络入内而损及脏腑脉络,再损脏腑。在内先在上焦由上而下,渐至中焦再及下焦,由轻渐重,由浅渐深,在表在上较为轻浅,在里在下较为深重,若表里上下多脏腑同病,当为重症,如再由下而上弥散三焦,五脏六腑俱虚,上入巅脑最为危重。

四、临床表现

有80%~100%的患者早期有乏力症状,可出现在皮损及关节疼痛之前;60%的患者有体重下降或可伴有其他全身症状;80%的患者有高热;12%的患者有低热,高热者多为稽留热,长期发热者,多呈不规则型,也有低热与高热交替出现。轻则每天能自行退去,又复作,呈周期性发热。发热前有畏寒或不畏寒,极少有寒战。

激素能迅速退热,治疗时须鉴别是否由感染引起的发热,如不能排除感染则应尽量避免使用激素,并予以相应的抗感染治疗。80%以上患者有皮肤损害,仅次于关节病变,而且皮损表现多种多样,约有25%的患者,皮肤病变为首发症状。

1. 光敏感

60%～100%的患者有光敏感,多为受日光或其他来源的紫外线照射后出现皮损,通常引起光敏感的为B型紫外线。严重程度与光照的强度、时间均成正比。

2. 皮肤黏膜损害

皮肤黏膜损害几乎见于所有患者,分为特异性和非特异性。特异性皮损有狼疮性皮损、盘状红斑、狼疮性脂膜炎(深部狼疮)、冻疮样红斑、肿胀性狼疮等;非特异性皮损有皮肤血管病(血管炎、网状青斑等)、血栓性静脉炎(雷诺现象、红斑性肢痛症等)、狼疮非特异性大疱性损害、荨麻疹、多形红斑、下肢溃疡、扁平苔藓、皮肤钙化、甲周毛细血管扩张、脱发("狼疮发"、静止期脱发、斑秃)等。

(1)面部红斑:有30%～61%的SLE患者有面部红斑,40%的患者以面部红斑为首发症状。最早位于颊部,多为小片状水肿性红色斑块,或深或淡,后逐渐增多扩大至鼻梁,典型的皮损为双侧皮疹在鼻梁处连接,呈现蝴蝶样皮损斑块,称蝶形红斑。

(2)血管性皮肤改变:约有50%的SLE患者出现血管性皮肤改变,常见的有血管炎性皮损、雷诺现象、甲周红斑、网状青斑、狼疮性冻疮、毛细血管扩张、多形红斑、鱼际红斑等。10%的患者有网状青斑,多见于上肢、大腿等部位,表现为皮肤表面特征性青紫色或紫红色的网状斑点。常于寒冷环境下出现。

(3)雷诺现象:见于44%的SLE患者,典型的病变表现为肢端苍白、发绀、红色交替出现。可伴有局部疼痛。常因寒冷、吸烟、情绪变化等因素诱发。如持续时间过长,也可出现破溃、坏死。

(4)脱发:50%～71%的SLE患者在疾病过程中出现脱发。一般为弥散性脱发,部分患者病情稳定后可以重新长出头发,盘状红斑狼疮(DLE)引起的脱发常为永久性斑片状脱发。也有一些患者表现为头发脆性增加,无光泽、干枯、易折断,常见参差不齐的短发,尤以前额部位多见,称为"狼疮发",一般与疾病活动相关,病情好转后可恢复。

3. 骨骼肌肉病变

骨骼肌肉病变见于53%～95%的患者。

(1)关节病变:SLE患者约90%以关节病变为首发症状,而且也常常是疾病活动征象之一。以近端指间关节、膝关节、腕关节最易受累,常有对称性、游走性的特点,可有压痛及晨僵,一般不引起关节畸形。但也有少部分患者为非对称性的。关节肿痛明显或疗效不显时,还须注意关节穿刺并滑液培养以排除感染。

(2)腱鞘炎:是SLE的早期临床表现,能量多普勒超声中有一半会出现信号异常。

(3)缺血性骨坏死:见于5%～12%SLE患者的髋、膝、腕、肩等,是致残的主要原因。骨坏死的病理改变缘于骨的供血中断,继而相邻骨反应性充血,导致骨的去矿化和骨小梁变薄,最终塌陷。缺血性骨坏死的因素包括雷诺现象、血管炎、脂肪栓塞、糖皮质激素和抗磷脂综合征。

(4)肌炎:近端肌肉的炎症性肌炎见于5%～12%的SLE患者,可发生在疾病的任何时期。应与继发于糖皮质激素、抗疟药、他汀类药物的相关性肌病鉴别,肌活检、肌电图和肌酶检测有助于鉴别。

4. 心血管病变

有50%～55%患者合并心脏病变。

(1)心包炎:约25%的患者出现,是最为多见的心脏病变。临床可出现胸骨后或心前区钝痛,尖锐性胸痛,呼吸、咳嗽、吞咽时加重,身体前倾时减轻。常伴有心包积液而出现相关症状,常为轻、中度,与疾病活动有关,心脏压塞罕见。

(2)心肌病变:少见(<5%),临床症状较轻,常见心动过速、心律失常,少数患者有期前收缩、心房颤动等。

(3)心脏瓣膜疾病:比较普遍,最常见的依次是二尖瓣、主动脉瓣弥散性增厚继而赘生物形成、瓣膜反流和狭窄。轻、中度的瓣膜反流不会进展到很严重的程度,也不会形成新的狭窄。在原有瓣膜病变基础上容易发生急性或亚急性细菌性心内膜炎。

(4)动脉粥样硬化:是 SLE 的常见死亡原因。

5.肺部病变

(1)胸膜炎:有 45%～70% 的 SLE 患者有胸膜病变。可伴有少量或中等量的胸腔积液,并由此引发胸痛和(或)呼吸困难。积液一般为双侧,也有单侧。

(2)狼疮性肺炎:有急、慢性之分。急性病变的临床症状为严重呼吸困难、发热、低氧血症。常伴咳嗽,痰少,两肺底可闻及湿啰音。可合并出血及发展为成人呼吸窘迫综合征(ARDS),危及生命。本病预后极差,病死率约 50%。即使存活,也都出现严重的限制性通气功能障碍和肺弥散功能降低,提示转为肺间质性改变。慢性病变则以肺间质浸润性病变为主,X 线片可表现为弥散性网状结节样改变,预后亦不良。

(3)肺出血:少见而具有潜在死亡风险的并发症,病死率达 50%～90%。具有弥散性肺泡浸润、低氧血症、呼吸困难和贫血特征。可行纤维支气管镜下支气管肺泡灌洗和经支气管活检以明确,预后不良。

(4)肺动脉高压:临床常见活动时呼吸困难、胸痛、慢性干咳等,症状隐匿,发展缓慢。可有肺动脉瓣区第二心音亢进和收缩期杂音。

6.消化道病变

消化道病变有 25%～40% 的患者出现消化道症状,既可以出现在 SLE 病程的各阶段,也可以表现为 SLE 的首发症状。其在临床上的表现并无特异性。临床上以食欲缺乏最为多见,其次为恶心、呕吐、腹泻。

(1)肠系膜血管炎:主要表现为腹泻(约 50%),以女性患者多见,可为 SLE 的首发症状。腹泻伴有腹痛,提示可能为肠系膜动脉炎引起的黏膜溃疡性疾病所致。临床诊断较困难,腹部 CT 可见扩展肠管具有梳状外观的显著的肠系膜血管、小肠增厚和腹腔积液。动脉造影可见小肠或结肠血管炎或缺血,或累及小动脉,则无法显影。

(2)食管病变:吞咽困难多提示合并有食管病变。1.5%～2% 的 SLE 患者合并食管病变,出现胸骨后疼痛、烧灼感和吞咽困难,应注意少食多餐,餐后不应立即平卧。

(3)腹膜炎:尸检时腹膜炎检出率为 50%,但临床并不多见。症状以腹痛为主,伴恶心、呕吐,查体可有全腹压痛、反跳痛、肌紧张、腹腔积液征。狼疮性腹膜炎可引起肠粘连,甚至肠梗阻。

(4)腹腔积液:约有 10%SLE 患者出现腹腔积液,尸检约 68%,但一般量不多。患者大便中的蛋白质含量明显增多,脂肪排出量正常。由于蛋白质丢失导致患者血清蛋白水平下降,可出现全身水肿,甚至出现胸腔积液、腹腔积液。

(5)肝损害:约 30% 患者出现肝大,尸检达 50%。狼疮样肝炎多见于女性患者,50%～60% 的患者伴有关节疼痛,42%～77% 患者的抗核抗体(ANA)pB 性(多呈均质型)。

需与自身免疫性肝病相鉴别,两者都可有 ANA pB 性,但抗平滑肌抗体和抗线粒体抗体在 SLE 中不多见(<30%),且低滴度。晚期可出现肝硬化表现,难治愈,常复发,预后差。

7.血液系统病变

(1)贫血:有 50%SLE 患者出现贫血,机制包括慢性贫血、溶血(免疫或微血管病性)、失血、肾功能不全、药物、感染、脾功能亢进、骨髓增生异常、骨髓纤维化和再生障碍性贫血等。SLE 患者有 10%~40%出现溶血性贫血(免疫性),也可为首发症状。此外,还可伴网织红细胞增多、血清结合珠蛋白降低、抗人球蛋白(Coombs)试验阳性。激素治疗有效,脾切除很少能获得长期疗效。缺铁性贫血可由胃肠道出血、月经过多、肺出血等失血导致。

(2)白细胞减少:临床也较多见,仅次于贫血。但严重者较少见。一般与疾病活动、药物的不良反应、自身抗体、骨髓功能降低有关。

(3)血小板减少:是 SLE 病情活动的表现,有 25%~50%的患者有轻度减少,5%~10%的患者有重度减少。一般<100×10^9/L,临床可无出血症状,当<50×10^9/L 时,临床可出现明显的皮肤黏膜淤点、紫癜、鼻出血、牙龈出血,甚至发生胃肠道、泌尿生殖道、中枢神经系统出血。血小板减少的主要原因是由抗血小板抗体所致。

(4)脾大:10%~20%的患者出现脾大,疾病活动期更多见,尸检约有 67%患者脾大。5%的患者脾萎缩,脾功能低下。

8.神经系统病变

SLE 可累及中枢和周围神经系统损害,约 40%的患者发病初期或初发表现出精神神经症状,是主要死亡原因。

美国风湿病学会(ACR)描述了 19 种症状,有中枢神经系统症状(无菌性脑膜炎、脑血管病、脱髓鞘综合征、头痛、运动失调、脊髓病、癫痫发作、急性神经错乱状态、焦虑症、认知障碍、情感障碍、精神病)和周围神经系统症状(急性炎性脱髓鞘多神经病、自主神经功能紊乱、单神经病变、重症肌无力、颅神经病、神经丛病、多发性神经病)。

SLE 患者发病后一年内出现精神症状者为 40.0%~53.5%,以精神障碍为首发症状者为 1.3%~3.6%。精神障碍的出现与疾病本身、身体的一般状况、环境、药物均有一定的关联。

癫痫在 SLE 患者神经系统损害中最为常见,占 5%~57%。大多由于血管炎、血管破裂,或由于 SLE 并发高血压、尿毒症、脑水肿引起。一般癫痫为 SLE 患者的终末期表现,既可先于 SLE 发作,也可出现在疾病过程中,但大多数患者在癫痫发作后数天至一个月内死亡,是 SLE 死亡的主要原因之一。

9.肾脏病变

肾脏受损是 SLE 最常见的临床表现之一。与病程的长短显著相关。据统计,SLE 确诊时有肾损伤证据者为 24.24%;半年后为 42.42%;一年后为 61.29%;二年后为 72.4%;四年时高达 92.3%。

患者多表现为蛋白尿、镜下血尿、白细胞尿、管型尿、水肿、高血压、肾功能不全。与肾病综合征的区别为狼疮性肾炎(LN)的 IgG 不降或升高,蛋白电泳则提示 γ 球蛋白不降或升高。

五、辅助检查

1.免疫荧光检查

狼疮肾炎的特征性表现。

(1)各种免疫球蛋白及补体均为阳性,出现所谓"满堂红"(full house)现象。尤其是早期补体成分C1q、C4阳性率很高,可达90%以上,其亮度也较强。

(2)肾间质、肾小管基底膜免疫荧光阳性率在60%以上,往往是多种免疫球蛋白及补体阳性。

(3)肾小管上皮细胞核阳性率可达40%~50%。

2. 电镜检查

有狼疮肾炎的特异性表现。

(1)微管样结构。

(2)广泛的上皮下、内皮下及系膜区电子密集物沉积。

3. 光镜检查

有狼疮肾炎的特异性表现。

(1)苏木素小体、核碎裂、纤维素样坏死、银耳环及透明血栓。

(2)组织学类型的转变相当常见。

(3)混合性组织学类型。

4. 血液常规检查

活动期SLE的血细胞三系中可有一系或多系减少(需除外药物所致的骨髓抑制)。

5. 活动期红细胞沉降率(ESR)

可增快,C-反应蛋白(CRP)升高。

6. 尿液常规检查

尿蛋白、红细胞、白细胞、管型尿等为提示临床肾损害的指标。作为诊断依据,尿蛋白>+ ++,24 h尿蛋白定量大于0.5 g。

7. 生化检查

(1)部分患者肝功能异常,转氨酶(ALT)、谷草转氨酶(AST)、γ-谷氨酰转移酶(γ-GT)、球蛋白等升高,与疾病相关。

(2)蛋白电泳异常,SLE还常出现高γ球蛋白血症。

(3)肾功能检查,了解肾脏受损程度。

(4)血糖、血脂与激素使用导致高血糖、高脂血症。

(5)血清蛋白:蛋白尿患者表现为低蛋白血症。

(6)肌酶:肌炎与心肌受累时可表现为肌酶升高。

(7)电解质:疾病与激素、利尿药的应用可出现电解质紊乱。

8. 免疫功能检查

(1)免疫球蛋白增高、补体降低、免疫复合物阳性:活动期免疫球蛋白G(IgG)、免疫球蛋白M(IgM)、免疫球蛋白A(IgA)增高,尤以IgG明显;慢性期可见IgG下降。75%~95%的患者血清补体减少,尤活动期,以补体(C_3、C_4)为甚。血清补体C_3、C_4水平与SLE活动度呈负相关,常可作为病情活动性和治疗反应的监测指标之一,但部分患者长期持续低补体血症。

(2)抗核抗体谱(ANAs)和其他自身抗体:免疫荧光抗核抗体(IFANA)是SLE的筛选检查,对SLE的诊断敏感性为95%,特异性相对较低为65%;SLE抗双链DNA(抗ds-DNA)抗体的特异性为95%,敏感性为70%,它与疾病活动性及狼疮肾炎有关;抗Sm抗体的特异性高达99%,但敏感性仅25%,该抗体的存在与疾病活动性无明显关系。

其他 SLE 的自身抗体包括：与抗磷脂抗体综合征有关的抗磷脂抗体（包括抗心磷脂抗体和狼疮抗凝物）；与溶血性贫血有关的抗红细胞抗体；与血小板减少有关的抗血小板抗体；与神经精神性狼疮有关的抗神经元抗体等。

(3) 淋巴细胞：淋巴细胞亚群异常，淋巴细胞计数减少。

(4) 皮质醇：反映体内肾上腺皮质功能水平。

9. 功能检查

(1) 心电图、心脏彩超：可了解心脏损害及肺动脉压力。

(2) X 线、CT：了解是否出现肺间质改变、心脏大小、胸腔积液、内脏及关节情况。

(3) B 超：了解相关脏器及浆膜炎情况。

(4) 脑电图：经颅多普勒了解中枢损害情况。

(5) 肌电图：了解肌肉神经损害情况。

10. 其他

(1) 肾脏穿刺病理：明确肾脏活动性与病理分级，指导用药。

(2) 骨髓穿刺病理：明确骨髓生长状况。

(3) 腰椎穿刺病理：明确中枢神经系统活动或免疫抑制后产生的颅内感染性疾病，如结核性脑膜炎、新型隐球菌性脑膜炎。

六、诊断

主要依靠临床表现、实验室检查、组织病理学和影像学检查。1997 年美国风湿病协会（ACR）修订的 SLE 分类标准中，明确将血液学异常、免疫学异常和自身抗体阳性等实验室检查列入了诊断标准。SLE 的实验室检查，对于 SLE 的诊断、鉴别诊断和判断活动性与复发都有重要的意义。

七、中医治疗

1. 热毒炽盛

症状：起病急骤，高热持续不退，面部红斑，手足红斑，皮疹，关节肌肉疼痛，口腔溃疡，咽干口渴喜冷饮，目赤齿衄，舌红绛，苔薄或薄白、薄黄，脉滑数或洪数。

本证为 SLE 急性发作常见的临床证型，或激素撤减不当引起反跳。

治法：清热凉血，解毒化瘀。

方药：三石汤或风湿免疫一号合清营汤加减。

组成：生石膏（先煎）30 g，寒水石（先煎）30 g，滑石（先煎）30 g，鸭跖草 15 g，生地黄 30 g，玄参 30 g，金银花 15 g，黄芩 30 g，知母 12 g，生薏苡仁 30 g，牡丹皮 15 g，赤芍 15 g。

加减：高热不退，可加羚羊角粉（冲服）0.6 g 或紫雪散（冲服）1 支。

分析：

(1) SLE 发热常由外感诱发，在发热之初，常不易鉴别是外感还是内伤发热，必须密切观察临床症状、体征，并配合实验室和特殊检查来鉴别。

(2) 狼疮发热为虚热和血热，而非热毒，治疗重在补虚退热——养阴清热、清热凉血，整方重在清热，不在解毒。重用石膏清热，用寒水石和滑石加强石膏的清热之力，但考虑到苦寒药败胃，方中需配有一定比例的健脾和胃药，且中病即止，以免伤胃。

(3) 反复慢性顽固的狼疮发热，以内伤发热来辨证治疗，以重用生地黄、生石膏为主，或再加用地骨皮。急性发热,排除外感发热者,考虑免疫性发热,采用清气清营,解毒化瘀的方法。一方面实热虚热同清,需重用生石膏、知母,加地骨皮、青蒿、牡丹皮清热凉血,另一方面需结合扶正滋阴的方法,重用生地黄、玄参,标本兼治。清瘀重用生地黄,结合牡丹皮、赤芍凉血清瘀退斑。

(4)对于病程短、系统受累少,未曾用过皮质激素的患者,此法较敏感。但对于伴有多系统或重要脏器受累的,曾用过大量激素或撤减激素反跳的患者,中药治疗缓不救急,需中西药联合治疗。

2.阴虚内热

症状:长期低热或自觉内热、手足心热,面部蝶形红斑,光敏感;或面红充血或暗红斑点皮疹,口渴多饮并喜冷饮;时有咽干咽痛,关节疼痛,心烦急躁,少寐不眠。舌质红苔少或薄黄,脉细数或濡数。

本证多见于 SLE 早期、慢性活动期及服用糖皮质激素后,病情尚未控制,是 SLE 的常见证型。

治法:养阴清热,凉血活血。

方药:玉女煎或风湿免疫一号合自拟红斑汤。

组成:生地黄 30 g,生石膏(先煎)30 g,玄参 30 g,黄芩 30 g,忍冬藤 30 g,生薏苡仁 30 g,知母 12 g,羊蹄根 30 g,绿豆衣 15 g,生甘草 3 g,陈皮 6 g,大枣 5 枚。

加减:低热不退,加青蒿、地骨皮;红斑不退,加水牛角、牡丹皮;口渴欲饮,加沙参、麦冬。

分析:

(1)根据《黄帝内经》所云"邪入于阴则痹",及丹溪"阳常有余,阴常不足"理论,痹证"当以虚立论",以阴虚为主。临床观察 SLE 患者中最多见的是阴虚内热型,据统计,有 70% 左右,另有约 20% 急性发作经控制后也转化为阴虚内热型,故本型约占 90%。治疗上确定了以"养阴清热"为治疗慢性 SLE 的第一大法,制订了红斑汤及其制剂。

(2)本方以玉女煎、增液汤为基础,生地黄、生石膏、黄芩、忍冬藤为核心药物,生地黄、生石膏为君药。生地黄是养阴清热凉血的传统药物。现代药理研究,生地黄含有多糖和糖苷,具有调节免疫功能的作用,既能提高低下的细胞免疫,又能抑制亢进的体液免疫;生地黄还能抑制血管炎和关节炎症,从而治疗 SLE。玄参、知母、生薏苡仁均含有多糖,能增强生地黄的功效。

(3)本方黄芩、忍冬藤为臣药。黄芩具有抗过敏、抗变态反应作用,忍冬藤具有抗风湿解除肌肉酸痛的作用,二药合用具有清热解毒、祛风通络功效,是治疗风湿病的重要药物,疗效明确,性味平和,无不良反应。

3.瘀热痹阻

症状:手足瘀点斑斑,斑疹斑块暗红,双手变白变紫,口糜口疮,低热缠绵,关节疼痛,舌暗红,或有瘀斑瘀点,脉细弦。

本证多见于以手足血管炎、雷诺病、关节炎为主的慢性活动期患者。

治法:清热凉血,活血化瘀。

方药:四妙勇安汤或风湿免疫二号合红斑汤加减。

组成:玄参 30 g,金银花 30 g,生地黄 30 g,当归 15 g,鬼箭羽 30 g,槐花米 15 g,生藕节 15 g,水牛角(先煎)30 g,广郁金 15 g,川牛膝 12 g,生甘草 3 g。

加减:口疮不愈,加金雀根、败酱草、土茯苓;手足瘀斑加重,加川芎、牡丹皮、丹参;关节疼痛,加羌活。

分析:

(1)手足瘀点、瘀斑为免疫复合物的积聚,由小分子积聚为大分子而堵塞微小血管,使肢端供血不足,长期的缺血缺氧而出现溃疡坏死。治疗既要养阴清热以积极控制狼疮活动,又要活血祛瘀,标本兼治。其方法为:①使用具有免疫调节的中药,如生地黄、玄参、知母来抑制免疫,进而减少免疫复合物,改善血管炎。②使用具有活血凉血的中药来扩张血管,改善微循环,改善末梢血供。

(2)瘀滞有瘀热、瘀寒之分,据临床观察,SLE瘀热多,瘀寒少。活血化瘀宜选用性凉性平的中药。鬼箭羽性寒,活血祛瘀,具有扩张周围血管,改善微循环的作用。槐花米、生藕节、水牛角性均凉,有凉血止血,祛瘀生新功效是治疗瘀点、瘀斑的常用药物,性平而效佳。槐花米含有丰富的芸香苷,能增强毛细血管抵抗力,改善血管壁脆性,用于改善瘀斑和出血倾向。

此型若无破溃,可结合中药熏洗浸泡改善局部症状。

4. 热郁积饮

症状:胸闷、胸痛、心悸,内热或低热,咽干口渴。舌红苔薄白、厚腻脉滑细、细数、濡数也可有结代脉。

本证相当于SLE引起的浆膜炎——心包积液、胸腔积液。

治法:养阴清热,利水蠲饮。

方药:玉女煎或风湿免疫一号合葶苈大枣泻肺汤加味。

组成:生地黄30 g,生石膏(先煎)30 g,知母12 g,黄芩30 g,玉竹15 g,葶苈子(包煎)30 g,大枣5枚,白芥子12 g,生薏苡仁30 g,桑白皮12 g,猪苓12 g,茯苓12 g,广郁金15 g,枳壳9 g,甘草3 g。

加减:低热不退,加青蒿、地骨皮;咽干口渴加玄参、麦冬、沙参;心悸加生龙骨、生牡蛎。

分析:

(1)饮邪有寒饮和热饮之分。狼疮性心包炎、胸腔积液,从临床辨证来看,热饮多,寒饮少,治疗当以清法为主,辅以温和之品来护胃或清法温法参合使用。

(2)葶苈子和白芥子同为十字花科植物,有效成分均含硫苷。葶苈子为黑芥子苷,白芥子为白芥子苷,二药均能改善胸膜和心包膜之血管内皮通透性,抑制水液渗出,在改善血液循环的同时,积液将逐渐吸收,即化水蠲饮。二药不同点在于,葶苈子性甘寒,含有脂肪油,能润肠通便,一般无不良反应;白芥子性稳,有伤阴动火之弊,剂量不宜过大,传统认为其"能去皮里膜外之痰,有推墙倒壁之功",临床上与葶苈子同用,以缓缓图之,对腹腔积液、关节滑囊积液、颅内水肿和眼底水肿等亦有疗效。蠲饮还可与桑白皮、桂枝同用。用桂枝与生地黄反佐,有时能使蠲饮利水效果更佳。

5. 气阴两虚

症状:狼疮经年不愈,面色不华,乏力,少寐,既怕冷又怕热,月经量多淋漓不尽,冬天有雷诺病,头发稀少易折。舌红苔薄净或中剥,脉细弱。

本证见于红细胞、血红蛋白、白细胞、血小板减少。

治法:益气养阴,健脾生血。

方药:生血汤加减。

组成:生地黄30 g,熟地黄30 g,山萸肉12 g,女贞子15 g,枸杞子12 g,制何首乌15 g,黄芪 12 g,白术 12 g,茯苓 12 g,知母 12 g,黄芩 30 g,佛手 6 g,陈皮 6 g,甘草 3 g,大枣 5 枚。

加减:白细胞减少,加鸡血藤、茜草、虎杖;血小板减少,加花生衣、阿胶;雷诺病,加丹参、牡丹皮、红花。

分析:

(1)血液细胞减少在狼疮活动期,常见的是自身抗体引起的破坏,临床上还有一部分与长期少量出血有关,也有些与使用某些抑制骨髓增生有关,也有部分与肝脾大有关,临床上需完善各项检查,全面考虑,以便对症处理。

(2)治疗上,控制狼疮活动可以减少破坏,同时要结合生血治疗。在选择生血药时要考虑到,益气健脾药黄芪、白术有升白作用,养血药山萸肉、女贞子、制何首乌有益肾生血的作用,机制是能促进骨髓增生,加速造血。阿胶、当归、鹿角也有升红作用,药性较温,如有阳虚畏寒情况,可选择应用。当归补血与其所含之叶酸和维生素 B_{12} 有关。

6.瘀热损肾

症状:泡沫尿,尿检中有蛋白和(或)红白细胞伴有腰酸,面部有红斑,或面部升火头晕。舌红苔薄脉弦数、弦细、细数。

本证相当于狼疮肾炎。

治法:补肾养阴,活血利水。

方药:自拟清肾汤或风湿免疫三号合红斑汤加减。

组成:生地黄 30 g,炙龟甲 12 g,知母 15 g,生石膏(先煎)30 g,黄芩 30 g,落得打 30 g,接骨木 30 g,六月雪 30 g,猪苓、茯苓各 12 g,泽泻 12 g,杜仲 12 g,川续断 12 g,苦参 30 g,赤小豆 15 g,甘草 3 g,大枣 5 枚。

加减:蛋白尿顽固不化,加金雀根、山豆根、生半夏;血尿反复,加大蓟、小蓟、生槐米、地榆炭;脓尿反复,加乌蔹莓、蒲公英。

分析:

(1)用清肾汤或风湿免疫三号合红斑汤治疗狼疮肾炎除了控制狼疮活动外,机制在于:①扩张和加快肾小球血管血流量;②控制和清除血管内皮炎症;③抑制肾纤维化;④促进肾脏代偿。

(2)临床以阴虚内热为多,用生地黄、炙龟甲、知母、生石膏清热凉血,清肾益肾。肾损害,初期为血管炎,随着病程的增长,纤维增生越来越明显,此时需加用一些促进活血凉血、促进肾血流、抑制纤维增生的中药。落得打含积雪草苷,有抑制纤维增生的作用,接骨木有扩张肾血管、改善肾血流的作用。六月雪有清热活血功效,民间单方用于治疗肾炎。苦参为免疫抑制药,长期使用对狼疮肾炎和面部红斑有一定疗效。

7.脾肾两虚

症状:畏冷、面色苍白,或午后有烘热感,面部潮红,小便短少,下肢轻度水肿,神疲乏力,腰酸,舌淡红,苔薄白腻,舌体或胖或瘦或有齿痕,脉弦细、弦滑、沉细。

本证见于慢性狼疮肾炎、轻度氮质血症。

治法:健脾滋肾,利水蠲饮。

方药:自拟清肾汤或风湿免疫三号合蠲饮汤加减。

组成:黄芪 30 g,白术 12 g,生地黄 30 g,炙龟甲 12 g,杜仲 9 g,川续断 12 g,菟丝子 12 g,葶苈子(包煎)15 g,猪苓、茯苓各 12 g,桑白皮 15 g,泽泻 12 g,落得打 30 g,接骨木 30 g,川牛膝 12 g,甘草 3 g,陈皮 6 g,大枣 5 枚,黑大豆 30 g,赤小豆 15 g。

加减:小便少、水肿明显,加玉米须、车前子;畏寒肢冷,加淫羊藿、巴戟天肉。

分析:

(1)慢性狼疮肾炎病情和体质的演变是一个缓慢的过程,由早中期的阴虚内热逐渐演变为气阴两虚,至中后期的脾肾两虚。这是一个病情逐渐加重,体质逐渐虚弱的过程,到后期演变为阴阳气血俱虚,脾肾精血亏损,并出现瘀滞、水湿、痰湿流通、排泄不畅的表现。治疗以扶正补虚为主。方中选用黄芪、白术、生地黄、炙龟甲益气健脾,补肾填精。阳虚明显者可加淫羊藿、巴戟天肉阴阳气血并补。补肾补虚药可以促进肾脏的代偿功能和肾上腺皮质功能,提高体内激素水平。

(2)氮质血症是肾功能衰退的表现,首先辨为虚证。尿素氮、肌酐增高是肾气虚弱、毒邪有余。治疗时要在补虚中排毒,排毒不可伤正,扶正以控制病情恶化加快肾脏代偿,即标本兼治。排毒药宜选用药性缓和之品如葶苈子、猪苓、茯苓、桑白皮、泽泻、桃仁等,使毒从二便走。

8.瘀热入脑

症状:症见头痛头晕,耳鸣,听音不清,视物模糊,乏力,发热,甚至有神志异常。舌红,苔薄,脉弦细、沉细。

本证多见于狼疮脑损害之轻症,刚出现中枢神经临床表现,并且变化比较慢。如有重症脑损害,必须中西医结合抢救。

治法:养阴清热,活血开窍。

方药:清脑汤或风湿免疫一、二号合红斑汤加减。

组成:生地黄 30 g,菊花 12 g,枸杞子 12 g,天麻 9 g,白蒺藜 15 g,川芎 9 g,蔓荆子 15 g,制龟甲 12 g,生石膏(先煎)30 g,黄芩 30 g,全蝎 3 g,僵蚕 15 g,半夏 12 g,陈皮 6 g,茯苓 12 g,甘草 3 g。

加减:苔腻,头晕,加石菖蒲;记忆力减退,眩晕,加川芎、葛根。

分析:狼疮慢性轻度脑损害多发生在狼疮活动期,一般是可以用中药治疗的。在养阴清热为主要原则的同时,可加用白蒺藜、天麻、川芎、蔓荆子平肝活血。白蒺藜性平,大剂量应用,对头痛头晕均有较好疗效,对血管性头痛、神经性头痛、SLE 脑损害均有效,与川芎、蔓荆子配伍,可增效,一般无不良反应。

久服能加重狼疮患者光敏感,不宜久用。天麻为治疗头晕的常用中药,其有效成分为兰香醛、兰香醇,能改善脑电图中癫痫样放电进而抗癫痫发作。与白蒺藜配伍,对狼疮轻症脑损害头晕有效。全蝎、僵蚕可祛风止痉改善头痛、头晕和抽搐。

八、西医治疗

主要运用激素和改变病情药物。

1.非甾体消炎药

非甾体消炎药通过抑制环氧化酶(COX),减少花生四烯酸代谢为前列腺素、前列环素、血栓烷等炎性介质,从而抑制关节滑膜充血、渗出等炎症现象。

常用药物:阿司匹林、吲哚美辛、萘普生、布洛芬、美洛昔康、双氯芬酸及昔布类等。

临床应用:主要用于患者关节炎、发热、头痛及软组织疼痛。

不良反应:主要有消化道反应、皮疹、肝肾毒性。偶可见引起无菌性脑膜炎。

2.激素

激素具有强大的抗感染、免疫抑制作用,在炎症早期可改善红、肿、热、痛等症状。

临床应用:主要用于发热、关节痛、面部红斑、口腔溃疡、狼疮肾炎、心包炎、心肌炎、肺动脉高压、狼疮脑病和血液系统累及。

不良反应:诱发加重感染、类肾上腺皮质亢进综合征、消化道溃疡、骨质疏松、股骨头无菌性坏死、精神症状、心血管系统如高血压、冠状动脉粥样硬化、糖和脂肪代谢异常等。

3.抗疟药

抗疟药具有可结合黑色素阻断紫外线的吸收、抗感染及免疫抑制作用等。

常用药物:氯喹、羟基氯喹。

临床应用:主要用于皮损、多关节炎、胸膜炎、心包炎,可减少撤减激素后疾病的反跳和减少激素的用量。但对肾、血液、中枢神经等系统损害的疗效欠佳。

不良反应:消化道反应、皮疹。较少见的有肝损害、心脏传导阻滞。少数患者可因药物在角膜沉积,出现虹视。最严重的不良反应是视网膜毒性,重者可失明。

4.免疫抑制药

(1)环磷酰胺作用机制:通过改变巨噬细胞功能,增加前列腺素 E_2 生成,改变基因转录及影响淋巴细胞功能,可直接作用于 DNA 导致细胞死亡。

临床应用:主要用于狼疮肾炎、胃肠道血管炎、间质性肺炎、肺动脉高压、神经精神性狼疮等。

不良反应:消化道反应、肝损害、骨髓抑制、出血性膀胱炎、卵巢毒性、感染,以及可能引发肿瘤。

(2)硫唑嘌呤作用机制:通过干扰嘌呤代谢,抑制 DNA、RNA 及蛋白质合成,从而抑制淋巴细胞的增生。

临床应用:其常用性仅次于环磷酰胺,主要用于狼疮肾炎、皮疹、肺间质病变等。

不良反应:有消化道反应、肝损害、骨髓抑制等。

(3)环孢菌素作用机制:通过抑制白细胞介素-2 和其他细胞因子,从而降低淋巴细胞增生。主要用于器官移植的抗排异反应,在 SLE 治疗领域的应用仍然不成熟,但有研究表明该药对 SLE 的活动、降低抗体滴度、提高补体、改善蛋白尿方面有不同程度的疗效。

临床应用:主要用于狼疮肾炎,尤其对于膜型肾炎(Ⅴ型)有比较明确的疗效。

不良反应:肾毒性、高血压、肝损害、胃肠功能紊乱、电解质紊乱、神经系统毒性等,但没有骨髓抑制。

(4)氨甲蝶呤作用机制:通过干扰胸腺嘧啶脱氧核苷酸的合成,抑制细胞增生。以多重抗感染作用为主,如中性粒细胞功能抑制、干扰白介素-1 功能、抑制脂氧合酶形成等。

临床应用:主要用于肌炎、滑膜炎、皮疹、胸膜炎等,一般用于激素疗效不佳而无严重肾、神经精神系统累及。

不良反应:消化道反应、肝肾损害、骨髓抑制等。

(5)霉酚酸酯作用机制:该药可降低 DNA 合成,减少淋巴细胞增生,减少抗体产生,但无骨髓抑制毒性。

临床应用:主要用于狼疮肾炎。

不良反应:消化道反应,极少出现白细胞减少、淋巴细胞减少、转氨酶升高等,可能增加感染。

(6)来氟米特作用机制:抑制二氢乳酸脱氢酶的活性,同时抑制酪氨酸磷酸化和嘧啶核苷酸合成,从而抑制白介素-2等的产生。

临床应用:最早用于 RA 的治疗,对 SLE 的治疗尚在临床试验中。不少研究提示来氟米特对 30% 的难治性狼疮可能有效。

九、中西医结合治疗

1. 治疗机制

由于 SLE 病理机制复杂,变化多端,有较多的诱发因素。因此,一旦疾病出现急性活动,尤其是危及生命的情况,此时中药缓不济急,不可避免地需要运用激素等西药,以挽救患者的生命。当患者病情控制,病变逐渐稳定后,可在中医药的基础上,逐步撤减激素,逐步实现纯中药治疗。

2. 治疗要点

(1)维持来本院就诊前的激素用量,并根据其病情中医治疗,取得效果后再逐渐减量。

(2)早期、轻症中未用过西药者可用纯中医药治疗。

(3)重症患者则在中医药的基础上,再加用西药。中药主要用于改善激素的不良反应。

十、饮食调养与预后

1. 调养与忌口

食物与中药一样有四气五味之分,故食物根据其食性可分为平补、清补、温补三类。SLE 患者以阴虚为多,内热、血热者为多,故以清补、平补为宜。部分气血两亏者用温补之品,需有医生的指导。

(1)饮食:①清补:清补的食物多性凉,久食清火,内热之体宜食用,且有滑肠、软化大便的效用,但对其中一些食品过敏者,则不能食用。对于有特殊不良反应者,应因人而异(见忌口部分)。常用清补食品:甲鱼(SLE 患者尽可能少用)、乌龟、鸭、黑鱼、海蜇、蚌肉、蛤肉、蟹、螺蛳、甘蔗、生梨、藕、荸荠、慈姑、百合、银耳、西瓜、冬瓜、香瓜、绿豆、西瓜子仁、薏苡仁、莴笋、茭白、竹笋、茄子、莼菜、蕹菜、西红柿、米苋、紫菜、芹菜、草头、萝卜、金针菜、荠菜、蒿菜、香椿、枸杞子、马兰头、黑木耳、茶叶等。②平补:平补的食品性味平和,或稍偏凉或稍偏温,都是正常人所能接受而不至于造成不良后果,故只要没有过敏,基本可以食用(特殊情况见忌口)。常用平补的食品:大米、小米、高粱、大麦、小麦、燕麦、红薯、山药、芋艿、芡实、土豆、毛豆、蚕豆、赤小豆、扁豆、青豆、菜豆、豇豆、白砂糖、苹果、椰子、橄榄、白果、菠萝、鲜葡萄、莲子、花生、芝麻、葵花子、南瓜子、南瓜、青菜、白菜、卷心菜、胡萝卜、猪肉、猪腰、鸽子肉、兔肉、鸡蛋、鹌鹑、鲤鱼、青鱼、鳗鱼、鲳鱼、鲈鱼、乌贼、鱿鱼、鲜贝、泥鳅、菜油、豆油、酱油等。③温补:温补的食品大多性温或热,对 SLE 患者不甚适宜。因此,这一类食物的选择,最好在医生的指导下进行(参见忌口部分)。常用的温补食物:鸡肉、鹅肉、牛肉、羊肉、狗肉、马肉、鹿肉、牛奶、乳制品、核桃肉、桂圆肉、荔枝干、红枣、黑枣、橘子、甜橙、栗子、桃、石榴、饴糖、红糖、蜂蜜、咖啡、可可、黄鳝、鲫鱼、鲢鱼、带鱼、淡菜、海参、蛏子、海虾、辣椒、甜椒、大葱、大蒜、韭菜、芥菜、榨菜、香菜等。

(2)调养:①要预防和减少上呼吸道感染的发生,一旦发生应及时有效地控制,以免引起不正常的免疫反应。②谨慎使用药物及保健食品,以免诱发疾病复发。③节制房事。尤其发作期、活动期的患者,房事过度可加重病情。缓解期患者可正常进行,以不感疲劳为度。④病情未稳定者不宜妊娠。有时妊娠期间病情可稍有缓解,但人工流产、小产会加重病情,有时分娩后病情会突然恶化。⑤有皮疹及光敏感者,尽量避免日光照射,紫外线能加重或诱发病情。⑥缓解期患者的妊娠、生育,应在医生的指导下进行,并进行适当的药物控制,防止疾病的复发。

2. 药食忌口

(1) 中药的忌口:一般都认为中药是没有不良反应的,其实这只是一种误解,作为药物,不可能没有不良反应,只有大小之别。中药讲究辨证施治,辨证不当,疗效虽差但无大碍,而有些中药则会诱发或加重病情,因此在治疗上必须重视药物的忌口。①人参、西洋参、绞股蓝含有人参皂苷,能提高人体免疫功能,但它既能提高人体的细胞免疫,同时又能提高人体的体液免疫,提高免疫球蛋白、使免疫复合物增多,激活抗核抗体(ANA),从而加重和诱发SLE。因此,人参、西洋参、绞股蓝及其复方制剂、药品、保健品等均应慎用,除非病危抢救,一般不宜使用。②补骨脂有补肾补骨的功效,有类雌激素样作用及升高白细胞的作用,含香豆精类(补骨脂素)的衍生物,能引起光敏感。独活是治疗关节炎的常用药物,也含有补骨脂素衍生物,故亦能引起光敏感。此外,尚能引起光敏感的中药还有紫草、紫浮萍、白蒺藜、麻黄、白芷,这些药物除非对症治疗需要,可以短期使用,但不可长期服用。③含雌激素的药物和保健品要谨慎使用,如紫河车(胎盘)、脐带、蛤士膜油、蜂王浆、含雌激素的避孕药等。因为人体内雌激素增高是SLE发病的一个不可忽视的重要因素,故应避免使用。但由于各人的情况不同,含少量雌激素的药物和保健品并非绝对禁忌,在某些情况下,可适当服用,但使用时必须谨慎,而且不宜长期使用。④有些药物对正常的肝肾功能并无影响(长期大剂量使用也有影响),但是一旦出现肝肾功能损害的情况,则会因服用而加重病情,这些药物有生甘遂、杜衡、佩兰、木通、铁树叶、望江南子、萱草根、苍耳子、川楝子、苦楝根皮、黄药子等。

(2) 食物的忌口:SLE的忌口在民间比较混乱,把大多数的食物都列为忌口是没有必要的,而且,过度忌口会影响患者的营养状况,因此把SLE病情的发展和恶化的责任归咎于没有忌口是不科学的。由于个体差异,每个人引起过敏和诱发加重病情的食物也是不同的。以下是临床上遇到由于饮食不当而加重病情的一些食物。①羊肉、狗肉、马肉、驴肉、鹿肉等,由于性温热,食用后不但会加重SLE患者的内热症状,而且在临床上发现个别患者因此加重和诱发狼疮的病情,造成不良的后果。②传统认为菠菜能发疮,现知菠菜能增加狼疮肾炎的蛋白尿和管型,并能引起尿混浊和尿路结石(草酸盐结晶),故不宜食用。③花菜能加重脱发的进程,故脱发的患者不宜食用。④香菇、芹菜、草头(南苜蓿、紫云英)能引起光敏感、面部红斑、皮疹,故SLE患者不宜食用。⑤辣椒、青椒、大蒜、大葱、韭菜、桂圆等过于热性的食物并不绝对忌口,但不宜多食、常食。⑥对于长期服用激素而引起高脂血症的患者,应注意少吃脂肪、胆固醇含量较高的食物,如肥猪肉、猪油、猪内脏、鸡油、肥鸭、肥鹅、肥牛肉、羊肉、带鱼、鳗鱼等,含糖的甜食在体内能转化为脂肪,也应少食。⑦不宜饮酒、吸烟,也不能随意用药酒或补酒进行治疗,对于市场上的一些补品,尤其是一些没有标明成分的保健食品,不能随意进补,以免加重病情。香烟中尼古丁等有害成分能刺激血管壁而加重血管炎,应戒掉。⑧狼疮肾炎患者由于蛋白长期从小便中丢失,使体内清蛋白降低,故应及时补充优质蛋白,如牛奶、鸡蛋、瘦肉、鱼等动物蛋白。而狼疮肾炎后期肌酐、尿素氮增高的氮质血症,甚至尿毒症的患者,应少食或不食豆类制品,以免加重肾脏负担。

由于患者个体差异和损害部位的不同,以上提到的食物还应根据患者各自的具体情况来决定是否必须忌口,应忌哪些药品或食品。患者还应根据自己的情况了解自己对哪些食物有过敏反应或会影响病情,并及时与医生探讨,以确定忌口的方法和内容。

第五节　类风湿关节炎

类风湿关节炎(theumatoid arthritis,RA),是一种以关节滑膜为主要靶组织的慢性系统性炎症性的自身免疫性疾病。主要表现为进行性侵蚀性关节炎及晨僵,部分患者可出现发热、贫血、皮下结节及淋巴结肿大等关节外表现。往往可累及其他脏器,引起心包炎、心肌炎、胸膜炎、间质性肺炎、肾淀粉样变及眼部疾患(如巩膜炎、虹膜炎),还可并发血管炎及末梢神经损害等,因此又称作类风湿病,其关节症状特点为关节腔滑膜发生炎症、渗液,继而细胞增生、血管翳(肉芽肿)形成,软骨及骨组织破坏,最后关节强直,关节功能丧失。本病发病率约为14.7/10万人,女性发病多于男性,约为3.5∶1。本病属于中医学"痹证"范畴,不少学者认为本病更近于"历节病",或改称"顽痹""框痹",以区别于其他痹证。

一、西医病因

RA的病因至今不明,一般认为遗传和环境因素在其发病中具有重要作用。早期认为感染是导致RA发病的因素,人体清除感染因子的同时,对自身成分也发生了免疫反应,但是由于一直未能找到感染的致病微生物,因此该理论未能得到证实。随着RF的发现,尤其是近些年来在RA患者体内发现了许多自身抗体,体液免疫机制曾一度受到人们的重视。

关节和滑膜损害是RA最常见的也是主要的病变,其主要病理特征是滑膜炎和血管炎。

二、中医病因病机

本病基本病机是素体本虚,气血不足,肝肾亏损,风寒湿邪痹阻脉络,流注关节。若久痹不已,可内舍脏腑,而致肝、脾、肾三脏受损,使脏腑气血阴阳随之而亏。

本病病位在骨、关节、筋脉、肌肉。

1.禀赋不足

本病多由先天禀赋不足而致营卫、气血不足,脏腑经络组织功能低下,临床上常见本虚标实现象。

2.劳逸失度

劳力过度则伤及营卫气血,阳气不足,腠理空虚,卫外不固,邪气流注经络、关节、肌肉,可致本病。房劳过度则肾气内消,精气日衰,邪易妄入;过逸则正虚,尊荣之人,筋骨脆弱,而致肝肾虚损,气虚血不足,稍有不当则邪易乘虚而入,与血相搏,阳气痹阻,经络不畅,瘀痰内生,流注关节。

随着医药学、免疫学和分子生物学的飞速发展,对本病的发病机制将有进一步的理解,尤其是对疾病易感基因的研究发展,使疾病治疗更有明确的方向及确切的疗效。

三、临床表现

RA 的关节症状既具有一定的共同点,也存在临床表现的多样性。受累的关节主要为有滑膜的可动关节,以手、腕、足小关节受累多见,也可出现肩、肘、膝、髋等大关节炎症;手关节炎多累及近端指间关节,而远端指间关节较少受累;脊柱除颈椎受累多见外,其余胸、腰及骶髂关节极少受累;关节症状多呈对称性,也可表现为不对称性。根据起病时受累关节的数目,RA 关节炎可分为单关节炎型(单一关节受累,约占 20%)、少关节炎型(<3 个关节受累,约占 44%)和多关节炎型(≥3 个关节受累,约占 35%)。

1. 关节症状

(1) 晨僵:晨僵时间和程度可做为评价病情活动和观察病情变化的指标。

(2) 关节痛及压痛:多呈持续性、对称性,常见部位是近端指间关节、掌指关节、腕关节,也可累及肘、膝、足等。关节痛及压痛常常是 RA 发病的最早症状。

(3) 关节肿:关节肿常呈对称性,可见于任何关节,但以双手近端指间关节、掌指关节及腕关节受累最为常见。主要是由于关节腔积液、滑膜增生及组织水肿而致。

(4) 关节畸形:常出现于病程中晚期,由于滑膜增生、软骨破坏,或关节周围肌肉萎缩及韧带牵拉的综合作用引起关节半脱位或脱位。关节畸形最常见于近端指间关节、掌指关节及腕关节,如屈曲畸形、强直、天鹅颈样畸形及钮孔花畸形等。

(5) 关节功能障碍:由于关节炎症的持续存在,导致受累关节局部的损害和修复反复进行,最终使增生的滑膜发生纤维化及钙化,导致关节强直,初期以纤维化强直为主,晚期则为骨性强直,关节功能完全丧失。

2. 关节外症状

关节外表现是 RA 临床表现的重要组成部分,某些全身表现如乏力、发热、消瘦、贫血等可先于关节表现出现于发病的早期。同时,关节外表现往往与关节症状伴发,有些关节外受累会导致严重的后果,甚至危及患者的生命。

(1) 类风湿结节:为 RA 特征性的皮肤表现,具有诊断价值。类风湿结节的出现多预示病情较重,常伴有滴度较高的 RF。

(2) 血管炎:发生率约为 25%,多见于病程较长者。血管炎是重症 RA 的表现之一,可累及大、中、小血管,但以坏死性小动脉或中等动脉血管病变为主。多部位的血管炎提示广泛的病变,预后不良。另外,血管炎的表现常有波动性,其活动性与关节滑膜炎的活动性并不一致。

(3) 心脏病变:RA 患者合并心脏病变以心包受累最为常见,主要表现为心包炎和心包积液,但也可出现心内膜炎及心肌炎。

(4) 胸膜和肺病变:RA 患者常见的胸膜和肺损害包括胸膜炎、肺间质纤维化、肺类风湿结节、间质性肺炎、肺血管炎及肺动脉高压。其中肺间质纤维化及胸膜炎最为常见。

(5) 肾脏病变:RA 患者较少出现肾实质的病变。少数患者可出现肾脏受损,主要由淀粉样变、血管炎和药物引起。

(6) 消化系统表现:RA 患者中多伴有不同程度的消化道症状,如恶心、厌食、反酸、胃痛等,严重者可出现消化道溃疡及穿孔,甚至危及生命。

(7) 神经系统损害:神经病变可分为中枢性和外周性两种。中枢性病变多继发于颈椎破坏后的脊髓或脑干损伤,外周性病变多由外周神经受压引起。腕管综合征为常见的外周神经受损表现。

(8) 造血系统损害：RA 患者贫血常见，多为正细胞性或小细胞性贫血。贫血的原因主要有铁的利用障碍、慢性失血、营养不良、自身免疫性溶血，以及药物对骨髓的抑制等。贫血的程度通常与 RA 病情的活动性有关。

(9) 眼部受累：RA 可直接累及结膜、角膜、巩膜和前葡萄膜。10%～35%的 RA 患者可出现角结膜的干燥症状，如眼部异物感、少泪、畏光，Schirmer 试验和角膜染色阳性。这种眼干症状一般出现于关节症状之后，属继发性病变。

(10) 其他关节外表现：约 30%的患者可出现继发性干燥综合征，表现为眼干、口干，血中抗 SSA 抗体阳性。

四、辅助检查

1. 血、尿、粪常规检查

了解患者有无贫血、白细胞、血小板的数量及分类情况，有无肾脏损害，胃肠道出血等。

2. 肝、肾功能、肌酶学、血糖、血脂等血液生化检查

了解患者的肝、肾功能，血糖和脂代谢情况；另一方面也可以从球蛋白的量及各组织的变化，反映是否有免疫损害存在。RA 患者一般均有球蛋白增高，其中 α_1 球蛋白升高者占 51%，α_2 球蛋白升高者占 54%，β 球蛋白升高者占 39%，γ 球蛋白升高者占 47%。

3. 红细胞沉降率(ervthrocgge sedimentation, ESR)

红细胞沉降率简称血沉测定：血沉增快见于 80%以上的患者，并且是判定炎症活动度的指标；低活动度为 20～40 mm/h，中等活动度为 40～80 mm/h，高活动度（魏氏法测定）>80 mm/h。

4. 类风湿因子(rheumatoid factors, RF)测定

类风湿因子可用免疫浓度比色法、乳胶凝集法测定，据其免疫球蛋白类型可分为 IgG 型 RF、IgM 型 RF、IgA 型 RF 等。IgM 型 RF 阳性者见于 80%左右的患者；IgG 型 RF 以免疫复合物的形式固定在组织内，而不是以游离状态存在于血清中，IgG 型 RF 与血管炎的发展有密切关系，用一般方法测不出来。IgM 型 RF 出现最快也在 RA 发病后 3 周，反映血清中循环免疫复合物的存在。

一般方法在 6 个月内很难测出，灵敏的方法可于发病 3～8 个月测出。当 RA 伴发胸膜炎和关节外表现时，IgE 型 RF 增高。RF 阳性亦可见于蛋白代谢、遗传异常及慢性抗原刺激的其他疾病，如慢性肝炎、肝硬化、结核、传染性单核细胞增多症、感染性心内膜炎、SLE、SS、高龄老年人等。

5. 自身抗体测定

抗环瓜氨酸多肽抗体(anticyclic citrusnated peptide)，抗核周因子抗体(antiperinuclear factor anlibodies，APF)、抗角蛋白抗体(antikeratin antibodies，AKA)阳性对 RA 的诊断有较高特异性。抗核抗体(antinuclear antibody，ANA)阳性者见于 20%～50%患者，但通常血清滴度<1:160。

6. 其他检查

RA 活动期，血清补体水平升高，尤以 C3 可明显升高。RA 病程长者，细胞免疫功能低下，淋巴细胞转化率降低。62%～70%的 RA 患者为 HLA-DR4 型。

7. X 线检查

双手腕关节和（或）双足跗趾关节及其他受累关节 X 线检查是诊断和追踪病情变化的重要指标。判断关节破坏的程度常将 X 线改变分为四期。

第Ⅰ期（骨质疏松期）：关节肿胀、骨质疏松，无关节破坏征象。

第Ⅱ期（破坏期）：关节间隙轻度狭窄，骨质疏松，个别局限性软骨下骨侵蚀破坏。关节活动受限，但无关节畸形，邻近肌肉萎缩。

第Ⅲ期（严重破坏期）：关节间隙明显狭窄，骨质广泛疏松，多处软骨侵蚀性破坏，关节脱位、畸形，但无强直。

第Ⅵ期（强直期）：X 线第Ⅲ期改变加关节融合、强直。

五、诊断标准

RA 的诊断标准、分期、功能及活动性的判断：

1. RA 的诊断标准

（1）美国风湿病学会 1987 年修订的 RA 分类标准如下≥4 条并排除其他关节炎可以确诊 RA。①晨僵至少 1 h（≥6 周）；②3 个或 3 个以上的关节受累（≥6 周）；③手关节（腕、MCP 或 PIP 关节）受累（≥6 周）；④对称性关节炎（≥6 周）；⑤有类风湿皮下结节；⑥X 线片改变；⑦血清类风湿因子阳性。

（2）2012 年早期 RA（ERA）分类诊断标准

2012 年早期 RA（ERA）分类诊断标准：晨僵≥30 min；大于 3 个关节区的关节炎；手关节炎；类风湿因子（RF）阳性；抗环瓜氨酸肽（CCP）抗体阳性。14 个关节区包括：双侧肘、腕、掌指、近端指间、膝、踝和跖趾关节，≥3 条可诊断 RA。敏感性为 84.4%，特异性为 90.6%。

2. 病情分期

①早期有滑膜炎，无软骨破坏。②中期介于上、下间（有炎症、关节破坏、关节外表现）。③晚期已有关节结构破坏，无进行性滑膜炎。

3. 关节功能分级

①Ⅰ级功能状态完好，能完成平常任务无碍（能自由活动）；②Ⅱ级能从事正常活动，但有 1 个或多个关节活动受限或不适（中度受限）；③Ⅲ级只能胜任一般职业性任务或自理生活中的一部分（显著受限）；④Ⅳ级大部分或完全丧失活动能力，需要长期卧床或依赖轮椅，很少或不能生活自理（卧床或轮椅）。

4. RA 病情评估

RA 病情评估需结合临床及辅助检查，判断类风湿关节炎活动性的项目包括疲劳的严重性、晨僵持续的时间、关节疼痛和肿胀的程度、关节压痛和肿胀的数目、关节功能受限程度，以及急性炎症指标（如红细胞沉降率、C 反应蛋白和血小板）等。

六、鉴别诊断

1. 骨关节炎

骨关节炎为退行性骨关节病，发病年龄多在 40 岁以上，主要累及膝、脊柱等负重关节。活动时关节疼痛加重，可有关节肿胀、积液。手指骨关节炎常被误诊为 RA，尤其在远端指间关节出现赫伯登结节（Heberden node）和近端指关节出现布夏尔结节（Bouchard node）时易被视为滑膜炎。骨关节炎通常无游走性疼痛，大多数患者 ESR 正常，RF 阴性或低滴度阳性。X 线示关节间隙狭窄、关节边缘呈唇样增生或骨疣形成。

2.痛风

慢性痛风性关节炎有时与 RA 相似,痛风性关节炎多见于中老年男性,常呈反复发作,好发部位为单侧第一跖趾关节或跗跖关节,也可侵犯膝、踝、肘、腕及手关节,急性发作时通常血尿酸水平增高,慢性痛风性关节炎可在关节和耳廓等部位出现痛风石。

3.银屑病关节炎

银屑病关节炎以手指或足趾远端关节受累为主,也可出现关节畸形,但 RF 阴性,且伴有银屑病的皮肤或指甲病变。

4.强直性脊柱炎

本病主要侵犯脊柱,但周围关节也可受累,特别是以膝、踝、髋关节为首发症状者,需与 RA 相鉴别。该病有以下特点:①青年男性多见。②主要侵犯骶髂关节及脊柱,外周关节多以下肢不对称关节受累为主,常有肌腱端炎。③90%~95%患者人体白细胞抗原(HLA)-B27阳性。④RF 阴性。⑤骶髂关节及脊柱的 X 线改变对诊断极有帮助。

5.系统性红斑狼疮(SLE)

少数系统性红斑狼疮患者以双手或腕关节炎为首发症状,并可表现为近端指间关节肿胀和晨僵等,临床上酷似 RA。但是,这些患者往往关节外表现较多,如发热、疲乏、皮疹、血细胞少、蛋白尿、抗 ds-DNA 抗体或 ANA 阳性等。

七、辨证要点

本病的性质是本虚标实,肝、肾、脾虚为本,湿滞、瘀阻为标。临床多见为虚实互见,实证多见于急性发作期,虚证每见于迁延期,所谓实证是邪实为主,寒证日久转化为热,实证久延往往致虚,虚证时夹瘀,夹瘀亦不少见,这些动态变化,在辨证时尤须详加审察。

本病的辨证主要在辨别关节肿痛。发病初关节疼痛肿胀无定处,为风邪所致,关节疼痛呈对称性,多先侵及四肢小关节,特别是掌指关节及近端指间关节,以后再累及其他关节,疼痛表现呈热痛、冷痛、刺痛、酸痛。若疼痛较剧,肢节拘急,遇寒加重,得温则减,舌淡苔白为寒邪所致;关节肿胀炽热,疼痛剧烈,发热、口渴、汗出或肌肤有斑疹,舌红苔黄,为热邪所致,关节肿胀较甚,按之软绵,肢体重着,苔腻,属湿邪偏胜;关节肿胀日久不消,刺痛如锥,或有皮下结节,舌质暗有瘀斑,属痰瘀互结所致。病程短关节肿胀疼痛甚,发热较重,苔厚,脉弦滑有力,多为实证,病程较长,关节肿胀疼痛伴肌肉萎缩,且面色无华,倦怠乏力,多属虚证。病变过程中,由于邪正交争,常常是虚实夹杂,寒热错杂较为多见。

八、西医治疗

本病的药物治疗主要包括非甾体消炎药、慢作用抗风湿药、免疫抑制药、免疫及生物制剂等。

1.非甾体消炎药

非甾体消炎药(nonsteroidat antiinflam-matory drugs,NSAIDs)又称一线抗风湿药,是 RA 治疗中的常用药物。

以下为常用的几种非甾体消炎药。

(1)布洛芬(Brufen):布洛芬有较强的解热镇痛和抗炎作用,胃肠道的不良反应少。治疗剂量为每日 1.2~2.4 g,分次服用。同类药物还有托美丁(Tolmetin)及酮基布洛芬(Ketoprofen)等。

(2) 双氯芬酸(Diclofenac)：常用剂型如扶他林、迪氟纳、戴芬等，其解热镇痛和抗炎作用比吲哚美辛强 2.5 倍，是阿司匹林的 30～50 倍。口服剂量为每日 75～150 mg，分次服用。

(3) 萘丁美酮(Nabumetone，麦力通，瑞力芬)：是一种长效抗风湿药物。萘丁美酮具有 COX-2 倾向性抑制的特性，胃肠不良反应较轻。每日用量为 1 000 mg。

(4) 美洛昔康(Meloxicam)：该药是一种与炎痛喜康类似的烯醇氨基甲酰。本药有明显的 COX-2 选择性，为 COX-2 倾向性抑制药。其用法为每日 7.5～22.5 mg。该药的胃肠道不良反应较少。

(5) 依托度酸(Etodolac)：是另一种倾向性 COX-2 抑制药，胃肠道不良反应较少，每日剂量 200～400 mg，分 2 次口服。

(6) 塞来昔布(Celecoxib)：是以 1,5-双吡醇为基础结构的化合物，为选择性 COX-2 抑制药。胃肠道不良反应较轻，每日剂量 200～800 mg。

上述药物的治疗作用及耐受性因人而异。

2. 病情改善抗风湿药

病情改善抗风湿药(diseasemodifying antirheumatic drug, DMARDs)一般起效缓慢，对疼痛的缓解作用较差。但是，抗炎效果持久，可减缓关节的侵蚀、破坏。目前在 RA 的治疗上，多主张尽早进行 DMARDs 治疗，以期早期达到缓解病情发展的目的。这类药物多为免疫抑制药或免疫调节剂，一般采用几种药物联合治疗的方案，以增加疗效，减少不良反应。目前常用的药物如下。

(1) 氨甲蝶呤(Methotrexate)：是二氢叶酸还原酶的抑制药，可引起细胞内叶酸缺乏，使核蛋白合成减少，从而抑制细胞增生和复制。氨甲蝶呤可抑制白细胞的趋向性，有直接的抗炎作用。一般主张小剂量及长疗程。每周 5～20 mg，一次口服、静脉注射或肌内注射皆可。氨甲蝶呤的不良反应有恶心、口炎、腹泻、脱发、肺炎、肝酶升高、肝及肺纤维化，以及血液学异常等。

(2) 柳氮磺吡啶(Sulfasalazine)：该药能减轻关节局部炎症和晨僵，可使 ESR 和 CRP 下降，并可减缓滑膜的破坏。本品一般从小剂量开始，逐渐递增至每日 2～3 g。用药后 1～2 个月可起效。柳氮磺吡啶的不良反应有恶心、腹泻、皮疹、白细胞减低、肝酶升高等，但一般停药或减量后可逐渐恢复正常。

(3) 羟氯喹(Hydroxychloroquine)：羟氯喹易进入细胞核和溶酶体，其细胞内浓度高、治疗效果好。常用剂量为每日 0.2～0.4 g。可由小剂量开始，1～2 周后增至足量。不良反应有恶心、呕吐、头痛、肌无力、皮疹及白细胞减少，偶有视网膜病变。

(4) 来氟米特(Leflunomide)：为一种新的抗代谢性免疫抑制药，它可以抑制二氢乳清酸脱氢酶(DHODH)和酪氨酸激酶的活性。来氟米特主要通过前者影响核苷合成，进而干扰 DNA 的合成，使细胞分裂在 G_1 期受阻。来氟米特可明显减轻关节肿痛、晨僵及增加握力，且可使 ESR 及 CRP 水平下降。其用量为每日 10～20 mg。主要不良反应为胃肠道反应、肝酶升高、皮疹、疲乏无力及白细胞减低等。

(5) 青霉胺(D-Penicillamine)：青霉胺可使血浆中巨球蛋白的二硫键断裂而发生解聚，使 RF 滴度下降，抑制淋巴细胞转化，使抗体生成减少，稳定溶酶体酶，并与铜结合而抑制单胺氧化酶及其相应酶的活性。一般每日口服 125～250 mg，然后增加至每日 500～750 mg。一般用药 2 个月左右见效，疗效与金制剂相似。青霉胺的不良反应有恶心、呕吐、口腔溃疡、味觉丧失等。个别患者出现蛋白尿、血尿、白细胞或血小板减少等。

（6）环孢素 A(Cyclosporin A)：本品可明显缓解关节肿痛及晨僵，并可降低 ESR、CRP 及 RF 滴度，使滑膜破坏减缓。常用剂量为每日 2.5～5.0 mg/kg。环孢素 A 可引起胃肠道症状、头痛、感觉异常及肝酶升高等。在少数患者可引起肾毒性，一般减量后可逐渐恢复。

（7）金制剂(Gold salts)：该类药物包括注射和口服两种剂型，注射金最常用的有硫代苹果酸金钠(Goldsodiumthiomalate)和硫代葡萄糖金(Aurothioglucose)，两者的临床效果相近。常用的金制剂为金诺芬(Auranofin)，商品名为瑞得。服法为 3 mg，每日 2 次，或 6 mg，每日 1 次。不良反应主要有皮疹和腹泻。个别患者可见白细胞减少和蛋白尿等。

3. 糖皮质激素

糖皮质激素(Glucocorticoid，简称激素)是 RA 治疗中的"双刃剑"。若用法得当，激素可有效地减轻炎症、缓解病情，否则可引起明显的不良反应。一般激素不作为治疗 RA 的首选药物。但在下述四种情况可选用激素：①类风湿血管炎，包括多发性单神经炎、类风湿肺及浆膜炎等。②过渡治疗，在重症 RA 患者，可用小量激素缓解病情。③经正规慢作用抗风湿药治疗无效的患者。④局部应用，如关节腔内注射可有效缓解关节的炎症。在激素应用的过程中，应分清利弊，剂量应个体化，并严密监测不良反应的发生。

4. 免疫及生物治疗

免疫及生物治疗包括：①针对细胞表面分子及细胞因子等的靶分子免疫治疗，如 TNF-α、IL-1 拮抗药等。②免疫净化疗法，如血浆置换、免疫吸附及去淋巴细胞治疗等。③外周干细胞移植。这些方法针对性地干扰 RA 的发病及病变进展的主要环节，有较好的应用前景。

九、中医治疗

RA 为风寒湿热邪痹阻络脉，流注关节所致，故通络宣痹为本病的共同治则。新病以祛风、散寒、除湿、清热为主，久病以补益肝肾、益气养血为先，同时兼以化痰、逐瘀。总以气血流通，营卫复常，络脉通利为目的。

1. 辨证治疗

（1）寒湿痹阻证

症状及表现：关节肿胀明显，肌肉酸痛，痛处固定，关节疼痛剧烈，甚或关节屈伸不能，伴晨僵，甚至整日僵硬不解。舌淡胖、苔白或腻，脉弦或沉紧。

治法：散寒祛湿，通络止痛。

方药：乌头汤或羌活地黄汤加减。

组成：制川乌 9 g，金雀根 30 g，岗稔根 30 g，淫羊藿 30 g，威灵仙 15 g，羌活 30 g，熟地黄 18g，独活 15 g，葶苈子 30 g，白芥子 12 g，川芎 12 g，白芍 30 g，陈皮 6 g，炙甘草 9 g。

（2）痰瘀痹阻证

症状及表现：关节肿痛变形，活动受限，痛处不移，肢体顽麻，关节附近肌肤紫暗，或有肌肉萎缩，面色黧黑，或有皮下结节。舌质暗红或瘀斑、瘀点，苔薄白，脉弦涩。

治法：活血祛瘀，化痰通络。

方药：血府逐瘀汤加减。

组成：桃仁 12 g，红花 9 g，当归 9 g，生地黄 15 g，赤芍、白芍各 12 g，白术 12 g，川芎 12 g，茯苓 12 g，羌活 30 g，威灵仙 30 g，牛膝 12 g，桔梗 6 g，陈皮 6 g，甘草 6 g。

第十一章 中医风湿免疫疾病

(3) 气血亏虚证

症状及表现：形体消瘦，关节变形，骨节酸痛，时轻时重，以屈伸时为甚，面色少华，心跳短气，体倦乏力，自汗，食少便溏。舌淡、苔薄白，脉细微或濡弱。

治法：补气养血，通络宣痹。

方药：黄芪桂枝五物汤合八珍汤加减。

组成：黄芪 30 g，桂枝 12 g，白芍 12 g，人参 9 g，川芎 12 g，生地黄 12 g，茯苓 15 g，白术 12 g，当归 12 g，炙甘草 5g，生姜 9 g，陈皮 6 g，大枣 12 g。

(4) 肝肾亏虚证

症状及表现：关节变形，形体消瘦，肌肉萎缩，骨节痛烦、僵硬及活动受限，筋脉拘急。伴面色淡白少华，腰膝酸软无力，形寒肢冷，心悸，气短，大便溏薄。舌红苔白，脉沉细或细数。

治法：滋补肝肾，通络止痛。

方药：自拟补肾通络方加减。

组成：淫羊藿 30 g，岗稔根 30 g，威灵仙 30 g，杜仲 12 g，川续断 12 g，金雀根 30 g，独活 12 g，桑寄生 15 g，川牛膝 12 g，川芎 12 g，当归 12 g，姜黄 15 g，陈皮 6 g，甘草 5g。

2. 中成药

(1) 痹祺胶囊每次 4 粒，每日 2 次口服；或风湿骨痛胶囊每次 4 粒，每日 2 次口服，以散寒止痛，活血化瘀。

(2) 灯盏细辛注射液每日 20～30 mL，或舒血宁注射液每日 12～15 mL 静脉滴注以活血通络止痛。

3. 辅助疗法

除采用全身用药治疗外，尚应重视局部的施治，强调综合治疗的重要性。

(1) 局部熏蒸疗法：对全身关节都能起到疏通脉络，活血止痛的作用。

(2) 耳穴治疗：取穴肝、肾、肾上腺、皮质下。

(3) 足疗部位：足底适应证：适用于关节僵肿痛，血管炎，腰腿痛，麻木等症状，同时能缓解疲劳。

(4) 日常生活动作训练：本病患者进行治疗的过程中，亦应及早注意这方面的训练，逐步增加关节活动度，增强肌力、耐力，特别强调手的灵活性。

上肢应多做些活动幅度较大的与生活自理有关的动作，如穿衣裤、铺床、洗衣等，下肢应多散步、骑自行车。

如已有关节功能障碍，在可能活动范围内多做些编结、绘图、书写、打字、缝纫等训练。如已有明显功能障碍，应训练日常生活动作，使其生活能独立自理或部分自理，如移动动作训练（如翻身、起坐、站立、上下床、行走训练、正确使用拐杖及轮椅等）、更衣训练（如穿衣、脱衣、穿鞋、脱鞋等）、饮食进膳训练（使用匙、筷、碗等餐具）、个人卫生训练（如洗漱、梳头、如厕、洗澡等），以及家务料理训练等。

十、中医调护

(1) 注意保暖，防范风寒，注意截其病因，所谓"虚邪贼风，避之有时"。

(2) 保持心情开朗，精神愉快，情绪乐观，坚持体育锻炼，提高抗病能力，使全身气血流畅，调节体内阴阳平衡。

(3)要知道有病早治,已病防变,病在初,治尚易,病日久,难治愈的道理,重视早诊断,早治疗。

第六节 风湿热

风湿热(theumatic fever)是风湿病中急性发作的活动阶段,是甲组乙型溶血性链球菌感染后发生的一种自身免疫性疾病。主要临床表现为心脏炎及关节炎,可伴有舞蹈病、环形红斑及皮下结节,急性发作后常遗留不同程度的心脏损害。本病在我国各地均有发生,以北方地区较多见,多发生于秋春季节。发病的高峰年龄为7～15岁,3岁以下罕见。发病率约0.3%,男女发病机会大致相等。

我国历代医著有关本病的认识及治疗内容较丰富,本病属于中医学中的"痹证""心痹"等范畴。春秋《左传》"风淫未疾",即指因受"风"而得的此类四肢病变的疾病。《素问·痹论》说"风寒湿三气杂至,合而为痹",从病症特点分为行痹、痛痹和着痹。总之,风湿热以关节炎症状为主者,可归属于中医学的"风湿热痹""湿热痹""热痹"范畴;以心脏炎症状为主者,则属"怔忡""心悸""心痹"等病证。

一、西医病因

1. 病因

风湿热的确切病因尚未完全明了,从临床流行病学和免疫学上认为溶血性链球菌感染与本病的发病有关。风湿热的炎症病变累及全身结缔组织,主要累及心瓣膜,心肌间质小动脉及浆膜,风湿病的基本病变为免疫炎症和具有特征性的风湿小体。

(1)溶血性链球菌感染:甲组乙型溶血性链球菌的咽喉部感染是风湿热的病因的观点,已普遍为医学界接受,多数学者认为本病是甲链感染后的一个迟发型免疫反应,而非链球菌直接引起。链球菌分别由荚膜、细胞壁和细胞浆组成。

(2)病毒感染:与风湿热发病有关的病毒可能是柯萨奇B4病毒抗原,此种病毒经动物实验可产生类似风湿性心瓣膜炎病变。

2. 病理

本病以侵犯心脏、关节为主,偶可侵犯皮肤、神经系统及其他脏器,按病程可分三期:变性渗出期、增生期及硬化期。早期主要病理改变是结缔组织基质的黏液性水肿,胶原纤维肿胀变性呈蜡样纤维网状,2～3周后以风湿小结为特征的增生期。此期阿绍夫小体(Ashoff body)形成。阿绍夫小体为风湿热的病理特征性改变,一般认为是风湿活动的标志。此期持续3～4个月。阿绍夫小体中央的变性和坏死物质被吸收,炎症细胞减少,风湿细胞变为成纤维细胞,纤维组织增生,局部形成瘢痕灶,此期持续2～3个月。反复发作的炎症使心瓣膜肿胀、增厚,并可出现小赘生物,瓣叶粘连畸形,腱索与乳头肌粘连缩短,引起慢性风湿性心瓣膜病。

二、中医病因病机

人体罹患风湿热之病,患者多先天禀赋虚弱,气血阴阳不足,易受风寒热邪侵袭,初病时以邪实为主,病位在表,在皮肉,在经络肢体,久患者络,正虚邪恋,痰瘀郁结于内,病位在筋骨,在脏腑。

1. 风湿侵袭

风湿热多发生于早春及秋冬之际,此时风盛气燥,风热之邪猖獗,外袭人体,首犯阳位,病在上在表,故见发热,咽部肿痛,口干口渴,舌尖红,苔薄黄,脉细数等外感风热邪气的早期表现。风与热邪皆为阳邪,风热相结,化火化毒,毒热之邪者犯咽喉,若失治误治则渐侵关节、肌肉,形成热毒痹阻经络,气血不行,而见关节灼热疼痛,筋脉拘急,壮热烦渴等症。

2. 湿热蕴结

因感受暑热湿邪,或湿热毒盛内伏复感外邪,或久居湿地,湿邪郁久化热,致湿热之邪蕴结留滞肌肉关节,而见发热,身热不扬,午后为甚,关节红肿热痛,伴见乏力倦怠及胸腹胀等症。

3. 风湿化热

风湿侵袭入体,风为阳邪,善行数变,与湿邪相合,缠绵胶着日久不去,留着肌肉关节,经气不通而痹阻,化热伤及关节肌肤,而见身热,皮肤红斑,关节肿痛。

4. 痰瘀热结

患者热邪久留,热炼津液为痰,或素有痰瘀宿疾,复感热邪,邪热痰瘀互结,闭阻经络,致关节红肿热痛。血瘀、痰浊等病理产物滞涩于经络关节,致疼痛反复发作,经久难愈。

5. 阴虚热盛

阴虚阳气血热,或久病津耗,水亏火旺,内热炽盛,复感风热,客于经络,壅遏气血,而成热痹。

6. 正虚邪伤

气血两虚,正气损伤,卫外不固,风、寒、湿、热、燥邪可单独侵袭,亦可相结合杂至伤人,阻于经络,留注关节,累及内脏,脏腑功能失调,或发生器质性病变,甚则脏腑衰竭。

总之,中医学认为风湿热的病因病机主要是先天禀赋不足,肝肾亏损,营血虚于里,卫气虚于外,腠理失固,致风、寒、湿、热、燥邪乘虚而入,或纵恣口腹,贪杯食辛,湿蕴发热,或居处潮湿,或长时地下及水中作业,或劳伤心脾,失其运化之职,复感外邪,首先犯上犯表,渐至入里。

三、临床表现

前驱症状:有 1/3~1/2 的患者在典型症状出现前 1~6 周有咽喉炎或扁桃体炎等上呼吸道链球菌感染的表现,如发热、咽喉痛、颌下淋巴结肿大、咳嗽。轻症患者可无任何不适。

1. 关节炎

关节炎为最常见的首发症状,发生率随年龄而增多。在 80%~85% 患者中关节炎是唯一表现。常有以下特点:①游走性。②多发性,膝与踝关节是受累最多的。肩、髋、肘、腕及手足小关节较少受侵犯。③急性期后不遗留关节畸形。故目前将急性风湿性关节炎归属反应性关节炎范畴。极少数有所谓 Jaccoud's 关节炎或称为慢性多关节炎经常反复发作的后遗症。

2. 心脏炎

心脏炎是急性风湿热可引起宿主组织永久性结构损伤的仅有表现。是心肌炎、心内膜(瓣膜)炎和心包炎的总称,有 75%~90% 患急性风湿热的儿童和青少年发生心脏炎,成人则只有 15%。其中以心肌炎常见,瓣膜炎次之,单纯心包炎少见。

在急性风湿热中心脏受累的特点是:①先前没有的器质性心脏杂音;②心脏增大;③充血

性心力衰竭;④有心包摩擦音或渗液的体征,还有心律失常,最常见的主诉为心悸、气短、心前区不适。

3. 环形红斑

环形红斑是风湿热的皮肤表现,具有特异性诊断意义。为淡红色环状红晕,中央苍白,多分布在躯干或肢体的近端,时隐时现,如数个融合可形成不规则环形,不痒不痛,压之褪色。儿童患者有10%~20%可能发生。

4. 皮下结节

皮下结节也是风湿热的皮肤表现,结节如豌豆大小为无瘙痒性无疼痛可移动的肿块。多发生在关节伸侧,尤其在肘、腕、枕或胸、腰椎棘突外,与皮肤不粘连,表面无红肿炎症表现,多与心脏炎同时出现。

5. 舞蹈症

舞蹈症一度发生在多达50%的儿童患者。如今在儿童急性风湿热发生不到5%。一般4~7岁儿童发生较多。由脑基底节风湿热病变所致,为一种无目的、不自主的躯干或肢体动作,面部表现为挤眉、伸舌、噘嘴、眨眼、摇头、转颈,肢体伸直和屈曲,内收和外展,旋前和旋后等无节律的交替动作,激动兴奋时加重,睡眠时消失,情绪不稳定是其特征之一。

四、辅助检查

1. 化验检查

(1) 血白细胞总数及中性粒细胞轻度增高或正常。

(2) ESR加速,典型病例阳性率可达80%。

(3) CRP阳性。

(4) 糖蛋白或黏蛋白增高,急性期首先是$α_1$糖蛋白升高,继以$α_2$糖蛋白增高为主。

(5) 咽拭子培养有甲组乙型溶血性链球菌,对就诊时间较晚或已用抗生素结果常阴性。

(6) ASO(抗链球菌溶血素"O")效价升高,在500 U以上。

(7) 抗DNA酶-B可高于210 U,其高峰期维持时间较长,可达数日之久。

(8) 其他链球菌抗体检测还包括有抗链球菌激酶(ASK)高于80 U为异常,抗透明质酸酶(AH)高于128 U为异常,抗核苷酶(ANAD)正常值在275 U以下。

2. 免疫学检查

免疫学检查可分为非特异性和特异性试验,前者包括有免疫球蛋白IgG、IgM和循环免疫复合物(CIC)增高,补体C3c的出现,三者的阳性率均在60%左右,应用单克隆抗体分析T淋巴细胞及其亚群可有CD4/CD8增高,提示本病有免疫调节的异常。在特异性检查方面,包括特异性细胞免疫试验:应用链球菌膜抗原为特异性刺激物,测定患者外周血促凝血活性(即特异性PCA试验)。

3. 心电图、X线、超声心动图

心电图、X线、超声心动图可发现异常情况。

五、诊断标准

1. 1965年修订Jones标准(应用时间最长)

(1) 主要表现:①心脏炎;②多发性关节炎;③舞蹈症;④环形红斑;⑤皮下结节。

(2) 次要表现:①有风湿热史或现患风湿性心脏病;②关节痛;③发热;④ESR加速,或

CRP 阳性,或白细胞数增多;⑤P-R 间期延长。

凡临床上有以上主要表现 2 项或次要表现 2 项,并有近期链球菌感染证据,如 ASO 效价增高或咽拭子培养阳性者可确立诊断。

针对近年来国外风湿热流行特点,美国心脏病学会(ACC)在 1992 年对 Jones 标准再进行了修订,新的修订标准主要针对初发风湿热的诊断。

2.初发风湿热的诊断标准(1992 年最新修订的 Jones 标准)

本修订标准还做了下述补充说明:有下列三种情况可不必严格执行此标准。

①舞蹈症。②隐匿发病或缓慢发展的心脏炎。③有风湿热史或现患风湿性心脏病,当再感染 A 组乙型溶血性链球菌时有风湿热复发的高度危险性者。

3."可能风湿热"标准

(1)主要针对不典型、轻症和复发性病例。凡具有以下表现之一并能排除其他疾病(尤其是亚急性感染性心内膜炎、SLE、RA、结核病等)可做出"可能风湿热"的诊断。

(2)风湿性心瓣膜病有下列情况之一者。①无其他原因短期内出现进行性心功能减退或顽固性心力衰竭,或对洋地黄治疗的耐受性差。②进行性心悸、气促加重,伴发热,关节痛或鼻出血。③新近出现心动过速,心律失常,第一心音减退,或肯定的杂音改变,或有新杂音出现,或进行性心脏增大,以上情况伴有意义的免疫指标或急性期反应的出现。④新出现心悸、气促,伴有意义的心电图,超声心动图或 X 线改变,或有意义的免疫指标或反应物出现。⑤新近出现心脏症状,抗风湿治疗后改善。

(3)上呼吸道链球菌感染后,有下列情况之一者。①多发性、游走性关节炎伴心悸、气促进行性加重。②多发性、游走性关节痛伴发热、心悸、气促,有急性期反应物出现,经青霉素治疗 2 周无效。③心脏症状进行性加重伴有急性期反应物出现和有意义的免疫指标,或伴有意义的心电图、超声心动图或 X 线改变。

六、鉴别诊断

1.类风湿关节炎(RA)

类风湿关节炎以指关节等小关节受累为主,早期有时亦会表现有游走性关节炎,但其关节炎的位置往往是持续在某些部位数天至数周,经药物治疗后才会迁移到别的关节,而风湿性关节炎的游走性是非常特征性的,持续时间十分短暂,在 1~2 d 可以游走到 1~3 个不同关节部位。RA 病程持续时间长,后期可有关节及其附近骨质的破坏,以致发生关节畸形,非甾体消炎药治疗效果不太明显。风湿性关节炎无关节畸形遗留,对水杨酸类药物治疗效果甚佳。

2.系统性红斑狼疮(SLE)

本病可有发热、关节炎、心脏炎、ESR 加速,但同时伴有面部蝶形红斑,光过敏,雷诺现象,多浆膜炎,肾损害,血化验有 ANA、抗 ds-DNA 抗体,有时还有 SM 抗体阳性,白细胞和血小板减少,补体 C_3 下降等,均有助于排除风湿热。

3.蓬塞综合征(Poncet syndrome)

本病虽有反复关节炎,亦可有低热,ESR 加快等表现,但一般情况良好,水杨酸治疗不能完全控制症状。抗结核治疗有效。

4.链球菌感染后状态

本病是否为一个独立疾病,抑或即一种轻型不典型风湿热表现尚有争论。临床上可在上呼吸道或扁桃体炎后出现 ESR 加快、低热、关节痛,有时还可有心悸,心电图有 ST-T 改变。但用青霉素和小剂量激素治疗后症状很快消失,也不再复发。

5. 亚急性细菌性心内膜炎

亚急性细菌性心内膜炎多发于原来有心瓣膜病变者,有进行性贫血、淤斑、脾大、杵状指、栓塞等典型表现,血培养阳性可确诊。

6. 化脓性关节炎

化脓性关节炎以金黄色葡萄球菌败血症最常见,初起时有发热,多个关节痛,以后局限于个别关节,出现明显的关节红肿热、压痛和功能受限,有时关节有积液。临床上常有明显的感染症状,血液和骨髓培养多呈阳性,其他细菌、病毒、螺旋体、真菌等也可诱发感染性关节炎。

七、辨证要点

风湿热的辨证论治,应在整体观基础上动态地加以分析,结合中医学理论治疗各个阶段的不同病情。其中以关节情况及斑块色泽为辨证要点。一般病程早期,感受风热病邪,温毒上受,多关节局部红肿热痛,热偏盛者,关节红肿疼痛,灼热感明显,皮肤红斑色鲜红。疾病进入慢性阶段,多属"风寒湿痹"或"瘀血痹",表现为关节局部红肿灼热不显,红斑色紫暗,甚至出现皮下结节。

本病总的治疗大法以清法为主,根据"热者寒之"的原则和疾病各个阶段分别论治,或兼以疏风,或兼以解毒,或兼以化湿,或兼以散寒,或兼以凉血,或兼以化痰行瘀,或兼以滋阴,或兼以活血,或多法合而施之。

八、中医治疗

中医治疗的原则是在辨证论治的过程中,随症应变,勿执一端。风湿热总的治疗大法应以清热为主。再根据每个患者不同的情况,佐以利湿,或佐以疏风,或佐以凉血,或佐以化痰等,本病初起是感受风热病邪,温毒上受,属中医学"温病"范畴,游走性身痛,关节痛属于"行痹",急性风湿性关节炎多属"风湿热痹",慢性风湿性关节炎多属"风寒湿痹"或"瘀血痹",心脏炎则属"心痹"。

1. 辨证论治

(1)风热痹证

症状:发病多急骤,初期多见发热,咽喉肿痛,口干渴,继而出现肌肉关节游走性疼痛,局部呈鲜红、肿、痛,全身发热。热邪偏盛者,关节红肿热痛,灼热感明显,发热亦甚,皮肤可见红斑,舌质红,苔黄干,脉滑数;风邪偏盛者,肌肉关节呈游走性疼痛,或汗出恶风,舌尖红,苔薄黄,脉浮数或滑数。

治法:清热解毒,祛风通络。

方药:银翘散加减。

组成:金银花 15 g,连翘 15 g,薄荷 6 g,炒牛蒡子 9 g,板蓝根 30 g,芦根 30 g。

加减:咽喉肿痛重者加浙贝母、射干、杏仁、僵蚕;发热重者重用生石膏,加葛根、柴胡、黄芩;关节红肿疼痛明显者,用白虎桂枝汤加减,生石膏、知母、桂枝、白芍、忍冬藤、炒桑枝、牡丹皮、老鹳草等;热毒炽盛者用清瘟败毒饮或化斑汤加减;兼湿邪者加用藿香、半夏、茯苓、陈皮、厚朴、苍术;风邪偏盛者加防风、秦艽、豨莶草、威灵仙等。

(2)湿热痹证

症状：身热不扬，周身困重，肢节烦痛或红肿疼痛，或风湿结节，皮下硬痛，或红疹融合成不规则斑块，或有身肿，小便黄赤，大便黏滞，舌质红，苔黄厚腻，脉滑数。

治法：化湿清热，宣通经络。

方法：宣痹汤、三妙散、三仁汤加减化裁。

组成：苍术20 g，黄檗9 g，防己10 g，杏仁10 g，薏苡仁20 g，滑石30 g，茵陈10 g，蚕沙15 g，川牛膝10 g，茯苓10 g，川芎10 g，泽泻10 g。

加减：关节肿胀明显且疼痛者，可加用活血药，如鸡血藤、当归等，取血行水利之意。

临证事宜：湿为阴邪，其性黏滞，湿邪致病易反复，缠绵难愈。其治则当调理脏腑气机，灵活运用温、燥、化、宣、通、渗等治湿大法。对脏腑气机要照顾到肺之肃降，脾之运化，肝之疏泄，肾之开阖及三焦之气化。

(3) 寒湿热痹

症状：体内蕴热，复感风寒湿邪，致热痹兼夹寒湿，关节局部红肿热痛，兼见有恶风畏冷，得温则舒，关节晨僵，活动后减轻，舌质红，苔白或黄相间，脉弦紧或滑数。

治法：化湿清热，祛风散寒。

方药：桂枝芍药知母汤合麻黄杏仁薏苡甘草汤化裁。

组成：桂枝10 g，炮附子6 g，麻黄6 g，防风10 g，杏仁10 g，白术10 g，薏苡仁3 g，白芍12 g，知母10 g，鸡血藤15 g，忍冬藤15 g。

加减：寒痛甚加川乌、草乌；热重加生石膏、牡丹皮；虚者加用黄芪防己汤；病在上肢者加桑枝，病偏下肢者加独活、牛膝。

临证事宜：寒温并用，化通兼施。

(4) 痰瘀热痹

症状：关节肿胀疼痛，肌肤发热，或关节变形，活动不利，或皮下结节、红斑、舌质色暗，有齿痕，脉多弦滑数。

治法：化痰清热，祛瘀通络。

方药：痰瘀痹通汤。

组成：桂枝4g，茯苓10 g，制胆南星9 g，浙贝母12 g，当归10 g，炮山甲12 g，土鳖虫10 g，片姜黄10 g，马鞭草2g，忍冬藤30 g，鹿衔草20 g。

加减：湿热加防己、薏苡仁；热重加牡丹皮、知母；痛甚加制乳香、制没药，或加用制马钱子粉1 g冲服，或用大黑蚂蚁粉3 g冲服；气虚加黄芪、党参、白术。

(5) 阴虚热痹

症状：低热，午后潮热，倦怠乏力，口干口渴，心悸，烦躁，关节红肿胀痛，脉细数，舌质鲜红，少苔。

治法：育阴清热，通经活络。

方药：一贯煎加减。

组成：生地黄12 g，北沙参30 g，枸杞子12 g，麦冬10 g，白芍12 g，知母10 g，龟甲15 g，老鹳草30 g，丝瓜络20 g，地骨皮10 g。

加减：心气不足，气阴两伤者，加西洋参、五味子、黄精；心烦不寐者，加酸枣仁、生龙骨、生牡蛎、胆南星；便干者，加何首乌、桃仁等。

临证事宜：热盛伤津阶段，此时心阴尚顾护重点，须时刻注意因心脏病变而出现的临床征象,如心悸、胸闷痛、气短等,并可能因营血热盛而有出血倾向。

(6)血虚热痹

症状:面色萎黄无华,头晕、心悸、乏力、气短、低热,关节肿痛不明显,舌质淡,苔薄黄,脉细数。

治法:补血活血,养阴清热。

方药:四物汤加味。

组成:当归15 g,川芎9 g,白芍12 g,熟地黄12 g,黄芪15 g,阿胶(烊化服)15 g,鸡血藤15 g,炙甘草6 g,忍冬藤30 g。

加减:气虚重者加西洋参、太子参;伴肾气虚者加制何首乌、桑寄生等;关节痹痛者,加地龙及马钱子粉1 g冲服。

临证事宜:久病必致气阴两伤,伤气耗血,血虚必致气虚,补血勿忘补气,补气不可伤阴,养阴不可滞腻脾胃。

(7)营热心痹

症状:持续低热或中度发热,昼轻夜重,身热早凉,汗多心悸,心前区不适;皮肤红斑,皮下结节,或有眼虹膜充血及鼻腔出血,甚至面色苍白,呼吸困难,水肿等症,舌质红或暗红,苔白厚或黄白相间,脉滑数或细数或疾或结代。

治法:清营解毒,救心开痹。

方法:参珠救心丹。

组成:西洋参9 g,丹参2g,苦参15 g,珍珠粉1 g,重楼2g,麦冬10 g,五味子6 g,生地黄12 g,玄参12 g,牡丹皮10 g,石菖蒲9 g,郁金10 g,天竺黄10 g。

加减:风湿热、心脏炎或心内膜炎出现急性心衰时,应改用参附龙牡汤,并中西医结合诊治。

临证事宜:本证候相当于风湿热急性阶段出现的心脏炎,其致病之因是湿毒,病理产物是痰瘀,结果是心脏器质性损害。

2.辨病论治

基本病机:风湿侵袭入体,风为阳邪,善行数变,风与湿合,则留于关节,日久不去,经气不通而痹阻。

治法:祛风渗湿。

方药:宣痹汤(《温病条辨》)。

组成:半夏10 g,蚕沙10 g,薏苡仁20 g,赤小豆皮30 g,滑石20 g,焦栀子10 g,防己15 g,连翘15 g,杏仁10 g。

加减:风盛者加防风、独活;冬月可加麻黄;寒盛者加桂枝或附片;湿盛者加苍术或厚朴,偏热者加金银花、连翘或黄檗、知母;气虚者加黄芪、党参;血虚者加当归、地黄;阴虚者加鳖甲、玄参或生地黄、麦冬、石斛等。

3.分期论治

(1)心功能代偿期

①心气不足证症状:心悸气短,神倦乏力,动则加重,面色少华,头晕汗出,夜寐不宁,舌质淡,有齿痕,苔薄、脉弱或细。

治法:益气养心。

方剂:养心汤加减。
组成:人参 10 g,黄芪 15 g,炙甘草 6 g,五味子、桂枝、当归、川芎、茯神、酸枣仁、柏子仁各 10～15 g,远志 6 g。

②心脉瘀阻证症状:心悸、怔忡、两颧紫红,胸闷隐痛,唇暗,舌质紫或有斑点,脉细涩或结代。

治法:活血化瘀通脉。

方剂:桃红四物汤加减。

组成:当归、赤芍、川芎、熟地黄、桃仁、红花、丹参各 10～15 g,党参 20 g,白术 10 g,茯苓 15 g,炙甘草 6 g,香附、姜黄各 10 g,本证重用活血化瘀药物,同时常须以扶正药,俾其正气充沛,才能推动血液运行。

(2)心功能失代偿期

①肺经壅寒证症状:本病多属风湿性心脏病伴左心衰竭,证见咳嗽气逆,甚则咯血,呼吸困难,心悸胸痛,头晕乏力,舌质青紫或有瘀斑,脉细。

治法:活血化瘀,降气平喘。

方剂:宣肺化痰饮。

组成:丹参 20 g,郁金 15 g,白茅根 30 g,三七(冲服)、杏仁、紫苏子、桃仁、厚朴各 10 g。

②心脾阳虚证症状:本证多属风湿性心脏病,伴右心衰竭,证见心悸怔忡,头晕目眩,神倦乏力,胸闷纳呆腹胀,形寒肢冷,水肿尿少,舌淡苔薄或腻,脉沉细或沉弦。

治法:振奋心阳,健脾渗湿。

方剂:苓桂术甘汤加味。

组成:桂枝、白术、茯苓各 15 g,黄芪 30 g,防己、厚朴、泽泻各 10～15 g,丹参 20 g,赤芍 10 g。

九、西医治疗

1. 治疗原则

积极使用抗生素,抑制组织炎症,消除并预防链球菌性咽炎。

2. 治疗方案

(1)一般治疗:注意保暖,避免受寒及潮湿,如无明显心脏受损表现,待 ESR 正常,即可起床活动,如有心脏扩大、心包炎、持续心动过速或明显心电图变化者,则常在以上症状改善后,继续卧床休息 3～4 周,然后逐步恢复活动。

(2)抗生素的应用:治疗咽喉炎症及扁桃体炎,最有效的杀菌剂仍为青霉素,常用剂量每日 80～160 U,分 2 次肌内注射,一般应用 10～14 d。以后应用长效青霉素每次 120 U 3～4 周,肌内注射。如能坚持用药,一般都能奏效,对青霉素过敏的患者可用红霉素或磺胺类药物代替。

(3)水杨酸制剂:以阿司匹林及水杨酸钠为最常用。足量的水杨酸盐制剂可以有效抑制急性炎症,明显效果在血液浓度达到治疗水平 12～24 h 即可看出。儿童开始剂量 80～100 mg/(kg·d),成人 6～8 g/d,在血浆浓度一旦达到 20～30 mg/L 时一般可有效地控制滑膜炎。若不良反应出现时,可选择其他非甾体消炎药亦可有效。

(4)肾上腺皮质激素:主要适应证为心脏炎。①泼尼松:适用于心脏炎患者,成人剂量,一般不超过 60 mg/d,儿童剂量为 1~2 mg/(kg·d),每日总量也以不超过 60 mg 为宜,部分严重心脏炎患者可酌情加量,病情控制,以后缓慢减量,至 12 周可完全停药。②地塞米松或氢化可的松静脉滴注:适用于有心包炎(心包积液)或心脏炎并发急性心衰者,地塞米松剂量成人为 5~10 mg/d,儿童为 0.3~0.5 mg/(kg·d),静脉途径给药时间不必过长,通常 3~7 d,病情改善后换用口服激素。

十、辅助疗法

1. 针灸疗法

(1)取穴:上肢关节痛常用穴:曲池、合谷、肩髃;备用穴:外关、后溪、养老、下肢关节。

常用穴:环跳、阳陵泉、足三里、绝骨;备用穴:风市、腰阳关、膝眼。

方法:每日 1 次,每次取 3~5 穴,一般取平补平泻手法。

亦可用透针法:肩关节痛取肩髃透极泉,曲池透少海,腕关节、肘关节痛取合谷透劳宫,或用温和灸法和温针法。

温针法为在针刺得气后,将毫针固定在适当深度,将 1cm 长艾条放在针柄上点燃,直至燃完为止,使热力通过针身导入。

(2)取穴:合谷、曲池、肩髃、大椎、足三里、风市、环跳、太冲。

热邪炽盛,壅遏血络及热邪偏盛,湿热蕴蒸者加大椎、少商,风邪偏盛者加商丘、三阴交;痰瘀互结者加血海、丰隆;气阴不足,风湿滞络及气血不足者加气海、血海、脾俞;阳气虚衰者加关元、肾俞、脾俞。

方法:热邪炽盛,壅遏血络及热邪偏盛,湿热蕴蒸型风湿性关节炎宜用泻法;风、寒、湿、邪偏胜,痰瘀互结者当以平补平泻法,留针 20~30 min,每日或隔日治疗 1 次,10 次为 1 个疗程。

(3)取穴:心脏炎常用穴位为内关、间使、神关、郄门、心俞、膻中。伴发热者,加大椎、曲池、合谷、少商。

方法:平补平泻,每日 1 次,可使心率减慢,心悸、胸闷等症状缓解。

(4)取穴:舞蹈症用头针法,取头皮双侧舞蹈震颤控制区。

方法:选用 28 号 1.5 寸长不锈钢毫针,刺头皮双侧舞蹈震颤控制区,持针与头皮呈 30°角左右,沿头皮快速刺入帽状腱膜下层,连续捻转 3 min,休息 10 min,重复 2 次后起针,每日 1 次,10 次为 1 个疗程,休息 3~5 d 进行第 2 个疗程,一般 1~2 个疗程即可痊愈。

2. 药浴疗法

(1)药物:菝葜、虎杖、忍冬藤、生甘草、威灵仙、豨莶草、海桐皮、土茯苓、桑枝、丝瓜络各 10 g。

方法:先取热水注入浴缸,且把上药煮沸 30 min 左右,将所滤药液倒进浴缸热水中,水温调至 35 ℃~45 ℃,患者裸身浸浴于药水中,每次 15~30 min,每周 2 次,10 次为 1 个疗程。适用于热邪炽盛,壅遏血络及热邪偏盛,湿热蕴蒸型风湿性关节炎的康复阶段。

(2)药物:透骨草、桂枝、当归、川芎、威灵仙、羌活、独活、防风、丹参、紫苏叶、巴戟天、胡芦巴、桑寄生各 10 g。

方法:加水适量,煮沸后约 30min,倒入浴缸中,药水量以能浸泡整个人体为宜。每次 30 min,每周 2 次,10 次为 1 个疗程。

适用于风、寒、湿、邪偏盛,痰瘀互结,阳气虚衰型风湿性关节炎。

3. 中药熏洗法

药物：川乌、大黄、草乌、木瓜、威灵仙等 15 味药。

方法：按处方用量加工成袋泡剂，每包 25 g，置盆中加水烧开，用蒸气熏患者，每日 2～3 次，6 d 为 1 个疗程，休息 1 d，连续治疗 3～4 个疗程。

(1) 五藤汤洗法：忍冬藤 30 g，钩藤 24 g，海风藤 20 g，络石藤 30 g，宽筋藤 20 g。煮水适量，熏洗患处，每日 2 次，每次 15～20 min。

(2) 大黄黄檗汤洗法：大黄 15 g，黄檗 30 g，泽兰 12 g，九层塔 20 g，川红花 10 g。煮水适量，熏洗患处，每日 1～2 次，每次 15～20 min。

(3) 清热通络汤洗法：毛冬青 30 g，大黄 12 g，苏木 12 g，芒硝（后下）10 g。水煎，熏洗患处，每日 1～2 次，每次 15～20 min。

4. 推拿疗法

选推、按、摸、拿、攘、擦等手法，做局部按摩，先用攘法，后用拇指推摩法，于关节肿痛处，下肢重点按压环跳、委中、膝眼、阳陵泉、鹤顶、足三里等，上肢重点按压肩髃、肩髎、曲池、手三里、合谷。第三步可用掌根揉法，揉膝盖髌骨、踝关节、腕关节等患处。必要时可加拔火罐以祛风消肿。

十一、饮食调养

风湿热患者饮食宜以高热量、高蛋白、多维生素、富营养、易消化为原则。发热时宜进流食、半流食，以下介绍几种风湿热患者的食疗药膳。

1. 薏苡仁丝瓜竹叶粥

薏苡仁 60 g，丝瓜 100 g，淡竹叶 20 g。将丝瓜连皮洗净切片，与洗净的淡竹叶加清水适量，煎沸后去渣取汁，再加薏苡仁淘净加水煮粥，将粥成时趁热兑入药汁，随量服用，每日 1 次。

2. 冬薏汤

冬瓜 50 g，薏苡仁 30 g。将冬瓜洗净，连皮切片，与淘净的薏苡仁加清水适量，文火煮至冬瓜烂熟为度。食时酌加食盐调味，每日分 3 次饮服。

3. 祛风越痹酒

防风、杜仲、川牛膝各 40 g，羌活、苍术、川芎、红花各 60 g，白术、当归各 15 g，威灵仙 30 g，上述药物锉片，以绢袋盛药，置于酒坛，2～2.5 kg 白酒浸泡，5～7 d 后再隔水加热煮透。每服 15 mL，日服 2 次。

4. 复方白花蛇酒

白花蛇 40 g，羌活、防风、秦艽、当归、五加皮、天韭各 30 g。上药浸入 2～5 kg 白酒中，密封 30 d 后饮用，每服 15～30 mL，日服 2～3 次。

5. 桑枝薏米汤

桑枝 30 g，薏苡仁 30 g，鸡脚 4 对。煮汤，分次服食。功能祛风除湿，清热通络，用于治湿热痹证而见关节红肿，屈伸不利者。

6. 川木瓜汤

川木瓜 12 g，瘦猪肉 25 g。煮汤分服。功能利湿除痹，舒筋活络，治湿热痹而筋腱拘挛者。

7. 千斤拔鸡脚汤

千年健 12 g，千斤拔 30 g，花生 30 g，鸡脚 4 对。煮汤分服，功能祛风除痹，强筋健骨，用于治风湿日久,下肢乏力,步履困难者。

8.苍术薏苡仁粥

苍术 10 g,怀牛膝 15 g,薏苡仁 30 g,生石膏(包煎)24 g,粳米少许。煮成粥,不拘时服。功能清热除湿、除痹止痛。用于治湿热痹征而见关节红肿灼热者。

9.葛根水蛇汤

鲜葛根 500 g,鲜水蛇 200 g,薏苡仁 30 g,生姜 4 片。煮汤分服。功能清热祛湿,通络止痛。用于治湿热痹证而见关节红肿,屈伸不利。

10.黑老虎猪骨汤

黑老虎(钻地风)15 g,防风 9 g,猪脊骨 250 g。煮汤分服,功能祛风祛痛,活血络,用于治风湿日久,筋腱拘挛,屈伸不利者。

十二、忌口

1.服药的禁忌

水杨酸制剂常有胃部刺激症状,如恶心、呕吐、食欲缺乏等,宜饭后服用并加氢氧化铝,水杨酸钠忌用于消化性溃疡和有出血倾向的患者,对于青霉素过敏的患者,改用红霉素。

2.食物的忌口

忌口称戒口,是指患风湿病后不宜吃某些食物。应少吃辛辣刺激及生冷、油腻之物,有心脏炎的患者,因保持低钠少盐饮食,寒痹不宜吃寒冻食物,热痹不宜食温辣之品。牛奶、豆浆、糖类制品,若内有湿热或食欲缺乏,腹胀者,食之易生湿碍胃;人参、阿胶、燕窝等补品,在风湿热初起、邪盛不宜服用,否则易壅邪内滞,使邪不易祛。

第七节 多发性肌炎和皮肌炎

多发性肌炎(polymyositis,PM)是一种骨骼肌弥散性非化脓性炎性肌病,合并皮疹者称为皮肌炎(dermatomyositis,DM)。其临床特点是以肢带肌、颈肌及咽肌等肌组织出现炎症、变性改变,导致对称性肌无力和一定程度的肌萎缩并可累及多个系统和器官,亦可伴发肿瘤。

我国 PM 和 DM 并不少见,但发病率尚无确切报道。美国发病率为 5/100 万人,女性多见,男女性之比为 1∶2。本病可发生在任何年龄,发病呈双峰型,儿童 5~14 岁和成人 45~60 岁各出现一个高峰。

本病属中医学"痹症""痿症""阴阳毒"范畴。

用糖皮质激素治疗本病已使预后大为改观,5 年病死率下降至 15%~28%,主要死因为合并恶性肿瘤、严重的心脑并发症等。目前认为中西医结合疗法要比单纯中医或西医的疗效好,不良反应小,从而大大地延长患者的寿命,提高患者的生活质量。

一、西医学病因

1.病因

本病病因尚未确定,细胞介导的免疫反应对肌肉起着重要作用。

病毒可能参与致病：有人认为多种病毒感染及机体产生的变态反应是 PM 的病因，部分病例发病前确有感染史，但并非所有病例都如此。从 PM 患者血清中发现柯萨奇 B 病毒感染的证据；给新生小鼠注射柯萨奇 B 病毒，可复制出 PM 模型；在包含体肌炎患者肌肉组织中也曾分离到腺病毒，因此某些病毒感染可能是 PM 的病因。

可能与恶性肿瘤有关：恶性肿瘤与 DM 的相关现象提示肿瘤可以引起肌炎，这是由于针对肌肉和肿瘤的共同抗原发生免疫反应的结果。

2. 病理

皮肤病变为非特异性，表皮萎缩，真皮内水肿，血管周围有淋巴细胞、浆细胞及单核细胞浸润，胶原纤维肿胀或伴纤维断裂，呈类纤维蛋白变性。

肌肉病变为弥散性或局灶性，活检标本典型表现：①肌纤维广泛性或局灶性退行性变，空泡形成；②肌纤维部分或全部坏死，并有巨噬细胞吞噬现象；③间质区和（或）血管周围有单核细胞浸润；④有肌纤维再生现象；⑤肌纤维断而粗细不一，间质纤维增生；⑥束周肌纤维萎缩等。

二、中医病因病机

1. 先天阴虚

先天真阴不足，阴虚火旺，尤女子体阴，阴常不足，故多发病。病初阴不足，阳有余而生内热；继之血虚有火，气阴两虚，阴阳俱虚，贯之全程。热甚伤津，肌肉筋骨失于濡养而致痿。

2. 瘀热阻络

血热则瘀，血寒则凝，不论真阴不足、阴虚火旺，还是外感六淫、郁而化热，均致血热交结、瘀热阻络则肌肉肿痛、皮肤发红、眼睑紫红、身热口渴、心烦不安、身重乏力等，进而伤阴伤血，损及心肺肝肾，诸症丛生。

3. 久病致虚

久病不愈，或长期过用温燥之品，或长期用激素药毒化热，热甚伤阴，水不制火，虚火内积，日久不愈累及脾肾。脾主肌肉四肢，肾为作强之官，脾肾虚则肌肤不仁，肌肉软弱无力，四肢怠惰，气血亏虚，肌肉失养则萎软无力。

三、临床表现

以肌肉无力、酸痛为主，呈渐进性，可自发性缓解，还可伴有雷诺现象，发热、厌食、关节痛、呼吸困难、全身性水肿和皮疹等。

1. 肌肉症状

近端肌肉无力是本病恒有的主要表现，可出现肢带肌、颈肌、咽肌对称性进行性无力或疼痛。上肢带肌受累时抬臂、举物、梳头困难；下肢带肌受累时抬腿、久立、上楼困难，步态不稳；颈肌受累时屈颈、抬头困难；咽峡肌受累时吞咽、发音困难；呼吸肌受累时呼吸困难、费力。严重时无力翻身，不能抬头，无法起床。

2. 皮肤症状

皮损多见于 DM，典型皮损为双上眼睑水肿性淡紫色红斑，可蔓延至眶周，逐渐向面、颈、上胸 V 字区扩展。指、肘、膝、踝、趾等关节伸面出现暗红色丘疹，伴毛细血管扩张、色素减退，上覆细小鳞屑，如同技术工人的手相似，称"技工"手。皮损是诊断 DM 的重要依据，其他的皮损类型还有异色症、红皮病、皮肤血管炎、荨麻疹、钙质沉着等。皮损程度与肌肉病变程度可不平行，少数患者皮疹出现在肌无力之前。约7%患者有典型皮疹，始终没有肌无力、肌病，且肌酶谱正常，称为"无肌病的皮肌炎"。

3. 内脏表现

(1) 消化系统：10%～30%的患者可出现吞咽困难，偶有胃肠功能紊乱或吸收不良。

(2) 儿童皮肌炎：皮损较成人多见，全身症状较重，内脏病变发生率高而且严重。

(3) 呼吸系统：约30%患者有肺间质改变，"无肌病的皮肌炎"患者这一比率可能更高，当引起重视。急性间质性肺炎、急性肺间质纤维化临床表现有发热、干咳、呼吸困难、发绀、可闻及肺部细湿啰音，X线检查在急性期可见毛玻璃状、颗粒状、结节状及网状阴影。在晚期肺纤维化X线检查可见蜂窝状或轮状阴影。部分患者为慢性过程，临床表现隐匿，缓慢出现进行性呼吸困难伴干咳。肺功能测定为限制性通气功能障碍及弥散功能障碍。肺纤维化发展迅速是本病死亡的重要原因之一。

(4) 心脏病变：少数患者病程中有心肌受累，心肌内有炎性细胞浸润，间质水肿和变性，局灶性坏死，心室肥大，出现心律失常，充血性心力衰竭，亦可出现心包炎。

(5) 肾脏病变：很少见，可有少量蛋白尿、管型尿和血尿等，极少数暴发性患者，因横纹肌溶解，可出现肌红蛋白尿、急性肾衰竭。

(6) 其他：可有多汗、感觉异常、淋巴结肿大、肝脾大、多发性关节炎等。

4. 伴发恶性肿瘤

50岁以上患者易伴发恶性肿瘤，所患肿瘤多为实体瘤如：肺癌、胃癌、乳腺癌、鼻咽癌及淋巴瘤等，肿瘤切除后肌炎症状可改善。肿瘤是PM和DM病死的主要原因之一。

5. 伴发其他结缔组织病

少数患者可伴有其他结缔组织病，如SSc、SCE、SS、结节性多动脉炎等，PM、DM与其他结缔组织病并存，且符合各自的诊断标准的，称为"重叠综合征"。

四、辅助检查

1. 血清肌酶

肌肉释放的酶主要有肌酸磷酸肌酶（CPK）、乳酸脱氢酶（LDH）、转氨酶（SGOT、SGPT）、醛缩酶（ALD）等，在病情活动期，上述肌酶大多升高，是明确诊断和观察病情变化的重要指标。

2. 肌红蛋白和尿肌酸

半数以上患者在活动期可见血肌红蛋白增高和尿肌酸排泄增加，血清肌红蛋白浓度的改变比血清肌酸变化要早。

3. 免疫学检查

在PM患者血清中发现多种自身抗体，其中以抗Jo-1特异性较高，且常提示伴有肺间质改变，其他自身抗体（如抗Sm、抗SS-A、抗SCL-70抗体等）可做为重叠综合征的指征之一。

4. 组织活检

组织活检具有重要诊断价值，其特征性病理改变为骨骼肌纤维变性、坏死、再生和肌纤维萎缩。

5. 肌电图

几乎所有PM患者都有肌电图异常。最常见的是病肌电位和波幅均明显降低，其他改变有自发性纤颤、正性尖波、插入性高耸颤动波和易激惹现象。

6. 放射性同位素扫描

用^{99m}锝磷酸盐作肌肉扫描,发现炎症性肌病部位有^{99m}锝磷酸盐聚积现象。

五、诊断标准（Bohan 1977 年）

(1) 对称性近端肌无力,伴或不伴吞咽困难和呼吸肌无力。
(2) 血清肌酶活性升高(尤其 CPK、LDH、SGPT、SGOT、ALD 等)。
(3) 肌电图异常,显示有肌炎存在。
(4) 肌肉及皮肤活组织检查阳性。
(5) 典型皮肌炎皮疹。以上 1～4 项指标,具备 4 项者确诊 PM,具备 3 项者可能 PM,具备 2 项可疑 PM；有第 5 项,再加其他 3 项者诊为 DM,有 2 项者为可能 DM,有 1 项为可疑 DM。

六、鉴别诊断

1. 运动神经元病

肌无力从肢体远端开始,进行性肌萎缩,无肌痛,肌电图为神经源性损害。

2. 重症肌无力

重症肌无力为全身弥散性肌无力,在进行性持久或反复运动后肌力明显下降,血清肌酶、肌活检正常,血清抗乙酰胆碱受体(AchR)抗体阳性,新斯的明试验有助诊断。

3. 肌营养不良症

肌无力从肢体远端开始,无肌压痛,有遗传家族史。

4. 风湿性多肌痛

发病年龄常大于 50 岁,表现为颈、肩胛带及骨盆带等近端肌群疼痛、乏力及僵硬,ESR 可增快,肌酶、肌电图及肌肉活检正常,糖皮质激素治疗有明显疗效。

5. 感染性肌病

肌病与病毒、细菌、寄生虫感染相关,表现为感染后出现肌痛、肌无力。

6. 内分泌异常所致肌病

甲状腺功能亢进症引起的周期性瘫痪,以双下肢乏力多见,为对称性,伴肌痛,活动后加重,发作时出现低钾血症,补钾后肌肉症状缓解；甲状腺功能减退症所致肌病,主要表现为肌无力,也可出现进行性肌萎缩,常见为嚼肌、胸锁乳突肌、股四头肌及手的肌肉,肌肉收缩后弛缓延长,握拳后放松缓慢。

7. 代谢性肌病

PM 还应与线粒体病、嘌呤代谢紊乱、脂代谢紊乱和糖类代谢紊乱等肌病相鉴别。

8. 其他

还应与药物所致肌病鉴别,如大剂量激素长期使用所致肌病,肌痛从下肢开始,肌酶正常；青霉胺长期使用引起的重症肌无力等；乙醇、氯喹(羟氯喹)、可卡因、秋水仙碱等均可引起中毒性肌病。

七、辨证要点

1. 辨病邪之主次

初感风热者,病起较急,症见发热、皮疹鲜红、关节游走痛；热毒甚者,高热寒战、头痛恶心；

瘀热为主者,低热、起病缓、皮疹暗红、月事不调、齿衄肌衄;阴虚内热者,面红乏力、渴喜冷饮、烦热不寐;水饮弥散者,水肿、胸腔积液、腹腔积液、心包积液等。

2. 辨正邪之盛衰

邪盛而正气未衰者,病程短、精神佳、纳饮如常,以肌痛为主;邪盛而正气衰弱者,发热持久、精神不振、纳呆声低,以肌无力为主;邪退而正气未复者,热退肿消,但精神尚可,面色不华、口干乏力。

本病常见之证型有阴虚内热型、瘀热痹阻型和脾肾两虚型。

八、中医治疗

本病以阴虚为主,故养阴清热是主要的治疗原则。

1. 阴虚内热型

症状:四肢近端大肉或痛或无力,皮疹鲜红,低热或自觉阵阵烘热,口干咽痛,渴喜冷饮,心烦不寐,关节痛,舌红苔薄,脉细数或眩数,可见于本病之全程。

治法:养阴清热。

方药:玉女煎合增液汤加减。

组成:生地黄30 g,生石膏(先煎)30 g,知母12 g,麦冬12 g,黄芩30 g,忍冬藤30 g,五加皮12 g,岗稔根30 g,羊蹄根30 g,枸杞子12 g,绿豆衣9 g,川牛膝12 g,猪苓、茯苓各12 g,地肤子30 g。

加减:发热较甚加玄参15 g,地骨皮30 g;红斑加黑大豆30 g,榉豆衣9 g,苦参12 g,金银花30 g。

2. 瘀热痹阻型

症状:肌肉痛不可触或肿痛伴肌无力,皮疹暗红,以眼睑周围和胸背为多,恶寒高热,关节肿痛,口苦咽干,尿黄便结,舌红苔黄,脉细数或涩数。多见于急性活动期。

治法:清热通痹。

方药:生地黄散加减。

组成:生地黄30 g,玄参30 g,知母30 g,黄芩30 g,丹参12 g,川芎9 g,忍冬藤30 g,岗稔根30 g,虎杖根30 g,生薏苡仁30 g,川牛膝12 g。

加减:重度关节炎加羌活15 g,木防己9 g。

3. 脾肾两虚型

症状:肢软无力或萎废不用,面色不华,精神不振,午后潮热,口干尿涩,肢体水肿如泥,进而腰股俱肿,腹大如鼓,舌胖质红或偏淡,苔薄白或薄腻,脉弦细或细数或细弱。见于慢性期,并发肾功能损伤所致低蛋白血症或肾功能不全的氮质血期或尿毒症期。

治法:健脾补肾。

方药:济生肾气丸加减。

组成:黄芪12 g,白术12 g,生地黄15 g,炙龟甲12 g,杜仲9 g,川牛膝12 g,川续断12 g,菟丝子12 g,黑大豆30 g。

加减:蛋白尿加落得打30 g,接骨木30 g,六月雪30 g;水肿加葶苈子30 g,猪苓12 g,桑白皮12 g,泽泻12 g,大腹皮12 g。

九、西医治疗

(1)首选糖皮质激素类药物,以泼尼松为例,一般开始剂量较大 1 mg/(kg·d),早饭后顿服为宜,必须注意对胃黏膜的保护。待肌力明显恢复、肌酶趋于正常时开始减量,减量时要特别小心,尽量避免因减量过快而致疾病"反跳",维持量因人而异,较理想的维持量为每日 5~15 mg,总疗程 1~2 年或更长。

(2)对病情反复及重症患者应及时加用免疫抑制药;氨甲蝶呤(每周 10~15 mg,口服);硫唑嘌呤 1~2 mg/(kg·d),口服;环磷酰胺(1 g/月,静脉滴注)。免疫抑制药一般选用 1 种,特殊情况下可 2 种以上联合用药。使用免疫抑制药期间需定期检测血尿常规和肝肾功能,若出现严重并发症如结核、细菌感染等,糖皮质激素需慎用。

十、饮食调养与忌口

1.饮食调养

患者的饮食,并不是说只要吃好吃多就可以了,要根据不同情况而予不同饮食,若有口干咽燥便秘等阴虚内热证候,可常服绿豆汤,绿豆不拘多少,煮烂后任意饮服,或甜或咸适量便可;或雪梨浆,生梨去皮切片,冷开水浸没,饮其水。若有蛋白尿,可常服三豆汤:黑大豆、赤小豆、绿豆等量煮汤。若有齿衄、皮肤瘀斑等,可服藕节饮:生藕、鲜大蓟捣烂,随意饮服。

2.忌口

本病以阴虚内热为主,内热重的患者,宜食凉性食物,忌食牛肉、羊肉、狗肉、马肉、驴肉、鹿肉等温性食物,以防诱发和加重病情;少食橘子、桂圆、荔枝干等温性水果;有蛋白尿者,忌食菠菜;脱发明显者忌食花菜。也不宜饮酒,包括药酒、补酒等。

第八节 系统性硬化病

系统性硬化病(systemic sclerosis,SSc)是一种原因不明,临床上以局限性或弥散性皮肤增厚和纤维化为特征,也可以影响心、肺、肾和消化道等内脏器官的结缔组织疾病。

本病世界各地均有发病。其患病率国外报道(50~300)/100 万人,按照 1980 年美国风湿病学会确立的标准,美国 SSc 的发病率为 18.2/100 万人,最近的患病率估计为(242~286)/100 万人。

我国 SSc 的发病率仅次于 RA 和 SLE 而居第三位。本病任何年龄均可发病,局限者以儿童及中年人发病较多,系统者以 30~50 岁为好发年龄阶段,系统者女性为男性的 3~4 倍。育龄妇女为发病高峰人群。中医学没有类似的疾病病名记载,对于这一类疾病并无详细记载或论述。有些临床记载虽与本病有相似之处,但缺乏考证。

一、西医病因

1.病因

(1)免疫异常学说:对 SSc 亚群的研究发现 T 辅助细胞(CD_4^+)比例增加,T 抑制细胞

(CD_8^+)绝对数减少,B细胞数量增多,体液免疫增强。免疫异常主要表现为体内产生大量特异性自身抗体。而该病患者血液中存在多种自身抗体。

(2)结缔组织代谢异常学说:该学说认为本病特征性皮肤绷紧和增厚是由于胶原的产生过多和细胞外基质成分包括葡氨基多糖和纤维蛋白的沉积造成。SSc外周血单一核细胞可以在体内被细胞外基质成分激活,导致促炎症细胞因子生成,增强组织纤维化。

透明质酸是葡氨基多糖的一种,在活动期未经治疗的硬化病(包括系统及局限)患者的血液中的透明质酸含量明显升高。

(3)细胞因子作用异常学说:现代研究已经表明,本病的发生有许多细胞因子和生长因子参与作用,如转化生长因子(TGF-β)、肿瘤坏死因子(TF)、白细胞介素(IL-)家族、表皮细胞生长因子、血小板衍生生长因子等,这些细胞因子共同作用,形成严格的调节网络,决定正常情况下恒定的胶原沉积水平,当某细胞因子启动了其他细胞因子或生长因子介导的一系列趋化、增生和分化时,最终导致SSc的发生。

(4)血管异常学说:相关研究报道,血管异常可能是SSc病理机制的触发因素。本病患者早期即有小动脉和微血管的特征性改变,反映了血管异常和雷诺现象是SSc的最早表现,达90%以上。国外研究者曾在一些自身免疫血管炎的患者血清中检测到抗内皮细胞抗体,而相关实验表明,抗内皮细胞的自身抗体也参与了血管损伤。

本病的雷诺现象不仅可见于皮肤,同样也可见于内脏。其发生可能与神经源性异常、血液与血管间相互作用异常,以及免疫反应异常有关。

(5)遗传因素:①家族聚集:现有许多研究报道SSc的家族聚集现象,表明遗传因素是导致SSc发病的原因之一。近来对悉尼的一项调查报告提示,SSc患者一级亲属发病的危险性是普通人群(0.009%)的11~158倍。②种族因素:有研究证实,非洲地区美国女性每年的总发病率为22.5%,而在高加索地区女性的发病率为1.28%。③人类白细胞抗原(HLA)相关性:研究表明,HLA抗原与SSc关系密切,已经发现HLA抗原中DR52、DR5、DR3、DR1在美洲、加拿大、欧洲患者中出现率较高,但日本患者则以DR2、DRW8、DQW1的出现率较高。

(6)环境因素:如长期接触二氧化硅、氯乙烯、矽尘及少量X线反复照射等,都有可能发生特发性硬皮症,而某些药物如博来霉素、氨苯砜等也能导致和SSc相类似的疾病。

2.病理

(1)早期:真皮间质水肿、胶原纤维分离、真皮上层小血管周围有轻度淋巴细胞浸润。

(2)中期:真皮和皮下组织胶原纤维增生、增厚、纤维化;以后弹性纤维逐渐破坏,基质增多,血管壁狭窄,甚至阻塞;少数筋膜和肌肉也可累及。

(3)晚期:表皮及其附属器萎缩引起表皮变薄,皮脂腺萎缩,汗腺减少;真皮深层和皮下组织钙质沉着。内脏表现为间质及血管壁的胶原纤维增生、增厚、硬化。

二、中医病因病机

1.先天不足、营卫不固

先天禀赋不足,卫外不固,风寒湿邪侵袭,凝结于肌腠,阻滞于经脉,经脉不通,气血阻滞,腠理失养,故有肌肤肿胀、疼痛、麻木、硬化。

2.情志不畅、气滞血瘀

因情志抑郁或精神创伤,以致气滞血瘀、经脉不畅,气血无以滋养肌肤,久之肌肤渐至硬而薄,甚则面部皮肤绷紧、皱纹消失,张口困难。

3. 脾肾阳虚、阴寒内盛

先天禀赋不足或劳倦过度,脾肾阳气衰微,阴寒内生,寒甚则血凝,经脉气血流通不畅,肌肤失养,故肌肤发凉,遇寒益甚,甚则或红或白或紫,皮硬不仁,久病则肌肤变硬变薄,以致毛发脱落、色素沉着。

4. 脾运失健、痰湿内蕴

或先天不足或劳倦过度,以致脾运失健,痰浊内生,胃失和降,则出现吞咽不畅,食之不下的症状。

三、临床表现

1. 首发症状

约有70%患者的首发症状是雷诺现象,早于皮肤1～2年出现。33%有关节酸痛,或伴不规则低热、纳呆、体重下降;50%以手、面部皮肤肿胀不适为主。

2. 皮肤

(1) 早期(水肿期):主要表现为手指、手背肿胀。

(2) 中期(硬化期):皮肤增厚发生纤维化,皮肤绷紧发亮,横纹不清,毛发稀少,呈蜡样光泽,面部表情呆板,唇薄鼻尖。

(3) 晚期(萎缩期):皮损萎缩,浅表真皮变脆弱和疏松。

3. 肌肉

肌肉萎缩,肌无力,活检示肌纤维化和肌肉萎缩。

4. 骨和关节

晨僵和多关节痛多见。约29%有侵蚀性关节炎。

5. 消化系统

(1) 口腔:黏膜硬化、萎缩;舌肌萎缩运动受限,牙周间隙增宽,齿龈边缘退缩,牙齿脱落。

(2) 食管:食管受累最为多见。有时出现于任何症状之前,表现为吞咽困难、吞咽痛或表现为反流性食管炎、间歇性胃灼热感。组织病理示食管平滑肌萎缩,黏膜下层和固有层纤维化,黏膜呈不同程度变薄和糜烂。

食管吞钡可见食管蠕动明显减弱,甚至消失,伴整个食管扩张,下1/3段狭窄。约50%患者伴有食管裂孔疝。

(3) 胃:少见,表现为容易过饱。

(4) 小肠:间歇性腹痛,慢性腹泻,肠梗阻。

(5) 大肠:便秘,假性肠梗阻,广口憩室,肛门括约肌受累可出现大便失禁或直肠脱垂。

6. 肺脏

普遍存在,多呈渐进性受累,表现为进行性活动后气短,活动耐受量减低;累及肺动脉可出现肺动脉高压及右心衰竭;如胸部皮肤广泛硬化,限制胸部扩张可加重肺部病变。

7. 心脏

病理检查80%患者有片状心肌纤维化,主要表现为心肌炎、心包炎、心内膜炎。常见有气短、胸闷、心悸、踝部水肿、心绞痛、心律失常和昏厥,严重可见左心衰竭或全心衰竭,或因肺源性心脏病致右心衰竭。

8. 肾脏

肾脏有急慢性之分。急性多见于早期弥散性硬化病患者，起病突然，迅速发展至恶性高血压和进行性肾功能不全，通常发生在冬季，提示"硬皮病性肾危象"，预后差。慢性患者常在起病后2~3年发生，逐渐出现轻度蛋白尿或镜下血尿，高血压和氮质血症，发展缓慢。

9. 其他

临床上尚可伴有甲状腺功能低下(25%)、SS(30%)；本病虽不侵害中枢神经但可发生陷入性神经病变如腕管综合征、感觉异常性股痛、三叉神经病、面神经麻痹等；本病还有并发肺癌、乳房癌和食管癌的报道。妊娠不会加重 SS，但妊娠过程可使反流性食管炎和心肺症状加重。

10. CREST 综合征

CREST 综合征(硬皮病)属于 SS 的一个类型，表现为皮下钙质沉积、雷诺现象、食管功能障碍、指(趾)端硬化、皮肤毛细血管扩张。本病患者雷诺现象发生率100%。病情的进展速度非常慢，临床往往易忽视，晚期可伴发间质性肺炎并有进行性肺动脉高压的危险。

四、诊断标准

1. 主要标准

掌指关节近端皮肤硬化。具有91%的敏感性和99%特异性。

2. 次要标准

(1)指(趾)端硬化。

(2)指尖凹陷性瘢痕。

(3)指腹消失。

(4)双侧肺基底纤维化。

以上主要标准或2条及2条以上次要标准即可诊断。

3. 辅助诊断

(1)雷诺现象。

(2)多发性关节炎或关节疼痛。

(3)食管蠕动异常。

(4)伸侧皮肤组织病理示胶原纤维肿胀或纤维化。

(5)血清有 ANA、抗 SCL-70 抗体、抗着丝点抗体阳性。均有助于诊断。

4. 其他

CREST 综合征具备上述诊断标准，加上抗着丝点抗体阳性即可确诊。

五、鉴别诊断

1. 硬肿病

发病突然，多在感染后出现，多为链球菌感染，皮损从颈后肩部开始，呈进行性对称性弥散性实质性非凹陷的皮肤发硬，短期内可累及面、头皮、颈前、胸、背和上臂、腹壁、臀、股，但不累及手足，无雷诺现象。少数患者可有肝大、骨骼肌、心肌受损，或胸膜、心包、腹膜渗出和关节腔积液，快者在3~6个月自行缓解，多数2年内消退，少数患者不消退或部分改善。

2. 肢端骨质溶解症

有雷诺现象，手指有硬皮病样皮损，可见末节指骨的溶解性骨损害，多见于氯乙烯接触者。

中止接触后症状即缓解,皮损消失,但手指变短呈杵状。

3.药物性硬皮样改变

使用博来霉素后可产生硬皮病样变化的毒性症状,但有用药史,停药后可消退。

六、辨证要点

本病以寒凝、血瘀、痰阻、脉络不畅为标,以肺、脾、肾阳虚为本,本虚标实。

七、中医治疗

1.辨证论治

(1)风寒湿邪外感,营卫不和

症状:四肢畏冷,手足受寒后变白或紫或红;面部或四肢皮肤有肿胀感,渐而变硬。或伴发热恶寒,或伴胸闷气短。舌苔薄白,脉细浮无力。证见SSc早期,有雷诺现象。

治法:益气通络,调和营卫。

方药:黄芪桂枝五物汤合麻黄附子细辛汤加减。

组成:黄芪30 g,桂枝12 g,白芍15 g,麻黄12 g,熟附片12 g,细辛3 g,鬼箭羽30 g,生藕节12 g,生槐米12 g,僵蚕15 g,猪苓、茯苓各12 g,半夏12 g,佛手6 g,甘草3 g,大枣5枚。

加减:出现皮肤肿胀明显可加葶苈子15 g,白芥子12 g;皮肤僵硬可加三棱9 g,莪术9 g;雷诺现象明显加细辛3 g。

(2)脾肾阳虚,阴寒内盛

症状:四肢逆冷,常温下出现手足或白或紫或红,面部和四肢皮肤变硬、变薄,或伴乏力、吞咽不畅等。舌淡苔薄白,脉细。证见SSc早期,伴有食管受累。

治法:温肾散寒,健脾活血。

方药:济生肾气丸合阳和丸加减。

组成:熟地黄9 g,山药12 g,山萸肉12 g,泽泻12 g,桂枝12 g,附子9 g,鹿角胶12 g,白芥子12 g,麻黄9 g,炮姜炭9 g,鬼箭羽15 g,皂角刺9 g,茯苓12 g,半夏12 g,佛手6 g,生甘草3 g。

加减:雷诺现象明显加细辛3 g,生藕节12 g,鬼箭羽30 g;吞咽不畅加木香6 g,陈皮6 g。

(3)痰浊闭阻

症状:皮肤发硬增厚,感觉减退,面部表情呆板,伴头晕、头重,四肢酸胀沉重。舌淡红苔薄腻,脉沉涩。证见SSc中期,皮肤开始出现僵硬。

治法:豁痰通络。

方药:导痰汤合温胆汤加减。

组成:陈皮6 g,半夏12 g,制胆南星12 g,白术12 g,枳实、枳壳各12 g,竹茹12 g,猪苓、茯苓各12 g,石菖蒲15 g,白蒺藜12 g,生龙骨、生牡蛎各30 g,丝瓜络15 g,鬼箭羽30 g,白芍15 g,甘草3 g,佛手6 g。

加减:痰浊明显者加白芥子12 g,莱菔子12 g;夹瘀血者加桃仁9 g,红花6 g。

(4)瘀血阻络

症状:皮肤顽厚不仁,感觉明显减退,面部表情固定,伴肌肤黧黑、甲错,指甲凹陷,甚则指端溃疡。舌暗红苔腻或不腻,脉沉涩或沉缓。证见SSc患者中晚期,皮肤变硬并已变色。

治法:活血化瘀通络。

方药:桃红四物汤加减。

组成:桃仁 12 g,红花 6 g,熟地黄 9 g,赤芍、白芍各 12 g,当归 12 g,川芎 9 g,三棱 9 g,莪术 12 g,王不留行 12 g,皂角刺 9 g,茯苓 12 g,佛手 6 g,陈皮 6 g,甘草 3 g。

加减:夹痰湿者加白芥子 12 g;伴气虚者加黄芪 12 g。

(5)气血两虚

症状:皮肤硬而薄,面部表情丧失,毛发脱落,唇薄鼻尖,面色少华,心悸气短,神疲乏力。舌淡苔薄,脉沉细无力。证见 SSc 患者晚期,皮肤完全纤维化。

治法:益气养血。

方药:八珍汤加减。

组成:党参 12 g,白术 12 g,茯苓 12 g,熟地黄 9 g,赤芍、白芍各 12 g,当归 12 g,川芎 9 g,王不留行 12 g,穿山甲 12 g,佛手 6 g,陈皮 6 g,甘草 3 g。

加减:伴瘀血者加桃仁 12 g,红花 6 g;夹痰浊者加白芥子 12 g。

2.辨病论治

基本病机:气虚血瘀,阳虚寒盛。

治法:益气活血,温阳散寒。

方药:肾气丸合阳和汤加减。

组成:熟地黄 9 g,山药 12 g,肉桂 9 g,茯苓 12 g,附子 9 g,鹿角胶 12 g,白芥子 12 g,麻黄 9 g,炮姜炭 9 g,鬼箭羽 15 g,皂角刺 9 g,生藕节 12 g,半夏 12 g,佛手 6 g,甘草 3 g。

加减:营卫不和加黄芪 12 g,桂枝 12 g;肾元亏虚者加肉桂 9 g;痰浊内盛加葶苈子 12 g,白芥子 12 g;气虚明显加黄芪 12 g;雷诺现象明显加细辛 3 g。

3.名医经验

(1)秦万章用复方丹参注射液加入低分子右旋糖酐中静脉滴注治疗 SSc,有效率约为 68.8%。

(2)苑勰、简佩华用当归或毛冬青局部、肌肉、穴位注射治疗 SSc,取得一定疗效。

(3)张希增用桑叶(纤溶素)注射治疗 SSc 5 例,4 例有效。

(4)苑勰、谢晶辉用薄盖灵芝治疗 SSc,有效率分别为 80%、83.3%。

(5)邓禄延用蛇毒消栓酶治疗 SSc,有效率达 93.3%。

八、西医治疗

1.治疗原则

目前,SSc 尚没有特效药,早期诊断、早期治疗对于阻止疾病的发展,改善预后较为重要。

在早期组织尚未发生纤维化之前,是治疗该病,预防内脏损害而取得明显效果的最佳时期。

2.治疗方案

(1)免疫调节剂:糖皮质激素如泼尼松;免疫抑制药如苯丁酸氮芥、环磷酰胺、硫唑嘌呤等。

药理作用:调节显著异常的细胞及体液免疫。

适应证:①早期水肿、顽固性关节炎可小剂量应用泼尼松;②弥散性患者有肌炎、肺间质性炎症、心肌病变、心包积液可用中剂量泼尼松;③以皮肤、关节、肾损害为主,可用免疫抑制药与泼尼松联合治疗。

禁忌证：①存在感染的情况下；②疾病已经发展到后期，损害脏器进入纤维化阶段。
(2)血管活性剂：低分子右旋糖酐、丹参、胍乙啶、潘生丁、敏乐啶等。
药理作用：扩张血管，降低血黏度，改善血液循环，改变胶原代谢。
适应证：①皮肤硬化；张口、吞咽困难；②关节僵硬；③雷诺现象。
禁忌证：有出血倾向时。
(3)结缔组织形成抑制药：青霉胺、秋水仙碱、积雪苷、依地酸钙钠、伊马替尼。
药理作用：抑制结缔组织的形成。
适应证：①病程短、年龄小的患者；②早期的皮肤硬化、雷诺现象、食管改变；③皮肤肿胀、硬化，关节疼痛，局部溃疡。

九、中西医结合治疗经验

1. 中西医结合治疗的机制
(1)根据辨证论治的原则进行治疗，使人体达到平衡，从而改善临床症状，控制疾病的发展。
(2)促进人体自身肾上腺激素的分泌，使患者对外源性激素的需求量减少，从而达到临床激素的应用降到最低点的目的。
(3)使用中药可以减少激素等免疫抑制药的不良反应，尽可能减少医源性疾病的发生，提高患者的生活质量。

2. 中西医结合治疗的要点
(1)对于早期确诊的患者，可以单纯运用中药进行治疗，达到改善症状，促进自身肾上腺激素分泌的目的。
(2)对于已经应用西药的患者可以在加用中药的基础上，逐步撤减激素等药物，甚至完全停用激素，并适当增加中药以减少西药的不良反应，促进人体自身肾上腺激素的分泌。
(3)当疾病处于较为危急状态时，应积极应用现代医学的治疗手段，以挽救患者的生命为主要目的，同时服用中药可以有效地减少激素等药物的不良反应，通过促进自身激素水平的提高，使临床激素的运用量降到最低点。

十、饮食调养与忌口

1. 饮食调养
(1)饮食应以清淡、易吞咽、易消化为原则。
(2)多食水果、蔬菜，以增加肠蠕动。
(3)有雷诺现象者冬季可酌情食用当归生姜羊肉汤、红烧桂皮牛羊猪鸡鸭肉、黄芪炖童子鸡、生姜桂枝羊肉汤等。
(4)有肺损害者可以经常食用银耳红枣羹、燕窝粥、生梨川贝汤等。

2. 忌口
(1)不宜食用过于干燥难咽、煎炸、刺激性食物。
(2)不宜吸烟、大量饮酒。
(3)不宜食用过于寒凉的食品或药品。

第九节 干燥综合征

干燥综合征(sjogren syndrome,SS)是一种主要累及外分泌腺体的慢性炎症性自身免疫性疾病，又由于临床有多系统的受累，故属弥散性结缔组织病(CTD)。SS是一种以外分泌腺高度淋巴细胞浸润，尤以唾液腺和泪腺为主的自身免疫性疾病，口眼干燥是最常见的临床症状，它同时可以累及其他器官，造成多种多样的临床表现。在受累的器官中可见大量的淋巴细胞浸润，在患者血清中可检测出多种自身抗体，因而本病是一种系统性疾病。本病分为原发性和继发性两类，后者是指发生于另一诊断明确的CTD如RA、SSc、SLE、MCTD、PM、DM等并存的SS。

SS属全球性疾病，患者90%以上为女性，可发生于任何年龄，以40～60岁居多，儿童较少，国内资料表明从起病到确诊是5～10年，由于缺乏统一的诊断标准，故本病的发病率报道不一。

中医文献无SS一词，根据其发病和临床表现，与中医学的"燥证""周痹""痹证""脏腑痹"等有相似之处。早在《黄帝内经·素问阴阳应象大论》就提出"燥胜则干"的论述，刘完素《素问病机气宜保命集病机论》云"诸涩枯涸，干劲皴揭，皆属于燥。涩枯者，气衰血少，不荣于皮肉，气不通利，故皮肤皴揭而涩也，及甚则麻痹不仁"。《医门法律》对燥证的病因、病机和临床表现进行了深刻的阐发，指出："燥胜则干。夫干之为害，非遽赤地千里也，有干于外而皮肤皴揭者，有干于内而精血枯涸者，有干于津液而荣卫气衰，肉烁而皮著于骨者，随其大经、小络所属，上下中外前后，各为病所。"对燥热致病做了较详细的论述。路志正提出"外燥之痹多兼风热之邪，其治当滋阴润燥，养血祛风"，明确提出"燥痹"的病名。现代医家运用中医基础理论，结合现代医学，通过大量的理论研究和临床观察，将本病定为"燥痹"，是指燥邪损伤气血津液而致孔穴干燥、肌肤枯涩、肢体疼痛，甚至脏腑经络损害的痹证之一。

一、西医病因

SS的病因至今不清，大部分学者都认为这是一个多种病因相互作用的结果。

1. 病因

(1)遗传因素：SS有家族发病的报道，SS是第一个自身免疫性疾病被证实与人类白细胞抗原(HLA)的某一部位高度表达相关，这一部位可能是DR区域。研究表明HLA-DR3、HLA-B8、HLA-DRW52与SS密切相关。继发性如合并RA，则主要与HLA-DR4相关，如抗SS-A和SS-B抗体阳性的SS患者伴有HLA-DR 3或DQA1/DQB1时，临床症状较重，常伴有血管炎。

(2)病毒感染：Epstein-Barr病毒(EBV)、丙型肝炎病毒、人类免疫缺陷病毒(HIV)等对本病的发生和延续有一定关系。EBV在感染早期就能在腮腺内复制，并且可在免疫功能健全的成人腮腺中长期潜伏。SS患者的腮腺内存在EBV相关的抗原及EBV-DNA也已被证实。由于EBV有激活B淋巴细胞高度增生的功能，而与SS所表现的高球蛋白血症、B淋巴细胞肿瘤等B淋巴细胞高度增生的特点相似，因此不少学者考虑SS与EBV有关。此外属于逆转录病毒的HIV感染者，出现与SS临床相似的症状，如口干、腮腺肿大等，在部分干燥SS血清中测到HIV成分p24gag蛋白的抗体，提示逆转录病毒感染，可能是SS的病因之一。

(3)性激素：本病患者90%以上为女性，提示性激素与SS的发病有一定关系，雌激素能使免疫活动增强。对动物和绝经后女性的研究表明腮腺和颌下腺组织中均存在高水平的雌激素受体(estrogenreceptor,ER)，且以ER-β为主，提示雌二醇(E_2)参与了SS外分泌腺的免疫病理改变。此外，雌激素加速自身免疫性涎腺病变的发展，参与SS的发病。

2. 病机

由于遗传、病毒感染和性激素异常等自身和外界多种因素作用，造成机体细胞免疫和体液免疫反应异常，通过各种细胞因子和炎症介质的作用造成SS的组织损伤。活化了的表达HLA-Ⅱ类分子的上皮细胞与病毒或自身抗原结合，起着递呈细胞和激活CD_4^+T细胞的作用，活化的CD_4^+T细胞继而促进B淋巴细胞都各自释放大量细胞因子，使局部的组织出现炎症和损伤反应。由于T细胞功能紊乱，T辅助细胞功能亢进，T抑制细胞功能低下，使B淋巴细胞及唇腺局部B细胞合成了大量的具有(RF)活性的免疫球蛋白。B细胞的高度反应可以因活化的T细胞造成，也可以是B细胞本身异常的结果。一些B细胞株本身有自发性生长的功能，以及不需抗原刺激就能对生长因子起反应而增生。所以在SS中B细胞可以在不是T细胞促进或辅助的情况下增生及组织损伤，同时在唾液腺和泪腺等组织有大量淋巴细胞浸润，造成组织炎症性和破坏性病变。

3. 病理

本病的病理特征主要是两种病理改变。常见的是在柱状上皮细胞组成的外分泌腺体间有大量的淋巴细胞，包括单核及浆细胞的浸润，并形成淋巴细胞滤泡样结构，这种聚集的淋巴细胞浸润是本病特征性的病理改变，除泪腺、唾液腺最多受侵外，其他外分泌腺也都可受累。有人把唾液腺、泪腺以外组织出现大量淋巴细胞浸润称之为假性淋巴瘤。另一种病理改变是影响中小血管的血管炎，由冷球蛋白血症、高球蛋白血症和免疫复合物沉积而引起，如淋巴细胞型血管炎、急性坏死性血管炎和闭塞性血管炎等是本病并发肾小球肾炎、周围和中枢神经系统病变、皮疹及雷诺现象的病理基础。

二、中医病因病机

SS起源于"燥"，其起因多端，机制复杂，涉及多脏器、多系统的病例变化。

1. 先天因素

先天禀赋不足，素体为木型或火型之人，或素体阴虚体质，内有蕴热，血中伏火，此类体质者，多易因热化、燥化使津液亏虚，清窍失养，而发为本病。

2. 后天因素

后天或过食辛辣香燥之品；或情志所伤，劳倦过度；或久病失养，精血内夺等；或为误治失治；或为高热、呕吐、腹泻、出汗、出血过多之后等，均可导致阴液不足，正气耗损而发本病。

3. 体质因素

《黄帝内经》云"人年四十，阴气自半"，人届老年，肝肾之阴渐亏，阴津亏虚易致燥；忧思劳倦过度、过食辛辣香燥、久病失治、大吐、大泻、大汗、大出血等致津液不足易生本病。《普济方》中说"男以阳为主，则阳胜于阴；妇以阴为主，则阴胜于阳"，说明病邪属性与体质属性之间存在着一种同气相求的关系。本病多见于中年以上女性，是因为女性每有经产乳育之苦，精耗血损在所难免，不论产时失血，或经量过多，或多产乳育等均可伤津耗血而形成阴虚血弱之体，加之六七肾气衰，肾气衰竭，肾水渐枯，故40岁以上女性好发此病。现代研究提示性激素与SS的发病有一定关系。

　　4. 六淫外邪

　　风、暑、燥、火四邪称之为阳邪，阳热亢盛伤津耗液；风寒伤人能化热，风热伤人能化燥，热能耗液，燥能伤津。病初期在经在表，经络痹阻则关节肌肉疼痛，体表燥热则口眼干燥，病久入里必损及五脏六腑。

三、临床表现

　　1. 局部表现

　　(1) 口腔干燥症：口腔干燥是本病最主要的临床表现，由于唾液分泌减少，患者有不同程度的口腔干燥、烧灼感，严重者咀嚼吞咽困难，须经常随身携带水瓶或进硬食时需喝水帮助咽下，由于唾液减少后，口腔自洁能力差，牙周细菌易繁殖，常出现多个不易控制的龋齿，齿脱落、牙根炎称为猖獗齿。患者常伴有腮腺和颌下腺反复肿胀和疼痛。

　　(2) 眼干燥症：由于泪腺分泌减少，出现眼干涩、发痒，似有沙尘进入，严重者无泪、畏光、疼痛及视力下降，有的患者泪腺肿大或结膜和角膜充血。

　　(3) 其他浅表部位：如鼻、硬腭、气管及其分支、消化道黏膜、阴道黏膜的外分泌腺体均可受累，使其分泌减少而出现相应症状。

　　2. 系统性表现

　　(1) 皮肤：由于汗腺分泌减少，出现干燥、瘙痒、脱屑及苔藓样改变。其他可见口腔溃疡、外阴溃疡、雷诺现象、紫癜样皮疹、荨麻疹及结节样红斑等。

　　(2) 骨骼肌肉：78%的 SS 患者诉有关节痛，大小关节均可受累，对称性或非对称性，但极少出现关节畸形和功能障碍，X 线检查很少出现关节间隙狭窄或骨质破坏。如继发于 RA，则呈现 RA 损害的特点，少数患者有肌炎的表现。

　　(3) 肾脏：约 50% SS 患者可有肾损害，最常见的是肾对尿的酸化功能减退。严重者出现低钾性肾小管酸中毒、周期性麻痹、肾性尿崩、肾性软骨病和泌尿系结石等。亚临床型肾小管病无上述症状但通过氯化铵负荷试验可以发现肾小管酸化功能异常。

　　(4) 胃肠道：由于唾液和消化液分泌减少，出现吞咽困难，上腹不适、腹胀、腹痛及便秘。

　　(5) 肝脏：部分患者出现肝大、肝酶升高及黄疸，但主要的是肝内胆管的炎症，几乎所有的肝活检皆示门脉区有不同程度的淋巴细胞浸润。

　　(6) 呼吸系统：自气管至胸膜 SS 皆可侵及，可出现鼻腔干燥、咽部干燥、声音嘶哑、无痰或痰不易咳出，常并发慢性支气管炎、间质性肺炎、弥散性肺间质病变等。

　　(7) 神经系统：大脑、小脑、脊髓、脑神经和周围神经都可受累。周围知觉和运动神经受累最为多见，主要是神经血管炎所致，中枢神经受累诸如偏瘫、偏盲、共济失调、癫痫发作、精神症状、抽搐、运动障碍、横贯性脊髓炎等。神经系统的损伤可以是局灶性的也可以是弥散性的。

　　(8) 淋巴系统：真性淋巴瘤发生于原发性 SS 高于正常人 44 倍，有人认为自身免疫性外分泌腺病（如泪腺和唾液腺的淋巴浸润出现口眼干燥）、假性淋巴瘤和淋巴瘤是 SS 病程进展中的三个阶段。其他：本病患者可出现慢性淋巴细胞性甲状腺炎、贫血或血小板减少。

四、辅助检查

　　1. 自身抗体

　　在 SS 患者血清中可测到多种自身抗体，45.7% 的患者有抗 ANA 滴度升高，抗 SS-A(Ro)

和抗 SS-B(La)的抗体阳性率最高,特别是抗 SS-B(La),对 SS 的诊断有重要作用。抗 SS-A 和抗 SS-B 抗体更多地出现于伴有内脏损害的患者,抗 SS-A 和抗 SS-B 抗体在红斑狼疮、RA、SSc 等多种结缔组织病中亦可出现,但阳性率不如 SS 时高。约 50％患者 IgM 型 RF(＋),25％患者冷球蛋白(＋),少数患者抗 ds-DNA 抗体和抗 RNP 抗体(＋)。

2.高球蛋白血症

90％以上的患者有高球蛋白血症,其特点是多克隆性且强度高,可引起临床紫癜、ESR 快等症状。以 IgG 增高最多见,IgA、IgM 增高也不少见,如多克隆性转为单克隆性,继之出现 IgM 降低,且 IgM 型 RF 由高效价转为低效价或阴性,往往提示恶性淋巴瘤可能。少数可以出现巨球蛋白血症和冷球蛋白血症。

五、诊断标准

2002 年 SS 分类标准的项目。

1.口腔症状

(1)每日感口干持续 3 个月以上。

(2)成年后腮腺反复或持续肿大。

(3)吞咽干性食物时需用水帮助。

3 项中具有 1 项或 1 项以上。

2.眼部症状

(1)每日感到不能忍受的眼干持续 3 个月以上。

(2)有反复的沙子进眼或沙磨感觉。

(3)每日需用人工泪液 3 次或 3 次以上。

3 项中具有 1 项或 1 项以上。

3.眼部体征

(1)Schirmer Ⅰ 试验(＋)(≤5 mm/5 min)。

(2)角膜染色(＋)(≥4 Van Bijsterveid 计分法)。

任 1 项或 1 项以上阳性。

4.组织学检查

下唇腺病理示淋巴细胞灶≥1 个(指 4 mm^2 组织内至少有 50 个淋巴细胞聚集于唇腺间质者为一灶)。

5.唾液腺受损

(1)唾液流率(＋)(≤1.5 mL/15 分)。

(2)腮腺造影(＋)。

(3)唾液腺同位素检查(＋)。

任 2 项或 2 项以上阳性。

6.自身抗体

抗 SS-A 或抗 SS-B(＋)(双扩散法)。

7.上述项目的具体分类

(1)原发性 SS 无任何潜在疾病的情况下,有下述 2 条则可诊断。①符合上述 6 条中 4 条或 4 条以上,但必须含有条目 4(组织学检查)和(或)条目 6(自身抗体)。②条目 3、4、5、6 中任

3条阳性。

（2）继发性SS患者有潜在的疾病（如任一结缔组织病），而符合1和2中任1条,同时符合条目3、4、5中任2条。

（3）必须除外颈头面部放疗史,丙型肝炎病毒感染,获得性免疫缺陷综合征（AIDS）,淋巴瘤,结节病,移植物抗寄主反应（GVH反应）,抗乙酰胆碱药的应用（如阿托品、莨菪碱、溴丙胺太林、颠茄等）。

六、鉴别诊断

1. 系统性红斑狼疮（SLE）

SS多见中老年女性,发热尤其是高热不多见,无颧部皮疹,口眼干燥明显,肾小管酸中毒为其常见而主要的肾损害,高球蛋白血症少见,预后良好。

SLE多见于青年女性,常有发热,特征性皮疹,关节痛,病变从一个系统逐渐发展到多系统,脏器损害较为严重。

2. 类风湿关节炎（RA）或其他血清阴性关节病

约70%SS患者有关节痛和关节炎,但远不如RA明显和严重,一般不引起关节畸形和障碍,X线检查无关节间隙狭窄和骨质破坏,加之疾病本身的特点,因而不难鉴别。

3. 系统性硬化病（SSc）

SS和SSc都会出现吞咽困难,但前者主要发生在上端食管,后者主要表现为胸骨下水平的吞咽困难。

4. 糖尿病、尿崩症

临床上也会引起口干症状,应注意与SS鉴别。根据各个病的自身特点及抗体检测不难鉴别。

5. 淋巴瘤、淀粉样变

侵及唾液腺、泪腺会引起口干、眼干,但上述疾病有其自身的特点,因此不难与SS鉴别。

6. 其他

人类免疫缺陷病毒感染、乙型肝炎和丙型肝炎、头面部放疗史、结节病、GVH病,抗乙酰胆碱药的应用（如阿托品、莨菪碱、溴丙胺太林、颠茄等）等一系列疾病及药物的影响可引起唾液腺或腮腺肿大及功能障碍或口眼干燥,应注意鉴别。

七、中医治疗

从本病的证候来看是由于人体津液亏损,造成局部或全身出现以干燥为主要特征的病证,可致多脏器受损,本病所涉及的脏器以脾、肝、肾三脏为主,也涉及心肺。中医对本病的治疗,以辨证论治为主,临床辨证,应辨其虚实表里,详辨主次,分别论治。

1. 燥邪犯肺证

症状:干咳无痰,或痰少而黏,难以咳出,口干咽燥,常伴发热、恶寒、关节肿痛。舌红,苔薄黄而干,脉浮数。多见急性发作期。

治法:清肺润燥。

方药:清肺救肺汤加减。

组成:桑叶15 g,石膏15 g,胡麻仁15 g,麦冬20 g,杏仁10 g,枇杷叶10 g,阿胶1 g,金银花10 g,连翘15 g,羌活10 g,生甘草5g,南沙参、北沙参各15 g。

2. 肺肾阴虚证

症状：咳嗽少痰，声嘶，咽喉燥痛，心烦夜寐欠安，午后潮热，腰膝酸软，舌红少苔，脉细数。

治法：清肺益肾。

方药：百合固金汤加减。

组成：百合 12 g，生地黄 15 g，熟地黄 15 g，当归身 9 g，白芍 15 g，甘草 3 g，桔梗 6 g，玄参 10 g，贝母 10 g，麦冬 12 g，沙参 15 g，石斛 15 g，怀山药 15 g。

3. 肝肾阴虚证

症状：咽干口燥，二目干涩，耳鸣目眩，胸脘胁痛，五心烦热，腰膝酸软，大便干结，舌红少津，脉细弱或虚弦。

治法：滋补肝肾，养阴生津。

方药：一贯煎合知柏地黄丸。

组成：生地黄 30 g，沙参 20 g，麦冬 20 g，当归 10 g，枸杞子 15 g，山萸肉 15 g，山药 20 g，黄檗 10 g，知母 10 g，牡丹皮 15 g，茯苓 15 g，泽泻 15。

加减：眼干涩，视物模糊，舌红而干，加石斛；胁胀痛者加鳖甲。

4. 脾胃阴虚证

症状：口干咽燥，食欲缺乏，胃脘隐痛，大便干结，舌红少津，脉细数。

治法：健脾益胃，养阴生津。

方药：益胃汤合玉女煎加减。

组成：沙参 15 g，麦冬 15 g，生地黄 15 g，玉竹 15 g，知母 15 g，玄参 15 g，牛膝 15 g，生甘草 6 g。

加减：食后脘腹胀者加陈皮、神曲以理气消食；大便干结，用麻子仁丸。

5. 血虚生燥证

症状：面舌无华，唇淡口干，头晕目涩，心悸失眠，皮肤干燥，妇女月经不调，量少或闭经不行，舌淡，脉细弦或细涩。

治法：养血润燥。

方药：熟地黄 15 g，生地黄 15 g，当归 15 g，白芍 20 g，川芎 10 g，枸杞子 15 g，百合 15 g，阿胶 15 g，甘草 6 g。

6. 瘀热壅阻证

症状：口眼干燥，涎腺肿大，有时腮腺反复肿胀，口苦而干有秽味，关节红肿疼痛，舌红苔少见瘀斑，脉滑数。

治法：活血化瘀，养阴生津。

方药：自拟养阴活血生津汤加减。

组成：生地黄 30 g，玄参 30 g，五味子 15 g，川芎 12 g，青葙子、生蒲黄各 15 g，藏红花 1 g，赤芍、白芍各 15 g，川牛膝 12 g，青蒿 15 g，地骨皮 30 g，麦冬 12 g，陈皮 6 g，佛手 6 g，生甘草 6 g。

7. 燥毒阻络

症状：口干咽燥难忍，眼干涩灼痛，关节酸痛，舌质红绛，苔少剥，脉弦细。

治法：解毒祛瘀，通络止痛。

方药：自拟清燥解毒方。

组成:知母 12 g,生地黄 30 g,玄参 30 g,金银花 20 g,石斛 20 g,青风藤 12 g,川芎 12 g,蒲公英 30 g,土茯苓 30 g,四季青 30 g,陈皮 6 g,生甘草 6 g。

八、西医治疗

1. 治疗原则

本病目前尚无根治性疗法,主要是局部对症治疗和针对并发症的治疗,治疗的目的是控制病情发展,改善临床症状,纠正脏器损害对身体的影响。

2. 治疗方案

(1)一般治疗:适当休息,避免疲劳,室内保持一定湿度,预防上呼吸道感染。

(2)口腔干燥治疗:注意口腔卫生,经常刷牙,饭后用牙签或细线清除牙缝中的食物残渣,反复漱口,预防龋齿和口腔感染,经常用水湿润口腔,可用2%甲基纤维素生理盐水漱口,尽可能避免用抗胆碱药。

(3)干燥性角膜炎的治疗:人工泪液的治疗,常用1%甲基纤维素眼液滴眼,若有角膜炎上皮脱落及溃疡,可用四环素眼膏等,严重者实行上、下泪点凝固封锁术。

(4)全身关节炎的治疗:对有关节病变者,可用非甾体消炎药,如扶他林、舒林酸、优妥、万络等缓解关节症状。

(5)全身治疗:当神经系统改变,尤其是中枢系统改变,血管炎、血液系统改变如血小板减少,白细胞减少,肾小球肾炎及间质性肺炎时,考虑用糖皮质激素和免疫抑制药。选用泼尼松每日 40~60 mg,3 周后减量,每周递减 10%,或每 2 周减 2.5 mg,或琥珀氢化可的松每日 500 mg 静脉注射,3~5 d 后改为口服。免疫抑制药环磷酰胺(CTX)冲击法为每次 800~1 000 mg,或间隙给药为 200 mg 隔日 1 次。合并周围神经炎用硫唑嘌呤每日 50~100 mg,病情缓解后选用较小维持量。有报道羟基氯喹对症状、淋巴结肿大、唾液腺肿大及 ESR、IgG 增高皆有疗效,羟基氯喹每日为 6~7 mg/kg,氯喹剂量每日 250~500 mg,用药至少 6 个月或以上,治疗期间需观察血常规,并定期眼科复查。

(6)其他治疗:低血钾时补钾,肾小管酸中毒时予以补钾和复方枸橼酸钾液,SS 的良性淋巴细胞增生,如变为恶性淋巴瘤时,按淋巴瘤治疗。

九、辅助饮食疗法

1. 玉竹粥

组成:玉竹 20 g,粳米 60 g。

制法:将玉竹洗净煎汤去渣,与粳米共煮粥,放入冰糖适量,稍煮即可。

功能:养阴润燥,生津止渴。主治口干咽燥,低热烦渴,燥渴少痰。

服法:每日 2 次,早晚服。

2. 仙人粥

组成:制何首乌 30~60 g,粳米 60 g,大枣 5 枚,红糖适量。

制法:先将何首乌煎取浓汁,去渣,同粳米、大枣同煮粥,加入适量红糖或冰糖调味。

功能:滋阴补肾,益精血。治疗肝肾阴虚所致的头晕目眩、耳鸣眼干、腰膝酸软、心悸。

服法:每日 2 次,早晚服。

十、饮食与忌口

1. 饮食调养

饮食宜进清淡、易消化的食品,注意营养结构的合理调配。

2. 忌口

(1)服药的忌口:一些药物如利舍平、普萘洛尔、阿托品、麻黄素等有抗胆碱能的不良反应可引起干燥症状,会加重 BD 的临床症状。

(2)食物的忌口:忌食肥甘厚味和辛辣香燥、大热食品,如牛羊肉、姜、蒜、辣椒等。

第十节 强直性脊柱炎

强直性脊柱炎(ankylosing spondylitis,AS),是一种主要累及脊柱、中轴骨和四肢大关节,以椎间盘纤维环及其附近结缔组织纤维化和骨化,以及关节强直为病变特点的慢性炎症。其特征是病变从骶髂关节开始,逐步上行蔓延至脊柱关节,造成骨性强直。病损以躯干关节为主,也可波及近躯干的髋关节,但很少波及四肢小关节。除心、肺并发症以外,本病对患者的寿命无明显影响。

AS 的患病率在各国报道不一,日本本土人为 0.05%~0.2%,我国患病率初步调查为 0.3%左右。本病男女性之比为(2~3):1,女性发病较缓慢且病情较轻。发病年龄通常在 13~31 岁,高峰为 20~30 岁,8 岁以前及 40 岁以后发病者少见。

中医学经典著作《黄帝内经》中早已有述"骨痹,举节不用而痛""肾痹者,善胀,尻以代踵,脊以代头""病在骨,骨重不可举,骨髓酸痛,寒气至,名曰骨痹"等。本病属于"痹病"范畴,又称为"骨痹""顽痹""龟背风"等,治疗以补虚和祛邪为主,整体协调,调节患者虚实寒热,使病情得到控制稳定。

一、西医病因

1. 病因

AS 的病因与其他脊柱关节病一样,目前尚未完全阐明其病因。可能与遗传、环境、免疫异常等因素有关。

(1)遗传:AS 患者 HLA-B27 阳性率约为 90%,患者一级亲属中高达 11%~25%,而正常人为 4%左右。但其遗传方式仍未完全清楚。

(2)环境:环境因素中,肠道及泌尿系统的肺炎克雷白杆菌、致病性肠道细菌和衣原体等造成的感染和 AS 的发病关系最为密切。HLA-B27 与肺炎克雷白杆菌之间存在分子模拟现象。

(3)免疫:患者可出现血清免疫球蛋白、循环免疫复合物等炎性细胞因子水平升高。

2. 病理

AS 的主要病理表现为附着点炎,病变部位主要见于滑膜和关节囊、肌腱、韧带的骨附着点,虹膜和主动脉根也可出现炎症。淀粉样变和骨折一般认为属于继发性病变,而肺纤维化和前列腺炎等病理变化与本病的关系尚不肯定。

二、中医病因病机

脊柱为人身之骨,骨的生长发育全赖于髓的滋养,血的濡润。肾之骨生髓,髓乃肾中之精血所化,血虽源于水谷之精微,藏于肝,而肝主筋,以滋养周身之筋,肝肾同源,精血充则骨髓盈,骨髓坚固有力,若精气亏损,或阴血不足,骨髓空虚,督脉失养,外邪易侵,留驻筋脉,气血阻滞,以致脊骨受损而病。其因大凡有二。

1. 先天不足

肾藏精、主骨,藏真阴而寓元阳,为先天之本,由于先天禀赋不足,加之后天失调,或房事过度,耗伤真阴,损伤元阳,使精血不足,肾阳衰弱,不能充骨生髓,温养督脉,督脉循身之背中,总督诸阳,为阳脉之海,督脉空虚,脊柱失养,抗邪无力,成为罹患本病的重要内因。

2. 外邪侵袭

风寒湿热之邪是引起本病的外因,如久居寒冷潮湿之地,或饮酒当风,或汗出入水。或贪凉卧露等使寒湿之邪乘虚而入,凝滞筋骨关节,导致督脉不利,气血痹阻,血脉痹阻,瘀血痰浊闭阻经脉交结为患。

本病起病缓慢,多呈隐袭性,病的性质是本虚标实,肝肾亏损,气血不通为本,寒邪凝滞,痰瘀阻经为标。本病多由肾精亏损,督脉空虚,筋骨不充,抗邪无力,致外邪入侵所致。初期以正虚邪实,寒湿久留,正气更伤,痹阻经脉,久留不去痰瘀形成。

三、临床表现

1. 关节症状

关节症状以骶髂关节及脊柱疼痛不舒为主要症状,尤其是早期患者更需注意。其次周围关节以髋关节疼痛或活动受限,膝踝关节痛,以及足跟部疼痛。

2. 关节外表现

眼部虹膜炎常见,与 AS 病情活动有一定关系,易复发,常与周围关节症状可以交替出现。肺部因胸廓扩张受限,腹式呼吸,常见胸闷气短,但严重呼吸困难较少见,X 线常示肺纤维化。

四、辅助检查

1. 血常规

血常规可有轻度的白细胞升高,贫血和血小板增多,发生率不高,约在 20% 以下。

2. CRP、ESR

活动期、急性发作时往往升高。

3. 磷酸肌酸激酶

磷酸肌酸激酶可能升高,与病情活动有关。

4. HLA-B27 检测

本病约 90% 呈阳性,临床有较强诊断参考价值。

5. X 线检查

骨盆正位片骶髂关节间隙模糊、变狭等变化,对早期患者为重要诊断依据。椎体方形变到中晚期呈竹节样变为本病特征性表现,这对临床提供了较为可靠依据。CT 检查对早期患者帮助更大,对 X 线表现有时很难确定者,有利于发现骶髂关节轻微的变化,适于本病的早期诊断。

五、诊断标准

1984 年修订的 AS 纽约标准。
(1)下腰背痛持续至少 3 个月,疼痛随活动改善,但休息不减轻。
(2)腰椎在前后和侧屈方向活动受限。
(3)胸廓扩展范围小于同年龄和性别的正常值。

六、鉴别诊断

1. 类风湿关节炎(RA)

RA 主要以近端指间关节、掌指关节等小关节为主,中轴关节较少累及,临床上不难鉴别,由于过去曾经把 AS 列为 RA 一起,又称中枢型 RA,但早在 20 世纪 80 年代开始,已明确为两个独立疾病。

2. 髂骨致密性骨炎

髂骨致密性骨炎多见于中青年女性,尤其是有多次妊娠、分娩史或从事长期站立职业的女性。主要表现为慢性腰骶部疼痛,劳累后加重,有自限性。临床检查除腰部肌肉紧张外无其他异常。诊断主要依靠前后位 X 线片,典型表现为在髂骨沿骶髂关节之中下 2/3 部位有明显的骨硬化区,呈三角形者尖端向上,密度均匀,不侵犯骶髂关节面,无关节狭窄或糜烂,界限清楚,骶骨侧骨质及关节间隙正常。

3. 腰椎间盘突出

腰突症多为急性发作,疼痛较剧,可由一侧腿部放射痛,病变脊椎骨突压痛明显,站立时常保持侧屈位,直腿抬高试验(+),X 线骶髂关节异常,腰椎间隙变窄,椎体后缘唇状增生。

4. 脊椎结核

患者常有发热,椎旁疼痛或压痛,脊椎强直或畸形,肌痉挛,肌萎缩者应当注意与 AS 相鉴别,X 线表现椎体破坏,椎间隙狭窄,可发生椎体楔形变。骶髂关节多正常,合并骶髂关节结核时常为单侧性受累。

七、辨证要点

本病性质为本虚标实,肝、肾、督脉虚损为本,风、寒、湿、热及痰浊瘀血为标。

本病常见的辨证应包括肝肾阴虚、肾阳虚衰、气血亏虚、痰瘀痹阻等。

八、中医治疗

本病因肾虚精亏,邪滞督脉,故当以补虚壮督,祛邪行滞为治疗大法。补虚重在温补肾阳、填补肾精,祛邪包括温散寒湿、清利湿热,行滞包括活血化瘀、通络等法。

1. 肝肾阴虚,湿热痹阻

症状:腰髋关节疼痛,腰部平坦,脊柱强直,侧转活动受限,腰膝酸软,头晕神乏,肢体沉重感,纳食不馨,苔黄腻、舌红、脉濡数。

治法:滋养肝肾,清热利湿。

方药:知柏地黄汤加减。

组成:知母 10 g,黄柏 10 g,熟地黄 10 g,忍冬藤 30 g,怀山药 15 g,泽泻 15 g,牛膝 15 g,茯苓 15 g,牡丹皮 12 g,山萸肉 10 g,青风藤 20 g,络石藤 20 g,苍术 10 g。

2.肾阳虚衰,寒湿痹阻

症状:腰骶冷痛,脊柱僵硬活动受限,腰膝酸软,畏寒喜暖,天阴加重,小便频多。舌质淡苔白腻,脉沉细或弦紧。

治法:温补肾阳,散寒祛湿。

方药:三痹汤加减。

组成:熟地黄 15 g,杜仲 15 g,肉桂 3 g,怀牛膝 15 g,独活 15 g,全当归 10 g,川续断 10 g,细辛 5 g,防风 10 g,虎杖 15 g,秦艽 10 g,白芍 15 g,党参 15 g,茯苓 15 g,附子块 10 g,补骨脂 10 g,巴戟天肉 10 g,甘草 3 g,生姜 2 片,刘寄奴 15 g。

3.气血亏损,督脉瘀阻

症状:腰脊疼痛,僵硬侧转活动受限,面色少华,头晕心悸气短,苔薄舌淡,脉细涩。

治法:益气养血,化瘀通络。

方药:八珍汤合身痛逐瘀汤加减。

组成:党参 10 g,黄芪 15 g,白术 15 g,茯苓 10 g,当归 10 g,地黄 15 g,川芎 10 g,白芍 15 g,甘草 5g,桃仁 10 g,红花 10 g,川牛膝 15 g,三七 10 g,地龙 10 g,秦艽 10 g,羌活 10 g。

4.督脉空虚,痰瘀痹阻

症状:腰脊疼痛,颈椎僵硬不利,侧转活动受限,头晕腰膝酸软乏力,畏寒怕冷,溲频,苔薄腻,脉沉细滑。

治法:益肾壮督,化痰通络。

方药:右归丸加减。

组成:熟附子(块)10 g,熟地黄 10 g,肉桂 5 g,山萸肉 10 g,怀山药 10 g,泽泻 10 g,鹿角胶 10 g,菟丝子 15 g,怀牛膝 15 g,狗脊 15 g,杜仲 10 g,独活 15 g,桑寄生 20 g,苍术 10 g,白芥子 10 g,全蝎 5 g,蜈蚣 2 条。

九、西医治疗

1.治疗原则

AS 尚无根治方法。早期诊断早期治疗是关键,治疗目的是控制炎症,缓解症状,控制病情。

防止出现关节畸形或保持关节活动功能,以及防止药物的不良反应,强调综合治疗,包括对患者身心治疗、功能锻炼、体疗、理疗,以及药物治疗和外科治疗等多方面。

2.药物治疗

(1)非甾体消炎止痛药:主要用于缓解疼痛、晨僵,增加关节活动度。常用的有双氯芬酸、美洛昔康、塞来昔布、吲哚美辛。

(2)抗风湿药物:用于控制病情活动,抑制病变的发展。常用的药物有柳氮磺吡啶、氨甲蝶呤、硫唑嘌呤、沙利度胺。

(3)糖皮质激素:一般不全身应用,用于合并急性巩膜睫状体炎等关节外表现可考虑。对顽固性关节积液,也可关节腔注射。

(4)生物制剂:包括重组人可溶性坏死因子受体融合蛋白(依那西普)、抗肿瘤坏死因子(TNF)的单克隆抗体(英夫利西单抗和阿达木单抗)。在治疗 AS 的晨僵、腰背痛和肌腱末端炎等方面有显著疗效。

3. 外科治疗

髋关节受累引起的关节间隙狭窄、强直和畸形是本病致残的主要原因。人工全髋关节置换术是最佳选择。但是髋关节严重屈曲畸形者,术后易再强直。

十、中西医综合治疗经验

1. 中西医综合治疗的机制

当今医疗本病很重视合理用药,改进治疗策略,减少患者负担,加强患者身心治疗;而这一些都对治疗本病提高疗效有直接关联。所以应该使患者了解疾病的病程和预后,了解治疗本病的意义和长期性,充分调动患者积极性,使其建立信心,指导正确用药方法,避免盲目用药和不规范用药;要使患者认识到日常行为和体疗的重要性,保持正确的行、立、坐、卧等姿势;根据病情实际情况,鼓励患者之间相互交流,以及与社会沟通,病情稳定时参加一般性工作,培养生活自理自立。

2. 中西医综合治疗的要点

本病是一种较为复杂的疑难病之一,单纯依靠西药或者某一疗法,对治愈或控制病情发展,显得有些不足,因此临床上要积极采取多元性、综合治疗,以提高疗效。西药控制炎症以治标,慢作用药抑制免疫以治本,但疗效不甚理想,不良反应较多。结合中医整体观治疗,从发病部位及证候表现和病因病机均与督脉有密切关系;以辨证论治为指导,选择有针对性中药方,可以取得更好的临床疗效。

十一、辅助疗法

1. 针灸

病在脊椎,选穴多在脊椎及两侧,如大椎、陶道、脊中、命门、肾俞、阳关、腰俞及环跳、委中、承山等穴。

2. 理疗

局部热疗、温泉浴及石蜡疗法等均可使疼痛减轻,晨僵消失,患者感到舒适。红外线、超短波或短波透热疗法等也可增加局部血循环,促使炎症及肿胀消退,疼痛减轻。理疗可在患处用1%雷公藤或2%乌头直流电离子导入。

3. 中药药浴、中药蒸气浴

采用活血通络中药,浸浴或熏蒸,对周身关节能起改善作用。药浴方:透骨草、五加皮、红花、制川草乌、老鹳草、豨莶草等。

4. 体疗

明确体疗的重要性,经过功能锻炼,可以保持脊柱的生理曲度,保持胸廓活动度和防止肢体的失用性萎缩,定时进行深呼吸和扩胸运动,俯卧撑、仰卧起坐等,一般不宜剧烈运动,跑步对髋关节受累患者不适宜,应予散步、关节操为宜。

5. 心理调护

治疗期间还应注意心理治疗,解除焦虑,健康教育,对预后有重要影响。

第十一节 混合性结缔组织病

混合性结缔组织病（MCTD），是临床上有类似系统性红斑狼疮（SLE）、系统性硬化病（PSS）、多发性肌炎（PM）、类风湿关节炎（RA）等多种疾病的混合性表现，同时血清学上有高滴度的抗 RNP 抗体阳性的一种风湿病。目前的研究对于 MCTD 是代表一种独立的疾病，还是 SLE、PSS、PM、RA 的亚型，抑或是这些疾病的重叠综合征类型，存在不同的看法，有待于进一步探讨。

发病年龄在 4～80 岁，平均 37 岁，女性多于男性，约占 80%。日本一项流行病学调查研究表明 MCTD 的发病率为 2.7%。中医学对本病没有记载，但有类似症状的描述，因此在中医学的诊断上只能笼统地称为"混合痹"。

一、西医病因

1. 病因

MCTD 的病因与其他结缔组织病一样，目前尚未完全阐明。可能与遗传、免疫异常、环境等因素有关。

（1）遗传：目前的研究已经表明，HLA 抗原系统对结缔组织病明显相关。据报道，与 MCTD 相关的 HLA 较多，如 DW1、BW55、DR 等，在该类患者中出现的频率较高，显示两者密切相关，但与疾病发生的关联正在研究中。

（2）免疫异常：有报道提示，免疫损伤机制与 MCTD 的发病有关。该病患者的高滴度抗核糖核蛋白（RNP）可以存在多年，并伴有明显的高球蛋白血症。有研究表明，患者的 B 细胞功能亢进，自然杀伤细胞（NK）功能正常，与 SLE、PSS、RA 的免疫调节异常情况不同，支持该病为一独立疾病的概念。

（3）环境：一般认为，环境诱发因子是产生免疫反应的启动因子，这些环境诱发因子不一定持续存在，但是分子模拟使得免疫反应得以继续。感染是最常见的环境诱发因子。

2. 病理

（1）广泛的增生性血管性损伤，包括动脉内膜的增生和中层的肥厚。常有严重的内脏损伤而无明显的临床表现。

（2）该病的肺动脉高压与血管腔狭窄有关，与肺间质的纤维化无关。

（3）累及大血管，极少纤维化。

二、中医病因病机

1. 先天禀赋不足

先天禀赋不足，感受风寒湿六淫之邪，客于肌肤经络之间，渐及皮肉筋骨，经络为之阻滞，气血为之凝滞。血脉不通，不通则痛，故见关节、肌肉疼痛；气血运行不畅，故见手足指（趾）乍白、乍紫、乍红，手指肿胀硬化。

2. 久病入里伤脏

久病由表入里，损伤脏腑，脏腑功能为之受损。影响心肺者，则可见气急喘息、心悸怔忡等；影响脾胃食管者，可见食管运动减弱，恶心呕吐，纳呆，腹胀腹泻；肝肾受损，则可见月经不调、胁胀、蛋白血尿、腰膝酸软等。

3. 瘀血阻络

病久气血运行不畅，气血凝滞，闭阻经络、肌肤、关节、血脉，甚至脏腑。上焦雾化功能失司，则见心悸气短、胸闷胸痛；中焦受纳运化失司，则见纳呆、腹胀、腹泻、便秘等；下焦通利失司，则见腰酸膝软、精华流失、腹腔积液、肢肿；郁久化热，热迫血行，血不循经，可见衄血、紫斑、血尿等；虚火上炎，上入巅脑，则可见偏瘫、狂躁、抑郁等，甚至危及生命；血脉瘀阻，不达四末，可见肢端肿胀，肌肤乍白、乍紫、乍红。

4. 肾阳衰微

先天禀赋不足，肾阳衰微或久病迁延不愈，气血虚弱，脏腑功能失调，精华流失，生血无源，心悸胸痛，甚至癫狂等，危及生命。

三、临床表现

典型的临床表现有多关节炎、雷诺现象、手指肿胀或肢端硬化等。

1. 皮肤

主要表现为手指肿胀、呈腊肠样改变，约占患者的80%；有40%患者可见狼疮样皮疹或慢性瘢痕性盘状改变，狼疮带试验可呈阳性；此外可见弥散性血管炎表现。

2. 雷诺现象

由于手足指（趾）小血管的阵发性痉挛所引起患者手足指（趾）的典型变化，约见于患者的85%，可发生于其他临床症状之前。引起肢端缺血性坏死、溃疡较为少见。

3. 关节

有75%的患者伴有多关节炎，可类似RA，X线检查显示有25%～60%的患者出现侵蚀性。

4. 肌肉

常有近端肌肉无力酸痛，肌酶可明显升高，肌电图显示典型多肌炎表现，活检也显示肌纤维变性。血管周围有浆细胞、淋巴细胞浸润。

5. 食管

食管运动减低，特征是食管远端2/3处蠕动幅度减慢和食管上下两端括约肌压力降低。临床吞咽困难较为少见。

6. 心肺

心脏受累可见心肌炎、心律失常、传导阻滞。肺动脉高压最常见，但治疗较为困难。肺部病变较为多见，约有80%，有临床症状者仅11%。晚期病变可使肺间质纤维化和肺功能受损，引起呼吸困难和肺动脉高压。临床以呼吸困难最为常见，其次为胸痛及肺底啰音。胸片显示约有30%患者有不规则小片状阴影，主要见于肺底及中肺野。

7. 神经病变

神经系统病变者约占患者总数的10%，其中三叉神经痛最为常见，以及器质性精神综合征、血管性头痛、非化脓性脑膜炎、癫痫和外周神经病变。

8. 肾脏

本病累及肾脏者约占28%，应用激素大多有效。

9. 其他

尚有发热、淋巴结病变、贫血等，或伴有SS、慢性淋巴细胞性甲状腺炎。

四、辅助检查

(1)血红蛋白下降,白细胞减少。
(2)抗 RNP 抗体阳性,且滴度大于 1:1 600;抗 Sm 抗体阴性。
(3)血清肌酶增高。
(4)X 线片或 CT 提示肺间质纤维化,限制性通气障碍(CO 弥散功能<70%)或胸腔积液。心脏 B 超提示心包积液、肺动脉压增高。食管吞钡提示食管蠕动功能降低。

五、诊断标准

临床常用 Sharp 标准。

1. 主要标准

①重度肌炎;②肺部受累(二氧化碳弥散功能小于 70%、肺动脉高压、肺活检示增殖性血管损伤);③雷诺现象和(或)食管蠕动功能降低;④关节肿胀、压痛或手指硬化;⑤抗核抗体阳性,滴度>1:320,和(或)抗可溶性抗原(ENA)抗体阳性。

2. 次要标准

①脱发;②白细胞计数减少;③贫血;④胸膜炎;⑤心包炎;⑥关节炎;⑦三叉神经病变;⑧颊部红斑;⑨血小板减少;⑩轻度肌炎。

3. 确诊

①4 个主要标准;②血清学抗核抗体阳性,滴度>1:320,需除外感染性或肿瘤性疾病。

4. 可能诊断

①临床上 3 个主要标准或 2 个主要标准及 2 个次要标准;②血清学抗核抗体阳性,滴度>1:320。

六、辨证要点

本病的辨证应注重其临床表现,根据临床症状的侧重点来进行辨证论治。
本病常见的辨证应包括热毒炽盛、血脉瘀阻、阴虚内热、气血两亏、脾肾阳虚等。

七、中医治疗

1. 热毒炽盛

症状:壮热不寒或稍有恶寒,面色潮红,面部、眼睑或指(趾)红斑,关节疼痛,肌肉酸痛无力,双手肿胀如腊肠,手足乍紫、乍白、乍红,舌红苔薄或薄黄,脉数。

治法:清热解毒,凉血退斑。

方药:犀角地黄汤加减。

组成:水牛角 30 g,牡丹皮 15 g,赤芍 12 g,生地黄 30 g,生石膏 30 g,寒水石 30 g,羌活 30 g,岗稔根 30 g,生藕节 12 g,鬼箭羽 30 g,川牛膝 12 g,威灵仙 15 g,猪苓、茯苓各 12 g,佛手 6 g,半夏 12 g,白芍 12 g。

2. 血脉瘀阻

症状:双手肿胀,面部潮红,关节肌肉酸痛,手足乍紫、乍白、乍红,舌暗红有瘀点苔薄,脉弦。

治法:活血通络止痛。

方药:四物汤加减。

组成:生地黄30 g,赤芍12 g,当归12 g,川芎9 g,忍冬藤30 g,生石膏30 g,水牛角30 g,牡丹皮12 g,生槐米12 g,川续断12 g,杜仲9 g,鬼箭羽30 g,威灵仙12 g,猪苓、茯苓各12 g,佛手6 g,半夏6 g,甘草3 g。

3.阴虚内热

症状:双手指肿胀,低热或自觉发热,发热以日晡为甚,口渴不欲多饮,或有关节酸痛感,或见皮肤瘀斑、瘀点,纳可,大便略干燥。舌红少苔或光剥无苔,脉细小数。症见MCTD慢性活动期。

治法:养阴清热。

方药:知柏地黄汤加减。

组成:知母12 g,生地黄30 g,忍冬藤30 g,黄芩30 g,苦参30 g,地骨皮30 g,麦冬12 g,玄参30 g,石斛30 g,山萸肉12 g,生何首乌15 g,水牛角15 g,牡丹皮12 g,茯苓12 g,佛手6 g,白芍12 g,甘草3 g。

4.气血两亏

症状:双手肿胀,面色萎黄,爪甲色淡,牙龈出血,自觉乏力倦怠,少气懒言,舌淡苔薄,脉细无力。症见MCTD伴有白细胞减少、血小板减少等。

治法:益气养血。

方药:八珍汤加减。

组成:黄芪12 g,炒白术12 g,茯苓12 g,生地黄30 g,当归12 g,川芎9 g,制何首乌15 g,女贞子15 g,山萸肉12 g,仙鹤草15 g,藕节炭12 g,侧柏叶12 g,阿胶(冲服)12 g,佛手6 g,半夏12 g,甘草3 g,大枣5枚。

5.脾肾阳虚

症状:双手指肿胀,手足乍紫、乍白、乍红,面部虚浮,关节肌肉酸胀,畏寒怕冷,倦怠乏力,腰酸腿软,胃纳不馨,大便溏薄。舌质淡胖有齿印,苔薄白,脉沉细无力。症见MCTD后期。

治法:健脾温肾。

方药:肾气丸加减。

组成:黄芪12 g,熟附子9 g,山萸肉12 g,山药12 g,川桂枝9 g,生槐米12 g,鬼箭羽30 g,仙茅12 g,淫羊藿12 g,白豆蔻(后下)3 g,生薏苡仁30 g,羌活30 g,威灵仙12 g,芡实30 g,炮姜炭12 g,猪苓、茯苓各12 g,佛手6 g,甘草3 g。

八、西医治疗

1.常用药物及其适应证

(1)激素:关节炎、皮疹、浆膜炎、间质性或限制性肺病变、肌炎、贫血、血细胞减少、肾炎。

(2)免疫抑制药:肾炎、肌炎。

(3)非甾体消炎止痛药:关节炎或关节疼痛。

(4)抗疟药:皮疹。

(5)金制剂:侵蚀性关节炎而无肾累及者。

2.治疗方法

(1)轻度未分化结缔组织病:非甾体消炎药(NSAIDs)、小剂量激素、血管扩张药、阿司匹林等。

(2)侵蚀性关节炎,除外其他部位损害:小剂量激素、羟基氯喹。

(3)系统性红斑狼疮样主要脏器损害,明显的肌炎、进行性肺或食管的累及:中等或大剂量激素。

(4)肺动脉高压和增生性血管病变:大剂量激素和细胞毒药物、血管扩张药。

九、中西医综合治疗经验

1. 中西医综合治疗的机制

(1)早期、轻症的患者完全可以单纯使用中药,中药除了可以达到止痛、活血、抗凝、扩张血管之外,还可以促进自身肾上腺皮质激素的分泌,从而达到缓解病情的目的。

(2)慢性活动期的患者则可以在使用西药的同时使用中药,达到减少激素的使用剂量和减少激素不良反应的目的。

(3)重危患者大剂量激素控制病情后,中药可以加快激素的撤减,同时预防和治疗激素的不良反应。

2. 中西医综合治疗的要点

(1)首先根据临床表现及实验室检查明确诊断。

(2)根据临床症状及活动指标明确疾病的活动程度。

(3)急性活动期患者根据需要使用一定量的激素及免疫抑制药,同时使用中药;待病情稳定后逐步撤减激素。

第十二节 白塞综合征

白塞综合征(Behcet's disease,BD)是一种系统性、慢性、血管炎症性疾病,以反复发作性口腔溃疡、眼色素膜炎及生殖器溃疡为主要表现的综合征,可累及皮肤、血管、关节、心血管、胃肠道、呼吸系统、神经系统及泌尿系统。

本病广泛分布于世界各地,以土耳其((80~370)/10万人)和日本(13.6/10万人),其他地中海和中东(丝绸之路)发病率偏高,北欧和美国少见((0.1~7.5)/10万人)。我国初步流行病学调查估计为14/10万人。任何年龄均可患病,但高发年龄为25~45岁。国外男性发病率比较高,而在我国则是女性患者占多数,但是男性患者中眼葡萄膜炎和内脏受累较女性高3~4倍。

白塞综合征与《金匮要略·百合狐惑阴阳毒病脉证论》记载的"狐惑病"颇为相似,"狐之为病,状如伤寒,默默欲眠,目不得闭,卧起不安,蚀于喉为惑,蚀于阴为狐"。

本病一般慢性发展,发作与缓解交替,病程波动,大部分预后良好。严重者甚至发生失明、大血管栓塞、消化道穿孔、出血,以及中枢神经系统病变等,乃至危及生命。故早期诊断、早期积极治疗尤为重要。本病经中西医结合治疗,可减少重要脏器累及,减少复发。

一、西医病因

1. 病因

至今病因不明,感染、遗传、环境、免疫异常可能与发病有关。

（1）感染：一些研究提示感染因素在 BD 的发病中起一定作用。但未发现某种特定的微生物被分离出来。单纯疱疹病毒、Epstein-Bar 病毒、巨细胞病毒、链球菌、结核杆菌，以及大肠埃希菌等可能激活淋巴细胞诱发本病。

（2）遗传：BD 有家族聚集现象。全球范围内健康人群中 HLA-B51 抗原的分布与古代丝绸之路及 BD 的分布非常相似。近年来，在多种族人群中都有报道 BD 与 B51 具有不同程度的相关性，HLA-B51 仍是迄今为止发现的与 BD 关系最为密切的基因。在好发地区，BD 患者 HLA-B51 及其亚型 HLA-B51 的阳性率是正常人的 4～5 倍，但在欧美国家则无此相关现象。此外，HLA-B12、DRW52 等亦较正常人为高。有关 BD 中 MHC 区域内、外其他基因的研究资料日渐丰富，主要围绕着与疾病免疫学、凝血通路异常等有关的基因，如 MIC-A(major histocompatibility complex class I related gene A)基因、TNF-α 基因、ICAM-1(intercellular cell adhesion molecule-1)基因的多态性，凝血因子 V Leiden 突变等。

（3）环境：一般认为 BD 的发生与居住地的地理环境、微量元素失平衡（如铜离子过高）、有机氯农药污染等有关。

以地中海、中东及东亚国家居多。日本是 BD 多发区，但在美国的日本后裔 BD 并不多见，说明环境因素对 BD 发病有一定影响。此外，BD 与创伤、应激、吸烟及食物过敏等因素也可能有一定关系。

2. 病理

本病主要的病理改变是血管炎。本病血管病变的独特性在于可累及全身各种大小的动、静脉，而且具有阻塞性血管炎的性质，其动、静脉血栓发生率达 20%～40%。

大量嗜中性粒细胞的组织浸润是 BD 尤其是疾病早期炎症处最突出的病理特征之一，中性粒细胞功能异常乃是疾病活动期中常见的现象。

目前认为，环境、感染等因素在具有 HLA-B51 基因及其他特定遗传素质的人群中触发了机体免疫功能紊乱、中性粒细胞功能亢进，进而导致血管内皮细胞损伤、激活和功能失调，造成更为复杂的免疫病理生理改变，促发和加剧 BD 的血栓栓塞过程，造成了该病广泛而复杂的临床表现。研究揭示，免疫调节功能失常、细胞免疫和体液免疫紊乱均与疾病的发生、发展密切相关，认为 BD 是一种免疫介导的血管炎性疾病。

二、中医病因病机

其病位当在肝脾，并与心、肾相关，其病机虽复杂但不外热（实热、虚热）、湿（外湿、内湿）、毒、瘀、虚（气、血、阴、阳）五端。湿热毒邪交结不解，必然侵及血分，深入经络，气血逆乱，邪循经脉流注。正如赵献可所云："湿热久停，熏蒸气血而成痰浊。"此外，单纯热郁、阴虚、气虚、阳虚也可造成脉络瘀阻，形成血瘀，并可累及脏腑气机，引起脏腑功能失调。

1. 湿阻中焦、郁热化火

湿邪可外感又可内生。雾湿雨露，居处环境气候潮湿，湿从外来；饮食不节，如恣食肥甘生冷，或饥饱失常，劳倦过度损伤脾胃，运化失司，精微不得转输，停聚而成内湿，或者素体阳虚，湿浊内盛。湿性黏滞重浊，必阻碍气机，郁而化热，成湿热之证，湿热之邪又可内蕴成毒，或上熏口眼诸窍，则见口舌生疮，溃烂不愈，两目红赤；或流注关节经络，则关节肿痛；或下注二阴，则见生殖器、尿道口、肛周等处糜烂。

2. 肝经湿热、兼及脾胃

情志不调，或气机失于调达，或暴怒伤肝气失疏泄，气郁化火生热。肝气横逆犯脾，脾失健运，湿浊内生，则肝火湿邪相和。"肝开窍于目"，足厥阴肝经绕阴器，上行连目系，其分支行于颊，环绕口唇，则肝经湿热上害则目赤作红，下注于阴，蚀为阴部起疱溃烂，传于脾胃则口舌生疮糜烂。

3. 肝肾阴虚、湿热内结

湿邪之气一旦存留体内，每逢阴虚津亏之人，湿必难去，久必化热，湿热交结；或者他病（如肺痨等）伤正，出现肝肾亏虚，又感湿邪，致湿热相和，内蕴成毒，而成本病，并见缠绵反复，经久不愈。

4. 脾肾亏虚、邪毒留恋

素体中虚，或劳倦过度，或产后，或病久正亏，气虚推动无力，血虚脉道不畅，气虚血瘀，脉络失和，肌肤失养而致溃疡形成，此起彼伏，时发时止，尤以口舌咽部为多。

三、临床表现

本病全身各系统均可受累，但较少同时出现多种临床表现。有时患者需经历数年甚至更长时间才相继出现各种临床症状和体征。

1. 口腔溃疡

几乎所有患者均有口腔溃疡（aphthous ulcer-ation，阿弗他溃疡），是多数患者的首发症状，反复发作，间歇期不等。溃疡可以发生在口腔的任何部位，多位于唇、牙龈、舌缘、舌尖、颊黏膜、软腭、咽、扁桃体等处。病变开始为圆形红斑，随之出现疱疹或丘疹，1~2 d 发展为溃疡，疼痛。溃疡可单发，也可成批出现，呈米粒或黄豆大小，圆形或椭圆形，边缘清楚，深浅不一，底部有黄色或白色覆盖物，周围为一边缘清晰的红晕，1~2 周后自行消退而不留瘢痕。重症者溃疡深大愈合慢，偶可遗有瘢痕。复发性口腔溃疡是诊断本病的必备症状。

2. 生殖器溃疡

生殖器溃疡发生率约 75%，病变与口腔溃疡基本相似，一般发生于口腔溃疡后数月或数年，但出现次数少、数量少。溃疡深大，疼痛剧，愈合慢，可留有瘢痕。女性多见于外阴、阴道、宫颈。男性多见于阴囊、阴茎、龟头及肛周等处。阴道溃疡可无疼痛仅有分泌物增多。有的患者可因溃疡深而致大出血或阴囊静脉壁坏死破裂出血。

3. 眼炎

眼炎发生率约 50%，双眼均可累及，可以在起病后数月甚至几年后出现，1/3 的患者以眼部病变为首发症状。通常为慢性、复发性、进行性病程。临床表现为视物模糊、视力减退、失明、眼球充血、眼球痛、畏光流泪、异物感、飞蚊症和头痛等。眼受累危害性较大，致盲率可达 25%，是本病致残的主要原因。最常见和最严重的眼部病变为葡萄膜炎（uveitis）。前葡萄膜炎即虹膜睫状体炎，可伴有或不伴有前房积脓，而后葡萄膜炎和视网膜炎则是影响视力的主要原因。眼球其余各组织均可受累，出现角膜炎、疱疹性结膜炎、巩膜炎、脉络膜炎、视网膜炎、视盘炎、坏死性视网膜血管炎、眼底出血等，可单独或混合存在。此外，可有晶状体出血或萎缩、青光眼、视网膜脱落。单独视盘水肿提示脑静脉血栓，由 BD 所致的颅内血管病变可导致视野缺损。

4. 皮肤病变

皮损发生率高,可达80%~98%,表现多种多样,有结节性红斑、针刺反应、疱疹、丘疹、痤疮样皮疹、多形红斑、环形红斑、坏死性结核疹样损害、大疱性坏死性血管炎、Sweet病样皮损、脓皮病等。患者可有1种或1种以上的皮损,而特别有诊断价值的皮肤体征是结节红斑样皮损和对微小创伤(针刺)后的炎症反应。针刺反应也称皮肤特异性变态反应,是指在肌肉或静脉穿刺部位12~24 h后出现米粒大小的红色斑丘疹,继而发展成水疱、脓疱、结痂。针刺反应特异性高,阳性率为60%~70%,与疾病活动有关。

5. 关节病变

25%~60%的患者有关节症状。表现为相对轻微的局限性、非对称性关节炎。主要累及膝关节和其他大关节,以关节疼痛、肿胀和功能障碍多见,也可表现为肌腱端炎,大多呈自限性。也有病例呈缓慢进行性,可出现关节破坏、畸形和功能障碍,X线显示关节间隙模糊或狭窄,关节部位出现溶骨性改变。HLA-B27阳性患者可有骶髂关节受累,出现与强直性脊柱炎相似表现。

6. 神经系统病变

神经系统病变又称神经白塞综合征。发病率为5%~50%。常于病后数月至数年出现,少数(5%)可为首发症状。临床表现依受累部位不同而各异,表现为脑炎、脑膜脑炎、脑脊髓炎、脑神经炎及周围神经炎等。病理表现以亚急性或慢性小血管炎为基础,伴弥散性脱髓鞘及坏死。中枢神经系统受累较多见,可有头痛、头晕、霍纳综合征、假性延髓性麻痹、呼吸障碍、癫痫、共济失调、无菌性脑膜炎、视盘水肿、偏瘫、失语、截瘫、尿失禁、双下肢无力,以及感觉障碍、意识障碍、精神异常等。周围神经受累较少见,表现为四肢麻木无力,周围型感觉障碍等。神经系统病变有发作与缓解交替的倾向,可同时有多部位受累,多数患者预后不佳,尤其脑干和脊髓病损是本病致残及死亡的主要原因之一。

7. 消化道损害

消化道损害又称肠白塞综合征。发病率为10%~50%。从口腔到肛门的全消化道均可受累,溃疡可为单发或多发,深浅不一。可见于食管下端、胃部、回肠远端、回盲部、升结肠,但以回盲部多见。临床可表现为上腹饱胀、嗳气、吞咽困难、中下腹胀满、隐痛、阵发性绞痛、腹泻、黑便、便秘等。严重者可有溃疡穿孔,甚至可因大出血等并发症而死亡。部分遗留肠瘘或肠腔狭窄等后遗症。临床上常常有术后伤口不愈合的病例。

8. 血管损害

本病的基本病变为血管炎,全身大小血管均可累及,10%~20%的患者合并大中血管炎,是致死致残的主要原因。动脉系统被累及时,动脉壁的弹性纤维破坏及动脉管壁内膜纤维增生,造成动脉狭窄、扩张或产生动脉瘤,临床出现相应表现,可有头晕、头痛、昏厥、无脉。主动脉弓及其分支上的动脉瘤有破裂的危险性。静脉系统受累较动脉系统多见,约25%患者发生表浅或深部的迁移性血栓性静脉炎及静脉血栓形成,造成狭窄与栓塞。下腔静脉及下肢静脉受累较多,可出现布—加(Budd-Chiari)综合征、腹腔积液、下肢水肿。上腔静脉梗阻可有颌面、颈部肿胀、上肢静脉压升高。

9. 肺脏损害

肺部损害发生率较低,占5%~10%,但大多病情严重。肺血管受累时可有肺动脉瘤形成,瘤体破裂时可形成肺血管-支气管瘘,致肺内出血;肺静脉血栓形成可致肺梗死;肺泡毛细血管周围炎可使内皮增生纤维化影响换气功能。肺受累时患者有咳嗽、咯血、胸痛、呼吸困难等。大量咯血可致死亡。

10．肾脏损害

肾脏损害较少见,可有间歇性或持续性蛋白尿或血尿,肾性高血压,肾病理检查可有IgA肾小球系膜增生性病变或淀粉样变。

11．心脏受累

心脏受累较少,可有心肌梗死、瓣膜病变、传导系统受累、心包炎等。心腔内可有附壁血栓形成,少数患者心脏呈扩张样改变、缩窄性心包炎样表现,心脏病变与局部血管炎有关。

12．附睾炎

附睾炎发生率为4%～10%,较具特异性。急性起病,表现为单或双侧附睾肿大疼痛和压痛,1～2周可缓解,易复发。

总之,白塞综合征病情谱甚广,病程长,轻重迥异,临床表现复杂,又无特异性化验诊断指标,易造成漏诊或误诊。

四、辅助检查

1．实验室检查

BD无特异性血清学检查。白细胞可轻度增高,活动期ESR和CRP会增高。血液呈高凝状态,纤维蛋白降解产物增多。血清免疫球蛋白,尤其是IgA偶尔会升高。ANA、抗中性粒细胞胞浆抗体等均阴性。部分患者可有轻度蛋白尿或镜下血尿。大便隐血阳性提示消化道出血。

2．针刺反应

目前为本病较特异的实验,用无菌针皮内针刺或注射生理盐水24～48 h观察反应。典型者为在24～48 h针刺部位的皮肤会形成丘疹或脓疱,直径>2 mm。也可观察肌内注射和静脉穿刺部位的皮肤反应。一般认为,针刺反应与疾病的活动性呈正相关。

3．其他相关检查

根据需要进行磁共振、CT等影像学、血管造影、超声心血管、内镜及脑脊液检查等。

五、诊断标准

BD无特异的病理学和实验室诊断指标,诊断有赖于典型的临床症状和体征(1990年BD国际诊断标准)。BD的国际诊断标准如下。

复发性口腔溃疡:由医生或患者发现的较小或大的阿弗他溃疡及疱疹样溃疡,每年至少发作3次。

加上以下4项中2项:①复发性生殖器溃疡:由医生或患者发现的阿弗他溃疡或结痂。②眼部损害:前葡萄膜炎、后葡萄膜炎或裂隙灯下显示玻璃体内细胞或眼科医生发现视网膜血管炎。③皮肤损害:医生或患者发现结节红斑,假性毛囊炎或丘疹脓疱样损害,或医生发现未接受皮质类固醇治疗的患者青春期后出现痤疮样结节。④针刺反应阳性:24～48 h后由医生观察。

与本病密切相关并有利于诊断的症状有:关节痛或关节炎、皮下栓塞性静脉炎、深部静脉栓塞、动脉栓塞和(或)动脉瘤、中枢神经病变、消化道溃疡、附睾炎和家族史。

六、鉴别诊断

本病以某一系统症状为突出表现者易误诊为其他系统疾病。以关节症状为主要表现者,应注意与类风湿关节炎、赖特综合征(Reiter Syndrome)、强直性脊柱炎相鉴别;皮肤黏膜损害应与多形红斑、结节红斑、梅毒、Sweet 病、史—约综合征(Stevens-Johnson Syndrome)、寻常性痤疮、单纯疱疹感染、系统性红斑狼疮、周期性粒细胞减少、获得性免疫缺陷综合征(AIDS)相鉴别;胃肠道受累应与非甾体消炎药(NSAIDs)所致黏膜病变、克罗恩病(Crohn's disease)和溃疡性结肠炎相鉴别;右下腹疼痛应注意与阑尾炎相鉴别;神经系统损害与感染性、变态反应性脑脊髓膜炎、脑脊髓肿瘤、多发性硬化、精神病相鉴别;附睾炎与附睾结核相鉴别。

1. 赖特综合征

本病也有关节症状,男性患者阴部溃疡、眼炎症及皮疹,有时与白塞综合征难以鉴别,而且白塞综合征早期呈赖特综合征者也有报道。但赖特综合征阴部溃疡较白塞综合征更深;皮疹形态也与后者不一,皮肤毛囊样皮损后结痂,角质层肥厚,临床与病理均同角化性淋病相似,生殖器常伴有渗出性红斑样改变;系统性损害不如白塞综合征严重,一般不会有胃肠道和中枢神经系统受累,口腔溃疡少见,黏膜溃疡较少疼痛。

2. 炎症性肠病

肠白塞综合征可有炎症性肠病的表现,而炎症性肠病也有肠外表现,诸如眼色素膜炎、红斑结节、黏膜溃疡及关节症状,因此有时两者难以区分。肠白塞综合征结肠炎主要位于右半结肠,病理学上也与炎症性肠病有一定差异。后者肉芽肿常见,整个黏膜呈炎症性改变,淋巴细胞聚集,黏膜下纤维化。

3. 强直性脊柱炎

本病眼色素膜炎病程长,常伴有前房积脓,但一般无类似于白塞综合征的眼底渗出性改变,视网膜病变少见。口腔溃疡亦少见。另外,强直性脊柱炎骶髂关节病变常见,HLA-B27 阳性,而白塞综合征很少累及骶髂关节。

七、中医治疗

中医治疗以扶正祛邪为原则。应先治其标,后顾其本;先从祛邪入手,然后再予扶正。疏通气机是白塞综合征的总的治则。疏通气机对于防止病情的进展,发生他病,具有重要意义。临床治疗时,又应明辨虚实,实证以疏肝理气为主,虚证以益气养阴扶正为法。

1. 辨证论治

(1) 脾胃火旺,热毒炽盛

症状:口舌溃烂,多发且深,疮面色鲜,疼痛明显,不欲饮食,恶闻食臭,大便秘结,小便短赤。舌质红,苔黄,脉数。

治法:清胃降火,凉血解毒。

方药:清胃散合玉女煎加减。

组成:黄芩 30 g,黄连 6 g,生石膏 30 g,土茯苓 30 g,生地黄 30 g,知母 12 g,蒲公英 30 g,金雀根 30 g,紫花地丁 15 g,牛膝 12 g,粳米 6 g,生甘草 6 g。

方解:方中生石膏清热生津,知母、生地黄清热凉血,黄芩、黄连配伍加强方中清热解毒的力度,牛膝引火下行,粳米、甘草和胃护津。

加减:目赤红肿加金银花、菊花;苔腻加薏苡仁、白豆蔻;关节肿痛加忍冬藤、羌活、虎杖;发热加滑石、寒水石;皮肤红斑加秦皮、白鲜皮;舌尖红加淡竹叶、莲子心。

体会:此证属胃热实证,重用清热泻火之品,故需顾护胃气。

(2)肝经湿盛,郁而化热

症状:双目红赤,畏光流泪,视物模糊;口舌溃烂,阴部溃烂灼热,分泌物多;口苦咽干,心烦易怒,大便秘结,小便短赤。舌质红,苔黄,脉弦数。

治法:清肝泻火,理气化湿。

方药:龙胆泻肝汤加减。

组成:龙胆 15 g,栀子 12 g,黄芩 30 g,黄檗 12 g,柴胡 9 g,白芍 12 g,苦参 30 g,生地黄 15 g,木通 6 g,金银花 15 g,菊花 12 g,陈皮 6 g,生甘草 6 g。

方解:龙胆、栀子清肝泻火,黄芩、黄檗、苦参清热化湿,柴胡、白芍疏肝理气,金银花、菊花清热明目。

加减:溃疡明显加败酱草、土茯苓;视物模糊加青葙子、密蒙花;皮肤结节加夏枯草、海藻;苔腻加厚朴、苍术。

体会:此证属肝湿热实证,治以清热化湿为主,中病即止,否则容易伤阴败胃。

(3)肝肾阴虚,湿热内结

症状:两目干涩,视物不清;咽干口燥,口舌溃烂,阴部溃烂,经久不愈,头晕耳鸣,腰膝酸软,五心烦热,溲黄便干。舌红少津,脉细数。

治法:补益肝肾,养阴清热。

方药:杞菊地黄丸加减。

组成:枸杞子 12 g,菊花 12 g,生地黄 30 g,山萸肉 12 g,黄芩 30 g,白芍 15 g,牡丹皮 15 g,土茯苓 30 g,山药 15 g。

方解:生地黄、山萸肉补肾益肝,山药滋肾健脾,泽泻利湿泄浊,牡丹皮清泄相火,土茯苓清热利湿,枸杞子、菊花清肝明目。

加减:视物不清加决明子、青葙子、密蒙花;溃疡反复加金雀根、土茯苓;阴部溃疡加黄檗、苦参;眼干口燥加玄参、麦冬、芦根。

体会:此证属虚实夹杂,治疗上宜标本扶正祛邪兼顾,合而治之,且需根据具体病情及不同阶段调整用药比例,做到扶正不留邪,祛邪不伤正。

(4)脾肾亏虚,邪毒留恋

症状:口腔、眼、外阴部溃疡色淡,呈平塌凹陷状,久不敛口,皮下结节,暗红色,倦怠纳呆,干呕便溏,腰酸畏寒等。舌质淡红,苔白,脉濡或弦滑。

方药:治以甘草泻心汤加减。

组成:炙甘草 6 g,黄芩 30 g,黄连 6 g,党参 15 g,生黄芪 12 g,丹参 30 g,鬼箭羽 15 g,莪术 15 g,川芎 9 g,白术 12 g,大枣 9 g。

方解:方中黄芪与党参、炙甘草、白术配伍补脾益气,丹参、鬼箭羽、川芎、莪术活血行气,大枣调和脾胃。

加减:溃疡反复加金雀根、土茯苓;苔腻加生薏苡仁、白豆蔻。

体会:临床辨证白塞综合征时务必遵《黄帝内经》"治病必求于本"及"知标本者,万事万当,不知标本,是谓妄行"之原则。此期患者多处于病程后期,邪毒久羁,耗伤正气,无力抗邪外出,病势缠绵,故治疗上注重扶正补虚,正气渐复,方能抗邪外出。

2. 中成药

中药雷公藤治疗白塞综合征临床观察起效快,疗效好。不良反应较糖皮质激素小,停药后无反跳现象。通常用雷公藤总苷片 10～20 mg/d。患者口腔溃疡愈合,皮下结节消退,关节疼痛缓解,对视力恢复有一定帮助。

3. 外治

(1) 眼炎:以木贼、薄荷、菊花煎汤熏洗眼部。

(2) 口腔溃疡:溃疡处用黄连粉、寒水石、青黛研细外撒,也可用锡类散、冰硼散或六神丸研末外敷以消肿止痛。也可榨取鲜败酱草汁加 1～2 倍凉开水,另放入冰糖少许,多次漱口。

(3) 阴部溃疡:以苦参、黄檗、蛇床子、白鲜皮、冰片煎洗。阴中溃疡甚者,可取鲜败酱草 1 500 g 左右,水煎 30 min 后,滤出药液放浴盆,调水温适宜后坐浴,每日早晚各 1 次,每次 30～50 min。

(4) 血管炎:局部金黄散调匀外敷。

八、西医治疗

白塞综合征无根治方法,临床上常缓解与发作交替。对于轻症并且无一般器官、系统受累者,主要采用对症治疗;累及器官、内脏,如伴有眼炎的白塞综合征、胃肠型白塞综合征、心脏及大、中血管受累者、神经系统白塞综合征等,需要采用适量的糖皮质激素、免疫抑制药及其他必要措施(包括手术治疗),以期控制症状和病情的发展。

1. 非甾体消炎药

非甾体消炎药对缓解发热、皮肤结节性红斑、生殖器溃疡疼痛及关节炎症状有一定疗效。

2. 秋水仙碱

秋水仙碱对关节病变、结节性红斑、口腔和生殖器溃疡、葡萄膜炎均有一定的治疗作用,常用剂量为 0.5 mg。应注意肝肾损害、粒细胞减少等不良反应。

3. 沙利度胺

沙利度胺治疗严重的口腔、生殖器溃疡。宜从小剂量开始,逐渐增加至 50 mg。可引起胎儿畸形,另外有引起神经轴索变性的不良反应。

4. 糖皮质激素

糖皮质激素对控制急性症状有效,常用量为泼尼松 40～60 mg/d。重症患者,如严重眼炎、中枢神经系统病变、严重血管炎患者可考虑采用静脉应用大剂量甲泼尼龙冲击,40～1 000 mg/d,3～5 d 为 1 个疗程,与免疫抑制药联合效果更好。

5. 免疫抑制药

(1) 苯丁酸氮芥:用于治疗视网膜、中枢神经系统及血管病变。用法为 2 mg,每日 3 次。持续使用数月直至病情控制至稳定,然后逐渐减量至小量维持。病情完全缓解半年后可考虑停药。但眼损害应考虑用药 2～3 年,以免复发。用药期间应定期到眼科就诊检查。不良反应有继发感染,长期应用有可能停经或精子减少、无精。

(2) 硫唑嘌呤:效果较苯丁酸氮芥差。2～2.5 mg/(kg·d)。可抑制口腔、眼部病变和关节炎,但停药后容易复发。

(3) 甲氨蝶呤(Methotrexate):每周 7.5～15 mg,口服或静脉注射用药。用于治疗神经系统、皮肤黏膜等病变,可长期小剂量服用。

(4)环磷酰胺:在急性中枢神经系统损害或肺血管炎、眼炎时,与泼尼松联合使用,可静脉冲击治疗(每次用量0.4~1.0 g,每月1~2次,每月0.8~1.0 g)。

(5)环孢素A(Cyclosporine A):对秋水仙碱或其他免疫抑制药疗效不佳的眼白塞综合征效果较好。剂量为3~5 mg/(kg·d)。

6.抗结核治疗

如患者有结核综合征或有结核病史,PPD皮试强阳性(5IU 有水疱)时,可试行抗结核治疗(三联)至少3个月以上,并观察疗效。

7.生物制剂

有关生物制剂在白塞综合征中的应用多为散在报道。

(1)干扰素-α-2a:对关节损伤和皮肤黏膜病变有效率较高,有治疗难治性葡萄膜炎、视网膜血管炎疗效好的报道。不良反应有抑郁与血细胞减少,避免与硫唑嘌呤联用。

(2)TNF-α抑制药:可用于抗风湿药治疗无效的皮肤黏膜病变、葡萄膜炎、视网膜血管炎、关节炎、胃肠道病变和中枢神经系统受累。此类药物起效快,停药易反跳。注意预防感染。

九、中西医综合治疗经验

白塞综合征发展缓慢,病程缠绵,常累及内脏器官,病情较重,预后较差。中西医结合治疗可提高疗效,减少药物的不良反应,减少重要脏器累及,缩短病程,减少复发。目前认为中西医结合疗法是治疗白塞综合征的最佳方案。中医治疗宜贯穿疾病始终,对轻症、稳定期及没有内脏器官受累时,可以单用中药治疗。重症、活动期及合并内脏器官受累时,激素及免疫抑制药宜尽早参与,挽救生命。待病情控制后,再缓慢撤减西药,渐过渡到纯中药治疗,减少、减轻西药的不良反应。

1.饮食调养

(1)饮食应清淡,低脂低盐低糖,易消化。

(2)食物富含优质蛋白质、维生素、钙为宜。

2.忌口

避免进食葱、蒜、辣椒、醋等刺激性食品和温度高、质地硬的食物。忌烟酒。热盛者,避免食用羊肉、狗肉、驴肉等温热性食品。

第十三节　成人斯蒂尔病

成人斯蒂尔病(adult onset Stills disease,AOSD)是一种特殊类型的血清阴性的多关节炎,以突发高热、一过性皮疹、关节痛和(或)关节炎、肌痛、咽痛、淋巴结肿大、白细胞总数和中性粒细胞增多及血小板增多为临床表现。由于无特异性的诊断方法和标准,须排除感染、肿瘤及其他结缔组织病后才考虑其诊断。本病首先由斯蒂尔(1897年)报道,他描述了儿童类风湿关节炎(RA)伴有发热、皮疹、肝脾大等全身症状,称斯蒂尔病,其后发现成人也可患斯蒂尔病。AOSD的发病年龄以16~35岁多见,男女性发病率基本相等。

大多数学者及文献报道认为,AOSD属于中医学温病学说范畴,以下几点可做为温病学说的理由:①本病初起多有外感表证,与外邪侵袭有关,如恶寒、发热、咽痛等症;②本病常起病急骤、热势鸱张,易出现热灼伤阴;③发病过程中其皮疹为主要见症之一,此属温病学说中"斑疹"范畴;④在辨证时,与温病学说"卫、气、营"三个阶段出现的证候颇为相似。

但本病无明显季节性,病情反复发作。发热不规则、病程较长,不同于四时温病。

一、病因病机

本病发病原因至今不明确,可能与感染、遗传和免疫异常等因素有关,由于在遗传上的易感性个体,对某些外来抗原,如病毒或细菌感染的出现产生过度免疫反应,引起机体细胞和体液免疫调节异常,导致发热、皮疹和关节痛等临床表现。

中医学认为本病基本病机是外感时疫毒、暑湿及风湿热邪,致表卫不和,气营两伤,经络关节痹阻,并内侵脏腑,病位在表卫,在气,在营,也可在经络、关节、血脉,与心、肺、胃、肝等脏腑有关。

1. 时邪侵袭

时行疫毒,或暑湿之邪侵及人体,病及表卫,致表卫失和,则出现发热头痛症状。火热上炎则见咽痛。

邪滞经络关节则有全身肢体、关节疼痛等症。邪由卫入气则发热而热势鸱张。邪由气转营则发热之时出现休克、舌绛红、皮疹隐隐等。

2. 外感风湿热邪

感受风湿热邪之后,郁积日久转而化热,致使风湿热邪侵及经络、关节、筋脉,使血脉瘀阻,津液凝聚,而出现关节肿大,热痛,屈伸不利,以及休克、皮疹、斑块等症状。

3. 阴血不足、瘀血阻滞

外感时疫毒、邪、暑湿,以及感染风湿热邪日久,热伤阴津,阴血不足,出现身疲、乏力、口干、低热不退、五心烦热等症。邪气阻滞经络关节,关节肌肉疼痛,皮疹不消,胸部不舒,心悸气短等。

本病的初期以邪实为主,而邪实多见风、湿、热、瘀。后期伤及正气,尤其是气阴两伤,特别是阴血亏虚的证候。

二、临床表现

1. 高热

高热是本病最常见、最早出现的症状,为弛张热,一日内可出现1~2次高峰,常于傍晚体温骤然升高,达39℃以上,次日清晨体温可自行降至正常。高热时可伴有寒战和全身中毒症状,如乏力、食欲减退等,发热可持续数周至数月。

2. 皮疹

皮疹常与发热伴行,随体温的升降而出现或隐退,皮疹呈现多型性,麻疹样或荨麻疹样,可散在或融合成片,可见于身体任何部位,但以躯干和四肢近端为多见。

3. 关节及肌肉疼痛

几乎100%的患者有关节疼痛,关节肿痛可呈游走性,常无对称性表现,膝、腕关节最常累及,其次为踝、肩、肘关节,近端指间关节、掌指关节及远端指间关节亦可受累。多数患者发热时出现不同程度肌肉酸痛,部分患者出现肌无力及肌酶轻度增高。

4. 咽痛

不少患者病初即有咽痛,有时出现于整个病程中,发热时咽痛出现或加重,热退后缓解,可有咽部充血,咽后壁淋巴滤泡增生及扁桃体肿大,咽拭子培养呈阴性,抗生素治疗无效。

5. 淋巴结肿大

多数患者有全身淋巴结肿大,以颈部、腋下及腹股沟淋巴结为多见,约有50%的患者有肝脾大,可有轻度肝功能异常,体温恢复正常后,肝脾大可缩小。

6. 其他

少数患者有胸膜炎、心包积液、心肌炎及间质性肺炎等表现。较少见的有肾、中枢神经异常、周围神经损害。

三、辅助检查

多数患者可见外周血白细胞总数增高,一般白细胞计数≥$15×10^9$/L,以中性粒细胞增高为主。少数患者≥$20×10^9$/L,出现类白血病反应。ESR 明显增快,CRP 可升高,RF 滴度和 ANA 一般阴性,血补体水平正常或偏高,血培养及其他细菌学检查均阴性,血清铁蛋白显著增高有助于本病的诊断,且其水平与病情活动呈正相关。

四、辨证要点

本病辨证要点是发热、皮疹。发热与恶寒并见,为邪在气卫;壮热不恶寒反恶热,为里热炽盛;发热夜甚,为热灼营阴或热瘀胶结;低热或手足心热,为阴血亏虚、阴虚内热。发疹是病邪外泄之候。邪在气分,常单纯发疹,发热与恶寒并见;邪在血分,多夹斑带疹,或单纯发斑,亦可伴有血衄、便血及眼底出血和脑出血者,此热入血或气营两燔之象。出疹伴神志不清甚至昏迷,属凶险象,为病重之象;斑疹以荣润松活为佳,紧束干晦为凶;其色以淡红为轻,淡红转深红为血热,红艳见如胭为血热甚,紫色呈黑为热极。斑转疹病势向愈,由疹转斑病势加重,斑疹常随发热而出,热退则隐。发热出疹时按斑疹辨证,在非发热时,则按当时证候施治。

五、诊断标准

本病目前尚无统一诊断标准,对出现持续和间断性高热,一过性皮疹,关节肿痛,白细胞和中性粒细胞升高的患者,在排除结核、败血症、慢性活动性肝炎、淋巴瘤及恶性网织细胞增多症等疾病后,可考虑诊断为本病。推荐应用较多的美国 Cush 标准和日本标准。

1. Cush 标准

必备条件:发热≥39℃;关节痛或关节炎;RF<1:80;ANA<1:100。

另需具备下列任何2项:血白细胞≥$15×10^9$/L;皮疹;胸膜炎或心包炎;肝大或脾大或淋巴结肿大。

2. 日本初步诊断标准

主要条件:发热≥39℃并持续1周以上;关节痛持续2周以上;典型皮疹;血白细胞≥$15×10^9$/L。

次要条件:咽痛;淋巴结和(或)脾大;肝功能异常;RF 和 ANA 阴性。

此标准需排除:感染性疾病、恶性肿瘤、其他风湿病。符合5项或更多条件(至少含2项主要条件)可做出诊断。

须强调的是成人斯蒂尔病的诊断是建立在排除性诊断基础上的,至今仍无特定的统一诊断标准,即使在确诊后,仍要在治疗、随访过程中随时调整药物,以改善预后并注意排除感染、肿瘤和其他疾病,从而修订诊断改变治疗方案。

六、中医治疗

1. 邪犯卫表

症状:发热或伴恶寒,头痛,全身肌肉疼痛,咽痛,口干口渴,舌红苔薄黄,脉浮数,多见发病之初(前驱期)。

治法:清热解表,宣卫透邪。

方药:银翘散加减。

组成:金银花30 g,连翘30 g,板蓝根30 g,大青叶30 g,芦根30 g,淡竹叶30 g,菊花15 g,牛蒡子10 g,淡豆豉10 g,桔梗3 g,甘草6 g。

加减:热毒症状明显者加蒲公英30 g,重楼30 g;发热甚者加生石膏30 g,鸭趾草30 g;头胀痛加桑叶30 g,葛根30 g;咽痛者加玄参30 g,射干10 g。

2. 热炽气营

症状:高热持续不退,烦躁不安,汗出咽干痛,关节疼痛,皮疹色红点状,溲黄,便干。舌质红或绛,苔黄燥少津,脉洪数。

治法:清营凉血,泄热解毒。

方药:白虎汤合清营汤加减。

组成:生石膏30 g,水牛角30 g,知母30 g,生地黄30 g,玄参30 g,牡丹皮10 g,赤芍30 g,丹参30 g,金银花30 g,连翘30 g,淡竹叶30 g。

加减:大便坚难加大黄9 g,芒硝10 g;口渴甚加麦冬30 g,石斛10 g;咽痛加马勃10 g,黄芩30 g,山豆根30 g;关节痛甚者加羌活30 g,忍冬藤30 g。

3. 风湿热痹

症状:关节疼痛、灼热红肿,伴发热,口渴、烦闷不安,皮疹隐隐,肌肉疼痛。舌红苔黄燥,脉滑数,多见于关节症状明显的患者。

治法:清热通络,祛风除湿。

方药:白虎桂枝汤加减。

组成:石膏30 g,知母30 g,桂枝6 g,忍冬藤30 g,黄芩30 g,生地黄30 g。

加减:热盛者加连翘30 g,重楼10 g;关节痛者加羌活30 g,独活12 g;皮疹者加牡丹皮10 g,黄连10 g,金银花30 g;烦渴者加白茅根30 g,芦根30 g。

4. 阴虚血瘀

症状:热势减缓,常以低热持续,伴见五心烦热,两颧潮红,盗汗,神疲乏力,皮疹隐隐,腹中隐痛,夜间尤甚,关节疼痛而胀,口干,溲赤。舌嫩红兼瘀斑,苔薄黄或薄白而津乏,脉细数。(病程恢复期)。

治法:养阴清热,活血化瘀。

方药:增液汤合青蒿鳖甲汤加减。

组成:生地黄30 g,玄参30 g,麦冬30 g,牡丹皮10 g,青蒿30 g,地骨皮30 g,赤芍30 g,甘草6 g。

加减:骨蒸痨热者加秦艽30 g,银柴胡30 g;身疲乏力明显者加鹿角片10 g,续断10 g,杜仲 10 g;干渴者加白茅根 30 g,芦根 30 g;关节痛甚者加忍冬藤 30 g,羌活 30 g,桑枝 30 g。

七、西医治疗

常用的药物有非甾体消炎药(NSAIDs)、糖皮质激素、改善病情抗风湿药(DMARDs)等。非甾体消炎药对控制发热、减轻关节炎症有一定效果。糖皮质激素对单用 NSAIDs 无效,症状控制不佳,或减量复发者,或有系统损害、病情较重者应使用。早期应足量使用,待症状消失和实验室指标好转后,可缓慢减少激素用量。长期服用激素者应注意感染、骨质疏松等并发症,及时补充防治骨质疏松的相关药物,如抑制破骨细胞的二膦酸盐、活性维生素 D。改善病情抗风湿药:可选择甲氨蝶呤(MTX)、硫酸羟氯喹、硫唑嘌呤、环磷酰胺、环孢素等,用药过程中,应密切观察所用药物的不良反应,如血常规、ESR、肝肾功能、尿常规等。

八、中西医结合治疗经验

本病不是常见疾病,非风湿科医师一般对本病缺乏了解,在患者出现高热、皮疹、关节肿痛、白细胞升高时,很容易被误诊为感染性疾病,而给予大量抗生素治疗。所以,当抗生素已用足量而高热不退时,应考虑细菌已不存在,这种发热可能由体内免疫功能异常出现的变态反应所致,大量使用抗生素可导致菌群失调,形成恶性循环。

中药治疗该病,可获得比较好的疗效,对于一个终身性疾病而言,必须坚持长期治疗。在短期内疗效,中药不及西药非甾体类抗炎药(NSAIDs),更不及糖皮质激素类药物。中药治疗需1~3个月才能逐渐控制病情,坚持服用中药,长期疗效会更显著;并且服用中药能慢慢地将西药包括非甾体消炎药、甲氨蝶呤,以及糖皮质激素减量,直至停止使用。因此,西药是近期疗效显著,中药是远期疗效显著,临床上可以优势互补。

本病中西医结合治疗的最重要原则是祛邪,而又要避免外邪入侵,其中药物之"邪",尤应引起重视,所以临床上不是单纯地辨病加辨证,而是要精于分析,穷于探索,既要掌握疾病的共性,又要掌握患者个体特点,才能提高疗效,控制病情。

第十四节 银屑病关节炎

银屑病关节炎(psoriatic arthritis,PsA)是一种与银屑病相关的炎性关节病,具有银屑病皮疹,关节和周围软组织疼痛、肿胀、压痛、僵硬和运动障碍,部分患者可有骶髂关节炎和(或)脊柱炎,病程迁延、易复发,晚期可关节强直,导致残疾。我国银屑病患病率为 0.123‰,该病可发生于任何年龄,高峰年龄为 30~50 岁,无性别差异。

PsA 属中医学"痹证"范畴,尤其是与尪痹、历节病、骨痹和肾痹较为相似,其皮肤损害则相当于"白疕""蛇虱""白屑风"等病种。

一、病因病机

本病发病原因至今不明确,可能与遗传、免疫和环境等因素有关:①遗传因素:约 1/3 银屑病患者有家族史;银屑病患者第一代亲属中银屑病的发病率为 16.9%,明显高于正常人群。

②免疫因素：PsA 在表皮和滑膜的免疫球蛋白沉积，在银屑病和银屑病关节炎患者血清出现 ANA、RF、抗皮肤抗原抗体及免疫复合物等支持体液免疫机制过度活跃。③环境因素：有报道链球菌咽峡后发生银屑病的患者，在皮疹和指甲培养出链球菌和葡萄球菌，并对链球菌介导的体液和细胞免疫反应性增强，但是，感染和银屑病的因果关系未定。

中医学认为，PsA 总的病机为素体肾阴亏虚，复感外邪，痰瘀互结。风寒湿热为外邪，痰瘀为内邪，六邪均可化为毒邪，成为七邪。七邪为外邪实邪，而其本为虚证，肾阴不足，久则真阴衰弱，

精血亏损，筋骨损伤。因此，银屑病关节炎的病机为"风寒湿热痰瘀毒加肾虚"。内外相合，闭阻经络，阴津营血不能达于肌表，由此造成皮肤关节等损害。

1. 感受风寒

由于素体阴虚，卫外不固，腠理不密，风寒湿三气杂至，阻于经络关节，则发为痹证；脉络瘀阻，气血不能通达肌肤，表皮失荣则发为白。

2. 感受风湿

风性善行数变，湿性重着黏滞。风湿邪气侵袭，阻滞机体脉络，气血不通，肌肤失养，出现脱屑、瘙痒；痹阻关节，出现关节肿胀疼痛。

3. 感受风热

由于素体阴虚，内有蕴热，复感风热，内外合邪，热势鸱张，热伤阴液，阴虚血燥，表皮失润，发为白，风热侵袭筋骨肢节，发为痹证。

4. 感受热毒

热毒积盛可以直中肌肤，侵扰关节，引发本病。

5. 痰瘀互结

由于素体阴虚，风寒湿热邪气侵袭，阻滞机体脉络，导致气血运行不畅，出现痰凝、血瘀，故痰、瘀的产生往往贯穿于病机的全过程。

二、临床表现

1. 关节病变类型

(1) 单关节或寡关节炎型。此型最为常见，约占 70%，通常只累及二三个关节，以手和足的远端或近端指(趾)间关节及跖趾关节多见，膝、髋、踝和腕关节也可受累。由于伴发腱鞘炎症，受累的指或趾可呈典型的腊肠指(趾)。

(2) 远端指间关节炎型。此型为典型的银屑病关节炎，通常与银屑病指甲病变有关，仅占 5%~10%。

(3) 残毁性关节炎型。此型是银屑病关节炎的最严重型，占 5%。受侵犯的跖骨、掌骨或指骨可发展到严重的骨溶解。指节常有"套叠"现象及严重的食指短缩的畸形。病变关节可发生强直，患者发病年龄多在 20~30 岁，常伴发热，体重下降及严重而广泛的皮肤病变，以及经常伴发骶髂关节炎。

(4) 对称性多关节炎型。此型占 15%，受侵犯的关节数目不及类风湿关节炎广泛，畸形程度亦比类风湿关节炎轻。有些患者为血清 RF 阳性，提示或与 RF 巧合。另一些患者在临床上和 RF 难以区别，但 RF 阴性及倾向于累及腕、近端和远端指间关节。

(5) 脊柱受累型。骶髂关节受累见于 20%~40% 的 PsA 患者，以韧带骨赘为表现的脊柱

炎见于高达40％的PsA。韧带骨赘可发生在无骶髂关节炎者,并可累及脊柱的任何部分,通常不发生在边缘而是在椎体的前面和侧面。

2.皮肤病变

PsA主要依靠存在的银屑病而与其他炎性关节病相区别。在大多数病例中,银屑病发生在关节炎出现前数年,15％～20％的病例,银屑病发生在关节炎之后。关节炎与银屑病皮损的类型无关。银屑病可以轻度鳞屑型到广泛的剥脱型。然而,关节炎的严重程度与皮肤病变可平行,严重的关节炎通常有比较广泛的皮疹。值得注意的是银屑疹可以是不明显的一小片,或在不易觉察的部位。检查的部位应包括头皮、会阴、臀及脐。

3.指甲病变

指甲异常是PsA的特征,见于80％的患者,而在无关节炎的银屑病患者只占15％。最常见的指甲病变是顶针样凹陷,甲脱离,甲下角化过度,增厚,横嵴及变色。远端关节和邻近的指甲都同时受累。

4.关节外表现

结膜炎见于20％的患者,虹膜炎占7％。其他少见的表现包括主动脉瓣关闭不全、肺纤维化和淀粉样变性。

三、辅助检查

该病缺乏特异性试验,RF的阳性率不超过正常人群。比较有意义的检查是X线,其变化包括:①手和足的小关节的骨性强直,指间关节破坏伴关节间隙增宽,末节指骨基底的骨性增生及末节指骨吸收。②近端指骨变尖和远端指骨骨性增生两者兼有的变化,造成"带帽铅笔"样畸形。③长骨骨干"绒毛状"骨膜炎。④骶髂关节受累多为单侧。⑤伴有骨桥的不典型脊柱炎。另外,病情活动时ESR可增快,ESR与病情活动、10％～20％的患者血尿酸可升高,常与皮损的严重程度相关。

四、辨证要点

本病辨证要点是皮疹、关节情况。一般银屑病进行期时皮疹发生及发展比较迅速,呈鲜红色,且连续不断出现新皮疹,浸润较轻,关节红肿热痛明显;银屑病静止期时皮疹日久,呈暗红色斑块,有明显浸润,表面鳞屑不多,附着较紧,很少有新疹出现,关节无明显红肿,以疼痛变形为主。

按病程分,早中期以关节肿胀疼痛为主,无关节畸形,很少累及内脏损害;晚期以关节肿胀为主,疼痛较轻,常见关节畸形,可累及内脏(肺、心、肾)。按病情属性分,急性期以四肢关节肿痛为主,少有虚损证候,如乏力、消瘦、关节筋骨破坏等,临床表现与奇经八脉更为密切,治疗上不需要考虑内脏之虚损;慢性期关节肿痛反复发作,关节畸形,肌肉萎缩,久病成虚,累及阴阳气血,脏腑虚损,以肾虚骨损为重。

五、诊断标准

皮肤银屑病是PsA的重要诊断依据。具有典型银屑病皮损,关节受累以远端指间关节为主,RF阴性,并伴有指甲病变等特征时,PsA的诊断不难。但有些患者皮损出现在关节炎之后者诊断困难,应仔细检查头皮及肘关节伸侧等银屑病好发部位,是否有未被察觉的、轻微的银屑病皮损,并注意是否伴有指甲病变,国外有些学者认为指甲有大于20个顶针状凹陷时,对银屑病的诊断有意义。

六、中医治疗

1. 风寒阻络证

症状：皮损红斑不显，鳞屑色白而厚，皮损多散见于头皮或四肢，冬季易加重或复发，夏季多减轻或消退。关节疼痛游走不定，遇冷加重，得热则舒。舌质正常，苔薄白，脉弦紧。多见于儿童或初发病例。

治法：祛风散寒，活血通络。

方药：桂枝汤合身痛逐瘀汤加减。

组成：羌活30 g，桂枝12 g，忍冬藤30 g，赤芍30 g，秦艽15 g，当归15 g，川牛膝30 g，地肤子30 g，甘草6 g。

加减：若皮损增厚，瘙痒较重，可加莪术30 g，白鲜皮30 g，蛇床子15 g；若关节疼痛较重，可加片姜黄15 g，莪术30 g；若恶寒肢冷，遇寒冷关节痛甚，得温则舒，可加制川乌10 g，白附子5 g。

2. 风热血燥证

症状：皮损遍及躯干四肢，且不断有新的皮损出现。皮损基底部皮色鲜红，鳞屑增厚，瘙痒，夏季加重。常有低热，关节红肿发热，疼痛较为固定，得热痛增。大便干结，小便黄赤。舌质红，苔黄，脉弦细而数。

治法：散风消热，凉血润燥。

方药：消风散合解毒养阴汤加减。

组成：金银花30 g，蒲公英30 g，生地黄30 g，牡丹皮20 g，赤芍30 g，丹参30 g，蝉蜕6 g，石斛15 g，苦参30 g，知母30 g，生石膏30 g，地肤子30 g。

加减：若皮损继续扩大或有新起者，可加菝葜30 g，鬼箭羽30 g；服药后胃内不适或大便稀溏者，加炒白术15 g；若关节疼痛不减甚或加重者，酌加羌活30 g，片姜黄30 g等。

3. 湿热蕴结证

症状：皮损多发于掌跖及关节屈侧和皮肤皱褶处。皮损发红，表皮湿烂或起脓疱，低热，关节红肿，灼热疼痛。下肢水肿或有关节积液。阴雨天症状加重。神疲乏力，纳呆，下肢酸胀沉重。舌质暗红，苔黄腻，脉滑数。

治法：消热利湿，祛风活血。

方药：四妙散合身痛逐瘀汤加减。

组成：羌活30 g，忍冬藤30 g，黄芩30 g，白鲜皮20 g，苦参15 g，土茯苓30 g，猪苓15 g，桃仁10 g，红花10 g，川牛膝20 g。

加减：若体温持续升高、皮损无好转者，应酌加生地黄30 g，水牛角30 g等；若关节肿胀积液增多者，可酌加葶苈子30 g，白芥子10 g等；若全身乏力，纳呆，下肢沉重明显者，可加独活12 g，络石藤15 g等。

4. 热毒炽盛证

症状：全身皮肤鲜红或呈暗红色，或有表皮剥脱，或有密集小脓肿。皮肤发热，体温增高或有高热，口渴喜冷饮，便干，尿黄赤，四肢大小关节疼痛剧烈，不敢屈伸。舌质红绛，苔少，脉洪大而数。

治法：消热解毒，凉血活血。
方药：解毒消营汤加减。
组成：生地黄 30 g，牡丹皮 30 g，知母 30 g，生石膏 60 g，金银花 30 g，连翘 30 g，赤芍 30 g，丹参 30 g，水牛角粉 30 g。
加减：若高热持续不退者，或加寒水石 30 g；若口干渴、大便干秘者，可加大黄 10 g，玄参 30 g 以通泄肠热。

5. 肝肾亏虚证
症状：病程长年迁延不愈，皮损红斑色淡，大多融合成片，鳞屑不厚，关节疼痛，强直变形，腰酸肢软，头晕耳鸣。舌质暗红，苔白，脉滑缓，两尺脉弱。男子多有遗精阳痿，妇女月经量少色淡或经期错后。
治法：补益肝肾，祛风活血。
方药：大补元煎合身痛逐瘀汤加减。
组成：生地黄 30 g，熟地黄 15 g，杜仲 15 g，山萸肉 15 g，枸杞子 30 g，秦艽 15 g，鹿角片 15 g，羌活 30 g，川芎 12 g。
加减：如银屑病皮损加重或不断有新的皮损出现，加牡丹皮 12 g，赤芍 30 g，水牛角粉 30 g 以清热凉血；如关节疼痛加重甚或关节红肿者，加金银花 30 g，连翘 30 g，黄檗 15 g，川牛膝 15 g 等以助清热化湿，活血通络。

七、西医治疗

1. 甲氨蝶呤
(1) 适应证：对银屑病和关节炎均有一定疗效。
(2) 禁忌证：对肝脏的不良反应较重，可引起广泛性纤维化和肝硬化，对白细胞毒性亦较大，引起白细胞下降。
(3) 用法用量：每片 2.5 mg，每周单剂量 1 次服 7.5～15 mg，待病情好转后将甲氨蝶呤逐渐递减至最小有效量维持，疗程一般 3～6 个月，口服和静脉途径疗效相当。

2. 柳氮磺吡啶
(1) 适应证：对银屑病外周关节炎有一定疗效。
(2) 禁忌证：恶心、厌食、消化不良、腹痛、皮疹、无症状性转氨酶升高、可逆性精子减少。偶有白细胞、血小板减少，对磺胺类药物过敏者禁用。
(3) 用法用量：每日 250～500 mg 开始，之后每周单增加 500 mg，直至 2.0 g，疗效不明显可增加至每日 3.0 g。

3. 丙亚胺
(1) 适应证：重症银屑病和关节病型银屑病疗效较好。
(2) 禁忌证：白细胞减少可迅速发生，有时严重甚至可能致命，尚有胃肠道反应。
(3) 用法用量：每片 25 mg，每日 100～150 mg，分 2～3 次口服。

4. 环孢素 A
(1) 适应证：红皮病型、脓疱型、关节病型银屑病。
(2) 禁忌证：主要不良反应是肾功能受损和高血压，均发生于平均用药 1 个月后。减少剂量或停药后均恢复正常。

(3)用法用量:每日口服 5~10 mg/kg,维持量 3~5 mg/kg,6 周为 1 个疗程。

5. 视黄酸(银屑灵)

(1)适应证:对银屑病皮损及关节炎均有效。

(2)禁忌证:本品有致畸作用,妊娠及哺乳期妇女禁用。主要不良反应为皮肤黏膜干燥及口唇干裂,可引起血脂增高,少数肝功能异常,停药后可恢复。

(3)用法用量:按每日 1 mg/kg 服药。

6. 雷公藤

(1)适应证:对以炎性表现为主的银屑病红皮病、脓疱型及关节型银屑病均有很好疗效。

(2)禁忌证:主要不良反应有胃肠道反应,月经紊乱较少见,少数引起白细胞下降,肝功能损害,色素沉着等。

(3)用法用量:雷公藤多苷片,每片含雷公藤总苷 10 mg,每日 3 次,每次 1~2 片。

八、中西医综合治疗经验

西医根据不同类型采用不同的治疗方案,中医则辨证论治,中西医结合治疗互相协同,提高疗效并减少不良反应。许多中药及中药复方制剂的实验研究也证明了中药治疗具有改善微循环,改变血液流变学功能;具有抗氧化能力,降低表皮细胞的增生,使表皮角化不全转为正常的功能。

1. 中药免疫抑制或免疫调节疗法

近代发现中药雷公藤是很强的免疫抑制药和抗炎剂,它对以炎性表现为主的银屑病红皮病、脓疱型及关节型银屑病均有很好的疗效。雷公藤治疗银屑病的作用,可能是抑制了细胞 DNA 合成,迟缓了细胞丝状分裂速度,抑制增生活跃的表皮细胞而产生疗效。

2. 抗肿瘤中药的应用

由于银屑病病损表皮细胞增生过速,因而某些有阻止 DNA 合成的抗肿瘤药物来抑制细胞核的有丝分裂,从而获得疗效,最常用抗肿瘤中药有:白英、龙葵、白花蛇舌草、半枝莲、半边莲、三棱、莪术、土茯苓等。

3. 抗感染中药的应用

20 世纪 80 年代末提出的超抗原理论,认为银屑病是由于微生物感染后新产生的内毒素和外毒素所致变态反应。中药有很多凉血、清热解毒药物,具有消炎、抗感染、抑菌及中和内外毒素作用。常用抗感染中药有:金银花、蒲公英、黄檗、黄芩、黄连、白花蛇舌草、鬼箭羽、生地黄等。

4. 中药光化疗法

应用补骨脂素和紫外线 A 照射(PUVA)治疗银屑病其疗效已为临床所肯定,但其复发率高,不良反应多。长波紫外线(UVA)加 8-甲氧补骨脂素(8-MOP)照射可产生光毒反应,抑制表皮细胞 DNA 合成,减低表皮细胞过速增生,可治疗银屑病。我国学者经实验发现某些中药如白芷、补骨脂、独活、虎杖、苍术等均具有增加机体的光敏作用,经药理证实多含有呋喃香豆素及蒽醌类光敏活性物质,其中以白芷加 UVA 照射其光毒反应最强。

九、辅助疗法

1. 针灸疗法

(1)体针疗法:取大椎、肺俞、曲池、合谷、血海、三阴交等穴,头面部皮损加风池;上肢皮损加支沟;下肢皮损加足三里、丰隆。中等强度留针 30 min,每日 1 次,10 次为 1 个疗程,症状好转后改为隔日 1 次。

(2)划耳疗法:用乙醇消毒耳轮皮肤,用三棱针挑刺耳垂或耳轮,放出少量血液,每周 1 次,5~8 次为 1 个疗程。

2. 熏洗疗法

祛风活血洗药(蛇床子、地肤子、苦参、黄檗、透骨草各 15 g,大黄、白鲜皮、乳香、没药、苏木、红花、大枫子各 10 g)水煎成 500 mL,熏洗四肢关节及皮损,每日 1 次。

3. 推拿疗法

扳推揉颈法,推背捏拿法,捏肩掐揉法,托肘施肩法,旋转摇肘法,理腕法,梳臂推拿法,扳臂搓理法,壮腰梳擦法,膊运八髎,肘运环跳,梳腿运捏法,摇膝旋髋法,推揉膝关节,牵摇足踝法,捏拿踝部跟腱,揉腿搓摩法,适用于骨痹四肢末诸小关节对称红肿热痛者。

4. 气候疗法

气候疗法是指到适宜的温泉疗养地(如硫黄泉、硫化氢泉、氡泉)作疗养性治疗。具体包括每天进行日光浴 4~6 h,并间断地做海水浴或温泉浴,外涂润滑剂。疗程 4 周左右,作用机制不详,可能与强烈的日晒和水浴所致的作用有关。

5. 饮食疗法

(1)蝮蛇酒:蝮蛇 1 条,人参 15 g。将蛇置于干净瓶中,用白酒 100 g 醉死,加入人参,经 7 d 后取饮,不拘时候频饮,具祛风解毒通络之功。

(2)薏苡仁粥:薏苡仁 30 g,桂枝 5 g,生姜 10 g,粳米 100 g。先煎桂枝、生姜,取汁与薏苡仁、粳米同煮为粥,口服每日 2 次,适用于着痹。

十、饮食调养与忌口

1. 饮食

摄入低脂肪、高蛋白、丰富维生素饮食,适当补充鱼油。给予心理安慰,解除思想顾虑,消除精神因素,生活规律。

2. 忌口

(1)服药的忌口:在银屑病治疗中或症状控制后,应避免应用可诱发或加重银屑病的 β 受体阻滞药、锂、抗疟药,某些非类固醇抗炎药(如吲哚美辛)及 γ 干扰素、白介素-2(IL-2)等。

(2)食物的忌口:禁酒及辛辣刺激食物,少吃牛肉、羊肉。

第十五节　结节性红斑

结节性红斑(erythema nodosum)是一种多发生于四肢的急性炎症性疾病,主要是由某种原因所致的真皮深层或皮下组织的局限性血管炎。表现为肢体双侧对称性鲜红色、暗红色或紫红色结节性肿块,质感坚硬,压痛明显,一般不痒,消退后局部色素沉着。该病可以是一种单独的疾病,也可以是某些全身性疾病的一种皮肤表现,比如结节病、白塞综合征、系统性红斑狼疮等。

本病好发于中青年女性,男女之比约为1∶6.7,一般容易在春季或冬季发病。中医学对于这一疾病没有专门的论述,亦无相似的病名。观其临床表现,与文献中"瓜藤缠""湿毒流注""梅核丹""梅核火丹""室火丹"的描述颇为相似。

一、西医病因

1.病因

现代医学认为,结节性红斑的发病原因不明,可能与链球菌感染有关,其他相关因素如结核杆菌、真菌感染、药物、自身免疫功能紊乱有关。

2.病理

本病的病理变化主要为非特异性炎性病变,呈血管炎改变,尤以深层静脉血管变化最明显。管壁增厚,内膜细胞增生、肿胀、变硬甚至管腔完全闭塞。真皮水肿,乳头血管扩张,血管周围有明显的细胞浸润,早期为中性粒细胞浸润,伴少量淋巴细胞及嗜酸性细胞,以后则为淋巴细胞、组织细胞、浆细胞浸润。皮下脂肪小叶间有巨细胞浸润,为散在的小片状,伴以类纤维蛋白的渗出。

二、中医病因病机

本病的主要病因不外乎内外二因。首先为先天禀赋不足,经云"正气存内,邪不可干",复感六淫之邪,发为本病。

1.先天禀赋不足,肝肾亏虚

患者多为先天禀赋不足,肝肾不足,阴亏于内,阴虚火旺,血不循经,溢于脉外,郁而为病。

2.外感六淫之邪

患者因先天禀赋不足,腠理空虚,卫外不固,风寒湿等六淫之邪乘虚而入,气血运行不畅,脉络受阻,气血凝滞而为病。

3.热毒炽盛

患者素有阴亏之体,过食辛辣刺激,血热内生,虚实相合,气血运行阻滞,经脉不畅,郁而为病。

4.阴阳两亏

阴虚之体,治疗不当,阴损及阳,阴阳两亏,血虚则脉络失养,气虚则血行不畅,故而为病。

5.阳气不足

患者先天禀赋阳气不足,表阳虚则卫外不固,易感外邪,阻塞腠理,气血运行不畅而为病。

三、临床表现

发病前3~14 d可有轻微发热、头痛、食欲缺乏等前驱症状。一般多对称性发生于两小腿伸侧,少数也可发生在大腿、踝部及前臂手足背部等。

皮肤损害常常突然发生,初起为数枚大小不等的皮下结节,或高于皮肤,或陷于皮下;局部皮肤紧张,坚硬而有明显触痛,结节间不相互融合。皮疹初起时颜色呈鲜红色,逐渐变为暗红或青红,中央着色较深。一般不溃破化脓。

病程一般为数周,也有长达数月者。本病可以反复发生。

四、诊断标准

本病的诊断一般根据临床上皮损的表现可以做出判断,同时也应该掌握以下要点。

(1)好发于中青年女性,冬春季多发。

(2)发病的前期可有低热、咽痛、关节痛、全身不适等症状。

(3)初起时红斑颜色鲜红,常对称性发于双小腿的伸侧,大小不等,质感坚硬,有明显触痛,数日后颜色转暗,结节消退,不发生溃破。

(4)自觉红斑处疼痛或不痛,但有触痛,且反复发作。

(5)组织病理方面,急性期可在脂肪小叶纤维间隔散在淋巴细胞和数量不等的中性粒细胞浸润,真皮中下部有时也可受累;在陈旧损害中,淋巴细胞、组织细胞浸润占优势;无血管病变。

(6)慢性结节性红斑是多发于女性小腿伸侧的损害,为孤立或多个真皮深部或皮下的结节,一般无症状,病程可持续数年。

五、鉴别诊断

1. 硬结性红斑结节

硬结性红斑结节好发于小腿屈侧,疼痛轻微,易于溃破,组织病理有结核样表现。

2. 结节性血管炎

结节性血管炎好发于小腿,屈伸侧均可发,中年女性多见,偶有溃破,有人认为是硬结性红斑的早期或轻型。

3. 回归性发热性结节性非化脓性脂膜炎

回归性发热性结节性非化脓性脂膜炎多发于臀部、大腿及躯干等皮下脂肪较丰富的部位。发作时,全身症状明显,回归性发热,有特殊的组织病理改变,部分患者结节可溃破,流出油状液体,结节消退后可遗留凹陷性萎缩。

六、辨证要点

本病的主要辨证要点是急性期属邪实,当以祛邪为主;缓解期属虚实夹杂,当以扶正祛邪为主。

七、中医治疗

本病常常虚实夹杂,故当祛邪不忘扶正,补虚兼顾祛邪。

1. 外邪风寒型

症状:早期红斑结节较小,质硬,触痛,伴咽痛、身痛、畏寒、乏力等外感症状。舌淡苔白,脉细或浮。

治法:祛风化湿。

方药:荆防败毒散加减。

组成:荆芥12 g,防风12 g,羌活30 g,独活12 g,金银花15 g,连翘9 g,白毛夏枯草30 g,秦皮30 g,柴胡9 g,川芎9 g,茯苓12 g,陈皮6 g,生甘草6 g。

2. 内毒壅盛型

症状:急性发作时,红斑结节较大,质硬,色鲜红,皮肤紧张,触痛明显,伴发热,口渴,口腔溃疡,大便干燥。舌红绛,苔薄黄,脉细数。

治法：清热解毒。

方药：五味消毒饮加减。

组成：金银花 15 g，蒲公英 30 g，紫花地丁 30 g，紫背天葵子 15 g，土茯苓 30 g，徐长卿 30 g，莪术 30 g，牡丹皮 12 g，生石膏 30 g，生黄芪 15 g，焦白术 9 g，陈皮 6 g，生甘草 6 g。

3. 阴虚火旺型

症状：四肢可见红色结节，以下肢为主，坚硬触痛，或伴低热、乏力、口干，或可伴有口腔溃疡。舌红少苔，脉细微数。

治法：清热凉血。

方药：犀角地黄汤加减。

组成：生地黄 30 g，牡丹皮 12 g，炒白芍 15 g，生石膏（先煎）30 g，水牛角（先煎）30 g，青蒿 30 g，土茯苓 30 g，秦皮 30 g，羊蹄根 30 g，炮姜 9 g，茯苓 12 g，佛手 6 g，陈皮 6 g，生甘草 3 g。

4. 气阴两虚型

症状：红斑结节色泽灰暗，有或无压痛，伴有口干不欲饮，气短，动则乏力，心悸。舌质淡，苔薄或剥，脉细沉无力。

治法：益气养阴。

方药：参苓白术散合益胃汤加减。

组成：潞党参 30 g，生黄芪 30 g，地黄 30 g，怀山药 12 g，麦冬 12 g，焦白术 9 g，茯苓 12 g，莪术 15 g，牡丹皮 12 g，秦皮 30 g，白鲜皮 30 g，陈皮 6 g，佛手 6 g，生甘草 3 g。

5. 阳气不足

症状：红斑结节色淡、质软、不痛，神情倦怠，四肢无力，食欲缺乏。舌淡胖或有齿印，脉沉无力。

治法：温阳散结。

方药：阳和汤加减。

组成：熟地黄 30 g，肉桂 6 g，白芥子 12 g，炮姜 6 g，生黄芪 15 g，鹿角霜 9 g，秦皮 30 g，桑叶 9 g，焦白术 9 g，牡丹皮 12 g，淫羊藿 30 g，茯苓 12 g，陈皮 6 g，生甘草 3 g。

八、西医治疗

(1) 积极寻找病因，明确感染者，应使用抗生素，尤其要注意对结核的筛查。

(2) 如果症状轻微，可抬高患肢，卧床休息一段时间，并配合局部用药，可外敷鱼硼软膏或金黄膏，也可外涂含有糖皮质激素的软膏，有消肿止痛的作用，还可选择局部针刺治疗。

(3) 如果病情较重，有发热、关节痛者，可口服非甾体消炎药（如塞来昔布或布洛芬），以缓解症状；必要时可选用小剂量糖皮质激素（如泼尼松），一般每日不超过 15 mg；还可服用 10% 碘化钾合剂；病情顽固者，酌情服用硫酸羟氯喹、沙利度胺、雷公藤多苷片等免疫抑制药。因不良反应较大，以上药物均需在医生指导下服用。

(4) 对于有其他原发性结缔组织病的患者，要积极控制原发病，往往原发病得到有效控制后，结节性红斑也就自然消退了。

九、饮食调养与忌口

(1) 饮食要清淡、易于消化。

(2)不要食用温热、油腻、煎炸食品。
(3)少食或不食辛辣刺激、易引起过敏的食物。

参 考 文 献

[1] 冷方南.中医内科临床治疗学(修订版)[M].北京:人民军医出版社,2013.
[2] 张丰强.中医临证践行录[M].北京:中国中医药出版社,2019.
[3] 杨峰.中医特色诊断与治疗[M].北京:中国中医药出版社,2017.
[4] 李殊响,陶功定,李凌霞,等.内科病中西医结合治疗要诀[M].北京:人民军医出版社,2012.
[5] 王永炎,鲁兆麟.中医内科学[M].北京:人民卫生出版社,2012.
[6] 梁健.中西医结合临床内科学[M].上海:第二军医大学出版社,2013.
[7] 江杨清.中西医结合临床内科学[M].北京:人民卫生出版社,2012.
[8] 胡品津,谢灿茂.内科疾病鉴别诊断学[M].北京:人民卫生出版社,2014.
[9] 林洪生.恶性肿瘤中医诊疗指南[M].北京:人民卫生出版社,2014.
[10] 张玉梅,陈逸恒.肿瘤内科中西医结合诊疗手册[M].北京:化学工业出版社,2015.
[11] 孙绍裘,肖国士.孙达武骨伤科学术经验集[M].北京:人民军医出版社,2015.
[12] 张玉英,牛淑亮.呼吸病中医特色诊疗全书[M].北京:化学工业出版社,2011.
[13] 林定坤,杨海韵,刘金文.专科专病中医临床诊治丛书·骨伤科专病中医临床诊治[M].北京:人民卫生出版社,2013.
[14] 王劼,王兰英.王劼中医临床经验精要[J].兰州:甘肃民族出版社,2017.
[15] 徐蕾.类风湿关节炎中医特色疗法[M].北京:人民军医出版社,2015.
[16] 宋一同.中医内科学[M].北京:中国纺织出版社,2016.
[17] 张俊华,孙鑫.循证中医药学[M].上海:上海科学技术出版社,2018.